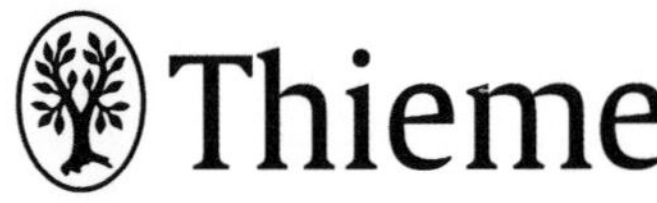
Thieme

Funktionelles Faszientraining in der Physiotherapie

130 aktive Übungen zur Faszienmobilisation und Fasziendehnung

Kay Bartrow

350 Abbildungen

Georg Thieme Verlag
Stuttgart • New York

Kay **Bartrow**
Weberstr. 15
72336 Balingen
Deutschland

Bibliografische Information der Deutschen Nationalbibliothek
Die Deutsche Nationalbibliothek verzeichnet diese Publikation in der Deutschen Nationalbibliografie; detaillierte bibliografische Daten sind im Internet über http://dnb.d-nb.de abrufbar.

Ihre Meinung ist uns wichtig! Bitte schreiben Sie uns unter:
www.thieme.de/service/feedback.html

Rüdigerstr. 14
70469 Stuttgart
Deutschland
www.thieme.de

Printed in Germany

Zeichnungen: Roland Geyer, Weilerswist;
Andrea Schnitzler, Innsbruck
Anatomische Aquarelle aus: Schünke M, Schulte E, Schumacher U. Prometheus. LernAtlas der Anatomie. Illustrationen von M. Voll und K. Wesker. Stuttgart: Thieme.
Umschlaggestaltung: Thieme Gruppe
Umschlaggrafik: Martina Berge, Stadtbergen
Satz: Druckhaus Götz GmbH, Ludwigsburg,
gesetzt in 3B2, Version 9.1, Unicode
Druck: Westermann Druck Zwickau GmbH, Zwickau

DOI 10.1055/b-006-163213

ISBN 978-3-13-242501-9 1 2 3 4 5 6

Auch erhältlich als E-Book:
eISBN (PDF) 978-3-13-242502-6
eISBN (epub) 978-3-13-242503-3

Wichtiger Hinweis: Wie jede Wissenschaft ist die Medizin ständigen Entwicklungen unterworfen. Forschung und klinische Erfahrung erweitern unsere Erkenntnisse, insbesondere was Behandlung und medikamentöse Therapie anbelangt. Soweit in diesem Werk eine Dosierung oder eine Applikation erwähnt wird, darf der Leser zwar darauf vertrauen, dass Autoren, Herausgeber und Verlag große Sorgfalt darauf verwandt haben, dass diese Angabe **dem Wissensstand bei Fertigstellung des Werkes** entspricht.
Für Angaben über Dosierungsanweisungen und Applikationsformen kann vom Verlag jedoch keine Gewähr übernommen werden. **Jeder Benutzer ist angehalten**, durch sorgfältige Prüfung der Beipackzettel der verwendeten Präparate und gegebenenfalls nach Konsultation eines Spezialisten festzustellen, ob die dort gegebene Empfehlung für Dosierungen oder die Beachtung von Kontraindikationen gegenüber der Angabe in diesem Buch abweicht. Eine solche Prüfung ist besonders wichtig bei selten verwendeten Präparaten oder solchen, die neu auf den Markt gebracht worden sind. **Jede Dosierung oder Applikation erfolgt auf eigene Gefahr des Benutzers.** Autoren und Verlag appellieren an jeden Benutzer, ihm etwa auffallende Ungenauigkeiten dem Verlag mitzuteilen.
Wichtiger Hinweis: Wie jede Wissenschaft ist die Medizin ständigen Entwicklungen unterworfen. Forschung und klinische Erfahrung erweitern unsere Erkenntnisse. Ganz besonders gilt das für die Behandlung und die medikamentöse Therapie. Bei allen in diesem Werk erwähnten Dosierungen oder Applikationen, bei Rezepten und Übungsanleitungen, bei Empfehlungen und Tipps dürfen Sie darauf vertrauen: Autoren, Herausgeber und Verlag haben große Sorgfalt darauf verwandt, dass diese Angaben dem Wissensstand bei Fertigstellung des Werkes entsprechen. Rezepte werden gekocht und ausprobiert. Übungen und Übungsreihen haben sich in der Praxis erfolgreich bewährt. Eine Garantie kann jedoch nicht übernommen werden. Eine Haftung des Autors, des Verlags oder seiner Beauftragten für Personen-, Sach- oder Vermögensschäden ist ausgeschlossen.

Geschützte Warennamen (Warenzeichen ®) werden nicht immer besonders kenntlich gemacht. Aus dem Fehlen eines solchen Hinweises kann also nicht geschlossen werden, dass es sich um einen freien Warennamen handelt.

Die abgebildeten Personen haben in keiner Weise etwas mit der Krankheit zu tun.

Vorwort

Warum dieses Buch? Faszien sind nicht so neu, wie es manchmal den Anschein hat. Faszien sind mindestens so alt wie die Menschheit selbst und erfüllten ihre Aufgaben in unserem Körper klammheimlich und unerkannt. Sie wurden bewegt, verletzt, durch Inaktivität nicht gebraucht oder zu intensiv trainiert. Zugegeben, trainiert wurden sie in den letzten Jahren eher unbewusst. Aber da Faszien als ein kontinuierliches System den gesamten Körper durchziehen, alle Organe und Körperbauteile miteinander verbinden, ist es quasi unmöglich sich ohne Faszien zu bewegen, geschweige denn zu trainieren, ohne die Faszien dabei mit zu belasten. Faszien sind also omnipräsent, geben unserem Körper Gestalt und Form, verbinden Körperstrukturen und Regionen und sind trainierbar. Mit den neuen Erkenntnissen der letzten Jahre lassen sich ein paar sehr nützliche Trainingsformen und -methoden für das fasziale System ableiten und in die tägliche physiotherapeutische Praxis integrieren.

Obschon die Faszien als Körpergewebe in den letzten Jahren sowohl in der wissenschaftlichen Forschung, als auch in der sportlichen und therapeutischen Anwendung, einen regelrechten Hype ausgelöst haben, mangelt es doch an verwertbarer Evidenz zu den speziellen Trainingseffekten des Faszientrainings. So gelten bestimmte Trainingseffekte und Anpassungsreaktionen, die in der aktiven Anwendung von Faszienübungen bei Patienten und Sportlern beobachtet werden, als noch nicht wissenschaftlich gesichert. Dennoch sind Veränderungen erkennbar - und diese können in einem therapeutischen Behandlungskontext sehr wohl im Sinne unserer Patienten eingesetzt und genutzt werden.

Die Forschung auf diesem Gebiet hat sich die letzten Jahre verstärkt den neuen Erkenntnissen, dass Fasziengewebe an sich betreffend, gewidmet. So konnten viele wertvolle Informationen über den anatomischen Aufbau, die Bestandteile des Fasziengewebes, die Physiologie und die mechanischen Eigenschaften und Funktionen des Fasziensystems gewonnen werden. Was dies nun im Einzelfall für Patienten oder auch für die aktive Umsetzung in der sportlich-therapeutischen Anwendung bedeutet, wird die gezielte Anwendung von Übungen im Trainings- und Therapiekontext in der Zukunft zeigen müssen - denn dazu ist die wissenschaftliche Situation nach wie vor unzureichend. Viele dieser Erkenntnisse müssen nun in einen praktischen Kontext gebracht werden und die Übungen, die auf diesen Erkenntnissen aufbauen, müssen sich an den Anforderungen und Zielsetzungen einer individuellen patientenzentrierten Therapie messen lassen. In jedem Fall gewinnen wir mit dem neuen Wissen um das fasziale Gewebe neue Herangehensweisen inklusive neuer Denkmodelle zu altbekannten Pathologien, neue Übungs- und Bewegungsformen und zudem einen riesigen Berg an neuen Übungen. Ziel dieses Buches ist es nicht, eine noch nicht existente wissenschaftliche Evidenz für die Faszien und deren Training zu beschreiben oder herzuleiten. Vielmehr werden in diesem Buch viele bewährte Übungen aus der Praxis vorgestellt, die bei der Behandlung von verschiedensten Problemstellungen und Indikationen (Pathologien oder Funktionsstörungen) eingesetzt werden können und dort einen Wundheilungsverlauf oder Regenerationsprozesse bestmöglich unterstützen können. Also ein Buch vom Praktiker für Praktiker.

Training ist mittlerweile ein wichtiges Element in der multimodalen Physiotherapie und unterstützt Patienten und Therapeuten beim Erreichen der gewünschten und vereinbarten Therapieziele. Zudem ermöglichen moderate und gezielt eingesetzte multimodale Trainingsreize, die erreichten Therapieziele für den Patienten zeitlich länger zu konservieren und den Patienten in eine körperlich stabilere Ausgangssituation zu bringen. Seit einigen Jahren hält das Faszientraining nun auch Einzug in ein therapeutisch ausgerichtetes Training und ergänzt das Trainings- und Übungsrepertoire nun auch zunehmend in der Physiotherapie.

In der Physiotherapie sind Behandlungen der faszialen Gewebe schon länger erfolgreich in der Anwendung. Ob über Triggertechniken, verschiedene Dehnungstechniken oder die klassische Querfriktion, an manualtherapeutisch ausgerichteten Behandlungstechniken mangelt es in diesem Bereich nicht. Vor allem im breiten Feld der sportlichen Anwendung, also in der Trainingsunterstützung, Leistungssteigerung oder in der Rehabilitation nach Sportverletzungen, sind genau diese Faszientechniken weit verbreitet und liefern solide Effekte in den Bereichen Mobilitätssteigerung, Elastizitätsverbesserung und Schmerzreduktion.

So scheint es nun eine logische Konsequenz, dass das fasziale System zunehmend auch mit aktiven Übungen in die Therapie integriert wird. Damit kommen nun auch aktive Faszientrainingsmethoden in den Handwerkskoffer der Physiotherapeuten, die im Sinne einer multimodalen Physiotherapie bestens dazu geeignet sind, manuelle Techniken zu ergänzen, Training in der Therapie zu unterstützen und damit auch die Therapieerfolge unserer Patienten zu sichern.

Kay Bartrow
Balingen, im Frühjahr 2019

Inhaltsverzeichnis

Teil 1

Allgemeines

Teil 2
Übungen

Teil 3

Anhang

Teil 1
Allgemeines

1 Das Fasziensystem – ein Netzwerk

Beim Fasziensystem handelt es sich um ein kontinuierliches bindegewebiges Spannungsnetzwerk, das unseren Körper durchzieht und alle Strukturen – Organe und einzelne Bauteile wie Muskeln, Knochen oder Nerven – miteinander verbindet. So gesehen kann das Fasziensystem auch als „missing link" bezeichnet werden, das zahlreiche funktionelle und strukturelle Interaktionen der Organe im therapeutischen Kontext erklären kann sowie bei Organdysfunktionen zur Aufklärung dieser Phänomene beitragen kann. Das Fasziensystem stellt mit seiner Struktur und seinen vielfältigen Funktionen eine kontinuierliche Verbindung zwischen den Organen, Nerven, Blutgefäßen, den Knochen und den Muskeln her und ist somit sowohl mechanisch als auch sensomotorisch von großer Bedeutung für den Bewegungsapparat, für die durchgeführten Bewegungen und die dabei eventuell auftretenden Störungen (Dysfunktionen, Trauma).

Faszien sind anatomisch gesehen Weichgewebe und stehen synonym für die Klassifikation der Bindegewebe. Das bindegewebige Weichgewebe des Stütz- und Bewegungsapparats kann in sog. *Gewebemembranen* und in *lokale Verdichtungen* eingeteilt werden. Zu den Gewebemembranen gehören u. a. Septen, Retinakula, Aponeurosen, Gelenkkapseln und Organhüllen. Bei den lokalen Verdichtungen finden sich v. a. Sehnen und Ligamente. Des Weiteren gehören auch Strukturen wie die Dura mater, das Periost, der Anulus fibrosus der diskalen Strukturen, das neurale Hüllgewebe oder das bronchiale Bindegewebe zum Fasziensystem (► **Tab. 1.1**). Das heißt, bei diesen Strukturen handelt es sich genau genommen um Fasziengewebe. Bindegewebe kann dabei in verschiedene Klassifikationen eingeteilt werden. Danach richten sich auch weitgehend die Eigenschaften und Funktionen des Gewebes.

Um die Ausmaße und die Dimensionen des Fasziensystems zu veranschaulichen, bietet sich an dieser Stelle ein kleiner Ausflug in die Anatomie an. Betrachtet man andere Systeme wie z. B. das Skelettsystem (► **Abb. 1.1**), das Muskelsystem (► **Abb. 1.3**) oder das Nervensystem (► **Abb. 1.5**) und deren Kennzahlen, erscheint das Fasziensystem und seine Verflechtungen neuartig und eher flächig.

Das Skelettsystem Ein paar Kennzahlen zum Skelettsystem (► **Abb. 1.1**):

- Gesamtzahl Knochen: 215
- Anteil der Knochen am Körpergewicht: 10 %
- kleinster Knochen: Steigbügel im Mittelohr (2,6–3,4 mm)
- größter Knochen: Oberschenkelknochen (46 cm), Tragfähigkeit 1,65 t

► **Tab. 1.1** Darstellung der Bindegewebearten.

Straffes Bindegewebe	Elastisches Bindegewebe	Lockeres Bindegewebe
Funktionen		
• hohe mechanische Belastbarkeit • überträgt Zugkräfte • übernimmt Haltefunktionen (hält Organe, Muskeln etc.)	• hohes Maß an Beweglichkeit • Schutzfunktion (vor Zerreißung)	• Aufhängung von Organen • Wundheilung (Immunsystem) • Fett- und Wasserspeicher • Narbenbildung
Aufbau		
• geflechtartig: Faserverlauf in verschiedene Richtungen • parallel: eng aneinander	• hauptsächlich in eine Richtung verlaufend • hoher Anteil an Elastin	• faseriger Aufbau • locker verteilte Struktur • frei beweglich
Beispiel		
• Sehnen • Bänder • Knochenhaut • Muskelhüllen/Übergänge	• Bänder • Ligamente • Retinakula • Aponeurosen	• Muskelhüllen • Organhüllen (z. B. Lunge, Herz)

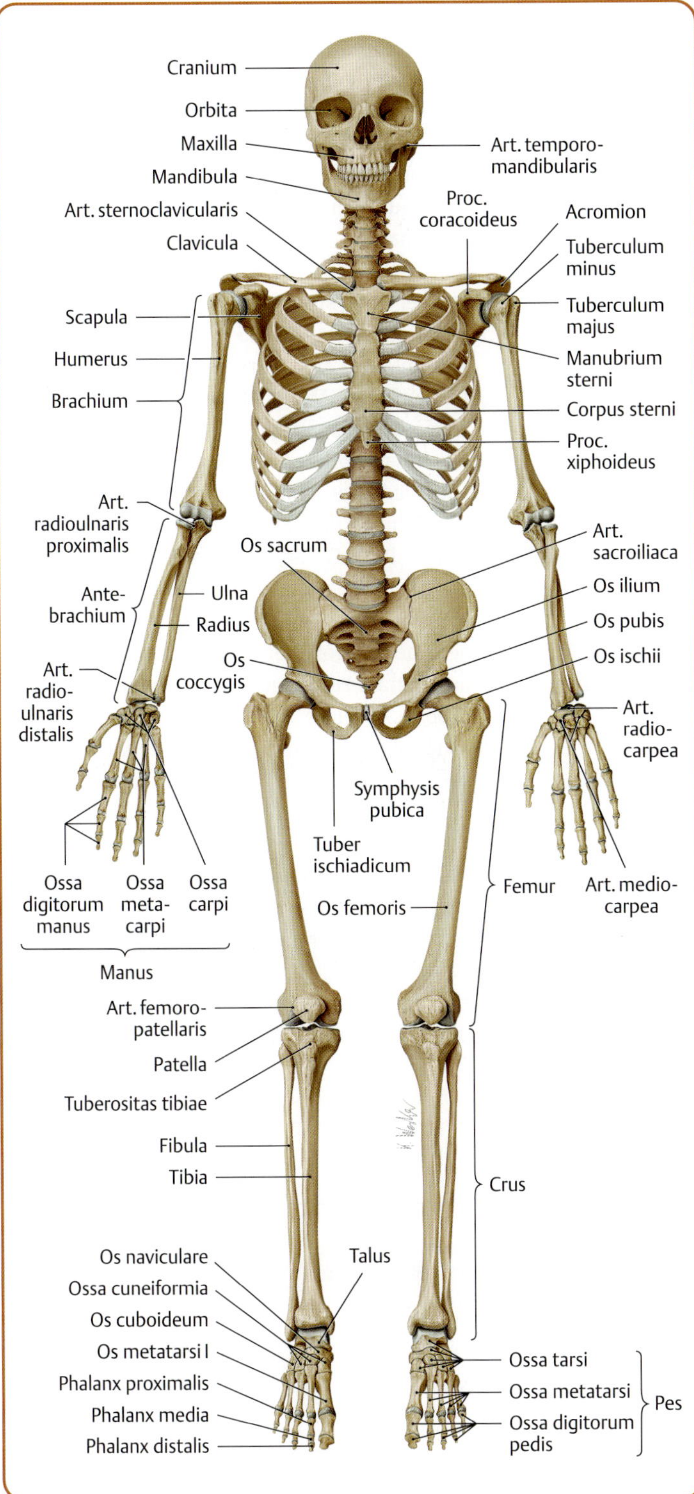

▶ **Abb. 1.1** Das menschliche Skelettsystem von ventral.

Skelett-, Muskel- und Nervensystem sind ihrem Aufbau und ihren Ausmaßen nach, als große Körpersysteme zu bezeichnen, die je einen großen Anteil am menschlichen Körper ausmachen. Wenn nun die einzelnen Bausteine dieser großen Systeme betrachtet werden, vor dem Hintergrund dass jeder dieser Bausteine eine Hüllstruktur besitzt, können die Ausmaße des Fasziensystems erahnt werden. Jeder Knochen hat eine Hülle: das Periost (▶ **Abb. 1.2**). Dieses Periost ist Teil des Fasziensystems.

Das Muskelsystem Ein paar Kennzahlen zum Muskelsystem (▶ **Abb. 1.3**):

- Anzahl aller Muskeln: 640
- Skelettmuskeln: 400
- Anteil der Muskeln am Körpergewicht: 40–50 %
- beim Lachen beteiligt: 15
- beim Stirnrunzeln beteiligt: 43

Jeder Muskel besteht aus einer Vielzahl von Muskelfaserbündeln – jedes Faserbündel besteht aus einzelnen Muskelfasern (▶ **Abb. 1.4**). Jede Muskelfaser hat eine eigene Hülle, das Endomysium. Jedes Faserbündel wird vom Perimysium umschlossen und die Gesamtheit aller Faserbündel in einem Muskel wird vom sog. Epimysium zusammengehalten. Um dieses Epimysium liegt noch eine Muskelfaszie. Diese einzelnen Hüllschichten am Muskel sorgen für eine optimale Beweglichkeit der einzelnen Bauteile gegeneinander. So entsteht bei einer Muskelkontraktion weniger Reibung und die Bewegungen können ökonomischer (kraftsparend) durchgeführt werden. Zudem ist auf den Hüllstrukturen (den faszialen Hüllen) ein Flüssigkeitsfilm vorhanden, der bei einer Muskelkontraktion für zusätzliches Bewegungspotenzial sorgt. So können sich die faszialen Hüllen reibungsfrei gegeneinander bewegen und es entsteht ein Teleskopeffekt, wenn sich der Muskel „lang“ oder „kurz“ macht.

Das Nervensystem Ein paar Kennzahlen zum Nervensystem (▶ **Abb. 1.5**):

Gesamtlänge aller Nervenfasern: ca. 768 000 km (Strecke: Erde – Mond – Erde)

Diese teleskopartige Hüllstruktur findet sich auch im peripheren Nervensystem (▶ **Abb. 1.6**) wieder. Jede Nervenfaser ist umhüllt von einer faszialen Schicht, dem Endoneurium. Viele Fasern ergeben in ihrer Gesamtheit ein Faserbündel (Faszikel), das wiederum vom Perineurium umhüllt wird. Schließlich schließen sich viele Faszikel zu einem peripheren Nerv zusammen, der ebenfalls eine separate Hüllschicht, das Epineurium, besitzt (▶ **Abb. 1.7**). Diese Schichten bilden an den Kontaktflächen sog. Verschiebeschichten. Die Flächen dieser Hüll- und Verschiebeschichten sind wiederum mit einem Flüssigkeitsfilm überzogen, der die mechanische Reibung bei Bewegung und Aktivität reduziert und für eine kräfteschonende Mobilität sorgt. So können sich die Fasern und Faszikel in einem Nerv (intraneurales Kontakt- und Hüllgewebe) ohne zu starke mechanische Reibung gegeneinander bewegen und reduzieren damit Spannungs- und Druckkräfte auf die neurale

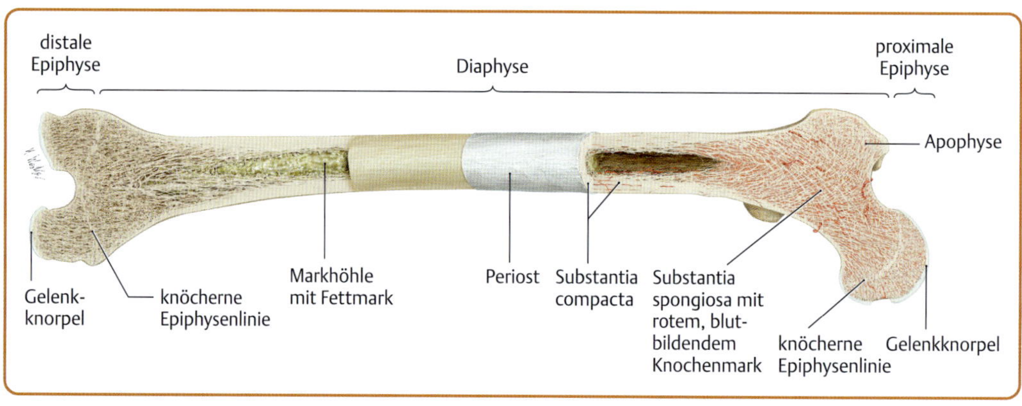

▶ **Abb. 1.2** Periost.

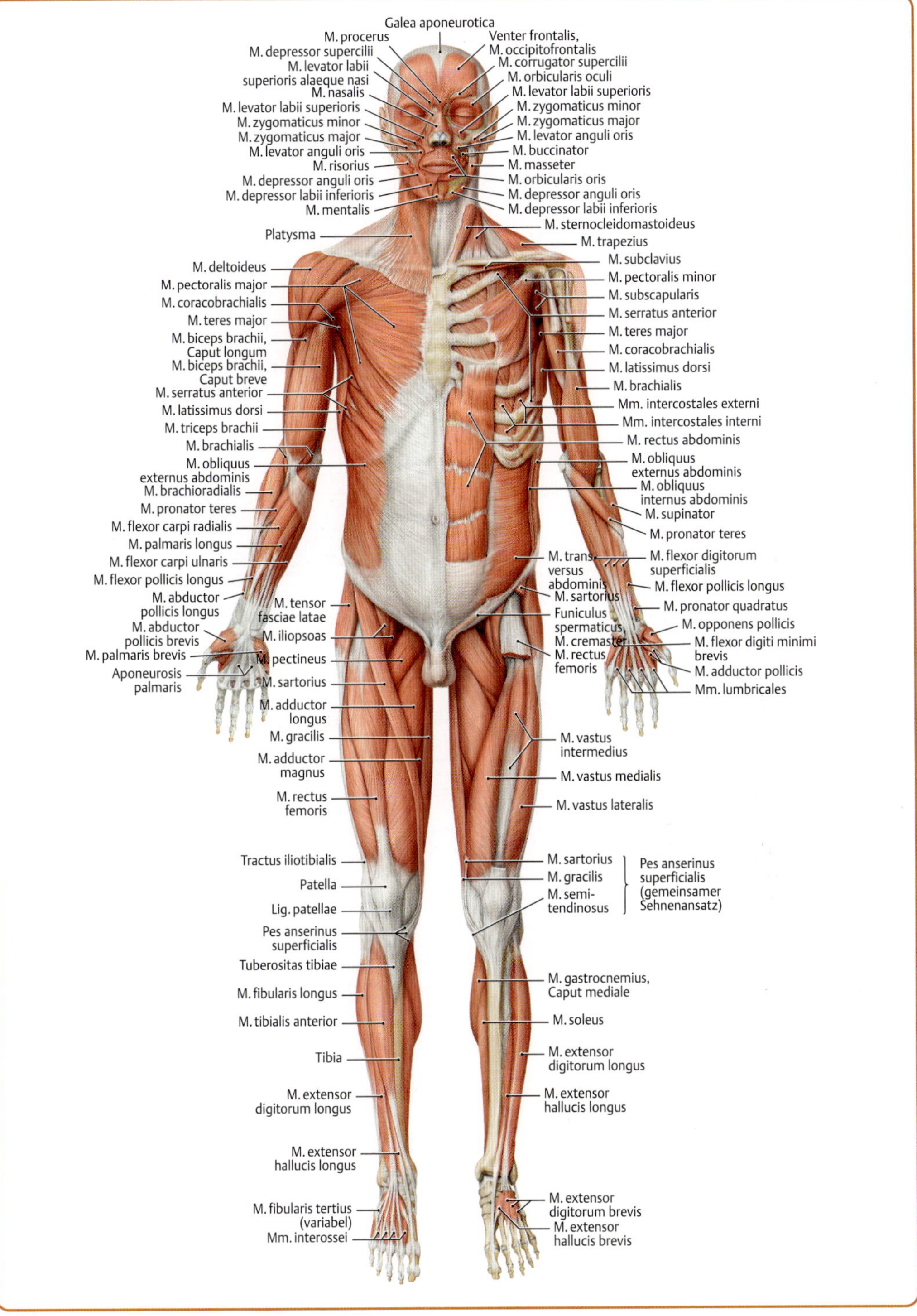

▸ **Abb. 1.3** Das menschliche Muskelsystem.

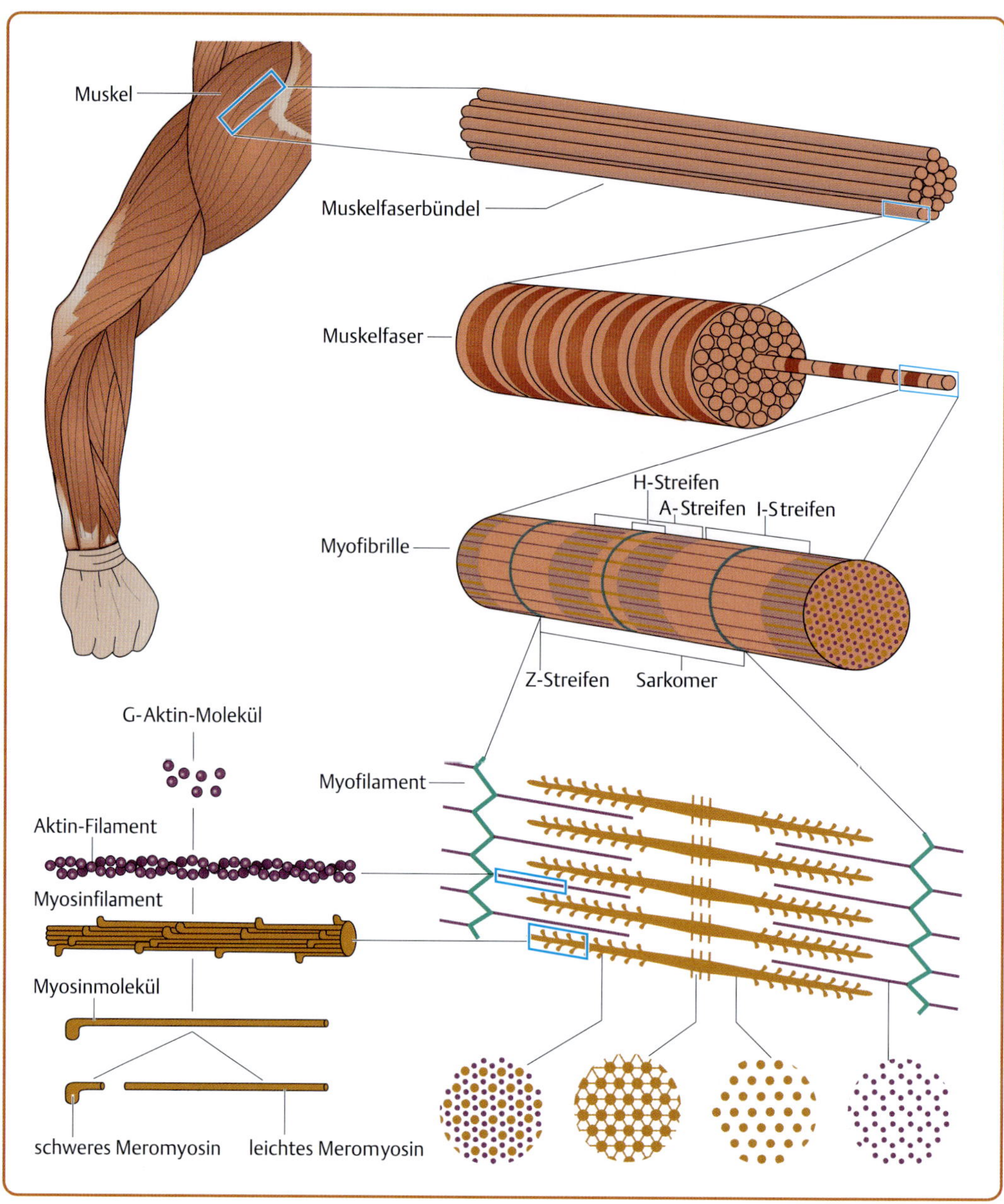

▸ **Abb. 1.4** Feinbau des Muskels.

Struktur. Das Epineurium stellt die äußerste Hüllschicht dar und ist somit die extraneurale Kontakt- und Verschiebeschicht des Nervs mit dem umliegenden Kontaktgewebe.

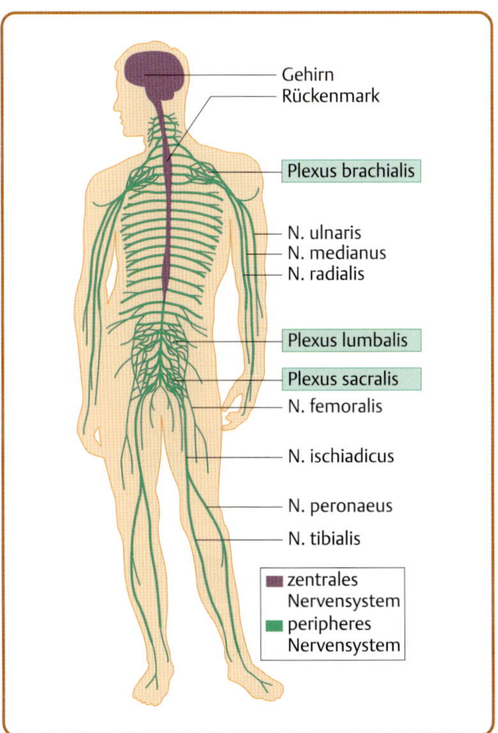

▶ **Abb. 1.5** Das menschliche Nervensystem.

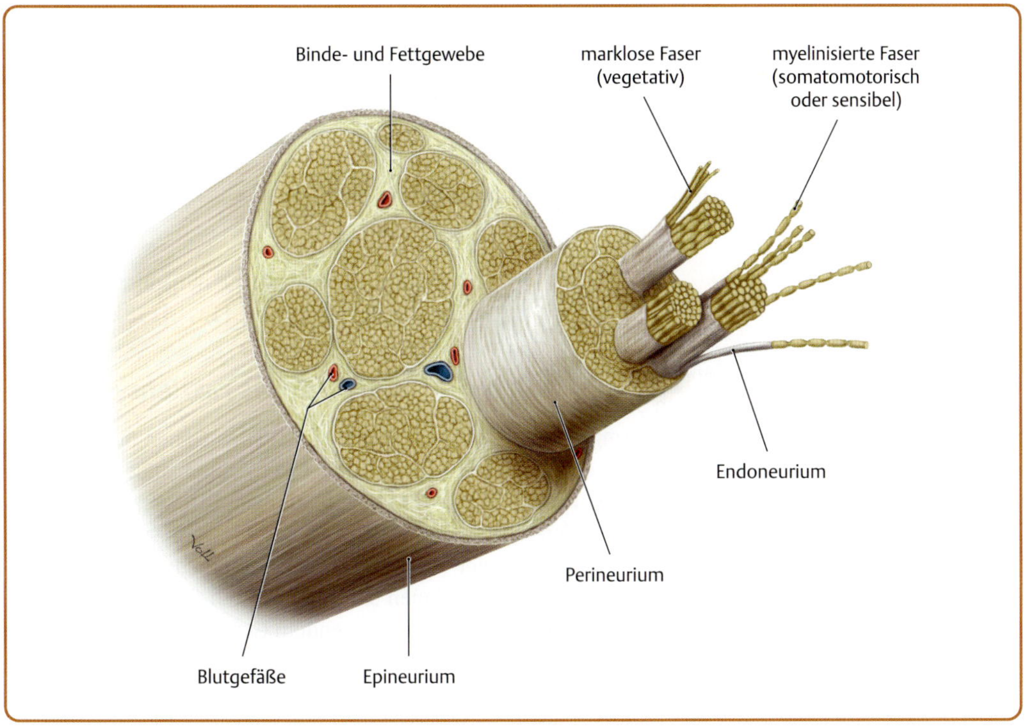

▶ **Abb. 1.6** Aufbau peripherer Nerven.

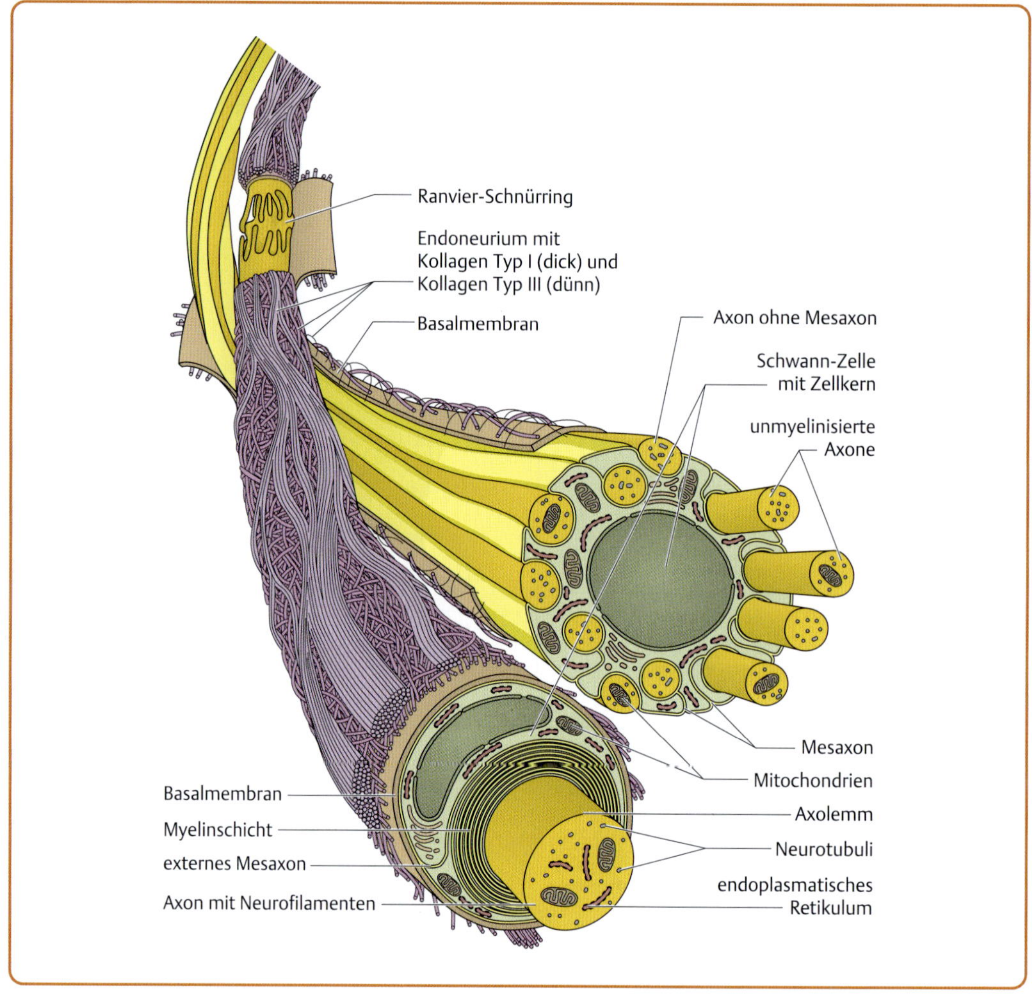

▶ **Abb. 1.7** Darstellung der einzelnen faszialen Hüll- und Gleitschichten bei peripheren Nerven.

1.1 Feinbau und Vernetzung

Das Fasziensystem hilft dabei, den Körper zu organisieren. Eine der wichtigen Aufgaben des Faszienverbundes besteht in der elastischen Formgebung der umhüllten Organe und letztendlich auch des gesamten Körpers. Diese komplexe Aufgabe kann das Fasziensystem nur durch einen speziellen Aufbau und durch spezielle Bestandteile gewährleisten. Das Fasziengewebe besteht aus Zellen, Fasern und der Matrix – der extrazellulären Grundsubstanz – sowie nichtkollagenen Proteinen. Diesen Bauteilen und der Zusammensetzung (▶ **Abb. 1.8**) verdankt das Fasziensystem seine mechanische Stabilität und seine enorme dynamisch-elastische Bewegungsfähigkeit [117], [121], [138], [142].

1.1.1 Die Zellen des Fasziensystems

Die gewebebildenden Zellen stehen über sog. Makromoleküle und Fasern miteinander in Verbindung. Diese Verbindungen (im Wesentlichen Fasern und Verbindungsproteine) sorgen u. a. für eine stabile Form der umhüllten Organe. Die Zellfunktionen sind dabei durch die typischen Kennzeichen von lebendem Gewebe charakterisiert. Sie verfügen über einen Stoffwechsel, sind bewegungs- und reproduktionsfähig (proliferieren z. B. in Wundgebiete) und haben die Fähigkeit, mit an-

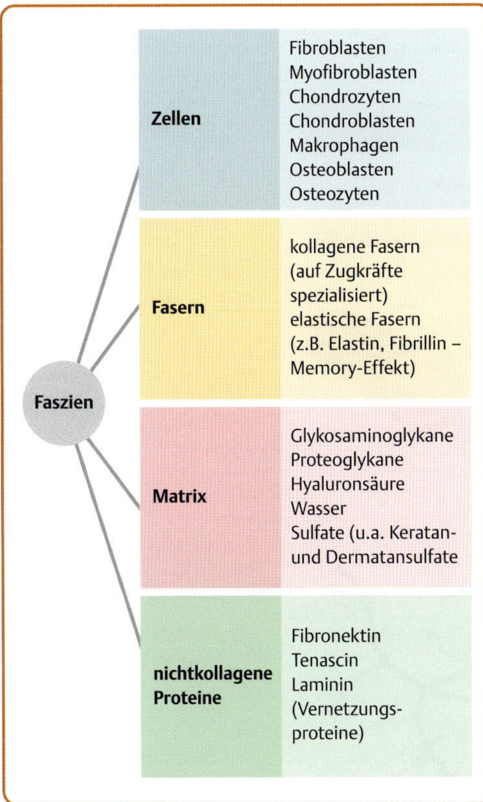

▶ **Abb. 1.8** Bauteile des Fasziensystems.

deren Zellen zu kommunizieren. Dies sind alles Fähigkeiten, die für ein effektives und effizientes Netzwerk unerlässlich sind. Im menschlichen Organismus können 4 grundlegende Zelltypen auf Gewebeebene und funktionell unterschieden werden (▶ **Tab. 1.2**).

Fibroblasten

Fibroblasten sind spezialisierte Bindegewebszellen, die im Fasziennetzwerk besondere Funktionen erfüllen (▶ **Abb. 1.9**). So gehört die Bildung von kollagenen und elastischen Fasern sowie von Vernetzungsproteinen ebenso zum wichtigen Funktionsrepertoire wie die Bereitstellung von Glykosaminoglykanen und Proteoglykanen (wasseranziehende Makromoleküle). Mit dem Einbringen dieser Proteoglykane sichern Fibroblasten eine hohe Wassersättigung des Fasziengewebes und eine Anbindung von Wasser an Hyaluronsäureketten. Die hohe Wasseranbindungsfähigkeit des faszialen Systems ist die Basis für eine reibungsfreie Mechanik der faszialen Hüllgewebe bei jeder Form von Bewegung und Aktivität des gesamten Organismus/Bewegungsapparats.

Fibroblasten erfüllen durch das Bilden von Kollagenasen auch in frühen Wundheilungsphasen wichtige Aufgaben in der „Wundreinigung". Kollagenasen entstehen in der Entzündungsphase eines Wundheilungsprozesses und sorgen durch die Entfernung freier Zelltrümmer (die bei einer Verletzung körpereigenen Gewebes zwangsweise entstehen) für optimale Bedingungen in der weiterführenden Regeneration. Zudem glätten Kollagenasen die zerklüfteten Wundränder und sorgen somit für eine bessere Adhäsionsfläche für das neu gebildete Proliferationsgewebe. Aktivierte Kollage-

▶ **Tab. 1.2** Zelltypen und spezifische Funktionen.

Zelltyp	Hauptfunktionen
Bindegewebszelle	Hauptsächlich synthetisieren Bindegewebszellen Stoffe und Fasern und können Proliferationsgewebe in den Interzellularraum oder an eine Verletzungsstelle abgeben. Bindegewebszellen und deren Stoffwechsel sind v. a. für die Aufrechterhaltung der Körper- und Organform und für die Prozesse während verschiedener Wundheilungsphasen verantwortlich.
Muskelzelle	Sie generiert Kraft durch Kontraktion für die Aktivierung des Bewegungsapparats.
Nervenzelle	Nervenzellen zeichnen sich vornehmlich durch die Konduktionsfähigkeit aus. Sie transportieren Informationsreize auf Rückenmarkebene und in das zentrale Nervensystem. So bilden Nervenzellen die Basis der Kommunikation in unserem Organismus und steuern alle Vorgänge.
Epithelzelle	Epithelzellen kleiden Oberflächen aus und sind dort für die Aufnahme von Reizen und Nährstoffen zuständig. Zudem schütten sie chemische Stoffe wie z. B. Hormone, Enzyme und Botenstoffe aus und geben diese an den Organismus ab.

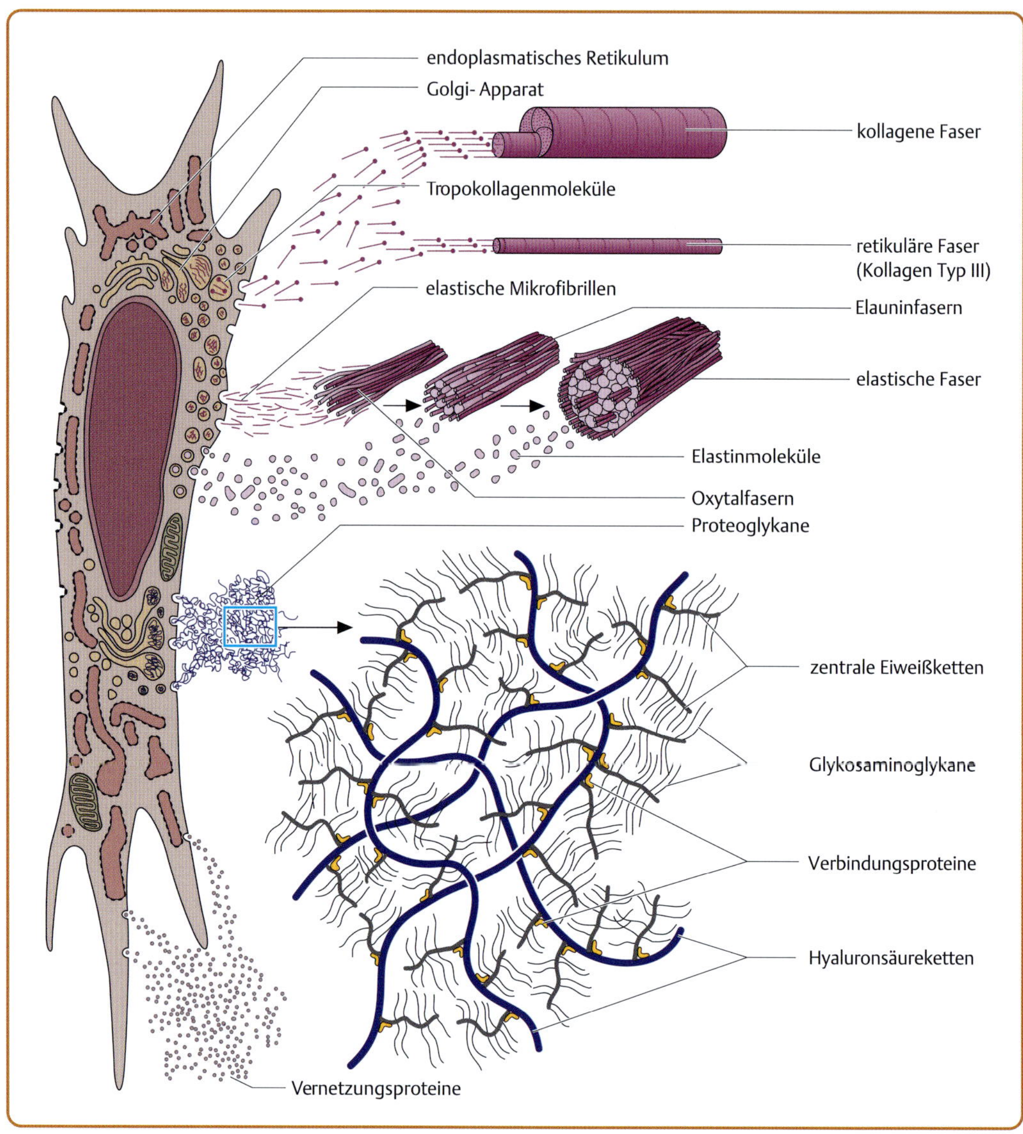

▶ **Abb. 1.9** Fibroblast und die von ihm produzierten Bestandteile.

nasen „fräsen" quasi das Wundgebiet aus und optimieren die Bedingungen für eine möglichst optimale Wundheilung und das Einpassen von neuem Proliferationsgewebe.

Myofibroblasten

Myofibroblasten sind kontraktile (zur Selbstverkürzung fähige) Bauteile des Fasziensystems (▶ **Abb. 1.10**). Sie können durch ihre Kontraktionsfähigkeit direkt auf die Tonussituation der Faszien Einfluss nehmen und diese der aktuellen Situation anpassen. Myofibroblasten werden v. a. bei Entzündungszuständen aktiv und unterstützen die Wundheilung. Sie bilden in der Proliferationsphase ein kontraktiles Zytoskelett über das Wundgebiet. Durch die Kontraktionsfähigkeit der Myofibroblasten (sie verfügen über einen aktiven Aktin-Myosin-Komplex) können die Wundränder zusammengezogen werden, was der Wundheilungstendenz positiv entgegenkommt [126], [129].

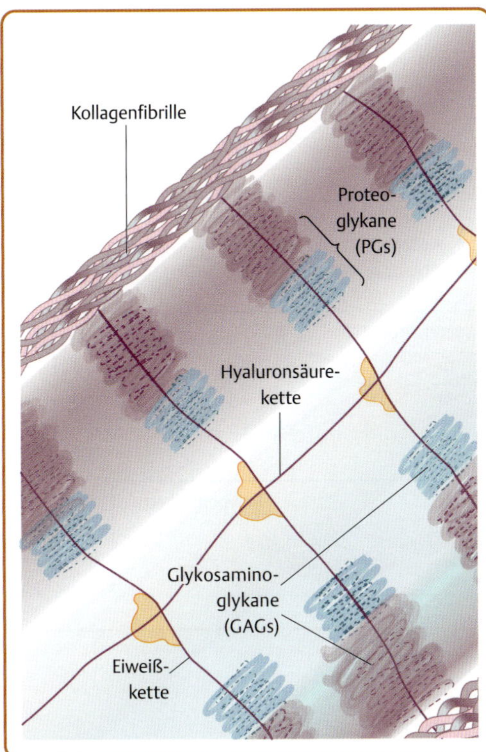

▶ **Abb. 1.10** Hierarchische Darstellung von Myofibroblasten im Fasziennetzwerk.

Makrophagen

Es handelt sich bei Makrophagen um aktivierte Abwehrzellen des Immunsystems, die zudem in jedem Wundheilungsprozess (genauer: im zellulären Teil der Entzündungsphase) das Wundgebiet reinigen. Dabei entfernen die „Fresszellen" freie Zelltrümmer und glätten die Wundränder, analog zur Aktivität der Kollagenasen. Zudem stehen Makrophagen mit dem Immunsystem in kommunikativer Verbindung und unterhalten einen regen Feedback-Kreislauf, um den aktuellen Zustand der Wundheilung durch entsprechende Maßnahmen auf Stoffwechselebene schnell anpassen zu können [132], [142], [145].

1.1.2 Die Fasern des Fasziensystems

Faszien haben einen systematischen Aufbau, dessen mechanische Belastbarkeit von der Zusammensetzung und Häufigkeit der Fasern im Gewebe abhängt. In faszialem Gewebe werden 2 Faserarten unterschieden: die kollagene Faser und die elastische Faser.

Kollagene Fasern

Die kollagenen Fasern lassen sich in viele nummerierte Subtypen klassifizieren. Von besonderer Bedeutung für die mechanische Stabilität des Fasziensystems und die Wundheilungsphasen sind dabei die Kollagenfasern Typ 1–5 (▶ **Tab. 1.3**). Der Aufbau der kollagenen Faser geht von einer gedrehten Tripelhelix (je 3 ineinander gedrehte Polypeptidketten bilden eine Kollagenfibrille) aus (▶ **Abb. 1.11**, ▶ **Abb. 1.12**). Die so entstehende Kollagenfibrille hat die Form eines gedrehten Stahlseils und damit auch eine enorme mechanische Stabilität. Der wellenartige Verlauf der Kollagenfibrille ermöglicht v. a. bei langsam einwirkenden

▶ **Tab. 1.3** Kollagentypen und ihre Eigenschaften.

Kollagentyp	Eigenschaften
Typ 1	Typ 1 stellt das häufigste Kollagen mit hauptsächlichem Vorkommen in Haut, Sehnen, Faszien, Knochen, Gefäßen, inneren Organen und im Dentin dar. Das Typ-1-Kollagen ist dabei hauptsächlich für die Kompensation von auftretenden Zugkräften verantwortlich.
Typ 2	Sorgt als Strukturprotein des hyalinen und des elastischen Knorpels für die optimale Absorption von Druck- und Scherkräften.
Typ 3	Das Stabilitätskollagen Typ 3 sorgt v. a. an Gefäßwänden, inneren Organen oder der Haut und Hornhaut für optimale Stabilität. Bei Kontinuitätsunterbrechungen ist es für eine primäre Überbrückung der Verletzungsstelle zuständig.
Typ 4 Typ 5	Als Bestandteil der Basalmembran mit netzartiger Ausformung sind die Fasern der Kollagentypen 4 + 5 in der Regeneration für die Ausbildung spezifischer Gewebeeigenschaften zuständig (Konversion in Osteo-, Teno- und Fibroblasten zum Aufbau von Stabilität bei Zug- oder Druckkräften, Überbrückung, Konsolidierung, Scherkraftabsorption etc.).

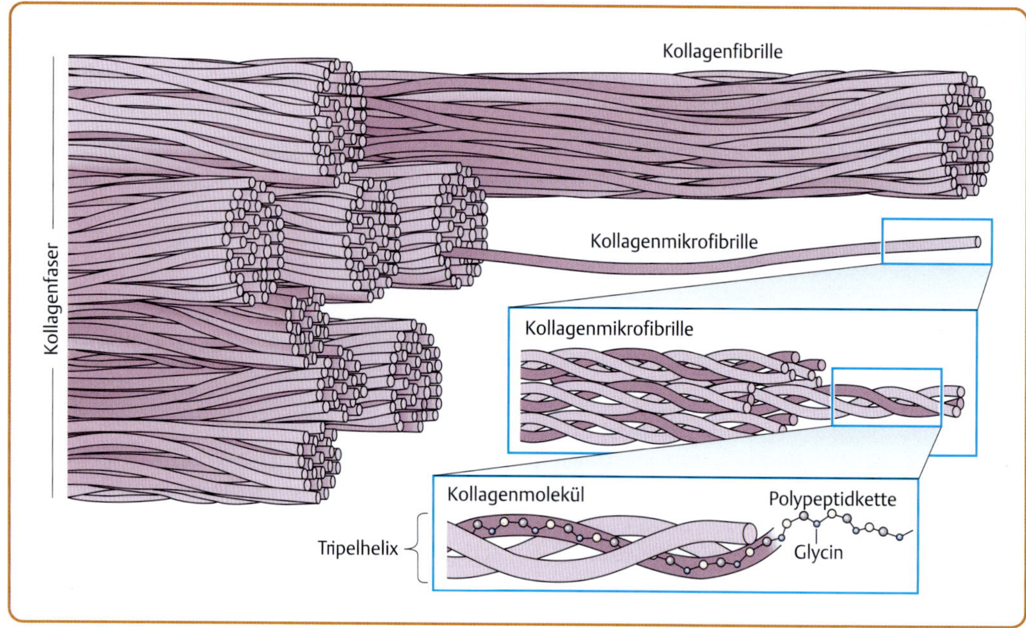

▶ **Abb. 1.11** Aufbau kollagener Fasern.

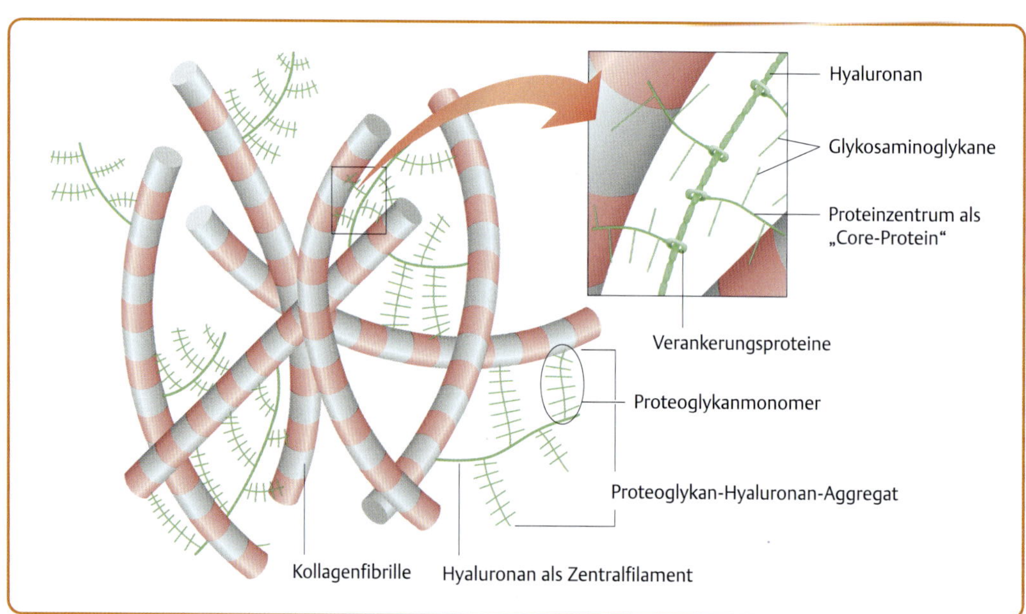

▶ **Abb. 1.12** Verbindung der kollagenen Fasern im Fasziensystem.

externen Deformationskräften eine enorme Steigerung der mechanischen Belastbarkeit durch Adaption der Deformationskapazität. Mehrere Fibrillen ergeben ein Fibrillenbündel und mehrere Bündel bilden letztendlich die Kollagenfaser.

Elastische Fasern

Elastische Fasern (▶ **Abb. 1.13**) sind für die elastische Dehnfähigkeit des faszialen Gewebes verantwortlich. Dabei geht es vornehmlich um die Anpassungsfähigkeit auf externe Deformationsreize. Elastische Fasern sorgen dafür, dass das Fasziengewebe sich aufgrund äußerer Krafteinwirkung deformieren kann, ohne dabei strukturellen Schaden zu nehmen, und danach wieder in die ursprüngliche Form zurückkehren kann. Im Fasziensystem finden sich u. a. die elastischen Fasern *Elastin* und *Fibrillin*. Die organisierende Grundfunktion des Fibrillins sorgt dafür, dass die Bestandteile wieder in ihre Form zurückkehren. Beim Elastin handelt es sich um ein einrollfähiges Protein mit „Memory Funktion". Damit kann es sich auch nach der Einwirkung größerer Deformationskräfte immer wieder in seine ursprüngliche Form zurückversetzen [28], [99], [132], [142].

1.1.3 Extrazelluläre Matrix

Die Matrix ist eine Ansammlung von strukturspezifischen Molekülen (Makromoleküle wie z. B. Proteoglykane und Glykosaminoglykane), Hyaluronsäure (zur Wasserbindung im Fasziengewebe) und Grundsubstanz (im Wesentlichen Sulfate: z. B. Keratansulfat, Chondroitinsulfat, Dermatansulfat). Die Matrix füllt mit diesen Bestandteilen den Zellzwischenraum und sorgt dabei für eine Fixierung der Zellen und für eine konsistente Struktur und Formgebung des Organs (▶ **Abb. 1.14**).

Nicht kollagene Proteine

Sie vermitteln an den Kontaktstellen zwischen den Zellen und Fasern in der Matrix. So sorgen diese Verkettungsproteine für eine stabile Verbindung und Verankerung der Bauteile der Matrix zwischen den Zellen und der Matrix. Die wichtigen nicht kollagenen Proteine des Fasziensystems sind *Fibronektin, Tenascin und Laminin*. Sie fungieren als Proteoglykananbinder und sog. Linkproteine.

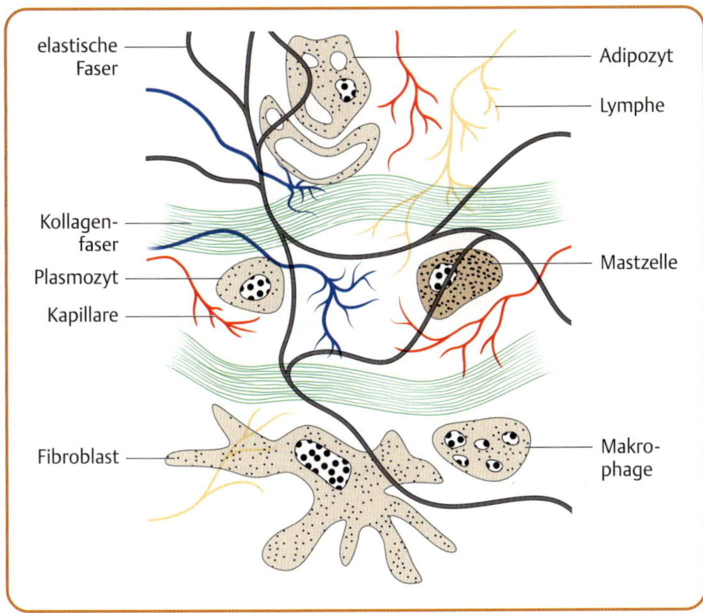

▶ **Abb. 1.13** Elastische Fasern und ihre Position zu anderen Faszienbauteilen.

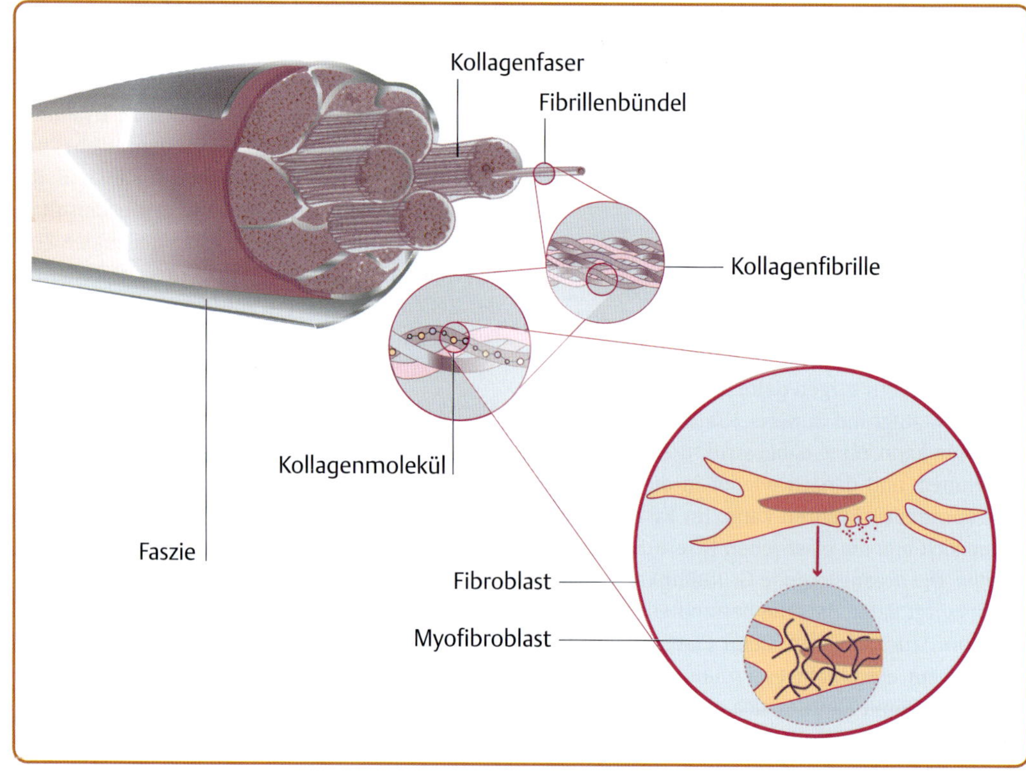

▶ **Abb. 1.14** Matrix – Verbindungseiweiße und extrazelluläre Matrix mit Hyaluronsäureketten und Proteoglykanen bzw. Glykosaminoglykanen.

1.2 Bindegewebe mit spezifischen Funktionen

Die gesicherten Funktionen des Fasziensystems können durchaus als vielschichtig und vielseitig bezeichnet werden. So kann das Fasziensystem weitaus mehr als lediglich anatomische Strukturen und Organe einzuhüllen und unserem Organismus die äußere Form zu geben. Da das Fasziensystem ein kontinuierliches Gewebenetzwerk im Körper bildet, das sich durch alle Körpersysteme zieht, sind die Funktionen auch nicht an eine bestimmte Bewegung, eine spezielle Bewegungsrichtung oder an eine einzige Sportart gebunden. Die Funktionen des Fasziensystems sind definitiv sportartunabhängig und können in einen mechanischen und einen physiologischen Teil gegliedert werden. Der mechanische Funktionsanteil des elastischen Fasziensystems beinhaltet die Steigerung von Kräften im Zusammenhang mit den durchgeführten Bewegungen in Alltag und Sport, die Verteilung der auftretenden Bewegungskräfte zum Schutz vor Verletzung und nicht zuletzt auch die enormen elastischen Bewegungskapazitäten des gesamten Bewegungsapparats. Der physiologische Funktionskomplex ist stoffwechseldominant und hier gibt es direkte Einflussgrößen des Fasziensystems in den Bereichen der Gewebeversorgung, bei den spezifischen Phasen der Wundheilung und in weiten Teilen einer aktiven Regeneration.

1.2.1 Die wichtigsten Funktionen des Fasziensystems

Formgebung, Wasserspeicher und Schutzhülle der einzelnen Körperbausteine sind wohl die bekanntesten und wichtigsten Funktionen des Spannungsnetzwerks „Fasziensystem“, aber bei Weitem noch nicht die einzigen. Das Fasziensystem wartet mit einer wahren Vielfalt an Funktionalität auf, die in diesem Kapitel besprochen wird (s. a. ▶ Tab. 1.4).

▶ **Tab. 1.4** Funktionen des faszialen Systems.

Funktion	Definition
Formgebung	Elastische Faszienhüllen gewährleisten eine individuelle Organ- und Körperform.
Stoßdämpfung	Der elastische Schichtaufbau des faszialen Systems erfüllt die Funktionen von Stoßdämpfern im gesamten Körper.
Elastizität bei Bewegung	Die elastische Struktur der faszialen Hüllen sichern große Bewegungsamplituden.
Kraftverteilung (Seilzug)	Auf der Basis des Seilzug-/Umlenkrollenprinzips werden Bewegungskräfte (intrinsische und extrinsische) auf eine größere Fläche verteilt.
Kontraktilität	Der glatte Aktin-Myosin-Komplex des faszialen Schichtaufbaus ermöglicht Kontraktionen und damit auch eine autonome Tonusregulation des faszialen Systems.
Propriozeption/ Sinneswahrnehmung	Durch den hohen Besatz an freien Nervenendigungen werden im faszialen Gewebe vielfältige Reize aufgenommen und verarbeitet.
Überlastungsschutz	Durch elastische Rückstellkräfte, eine enorme Deformationsfähigkeit und eine optimale Seilzugfunktion kann das fasziale Gewebe den Bewegungsapparat vor Verletzung schützen.
Wasserspeicher	Die große Wasserbindungsfähigkeit der Matrix gewährleistet eine enorme Deformations- und Mobilitätskapazität.
Tensegrity (elastische Stabilität)	Durch multidirektionale Verbindungen sichert das Fasziensystem eine stabile Form des Körpers.
Kommunikation	Das fasziale System ist körperweit in kommunikative Prozesse im Bereich der Proprio-, Intero- und Nozizeption eingebunden.

Formgebung

Ohne Fasziensystem hätten die inneren Organe unseres Körpers keinen festen angestammten Platz und bei den Bewegungen des täglichen Lebens oder während einer intensiven Sporteinheit würde eine regelrechte „Organwanderung“ einsetzen. Ähnlich den weißen Faserzügen in einem Steak kann man sich die Verlaufsformen unseres Fasziensystems vorstellen (▶ **Abb. 1.15**), das sich netzförmig in unserem Körper ausbreitet. Die Faserzüge des Fasziensystems verlaufen durch unseren gesamten Körper, halten Organe und andere Bausteine wie Nerven, Muskeln und Knochen an den dafür vorgesehenen Stellen und sorgen auf diese Art nicht nur für Ordnung in unseren Körperstrukturen, sondern sind v. a. für die Erscheinung unserer äußeren Gestalt verantwortlich. Dabei befinden sich diese Faserzüge nicht nur im Körperinneren sondern auch an den äußeren Hüllschichten unter der Haut (z. B. die äußere Körperfaszie oder die Rumpffaszie).

Nach einem alten anatomischen Prinzip gilt: „Die Funktion bildet die Form und die Form bestimmt die Funktion“. Dies gilt auch für das Fasziensystem, das spezifische Trainingsreize benötigt, um zu einer optimalen Funktionsfähigkeit in allen Bereichen zu kommen. Treten diese Reize in zu geringer Dosis auf, sind u. a. Elastizitätsverlust und reduzierte Deformationskapazität die direkten Folgen. Das Fasziensystem verliert dann grundlegend an Funktionsfähigkeit und ebnet auf diese Art vielen Dysfunktionen und pathologischen Veränderungen am Bewegungsapparat den Weg (▶ **Abb. 1.16**). [16], [132], [142]

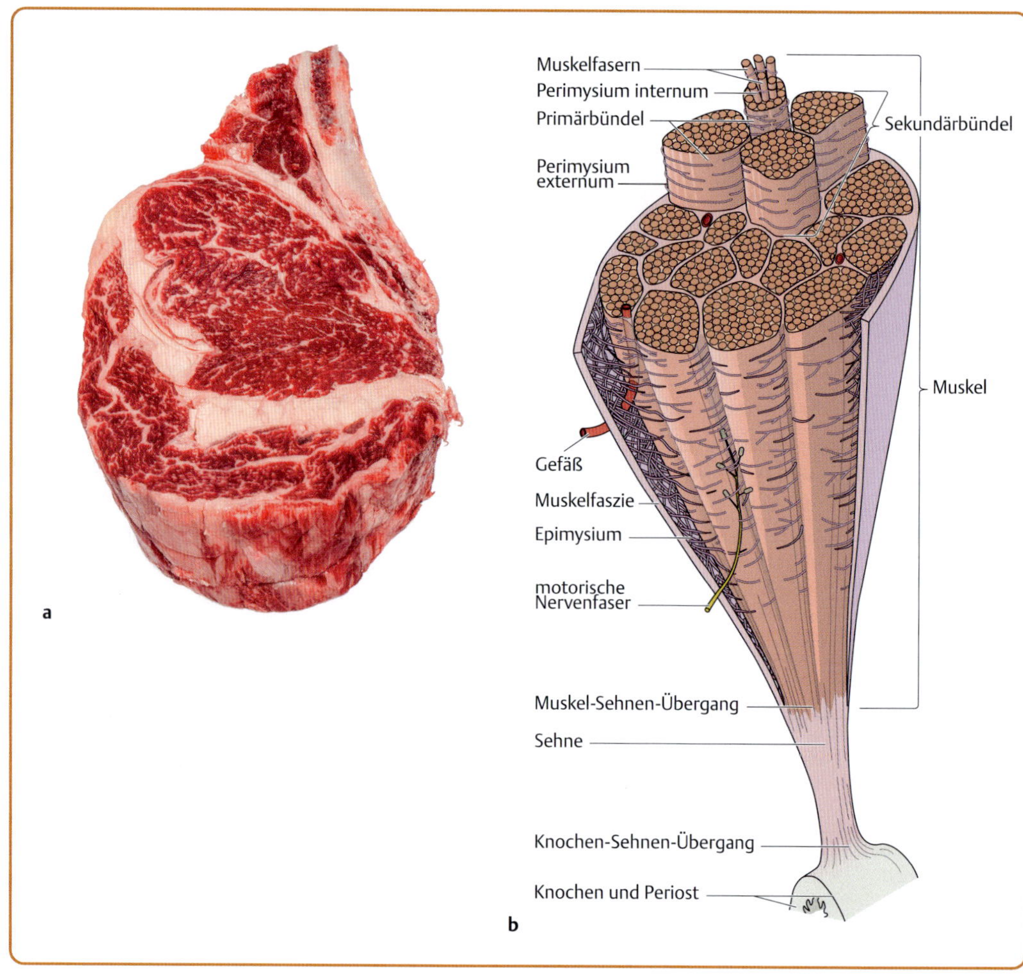

▶ **Abb. 1.15** ab Allegorie 1: Formgebung beim Steak vs. Skelettmuskel.

Wasserspeicher

Der menschliche Körper besteht je nach Lebensalter, Trainingszustand und Ernährungsgewohnheiten zu 50–90 % aus Wasser. Angefangen im Säuglingsalter mit 80–90 % Wasseranteil reduziert sich dieser im Laufe eines Lebens, auch abhängig von den Lebensgewohnheiten, Umwelteinflüssen und dem Trainingszustand, auf bis zu 50 % im Seniorenalter (▶ **Abb. 1.18**). Sehr viel Flüssigkeit wird im Feinbau unseres Fasziensystems gespeichert, das durch seine Bestandteile (Hyaluronsäure, Proteoglykane, Glykosaminoglykane) wie ein Schwamm Wasser halten kann (▶ **Abb. 1.17**). Dabei gilt: Je besser das Fasziensystem gepflegt und trainiert wird, desto besser kann es diese wichtige Funktion wahrnehmen und im Alltag ausüben. Werden in unserem Körper zu geringe Mengen an Flüssigkeit gespeichert, geht dies immer zulasten wichtiger Körperfunktionen. Für unsere Elastizität und Beweglichkeit spielt dabei das Fasziensystem als Wasserspeicher eine sehr große Rolle [132], [136].

Auswirkung von Wassermangel

Der menschliche Körper kann mehrere Wochen ohne Nahrung existieren, jedoch nur wenige Tage ohne Flüssigkeitszufuhr überleben. Die Zellen unseres Körpers benötigen zum Wachstum und zur Reproduktion einen ausreichenden Wasseranteil

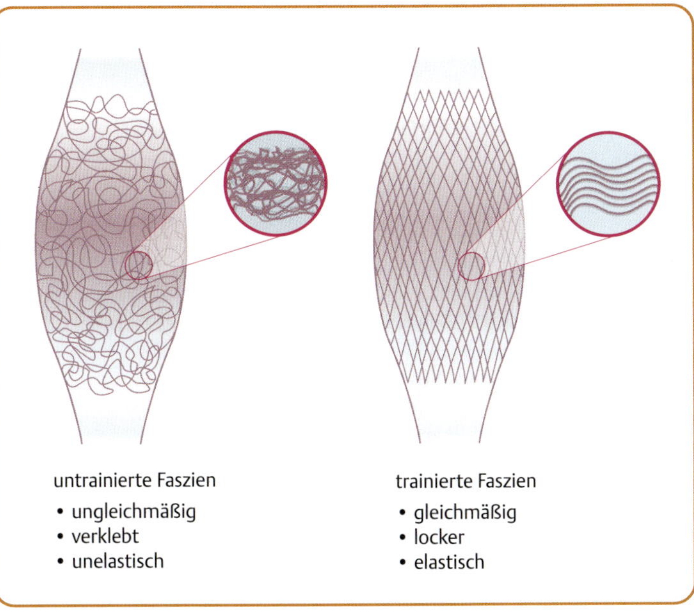

▶ **Abb. 1.16** Formgebung und Trainingszustand hängen eng zusammen.

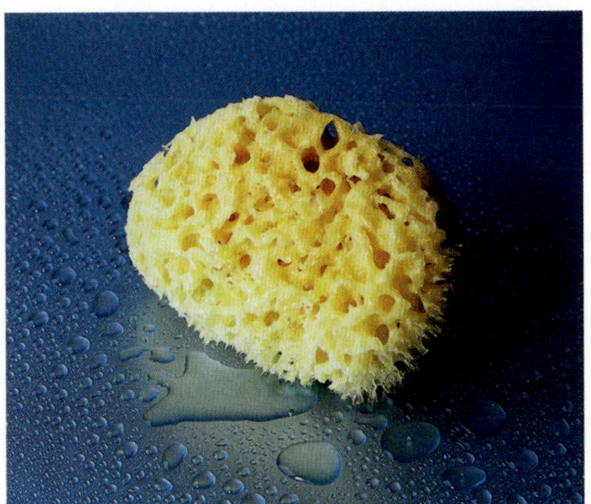

▶ **Abb. 1.17** Allegorie 2: Wasserspeicher.

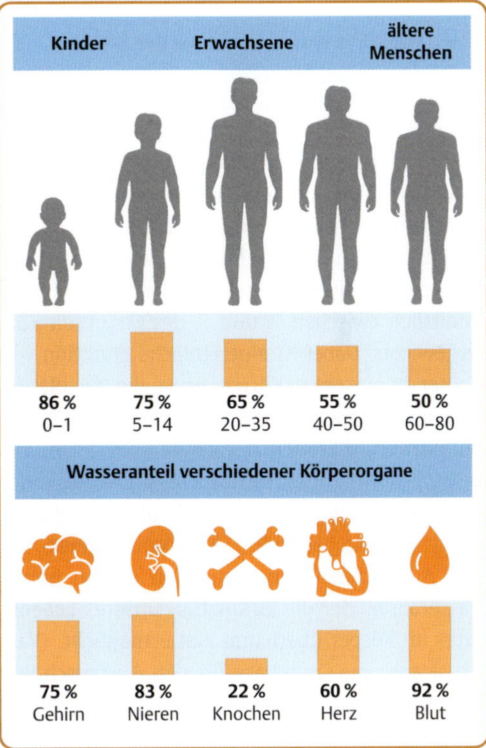

▶ **Abb. 1.18** Wasseranteil im menschlichen Körper und einzelnen Organen – nach Lebensjahren.

im Körpergewebe. Diese Prozesse kommen ohne Wasser zum Erliegen, die Zellen gehen zugrunde und der Organismus stirbt ab. Nur durch eine ausreichende Wassersättigung im Gewebe und die Fähigkeit des Gewebes, dieses Wasser zu speichern und für körpereigene Prozesse zur Verfügung zu stellen, kann nach Verletzungen eine optimale Wundheilung und die Regeneration von Körpergewebe gewährleistet werden. Wasser erfüllt vielseitige Aufgaben in unserem Körper (▶ **Abb. 1.19**),

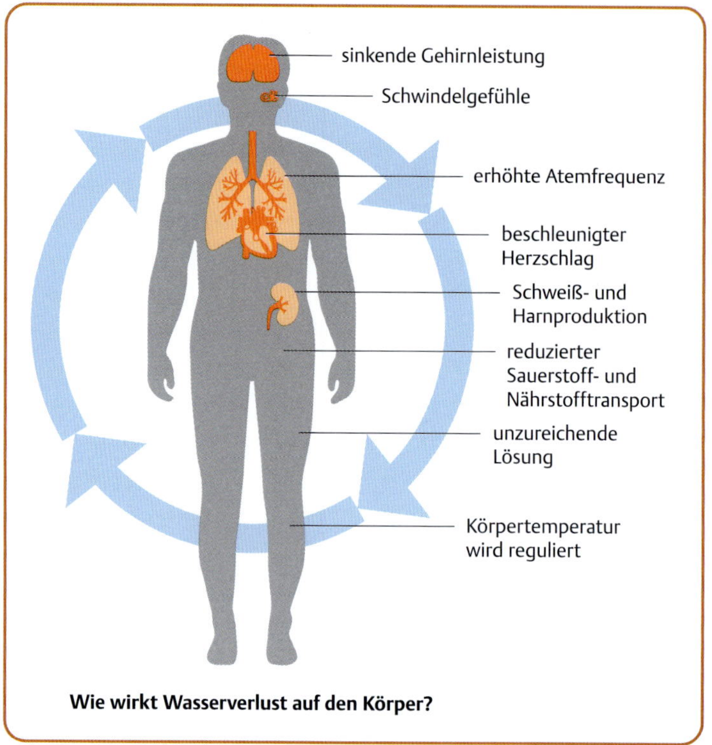

▸ **Abb. 1.19** Was passiert bei Wassermangel?

die zu einem großen Teil auch in unserem Fasziensystem ablaufen und moduliert werden.

Je nach Lebensalter, Trainingszustand, Lebenswandel und Ernährungsgewohnheiten beträgt der Wasseranteil eines menschlichen Körpers durchschnittlich zwischen ⅔ und ¾ des gesamten Körpergewichts. Dabei ist eine einfache Funktion von Wasser in unserem Körper etwa die Regulation der Körpertemperatur, die durch die Durchblutung und Schweißsekretion verändert und angepasst werden kann. Zudem schützt ein ausreichender Wasseranteil unsere Schleimhäute in Augen, Mund und Rachen oder im Körperinneren vor dem Austrocknen. Blut hat einen enorm hohen Wasseranteil, der die Zirkulation unseres Lebenssaftes im Körper überhaupt erst ermöglicht. Wasser ist auch die Grundlage für den Austausch von molekularen Botschaften und letztlich auch für den Sauerstofftransport bei körperlicher Aktivität und Bewegung in Alltag und Sport.

Auch im Bereich der Nährstoffaufnahme und des Nährstofftransports ist eine ausreichende Menge an Wasser im Organismus essenziell. Gerade das Immunsystem ist auf eine effektive Ausleitung von im Wasser gelösten Toxinen und Stoffwechselendprodukten angewiesen – Wasser fungiert hier sowohl als Transport- als auch als Lösungsmittel in unserem Körper.

Ist in unserem Körper zu wenig Wasser gespeichert oder nehmen wir zu geringe Mengen an Wasser auf, bleibt dies nicht ohne negative Folgen für den menschlichen Organismus (▸ **Abb. 1.20**). Zunächst reagiert das Nervensystem mit einer reduzierten Gehirnleistung und einer deutlich reduzierten Konzentrationsfähigkeit. Nicht selten treten mit einem Flüssigkeitsmangel auch Schwindel und eine signifikante Kopfschmerzneigung auf. Der Transport von Sauerstoff und Nährstoffen wird reduziert, was zu einer schnelleren Ermüdbarkeit und zu einer reduzierten körperlichen Belastungsfähigkeit führt. Zudem reagiert der Organismus mit einer erhöhten Atemfrequenz und einem beschleunigten Herzschlag. Schweiß- und Harnproduktion werden in diesem Zuge ebenfalls reduziert, was zu einer zunehmenden Intoxikation des Gewebes führt, da für den Organismus schädliche Stoffe nicht mehr in Wasser gelöst und abtransportiert werden können.

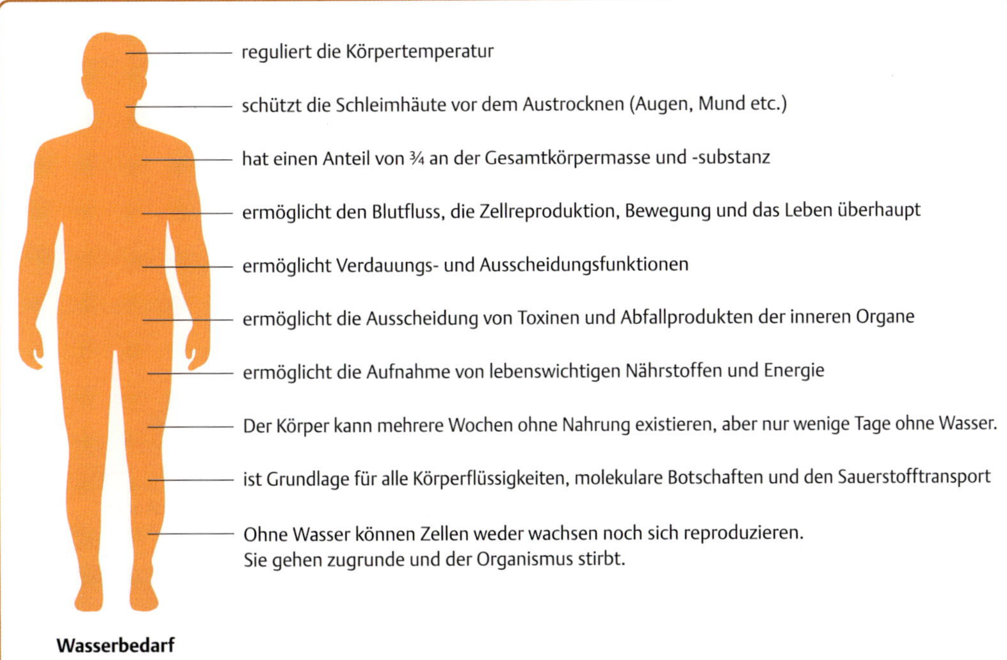

▸ **Abb. 1.20** Funktionen von Wasser im Körper.

Schutzhülle

Ähnlich der Obstschale bei einer Zitrusfrucht (Zitrone oder Mandarine) hüllt die Faszienstruktur Organe, Muskeln oder auch Nerven ein (▸ **Abb. 1.21**). Dabei ist der Feinbau des Fasersystems einer Mandarine und unseres Körpers durchaus vergleichbar. Entfernt man die äußere „Rumpffaszie“ einer Mandarine, sind die feinen weißen Faserzüge in ihrem Inneren erkennbar, die auch dort jeden einzelnen Fruchtschnitz umhüllen. So ziehen die Fasern des menschlichen Fasziensystems, beginnend im Inneren eines Muskels, um die Muskelfasern, dann werden weiter nach außen Fasern zu Faserbündeln gefasst und wieder von einer Hüllschicht zusammengehalten. Viele Bündel (Fruchtschnitze) bilden den Muskel (oder die gesamte Frucht). So wird das Organ/die Frucht nicht nur zusammengehalten, sondern auch vor äußeren Kräften und Reizen geschützt.

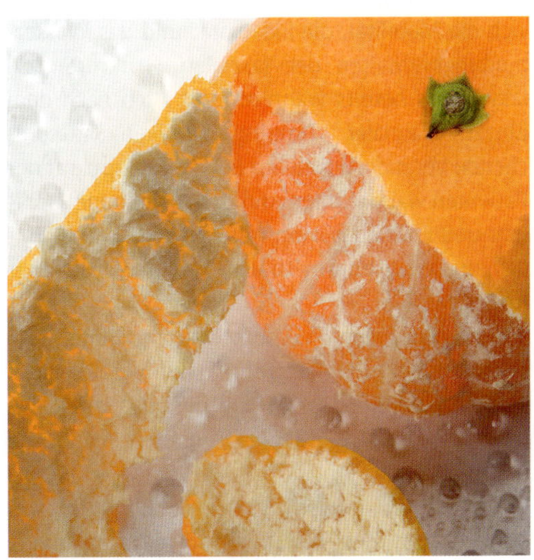

▸ **Abb. 1.21** Allegorie 3: Schutzfunktion.

Überblick
Funktionen des Fasziensystems auf einen Blick

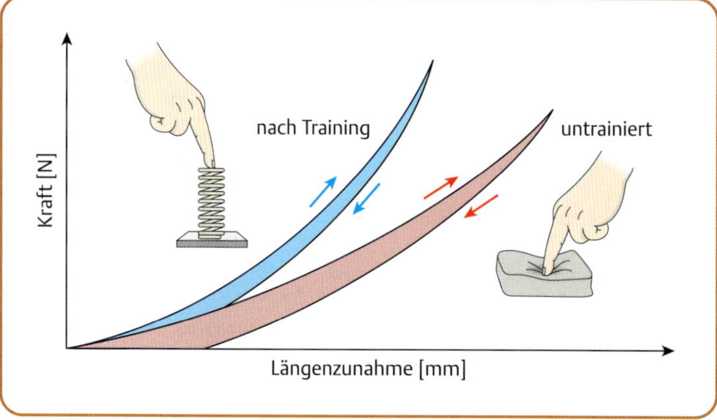

► **Abb. 1.22** Verbessertes Elastizitätsverhalten des faszialen Gewebes durch Training (nach Reeves 2006).

Stoßdämpfung und Elastizität bei Bewegung steigern den Überlastungsschutz

Durch den Schichtaufbau des faszialen Systems können auftretende Kräfte (sowohl intrinsische als auch extrinsische Kräfte) in Ruhe und Bewegung absorbiert, weitergeleitet und v. a. auf eine größere Fläche (die Fläche des Fasziensystems) verteilt werden. So reduziert sich die mechanische Einwirkung dieser Kräfte auf den Organismus.

Durch ein gezieltes Faszientraining verbessern sich die Mobilität, die Elastizität und das Wasserbindungsverhalten der faszialen Strukturen. So lassen sich bereits während und auch nach dem Einsatz faszialer Trainingstechniken entsprechende Veränderungen am Bewegungsapparat der Patienten wahrnehmen und die gewonnene Mobilität und Elastizität kann mit entsprechenden einfachen Bewertungsmethoden auch messbar gemacht werden.

Vor allem fallen in einem Trainingskontext die Veränderungen des aktiven Bewegungsausmaßes (Range of Motion, ROM) und das Elastizitätsverhalten (► **Abb. 1.22**) der bearbeiteten Strukturen positiv auf.

Bei Patienten, die sich in der Rehabilitation von Verletzungen des Bewegungsapparats befinden, aber auch bei Patienten mit neurologischen Störungen kann durch ein faszial ausgerichtetes Training eine Adaption der elastischen Zone in der Belastungs-Deformationskurve festgestellt werden (► **Abb. 1.23**). Diese vergrößert sich zunehmend mit der Applikation von faszialen Trainingsreizen und schiebt die Grenzen der neutralen und plastischen Zonen in der Grafik weiter in die Randbezirke nach außen. Letztlich ist genau dies eines der

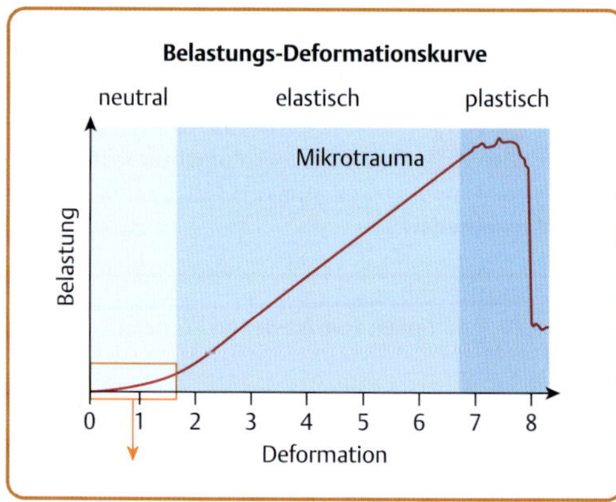

► **Abb. 1.23** Belastungs-Deformationskurve (adaptiert nach Bartrow).

wichtigsten Therapieziele in der physiotherapeutischen Anwendung überhaupt: die Elastizität des Gewebes oder von Organen und Körperbausteinen wieder herzustellen und weiter zu verbessern, bis ein Normalzustand erreicht wird.

Überlastungsschutz

Bei klassischen Muskelkontraktionen beschränkt sich die Längenanpassung auf die Längenveränderung der kontraktilen Elemente (Aktin-Myosin-Komplex). Bei einer elastisch-dynamischen Bewegungsanforderung, wie z. B. Sprungbewegungen unter Ausschöpfen eines optimalen Dehnungsverkürzungszyklus (DVZ), sind hingegen v. a. die elastischen faszialen Bereiche in der Längenanpassung gefordert (► **Abb. 1.24**). Dies schützt im Ernstfall die kontraktilen Elemente vor Mikrotraumata und größeren Verletzungen.

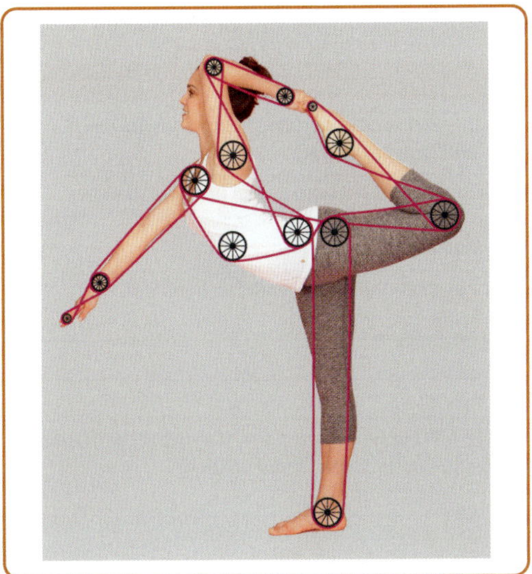

► **Abb. 1.24** Vergleich des mechanischen Bewegungsverhaltens der faszialen Strukturen bei Muskelkontraktion und bei elastisch-dynamischen Sprungbewegungen.

Kraftverteilung (Seilzug) und Kontraktilität

Das Fasziensystem besitzt die Fähigkeit zur Selbstverkürzung (Kontraktilität) und kann dadurch selbst eine Tonusregulation entlang der Faszienketten vornehmen. Diese „Mitverkürzung" der faszialen Strukturen bei aktiven Bewegungen ermöglicht u. a. enorme Steigerungen im Kraftbereich und führt so bei sportlicher Aktivität zu beträchtlichen Leistungssteigerungen. Durch ihren anatomischen Verlauf, die elastischen Funktionsfähigkeiten und die kontinuierliche Verbindungsstruktur zwischen den einzelnen Körperstrukturen unterstützen Faszien auch die Muskelmechanik und v. a. die aktiven und passiven Gelenkbewegungen. Somit sind Faszien dazu in der Lage, die bei diesen Bewegungen entstehenden Kräfte zu steigern oder sie zum Schutz der belasteten Gewebe auf eine größere Fläche oder in die jeweilige Bewegungsrichtung umzulenken und ökonomisch zu verteilen (► **Abb. 1.25**).

Sinneswahrnehmung und Kommunikation (Proprio-, Intero- und Nozizeption)

Das fasziale Hüll- und Verbindungssystem hat im Vergleich zu anderen Gewebeklassen in unserem Körper eine mehrfach höhere Dichte an mechanosensiblen, nozisensiblen und thermosensiblen freien Nervenendigungen (► **Tab. 1.5**). Es ist davon auszugehen, dass diese Rezeptoren Signale und Informationen zur Verarbeitung in das Nervensystem einspeisen, die für bessere Bewegungskontrolle, Körperhaltung und Stabilität, aber auch zur Wahrnehmung von Schmerzreizen aufgrund von

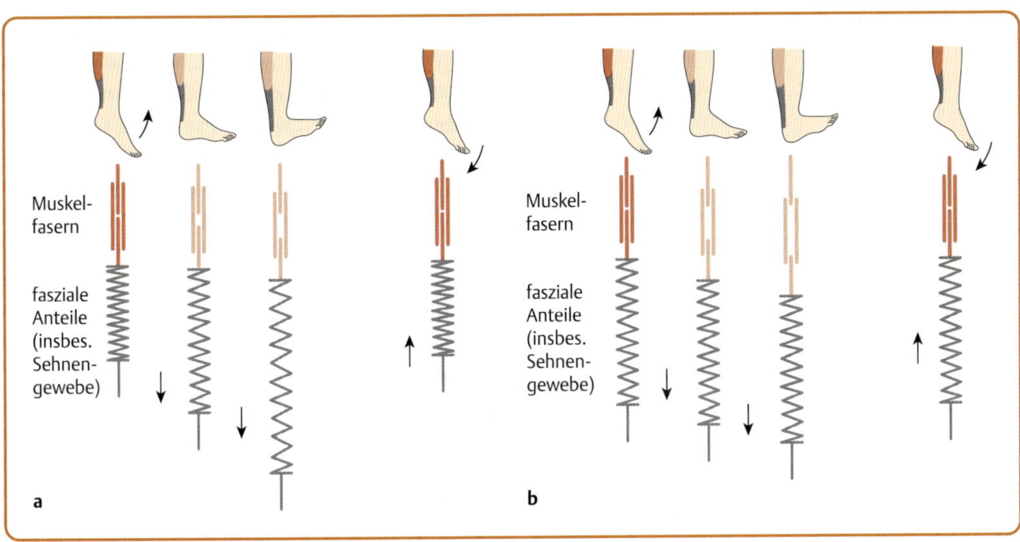

► **Abb. 1.25** Seilzug- und Stoßdämpferprinzip – ökonomische Kraftverteilung durch das fasziale System.

► **Tab. 1.5** Mechanorezeptoren und freie Nervenendigungen im faszialen Gewebe – mit den afferenten Neuronen die Basis der Kommunikation.

Nervenendigungen/Rezeptoren	Funktionen
Golgi Rezeptoren	• Wahrnehmung von schnellen ruckartigen Spannungsänderungen • Spannungsreduktion zum Schutz vor Verletzung
Pacini-Körperchen	• Wahrnehmung von schnellem Dehnungswechsel und Vibrationsempfindungen • Verbesserung der Bewegungssteuerung
Ruffini-Körperchen	• Wahrnehmung von langsamen Dehnungsveränderungen und der Gelenkstellungen im Raum
Nozizeptoren	Schmerzwahrnehmung
Thermorezeptoren	Temperaturwahrnehmung
Meissner-Körperchen	• auf Druck spezialisierte Mechanorezeptoren (nicht in behaarter Haut – dort ersetzen sog. Haarfollikelsensoren diese Funktion) • schnell adaptierend
Merkel-Zellen	Mechanorezeptoren, die auf die Druckintensität reagieren

Verletzung und/oder entzündlichen Prozessen genutzt werden. Dabei werden diese afferenten Reizinformationen aus verschiedenen Teilen des gesamten Körpers im Gehirn mit Informationen aus anderen Sinnessystemen (z. B. aus dem optischen oder akustischen System, den Hautrezeptoren oder auch aus den mechanosensiblen Informationssensoren des Muskelsystems – den taktilen Rückmeldezentren) kombiniert und ausgewertet, bevor dann eine komplexe Reizantwort geplant wird und erfolgt. Diese Informationen dienen vornehmlich der willkürlichen und unwillkürlichen Anpassung der Körperhaltung (Statomotorik) und der Optimierung von Bewegungen (motorische Kinästhetik). Die Weiterleitung von Informationen über das Fasziensystem geschieht dabei nicht ausschließlich über die Informationen der mechanorezeptiven Sensoren im Gewebe. Vielmehr werden im Fasziensystem selbst Reize gebildet, die unter Berücksichtigung des Gewebezustands (Deformationsgrad aus den einwirkenden Zug- oder Druckkräften, Interpretation der Bedeutung des Gewebezustands für den gesamten Organismus) und der Koppelung mit emotionalen Veränderungen zustande kommen. So wird die Propriozeption (also der aktuelle mechanische Zustand von Geweben, Organen und des gesamten Körpers) mit der Interozeption (der emotionalen, vegetativen und auf dem Stoffwechsel basierenden Erlebenswelt des Organismus) gekoppelt.

Tensegrity (elastische Stabilität)

In einem Tensegrity-Modell sind alle festen Bauteile eines Körpers durch elastische Faserzüge miteinander verbunden. Tensegrity-Modelle werden u. a. auch bei der Konstruktion und dem Bau von großen Bauwerken wie z. B. Brücken eingesetzt (► **Abb. 1.26**). Damit können große Körper stabil aufgerichtet und verspannt werden und in ihrer Funktion enormen Kräften standhalten. Genauso verhält es sich in unserem Körper mit dem Fasziensystem. Das Fasziensystem umhüllt nicht nur alle Bauteile des menschlichen Körpers, sondern es verbindet diese Bauteile auch miteinander und verspannt sie zu einem enorm bewegungsstabilen Bauwerk, das sehr hohen äußeren und inneren Kräften standhalten kann. So sorgt das Fasziensystem auch dafür, dass alle Teile an ihrem zugedachten Standort verbleiben (Stichwort: Formstabilität). Diese elastischen Verbindungen und die daraus resultierende Zuggurtung des Körpers reduziert v. a. mechanische Reibung der Bauteile untereinander bei Bewegung und verhindert dadurch auch eine gegenseitige Irritation oder Beschädigung bzw. Verletzung der Bauteile. Dabei ist die Funktionalität und die Elastizität der Verbindungen – also des Fasziensystems – der Schlüssel zur enormen Stabilität des gesamten Bauwerks Mensch. Denn nur wenn die faszialen Verbindungen ihre Funktionen ungestört ausüben können, hält das gesamte Bauwerk auch größte Kräfte aus

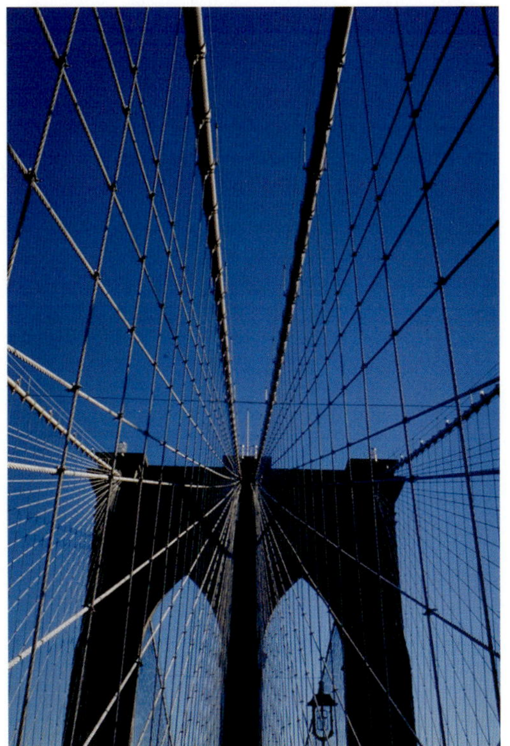

▸ **Abb. 1.26** Tensegrity-Modell am Beispiel der „Kurilpa Bridge", einer der größten Hybrid-Tensegrity-Brücken der Welt in Brisbane.

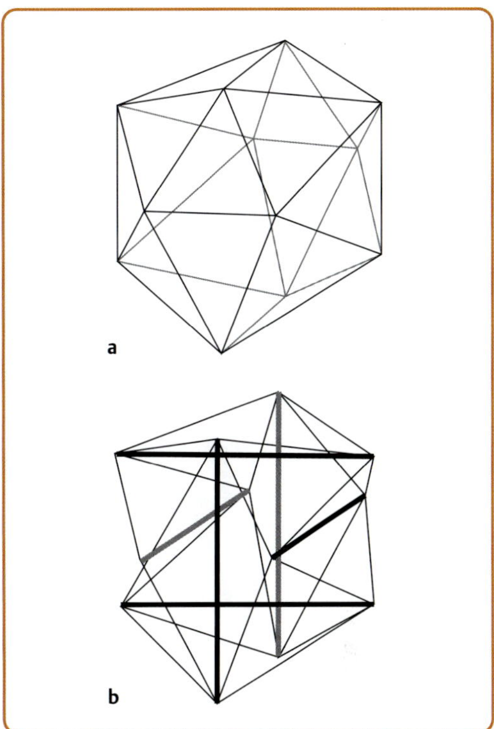

▸ **Abb. 1.27** Schematisiertes Tensegrity-Modell.

und übersteht Bewegungen und Belastungsanforderungen in Alltag und Sport unbeschadet.

Anhand eines einfachen Tensegrity-Modells wie in ▸ **Abb. 1.27** lassen sich die Stabilitäts- und Elastizitätsanforderungen, die auf unseren Körper einwirken, auch für Patienten verständlich erklären. Alle festen Bauteile sind durch elastische Verbindungen miteinander gekoppelt. Bei Deformationen durch äußere Kräfte kann das gesamte Bauwerk/ System mit einer enormen elastischen Reserve reagieren und sich danach wieder in den Ausgangszustand zurückformieren.

Wird dieses Modell auf den gesamten menschlichen Körper übertragen, kann das komplexe Zusammenspiel von Elastizität und Stabilität zwischen den einzelnen Bauteilen erkannt werden. So erklären sich die Reaktionen des Organismus auf externe und interne Kräfte und die dabei stattfindenden Deformationen und Reformationen aller Bauteile. Die elastischen Faserzüge sorgen so für eine beeindruckende Stabilität (Form- und Bewegungsstabilität) bei gleichzeitig maximaler Elastizität.

1.2.2 Faszien und Wundheilung

Das Fasziensystem und seine Bestandteile haben sehr großen Anteil an den physiologischen Prozessen während der Wundheilungsphasen. Je nach verletztem Gewebe proliferieren Fibroblasten, Myofibroblasten und bindegewebige Vorläuferzellen (auch kollagene Faserverbände verschiedener Typen) in das Wundgebiet zur Konsolidierung. So bildet sich ein fasziales Konsolidierungsgewebe, das durch gewebespezifische Therapie- und Trainingsreize eine spezifische Adaption durchläuft und sich bestmöglich dem Zielorgan/Zielgewebe annähert. Je nach betroffenem Gewebe findet ein spezifischer Umbau durch Adaption statt.

Treten in diesen frühen physiologischen Gewebephasen zu hohe Reize auf (Überlastung), entwickeln sich vielfältige fasziale Anpassungsreaktionen zur Stabilisation des neuen Gewebes. Dazu

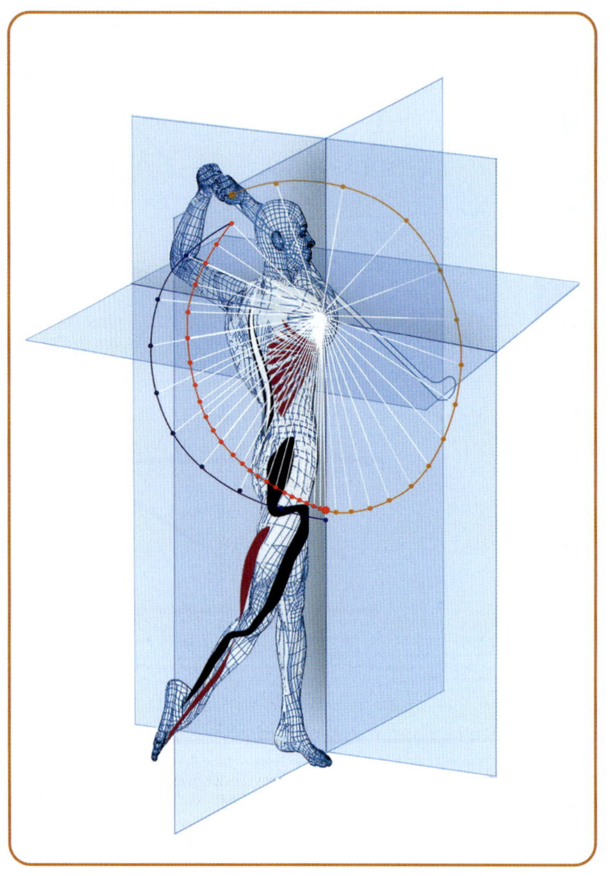

▶ **Abb. 1.28** Übertragung des Tensegrity-Modells auf den gesamten Bewegungsapparat.

zählen u. a.: verstärkte Kelloidbildung, Adhäsion, Crosslink-Bildung. So verliert das Gewebe allerdings an Elastizität, auch aufgrund einer reduzierten Wasserbindungsfähigkeit und einem Verlust an elastischen Faseranteilen. In den frühen Wundheilungsphasen wird bindegewebiges, fasziales Gewebe eingebaut, nimmt mit der Zeit spezifische Funktionen wahr und spezialisiert sich auch zunehmend im gewebigen Aufbau. Das Wissen um diese Gewebesituation und die Zusammenführung des Wundheilungsverlaufs mit den Erkenntnissen aus der Trainingswissenschaft (Belastungsnormative, Trainingsprinzipien etc.) kann in dieser Kombination zu einem besseren Verständnis und einer effektiven Anwendung der Trainingsparameter in der Physiotherapie genutzt werden, um die physiologischen Adaptionsmechanismen auf Gewebeebene zu nutzen. Wenn fasziales Gewebe, interstitielles oder kollagenes Bindegewebe einen entscheidenden Beitrag zur Wundheilung leisten, kann auch angenommen werden, dass spezielle Trainingsmethoden für diese Gewebe ebenfalls einen positiven Einfluss auf die physiologischen Wundheilungsprozesse haben.

Die Wundheilung läuft beim vitalen, vaskularisierten und innervierten Gewebe in 3 Phasen ab, die fließend ineinander übergehen (▶ **Abb. 1.29**).

Entzündungsphase

Die normale Reaktion eines vitalen Gewebes auf eine Verletzung ist die Entzündung. Das heißt, auf jede Form der Gewebezerstörung (z. B. durch Verletzung oder Operation) reagiert unser Körper mit einer mehr oder weniger ausgeprägten und abgestimmten Entzündungsreaktion. Dabei reagiert jedes innervierte und vaskularisierte Gewebe unseres Körpers nach demselben Entzündungsschema. Lediglich die Intensität der Entzündungsreaktion variiert je nach betroffener verletzter Gewebeart

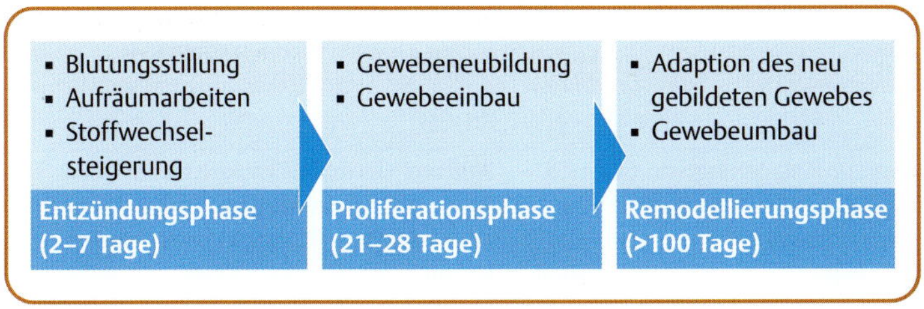

Entzündungsphase (2–7 Tage)	Proliferationsphase (21–28 Tage)	Remodellierungsphase (>100 Tage)
▪ Blutungsstillung ▪ Aufräumarbeiten ▪ Stoffwechselsteigerung	▪ Gewebeneubildung ▪ Gewebeeinbau	▪ Adaption des neu gebildeten Gewebes ▪ Gewebeumbau

▶ **Abb. 1.29** Wundheilungsphasen mit physiologischen Reparationsabläufen.

und v. a. je nach vorherrschender Vaskularisations- und Innervationsstärke. Je besser die Versorgung des traumatisierten Gewebes mit Blutgefäßen und peripheren Nerven ist, desto intensiver sind die körpereigenen Anstrengungen, dieses Gewebe wieder zu reparieren und damit eine lang andauernde Funktionsstörung zu vermeiden. Je besser das verletzte Gewebe mit Blut- und Nervenbahnen versorgt ist, desto höher ist der Stellenwert dieses Gewebes auch für die Funktionsfähigkeit des gesamten Organismus und entsprechend nachhaltig sind die Reparaturen daran. Mit diesen Bestrebungen des Organismus in Richtung Reparatur steigt auch die Intensität der Entzündungsreaktion, die als Maß für die Heilungstendenz angesehen werden kann. Dabei ist eine Entzündungsreaktion durch das Auftreten von 5 sog. Kardinalsymptomen gekennzeichnet (▶ **Tab. 1.6**). Nicht selten treten zudem in einem verletzten Körperbereich mit entzündlicher Komponente auch Tonusveränderungen im umliegenden Weichteilgewebe auf. In diesen Prozess sind v. a. auch bindegewebige, fasziale Strukturen involviert. So trägt das fasziale System auch zum Schutz der verletzten Strukturen bei und sichert auch funktionelle Defizite durch Tonusregulation ab.

Vaskuläre Phase Nach der Gewebezerstörung kommt es zu einer Einblutung (vaskuläre Phase einer Entzündungsreaktion: Hier überwiegen die physiologischen Vorgänge der Blutungsstillung mit Vorbereitung zur Stoffwechselsteigerung und die primären Adaptionen auf die Verletzung im Gefäßsystem) und somit zu einem Füllen der Gewebelücken durch Blut und Gewebeflüssigkeit, die im Wundgebiet eine sofortige Schwellung etabliert. Nachdem der Blutverlust reduziert und gestoppt wurde, überwiegt in einem 2. Schritt die Vasodilatation (Gefäßweitstellung) im Wundgebiet. Durch diese Maßnahme stellt der Organismus die bestmögliche Versorgung des Wundgebiets sicher und leitet auf diesem Wege schon die Reparation und die Regeneration des verletzten Gewebes ein. Die Weitstellung der Blutgefäße ermöglicht den schnelleren Abtransport von Zelltrümmern und Abfallstoffen und hilft damit, den Weg für neue Nährstoffe, Zellbaustoffe und Sauerstoff für eine optimale Regeneration frei zu machen.

Zelluläre Phase In der zellulären Phase einer Entzündungsreaktion kommt es zu einer sog. „2. Verletzung" des Wundgebiets durch den Einsatz von Kollagenasen (Kollagenasen sind Enzyme, die durch die Trennung von Peptidbindungen Kollagen abbauen können). Diese Kollagenasen entfernen freie Zelltrümmer, „fräsen" das Wundgebiet aus und glätten die Wundränder für eine bessere Adhäsion des neu gebildeten und eingebrachten Gewebes. Diese „Reinigung" und Präparation des Wundgebiets wird mit weiteren Mitteln und Vorgängen vorangetrieben. Es startet die sog. Phagozytose mithilfe der Makrophagen (Makrophagen sind spezialisierte Fresszellen, die auch kleinere Zellen oder Zellpartikel in sich aufnehmen und entsorgen können). Eine verstärkte Makrophagenaktivität reinigt das Wundgebiet und dient zudem der Kommunikation mit dem Immunsystem zur Stoffwechselsteuerung in einer Feedback-Funktion. Treten in der Wundheilung Komplikationen auf (z. B. ausgelöst durch Überlastung, Stoffwechselstörungen etc.), kann eine Entzündungsreaktion auch gestört ablaufen, was in der Regel zu persistierenden Symptomen führt (▶ **Tab. 1.7**).

Nach einem Trauma startet die Entzündungsphase und beginnt die Wundheilung der verletzten Gebiete und Strukturen (▶ **Abb. 1.30**). Dabei kommt es zur Proliferation von Fibroblasten im Wundgebiet, die sich mit kollagenen Fasern zu einem Narbengewebe verbinden und die Wund-

▶ **Tab. 1.6** Kardinalsymptome einer Entzündung und physiologische Erklärung.

Entzündungszeichen	Ursachen	Physiologie
Tumor = Schwellung	**Primär**	**Primär**
	Es kommt zur Einlagerung von Blut und Gewebeflüssigkeit im Wundgebiet (in den traumatisch entstandenen Gewebelücken).	Blut und Gewebeflüssigkeit treten in der 1. Phase nach einer Verletzung ungehindert aus und füllen alle erreichbaren Gewebelücken.
	Sekundär	**Sekundär**
	Nach der Vasodilatation überwiegen verstärkter Bluteinstrom und stoffwechselsteigernde Prozesse.	Da unser Immunsystem und damit auch alle Regenerations- bzw. Reparationsvorgänge über den Weg der Körperflüssigkeiten arbeiten, ist während der gesamten Regenerationszeit eine verstärkte Flüssigkeitszufuhr erforderlich. Diese wird durch die Vasodilatation in der Sekundärreaktion des Systems gewährleistet und bringt in der Konsequenz eine weitere Schwellungsneigung des verletzten Gebiets mit sich.
Calor = Überwärmung	Die Überwärmung stellt die direkte Folge der verstärkten Durchblutungssituation im Wundgebiet dar.	Die physiologische Erklärung für die Überwärmung bei einer Entzündung ist zweigeteilt: Zum einen resultiert die Hyperthermie aus der lokalen Mehrdurchblutung, die eine Temperaturerhöhung mit sich bringt. Zum anderen steigert sich diese lokale Temperatur nochmals durch die verstärkte Blutbewegung (= mechanische Reibung der Flüssigkeit) im Wundgebiet.
Dolor = Schmerz	Der Schmerz nach einer Verletzung geht auf die Aktivierung der lokalen peripheren Nozizeptoren zurück (Wundschmerz).	Bei der peripheren Gewebeverletzung werden die nozizeptiven Rezeptoren (Nozizeptoren) aktiviert, die den Schmerzreiz über C-Fasern in das Rückenmark und Gehirn weiterleiten.
Rubor = rote Verfärbung	Die lokal begrenzte rote Verfärbung des Gewebes ist ein Indiz für eine gesteigerte Durchblutungssituation.	Die Anhäufung der roten Blutkörperchen (Erythrozyten) färbt das lokale Gewebe im Wundgebiet charakteristisch rot.
Functio laesa = Funktionsstörung	Eine Funktionsstörung hat 2 Komponenten: • direkte Konsequenz aus der lokalen Schwellungsneigung: Die eingelagerte Gewebeflüssigkeit und der verstärkte Bluteinstrom sind genau genommen „raumfordernde Prozesse“, die die mechanische Bewegungsfreiheit der angrenzenden oder betroffenen Gelenke drastisch eingrenzt. • Eine resultierende Bewegungseinschränkung oder eine Funktionsstörung sind zusätzlich noch auf ein Schmerzvermeidungsverhalten zurückzuführen. Durch die Bewegungslimitation werden mechanische Belastungen im Wundgebiet reduziert.	Durch die Schwellungsneigung im Wundgebiet kommt es zur Raumforderung mit resultierendem verminderten Bewegungsausschlag der betroffenen Gelenkstrukturen. Weichteil- und Kapselschwellung reduzieren das Bewegungsausmaß zusätzlich. Die Schmerzafferenz fördert eine sofortige Efferenz, die eine motorische Antwort in Richtung Schmerzvermeidung ist.

▶ **Tab. 1.7** Kennzeichen einer physiologischen und überschießenden Entzündungsphase.

Physiologischer Entzündungsverlauf	Überschießende Entzündung
Die Temperaturdifferenz beträgt im Seitenvergleich (rechts : links) nicht mehr als 2 °C.	Die Temperaturdifferenz im Seitenvergleich beträgt mehr als 2 °C.
In den ersten 2 Wochen findet eine kontinuierliche Reduktion dieser Temperaturdifferenz statt.	Es findet keine Reduktion der Temperaturdifferenz statt.
Veränderung der Schmerzreaktion: Der chemisch induzierte konstante Dauerschmerz (nächtlich mit steigender Tendenz) weicht einem mechanisch induzierten intermittierenden Belastungsschmerz.	Der chemisch induzierte Dauerschmerz bleibt persistent.
Die Schwellungsneigung lässt in den ersten 2 Wochen signifikant nach.	Es gibt keine Veränderung der Schwellungsneigung im Symptomgebiet.
Rötung im Wundgebiet lässt in den ersten 2–5 Tagen deutlich nach.	Die lokale Rötung bleibt länger als 5 Tage persistent.
In der 1. Woche ist eine deutliche Verbesserung der Funktionsstörungen zu verzeichnen.	Die Funktionsstörung bleibt auf demselben Niveau oder steigert sich noch bzw. wird deutlicher.

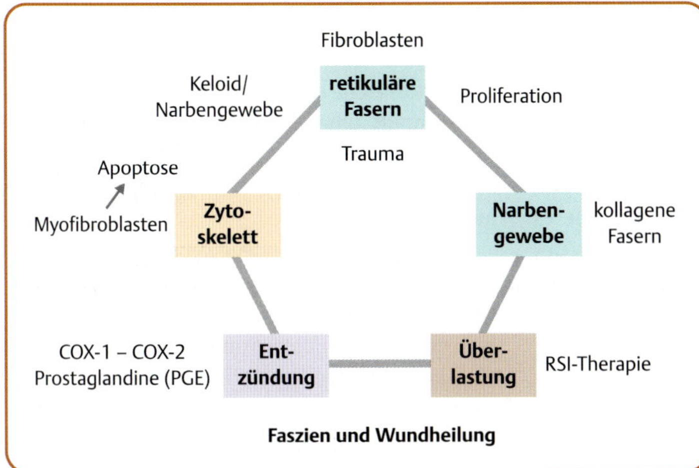

▶ **Abb. 1.30** Physiologische Vorgänge während der Wundheilung mit Beteiligung des Fasziensystems. COX: Zyklooxygenase; RSI: Repetitive Strain Injury.

stelle konsolidieren. Treten in dieser Phase der Konsolidierung übermäßige Belastungen (mechanischer oder metabolischer Art) auf, kommt es häufig zu sog. Repetitive Strain Injuries (RSI). Es folgt eine erneute Ausschüttung von Entzündungsmediatoren (Zyklooxygenasen [COX-1, COX-2], Prostaglandine [PGE]) und im Zytoskelett des Narbengewebes bilden sich Keloid und pathologische Crosslinks. So versteift das Gewebe zunehmend und bedarf in der Folge einer besonderen therapeutischen Behandlung. Übungsbehandlungen mit Faszienübungen haben sich sehr gut bewährt und können durch ihre speziellen Wirkmechanismen bereits in der Entzündungsphase positive Veränderungen am betroffenen Gewebe liefern.

Proliferationsphase

Die Proliferationsphase ist die Phase der Gewebeneubildung. Die durch ein Trauma entstandenen Gewebelücken werden nun wieder mit frisch ins Wundgebiet eingewanderten Bindegewebszellen gefüllt, die dort proliferieren. Der Begriff Proliferation bedeutet so viel wie Gewebewucherung oder Gewebevermehrung.

Der Übergang von einer Entzündungsphase in die Proliferationsphase verläuft im Normalfall flie-

▶ **Tab. 1.8** Spezialisierung von neu eingelagertem Gewebe in der Proliferationsphase.

Gewebe mit überwiegender Stabilitätsanforderung	Gewebe mit primärer Kompressions- und Scherkraftfunktion	Gewebe mit überwiegender Zugkraftfunktion
Einbau von Kollagen Typ 3	Einbau von Kollagen Typ 2	Einbau von Kollagen Typ 1

ßend und ist abhängig von verschiedenen Parametern wie z. B. der Größe der Traumatisierung und somit von der Anzahl der zerstörten Zellen, also vom gesamten Ausmaß der Verletzung. Auch spielt der individuelle Metabolismus (Stoffwechsel) des Patienten eine entscheidende Rolle bei der Wundheilung und den zeitlichen Abläufen der einzelnen Wundheilungsphasen.

In der Literatur wird die zeitliche Dauer der Proliferationsphase überwiegend mit 21 Tagen angegeben [27], [119], [120], [134]. Dies entspricht einem Durchschnittswert, der allerdings je nach betroffenem bzw. verletztem Gewebe variieren kann. Muskeln, Knochen, Sehnen oder Nerven unterscheiden sich grundlegend in der Stoffwechselaktivität und damit auch in der Heilungstendenz. Während Muskulatur ein sehr gut durchblutetes Gewebe mit einer hohen Stoffwechselrate und einer raschen Wundheilungszeit ist, handelt es sich bei Sehnengewebe eher um bradytrophes Gewebe mit einem tendenziell schlechteren Stoffwechsel, der auf die mangelnde Durchblutung des Sehnenmaterials zurückzuführen ist. Daher dauert die Wundheilung von Sehnengewebe auch deutlich länger.

Verantwortlich für diese Varianz in den zeitlichen Abläufen der Wundheilungsphasen sind, neben der betroffenen verletzten Gewebeart, verschiedene Faktoren:

- individuelle Stoffwechselaktivität (allgemeiner Metabolismus)
- bestehende Stressexposition (z. B. Beruf, Freizeitstress oder Familie)
- aktuelle Durchblutungssituation (Vaskularisation, Zirkulation der Blutmenge etc.)
- vorhandene Systemerkrankungen (z. B. Diabetes mellitus, rheumatoide Arthritis, Fibromyalgie)
- Ernährungsgewohnheiten (Genussmittel wie z. B. Koffein, Nikotin, Zucker beeinflussen die Wundheilung eher negativ)
- In diesem Zeitraum drehen sich die physiologischen Regenerationsvorgänge im Wundheilungsstoffwechsel primär um die Aktivierung von Bindegewebszellen und Myofibroblasten.
- Die Bindegewebszellen sind verantwortlich für die Neubildung von Gewebe. Dazu werden sog. Vorläuferzellen aus dem Knochenmark und aus den Gefäßwänden freigesetzt. Diese wandern in das Wundgebiet und proliferieren dort, um die entstandenen Lücken mit neuem Bindegewebe aufzufüllen. Dabei findet schon eine erste Spezialisierung des neu eingelagerten Gewebes in Fibro-, Osteo- und Tenoblasten statt (▶ **Tab. 1.8**).

Parallel dazu werden sog. Myofibroblasten in das Wundgebiet eingeschleust. Sie bilden ein kontraktiles Zytoskelett, das primär die Wundränder zusammenrafft, um die einwirkenden mechanischen Kräfte besser zu verteilen und das neu gebildete Bindegewebe effektiv für eine optimale Wundheilung zu entlasten.

Das neu gebildete Bindegewebe wird in der Proliferationsphase seiner spezifischen Funktion nach ausgerichtet und aufgebaut. In dieser Phase erkennen die neu gebildeten und in das Wundgebiet eingelagerten Bindegewebszellen einen gewebespezifischen Therapiereiz (▶ **Tab. 1.9**) und antworten mit entsprechend spezifischen Adaptionsmechanismen.

Nur wenn das Gewebe in der Behandlung diesen spezifischen Reizen ausgesetzt wird, kann eine spezifische Adaption erfolgen und das Gewebe erhält die seiner Funktion und seinem Anforderungsprofil entsprechende Festigkeit und Belastbarkeit.

Gezielte therapeutische Intervention

Während der Wundheilungsphase empfehlen sich die folgenden Interventionen:

- **in der Entzündung:** geringe mechanische Aktivierung – Schmerzschwelle beachten
- **ab der Proliferation:** angepasste und gering dosierte, aber gewebespezifische Reize
- **Umbauphase:** belastungsabhängige Reize

▶ **Tab. 1.9** Gewebespezifische Therapiereize.

Gewebeart	Erforderliche spezifische Therapiereize
Ligamente und Sehnen	**zyklische Zugreize:** Ligamente und Sehnen haben als primäre Hauptaufgabe die Funktion der Stabilisation (Ligamente) und der Kraftübertragung (Sehnen). Das heißt, in der Regeneration müssen diese Gewebe genau auf diese Funktionen vorbereitet werden. In der praktischen Umsetzung haben sich dabei Therapiereize im Bereich der Mobilisationsgrade I + II des Maitland-Konzepts (an der Toe-Zone orientiert) bewährt.
Knorpelgewebe	**Kompressions- und Scherkraftreize:** Die Ernährung des Gelenkknorpels wird durch den Vorgang der Diffusion sichergestellt. Eine Diffusion erfordert einen zyklischen Wechsel zwischen Druck und Zug – also eine mechanische Deformation des Gewebes – am betroffenen Gelenk. Auch hierbei haben sich Deformationsreize im Bereich der Mobilisationsgrade I + II bewährt.
Knochengewebe	**Kompressionsreize:** Der Organismus reagiert auf Kompressionsreize an knöchernen Stellen mit einer entsprechenden Verstärkung der knöchernen Substanz an der Kompressionsstelle. Diese physiologische Reaktion hilft dabei, den betroffenen Knochen für weitere, noch kommende Belastungen vorzubereiten und zu verstärken. Die therapeutischen Kompressionsreize sollten auch an den knöchernen Strukturen im Bereich der Mobilisationsgrade I + II liegen.
Muskelgewebe	**zyklische dynamische Kontraktionsreize:** Im Wechselspiel von Anspannung und Entspannung liegt der Erfolg einer Muskelregeneration. Der Muskelstoffwechsel ist von dieser Funktion abhängig. Bei dynamischen Kontraktionen kann eine aerobe Energiebereitstellung – die für eine optimale Regeneration erforderlich ist – sichergestellt werden. Bei aerober Stoffwechsellage fallen weniger Laktat und reparationshemmende Substanzen an, die den Wundheilungsvorgang verlängern würden. Die Intensität der Kontraktionen muss stets individuell am Patienten ermittelt werden, sollte jedoch in der aeroben Toleranzgrenze bleiben. Diese liegt je nach Trainingszustand des Patienten zwischen 15 % und 40 %. Ab 15 % der Kontraktionskraft findet ein zunehmendes Abdrücken der Kapillargefäße statt. In der Praxis haben sich Kontraktionskräfte von 10 % bis maximal 20 % bereits in der späten Entzündungsphase und v. a. während der Proliferationsphase bestens bewährt.
Fasziengewebe	Für die bestmögliche Entwicklung von faszialem Gewebe in einem Wundheilungsprozess haben sich v. a. **multidirektionale Mobilisationsreize** bewährt. Da das Fasziensystem ein kontinuierliches Spannungsnetzwerk darstellt, das nicht nur in eine Richtung verläuft, ist es von entscheidender Bedeutung, dass die Therapiereize bereits in frühen Wundheilungsphasen auch diese multidirektionale Ausrichtung beinhalten. Die Dosierung der Intensität sollte dabei, angelehnt an die Belastbarkeit der umhüllten Gewebe, zwischen 15 % und 25 % betragen. Bei optimaler Dosierung der Trainingsintensität können die Effekte der Trainingslehre (Superkompensation etc.) auch für das Fasziensystem beobachtet werden (siehe ▶ **Abb. 1.31**).

Remodellierungsphase

Der Übergang zwischen Proliferationsphase und der Remodellierungsphase zeigt sich wiederum fließend. Das heißt, es gibt keinen allgemeingültigen Zeitpunkt, der den Beginn der Remodellierung kennzeichnet. Vielmehr sind individuelle Parameter der Wundheilung sowie die Art des betroffenen Gewebes ausschlaggebend für den Verlauf der Regeneration. Im Wesentlichen baut die Remodellierungsphase auf den Verlauf und die bereits bewerkstelligten Vorarbeiten der Entzündungsphase und der Proliferationsphase auf.

Die Remodellierungsphase bedeutet eine Phase der hohen Stoffwechsellage. Hier werden die neu eingelagerten Gewebe ihrer spezifischen Funktion zugeführt und entsprechend differenziert weiterentwickelt und verstärkend ausgebaut. Es findet ein hohes Maß an Kollagenumbau statt, der dafür sorgt, dass das Gewebe für sein spezielles Anforderungsprofil, also entsprechend seiner Funktion im

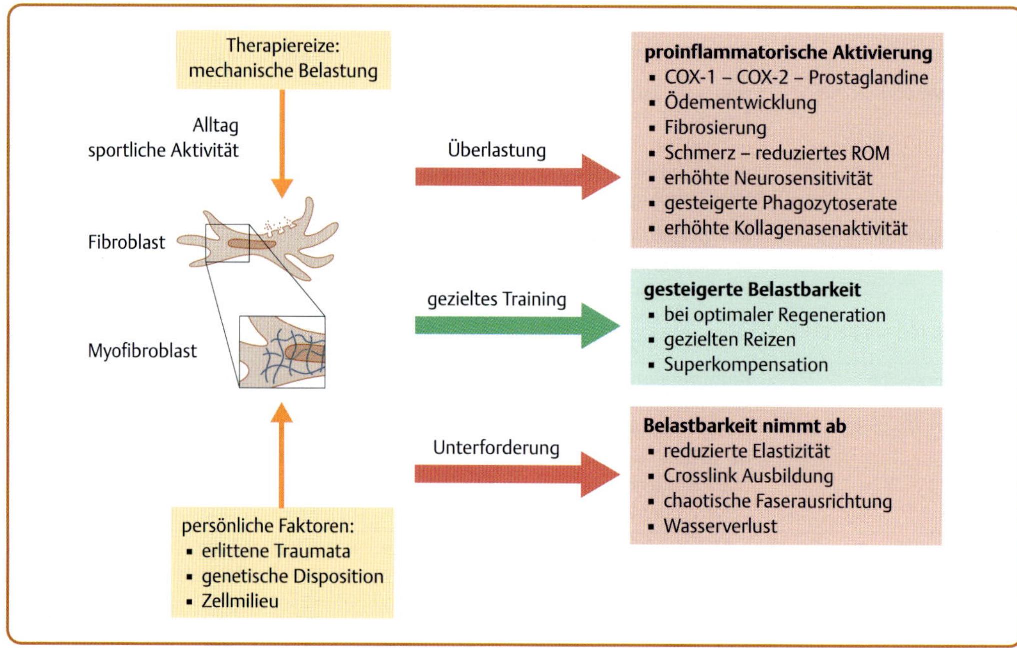

▸ **Abb. 1.31** Komplikationen während der Wundheilung und Beteiligung des faszialen Systems. COX: Zyklooxygenase; ROM: Range of Motion; Crosslink.

Gesamtorganismus, geformt und gestärkt wird. Es werden gezielte physiologische Crosslink-Bindungen zur verbesserten Stabilität des Gewebes eingebaut und die Faserstrukturen der kollagenen Fasern werden in die Kraftwirkungslinie der spezifischen Funktionsrichtung des Gewebes einsortiert [119], [120], [134].

2 Myofasziale Ketten

Myofasziale Ketten, Muskelschlingen oder auch anatomische Zuglinien sind anatomische Konstrukte mit physiologisch-theoretischer Untermauerung. In diesen Konstrukten besteht ein enger funktioneller Zusammenhang zwischen dem aktiven (Muskeln) und passiven (Knochen) Bewegungsapparat und den myofaszialen Hüllstrukturen als verbindendem Element. Die myofasziale Hüllstruktur überträgt dabei funktionelle Bewegungskräfte (Druck, Zug, Muskelkräfte etc.) und verteilt die resultierenden Kräfte in die entsprechenden Bewegungsrichtungen und die zugehörigen Gelenke und Gelenkeinrichtungen, wie Knorpel, Kapsel und Führungsbänder. Myofasziale Zuglinien sind kein Therapiekonzept, sondern entsprechen eher einer Betrachtungsweise, die es der Physiotherapie ermöglicht, Therapieansätze für bestimmte Problemstellungen am Patienten zu entwickeln.

Myofasziale Ketten, anatomische Zuglinien, funktionieren stets als Einheit und müssen daher auch immer ganzheitlich betrachtet werden, sowohl in der Diagnostik als auch in der Therapie.

In den heute gängigen Konzepten der myofaszialen Ketten finden sich funktionelle, an Bewegungsrichtungen orientierte Modelle wie beispielsweise das Konzept der propriozeptiven neuromuskulären Fazilitation (PNF), aber auch anatomisch strukturierte Modelle wie die myofaszialen Zugketten nach Thomas Myers [102], [103].

Bei der strukturierten Betrachtung der anatomischen Strukturen kann ein Schichtaufbau der bindegewebigen Strukturen der myofaszialen Leitungsbahnen erkannt werden, der von außen nach innen am Körper verfolgt werden kann. Es finden sich folgende Schichten (▶ **Abb. 2.1**):

1. Ganz außen liegt die große **oberflächliche Körperfaszie** (hellgrün), die die eigentliche Körperhülle bildet. Diese fasziale Schicht ist auch für die finale Formgebung unseres Körpers verantwortlich.
2. Etwas tiefer liegend findet sich die **Rumpffaszie** (dunkelgrün). In ihr eingebettet liegen Muskeln, zugehörige Sehnen sowie Gelenkkapseln und gelenksichernde Bänder.

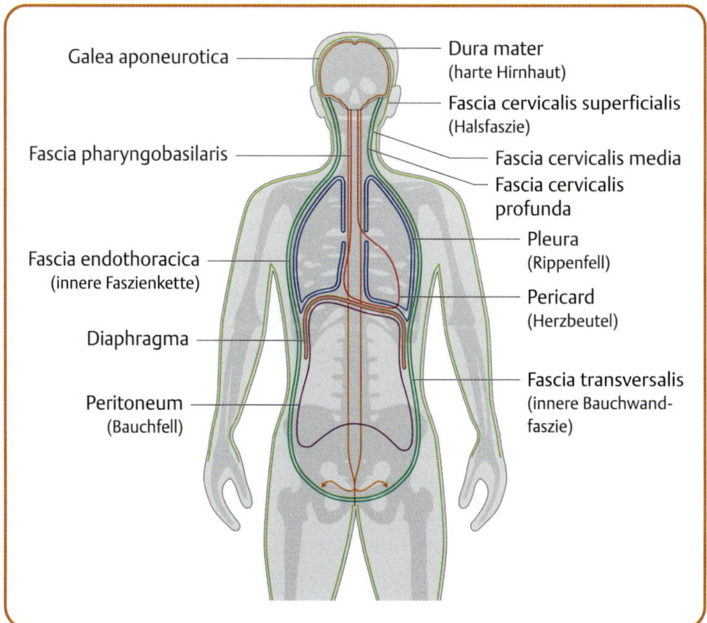

▶ **Abb. 2.1** Schichtaufbau des Fasziensystems.

3. Die faszialen Strukturen des Nervensystems sind ebenfalls in einer Faszienschicht, der sog. **neuromeningealen Faszie** (orange) eingebettet. Sie umhüllt das Nervensystem vom Gehirn über das Rückenmark bis zu den peripheren Nerven und bildet sowohl die intraneuralen Hüllstrukturen mit ihren Verschiebeschichten als auch das extraneurale Kontaktgewebe für die Interaktion zwischen den peripheren Nerven mit dem umgebenden Gewebe.
4. In der innersten Schicht der faszialen Hierarchie liegt die **Viszeralfaszie** (blau). Diese umhüllt die inneren Organe sowie die zuführenden Gefäße (Adern, Venen) und Nerven.

Die Faszienschichten zeigen eine innere Konnektivität und sind so untereinander verbunden. Dieser komplexe netzartige und kontinuierliche Aufbau des Fasziensystems ermöglicht vielfältige Funktionen: von der optimalen Kraftübertragung zum Schutz aller an einer Bewegung beteiligten Strukturen über Mobilitätsübertragung durch Verschieben der Schichten gegeneinander bis hin zu einer umfassenden Kommunikation im gesamten Körper.

Nach ihrer Lokalisation lassen sich verschiedene myofasziale Leitungsbahnen darstellen, die sich, ausgehend von knöchernen Fixpunkten, mittels myofaszialer Verbindungsbahnen über den Körper ziehen. Mithilfe dieser myofaszialen Ketten wird versucht, Kraftübertragungslinien und Dysfunktionsketten zu beschreiben und diese Erkenntnisse für die Behandlung nutzbar zu machen.

Für die Praxis

Tipp zur praktischen Anwendung von Faszienübungen

sowie zur Integration und Ergänzung traditioneller manualtherapeutischer Behandlungstechniken: An den knöchernen Befestigungspunkten der im Folgenden dargestellten Leitungsbahnen können sog. lokale Rollouts als Release-Techniken angewandt werden. Diese sind aufgrund ihrer geringen Bewegungsamplitude und ihrer guten Dosierbarkeit in Bezug auf die Intensität sehr effektiv bei lokal begrenzten Dysfunktionen des myofaszialen Systems. Bei den myofaszialen Verbindungszügen, also den Kettenstrukturen zwischen den knöchernen Befestigungsstellen, haben sich dagegen eher langkettige und großamplitudige globale Rollouts als Release-Techniken bewährt.

2.1 Frontline

Die sog. „Frontline" (▸Abb. 2.2, ▸Abb. 2.3, ▸Abb. 2.4) ist die myofasziale Leitungsbahn der Körpervorderseite. Sie erstreckt sich über die knöchernen Befestigungspunkte der unteren Extremität bis an das knöcherne Becken. So geht es von den dorsalen Phalangen über die Tuberositas tibiae und die Patella bis Spina iliaca anterior superior (SIAS) und Tuberculum pubicum.

An diesen knöchernen Befestigungspunkten (▸Tab. 2.1, ▸Tab. 2.2) stehen insbesondere Insertionstendopathien, Mikrotraumata nach Überlastung, Läuferknie, neurodynamische Dysfunktionen und Leistenbeschwerden im Fokus der therapeutischen Behandlung. Vom Becken ausgehend verläuft die Frontline über die Rippen und das Sternum bis zum Processus mastoideus und bindet somit den Kopf-Kiefer-Nacken-Bereich an den Rumpf – und in der funktionellen Kette sogar an die untere Extremität – an. Zwischen diesen knöchernen Befestigungspunkten verlaufen die myofaszialen Verbindungszüge, an denen ebenfalls vielfältige Dysfunktionen gefunden werden können. So finden sich in der physiotherapeutischen Diagnostik lokale Überlastungsstörungen der myotendinösen Übergangszonen, Tonusregulationsstörungen bis hin zu aktivierten Triggerpunkten.

Zudem kann ein Zusammenhang gefunden werden zwischen einer Tonusregulationsstörung in den Strukturen der Frontline und bestimmten Bewegungsstörungen. So lässt sich z. B. eine reduzierte Bewegungskapazität der Hüftextension, Knieflexion, Plantarflexion in direkte Beziehung zu einer Tonuserhöhung der Frontline bringen.

Die direkte Verbindung der Frontline in die Galea aponeurotica bringt die myofasziale Struktur auch mit Pathologien der Nacken-Schädel-Gesichtsregion in Verbindung, wie z. B. Kopfschmerz, Schwindel, kraniomandibuläre Dysfunktion (CMD), Gesichtsschmerzen, Halsbeschwerden (Schluckproblematik, Kloßgefühl) oder Tinnitus. In der Galea aponeurotica werden vielfältige sensorische Informationen aus dem gesamten Körper gesammelt und afferent in das ZNS weitergeleitet. Durch diese Interaktion können auch therapeutische Übungsansätze für vielfältige Problemstellungen entwickelt und angewandt werden.

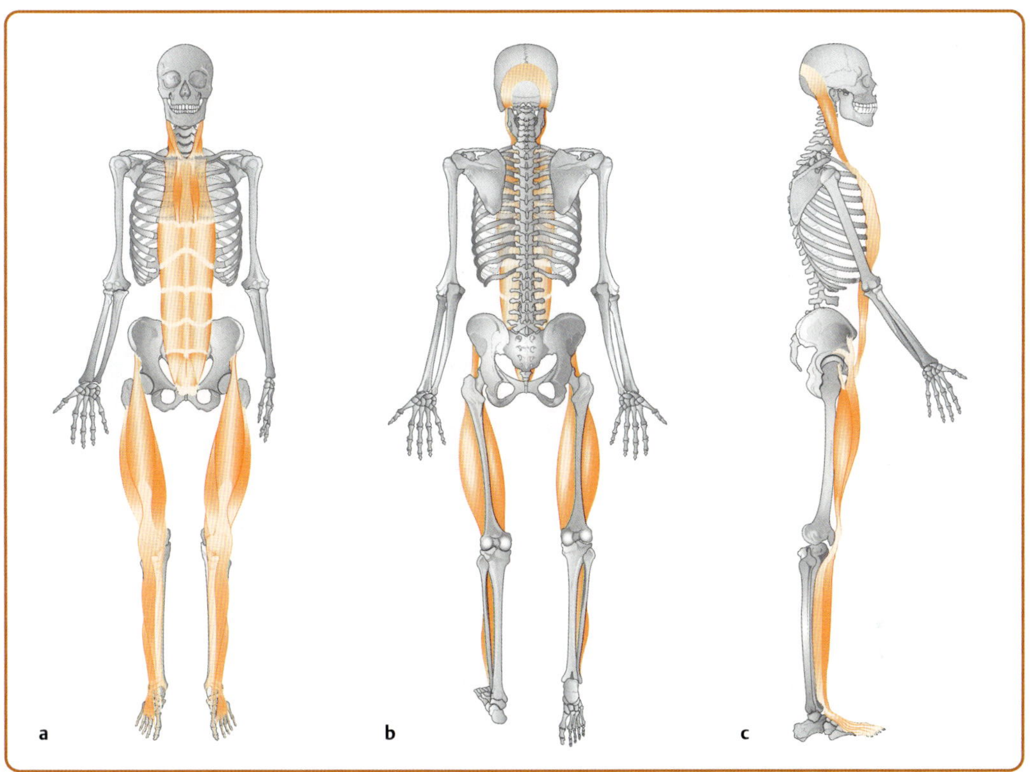

► **Abb. 2.2** Oberflächliche Frontline (modifiziert nach Myers 2010, in: Corts M, Harmsel I. Sportosteopathie. Haug: 2013).

► **Tab. 2.1** Knöcherne Befestigungspunkte und myofasziale Verbindungszüge der oberflächlichen Frontline.

Muskuläre Elemente (Verbindungen)	Knöcherne Elemente (Befestigungen)
kurze Zehenextensoren (Streckmuskeln der Zehen)	Zehenrückseite
M. tibialis anterior	Tuberositas tibiae
M. quadrizeps femoris (v. a. M. rectus femoris)	Patella (Kniescheibe)
M. rectus abdominis	Tuberculum Pubicum (Schambeinhöcker)
M. sternalis	Rippen (5. Rippe + Sternum)
M. sternocleidomastoideus	Manubrium sterni
	Processus mastoideus

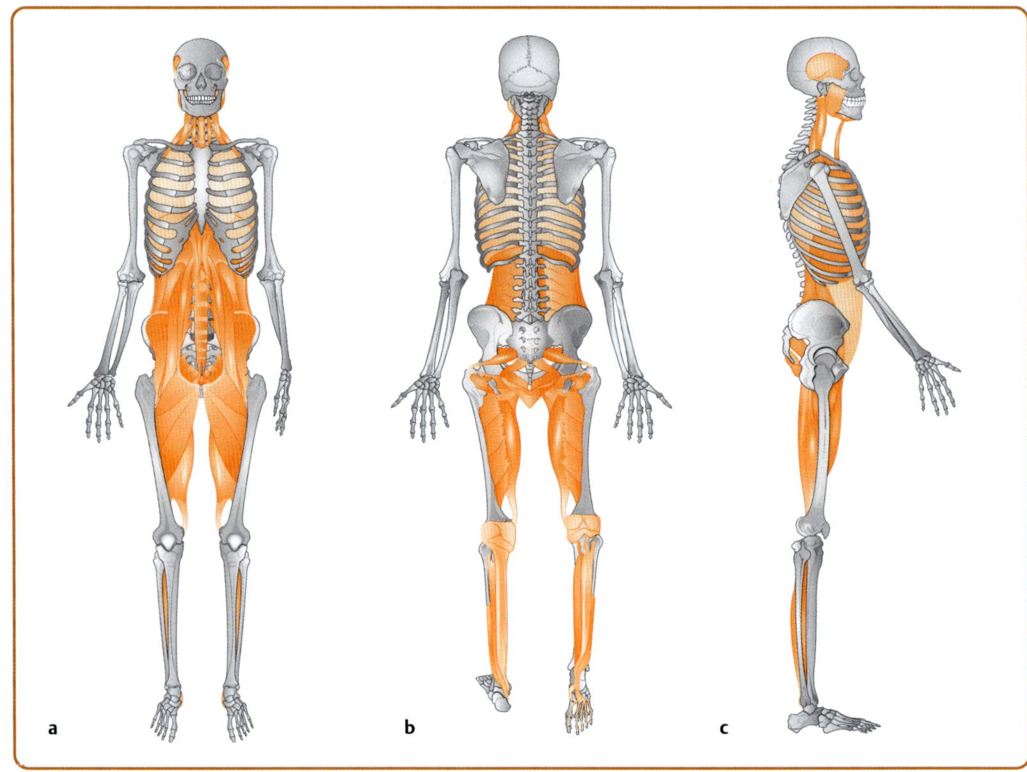

▸ **Abb. 2.3** Tiefe Frontline (modifiziert nach Myers 2010, in: Corts M, Harmsel I. Sportosteopathie. Haug: 2013).

▸ **Tab. 2.2** Knöcherne Befestigungspunkte und myofasziale Verbindungszüge der tiefen Frontline).

Muskuläre Elemente (Verbindungen)	Knöcherne Elemente (Befestigungen)
lange Zehenflexoren (Beugemuskeln der Zehen)	Tarsus (Fußwurzelknochen)
M. tibialis posterior	Kondylus medialis (Kniebereich)
M. popliteus	Wirbelkörper der Lendenwirbelsäule mit Querfortsätzen
Adduktoren der Hüfte	Querfortsätze der Brustwirbel
Muskeln des Beckenbodens	Manubrium sterni (Brustbein)
M. psoas major et minor	Os hyoideum (Zungenbein)
M. iliacus	Cranium (knöcherner Schädel/Gesichtsschädel)
M. quadratus lumborum	Mandibula (Unterkiefer)
Zwerchfell	
M. longus colli	
infrahyoidale und suprahyoidale Muskulatur (Muskeln des Zungenbeins)	
Kiefergelenkmuskulatur (Kaumuskeln)	

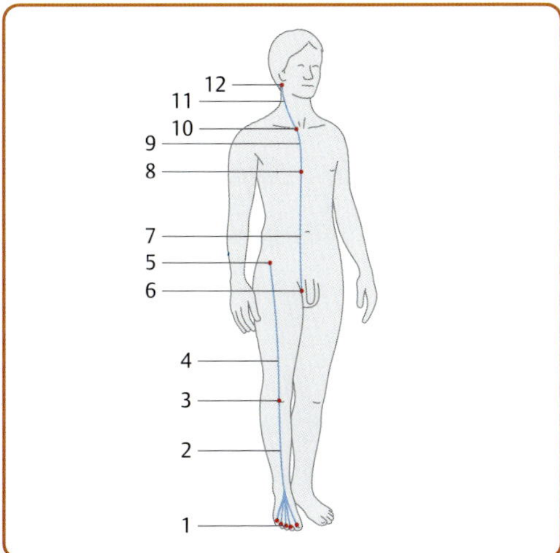

▶ **Abb. 2.4** Frontline und therapierelevante anatomische Strukturen.

1. dorsale Oberfläche der Phalangen der Zehen
2. kurze und lange Zehenextensoren: Sehnen, M. tibialis anterior, anteriorer Unterschenkel
3. Tuberositas tibiae, Ligamentum capitis infrapatellaris, Patella
4. M. rectus femoris/M. quadriceps
5. Spina iliaca anterior inferior (SIAI; vorderer unterer Darmbeinstachel
6. Tuberculum pubicum (Schambeinhöcker)
7. M. rectus abdominis
8. 5. Rippe
9. M. sternalis (Fascia sternochondralis)
10. Manubrium sterni
11. M. sternocleidomastoideus
12. Processus mastoideus/Galea aponeurotica

2.2 Backline

Die Backline (▶ **Abb. 2.5**, ▶ **Abb. 2.6**), auf der Körperrückseite gelegen, verbindet über myofasziale Züge die knöchernen Punkte von den plantaren Zehenflächen über den Kalkaneus, die Femurkondylen und den Tuber ischiadicum bis an das Sakrum (▶ **Tab. 2.3**). Von dort verläuft die Zuglinie über die Linea nuchae und die Galea aponeurotica bis zum Arcus superciliares. Die Strukturen der Backline sind wichtige Behandlungspunkte, u. a. bei Störungen der plantaren Fußfaszie, wie z. B. bei einem Fersensporn, Achillessehnenbeschwerden, Z. n. Knietrauma, Tonusregulationsstörungen der ischiocruralen Muskulatur und natürlich auch bei persistenten lumbalen Wirbelsäulenbeschwerden unter Beteiligung der Faszia thorakolumbalis.

Der weitere Rumpfverlauf dieses faszialen Zugsystems über die Galea aponeurotica bis zum Augenbrauenbogen legt auch hier den klinischen Fokus auf die Behandlungsmöglichkeiten bei Nackenpathologien, zervikogenen Kopfschmerzen, Spannungskopfschmerzen, Sehstörungen wie auch bei vielfältigen Kiefergelenksdysfunktionen oder bei einem dekompensierten Tinnitus.

▶ **Tab. 2.3** Knöcherne Befestigungspunkte und myofasziale Verbindungszüge der Backline.

Muskuläre Elemente (Verbindungen)	Knöcherne Elemente (Befestigungen)
kurze Zehenflexoren (Beugemuskeln der Zehen)	Zehen auf der Fußsohlenseite
M. gastrocnemius (Wadenmuskulatur)	Kalkaneus (Fersenbein)
Ischiokruralmuskulatur (Muskeln auf der Oberschenkelrückseite: zur Beugung des Knies und Streckung der Hüfte)	Femurkondylen (Gelenkhügel am Oberschenkel in Kniegelenknähe)
M. erector spinae	Tuber ischiadicum (Sitzbeinhöcker)
	Sacrum (Kreuzbein)
	Linea nuchae (Hinterhauptlinie)
	Augenbrauenbogen

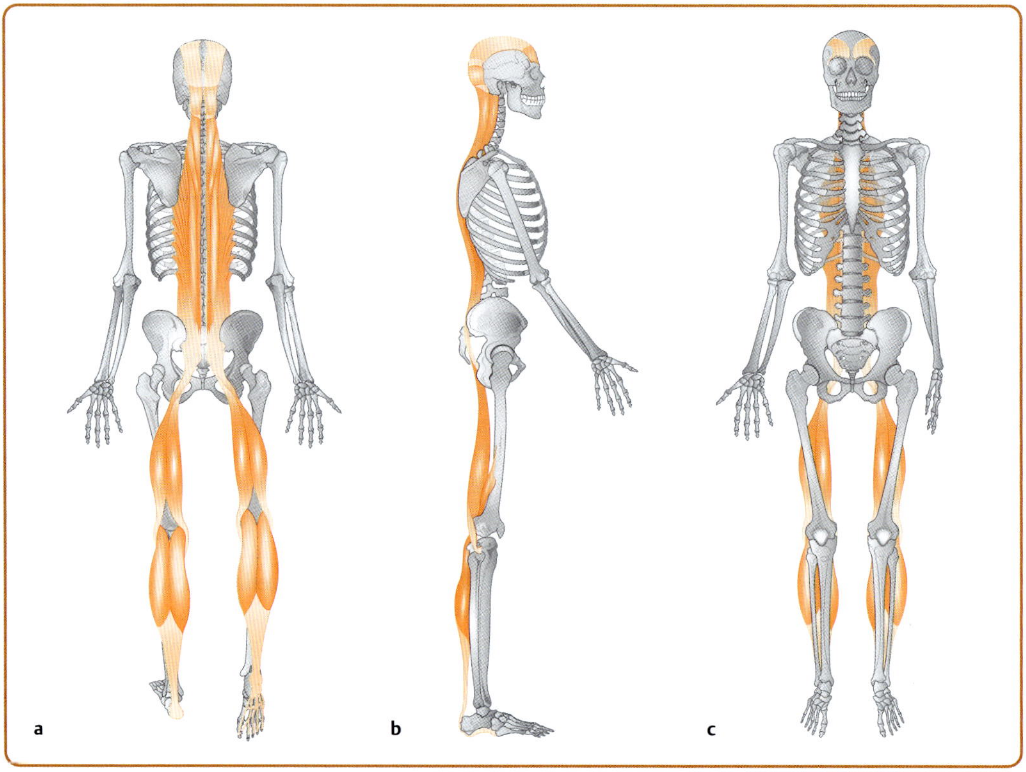

▶ **Abb. 2.5** Backline (modifiziert nach Myers 2010, in: Corts M, Harmsel I. Sportosteopathie. Haug: 2013).

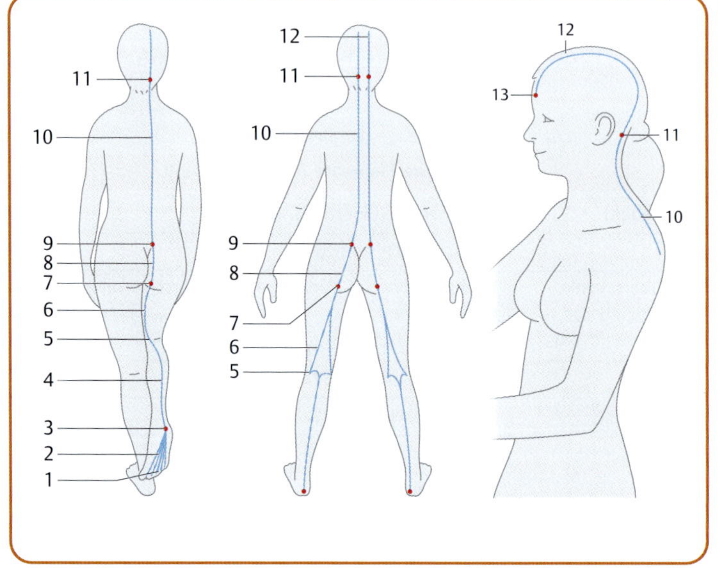

▶ **Abb. 2.6** Backline und therapierelevante anatomische Strukturen.

1. plantare Oberfläche der Phalangen der Zehen
2. Fascia plantaris/kurze Zehenflexoren
3. Kalkaneus
4. M. gastrocnemius Achillessehne
5. Femurkondylen
6. Ischiocruralmukulatur
7. Tuber ischiadicum
8. Ligamentum sacrotuberale
9. Os sacrum
10. Fascia sacrolumbale/ M. erector spinae
11. Linea nuchae
12. Galea aponeurotica
13. Arcus superciliaris (Augenbrauenbogen)

2.3 Laterallinie

Die Laterallinie verläuft an der Außenseite der unteren Extremität und des Rumpfes bis zum Processus mastoideus (▶ Abb. 2.7, ▶ Tab. 2.4). In dieser Zuglinie werden lateral einwirkende Kräfte kompensiert und bei Bewegungen verteilt. Diese myofasziale Linie moduliert auch Kraftwirkungen zwischen der unteren Extremität und dem Rumpf, sorgt für eine angepasste Hebelkontrolle der unteren Extremität und v. a. durch aktive Zuggurtung im Trigonum lumbale für Stabilität. Im Rumpfbereich verstärkt die Laterallinie die Rippenexkursion in den Atemphasen und unterstützt damit auch die Atemmechanik. Durch den kranialen Verlauf über die ventralen und dorsalen Halsmuskeln liegt ein Zusammenhang zu Kopf-Nacken-Pathologien nahe.

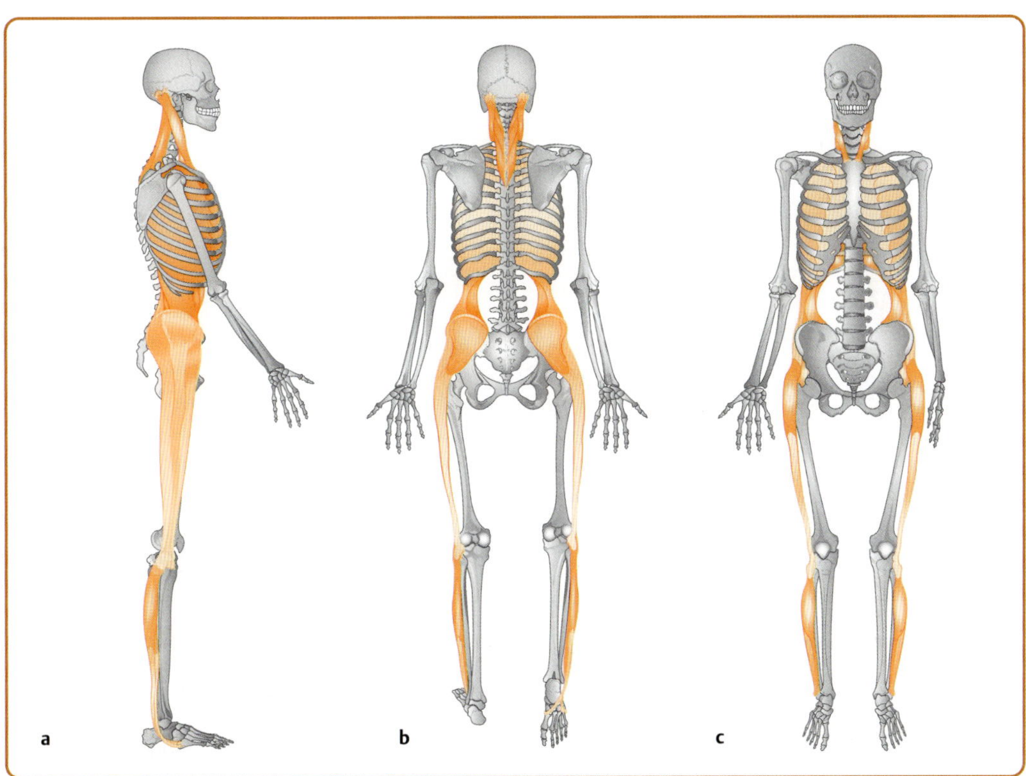

▶ **Abb. 2.7** Laterallinie (modifiziert nach Myers 2010, in: Corts M, Harmsel I. Sportosteopathie. Haug: 2013).

▶ **Tab. 2.4** Die therapierelevanten anatomischen Strukturen der Laterallinie.

Muskuläre Elemente (Verbindungen)	Knöcherne Elemente (Befestigungen)
M. splenius capitis et cervicis	Processus mastoideus (Hinterhaupt)
M. sternocleidomastoideus	Rippen
Mm. intercostales externus et internus	Crista iliaca (Darmbeinkante)
M. obliquus externus et internus abdominis	Fibulaköpfchen
Abduktoren der Hüfte + Tractus iliotibialis	Mittelfußknochen (Basis der Metatarsale I–V)
M. peroneus longus et brevis	

2.4 Spirallinie

In der Spirallinie kommunizieren die Frontline und die Backline über diagonale myofasziale Verbindungszüge (► Abb. 2.8, ► Abb. 2.9, ► Tab. 2.5). Somit stellt die Spirallinie eine funktionelle Verbindung zwischen der Körpervorder- und der Körperrückseite her. Die Strukturen der Spirallinie sind v. a. bei Rotationsbewegungen, Gleichge-

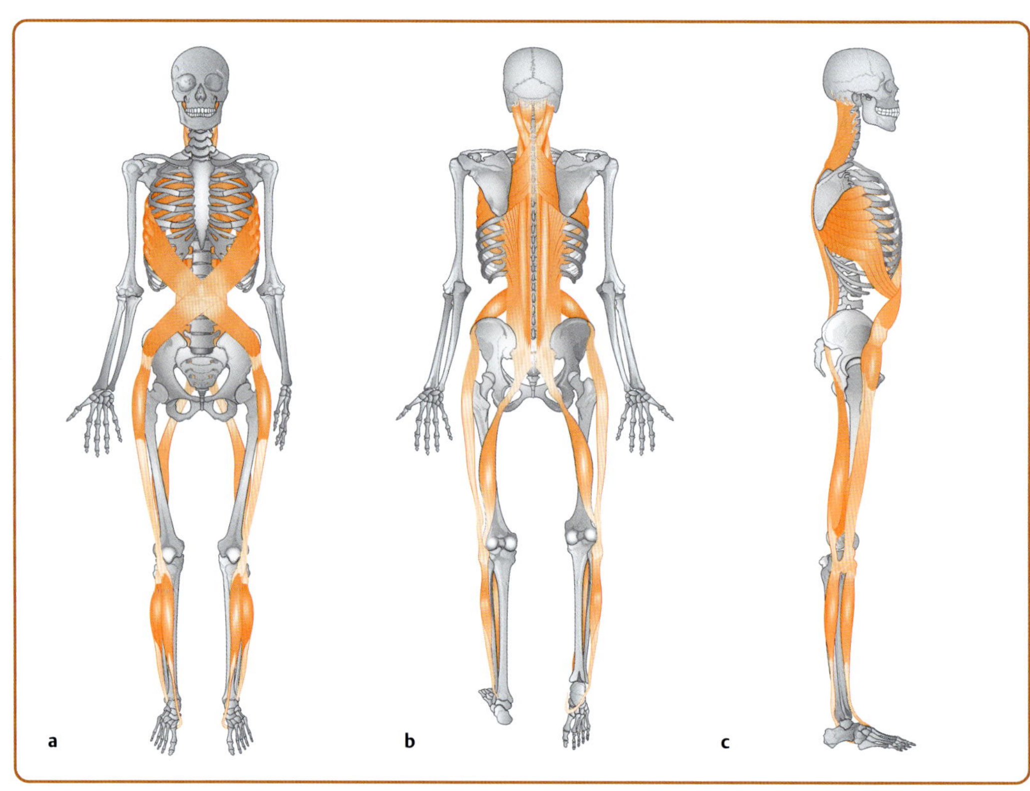

► **Abb. 2.8** Spirallinie (modifiziert nach Myers 2010, in: Corts M, Harmsel I. Sportosteopathie. Haug: 2013).

► **Tab. 2.5** Knöcherne Befestigungspunkte und myofasziale Verbindungszüge der Spirallinie.

Muskuläre Elemente (Verbindungen	Knöcherne Elemente (Befestigungen)
M. splenius capitis	Processus mastoideus (Hinterhaupt)
M. splenius cervicis	Atlas/Processus transversus Axis (1. + 2. Halswirbel)
M. rhomboideus major et minor	Processi spinosi untere HWS und obere BWS (Dornfortsätze der Wirbelsäule)
M. serratus anterior	Scapula (medialer Rand)
M. obliquus externus et internus	Rippen
M. tensor fasciae latae (Tractus iliotibialis)	Crista iliaca, Spina iliaca anterior superior (Becken)
M. tibialis anterior	Tibia Kondylenaußenkante
M. peroneus longus	Mittelfuß (Metatarsale I)
M. biceps femoris	Caput fibulae
M. erector spinae	Tuber ischiadicum (Sitzbeinhöcker)
	Sakrum (Kreuzbein)
	Okziput (Hinterkopf)

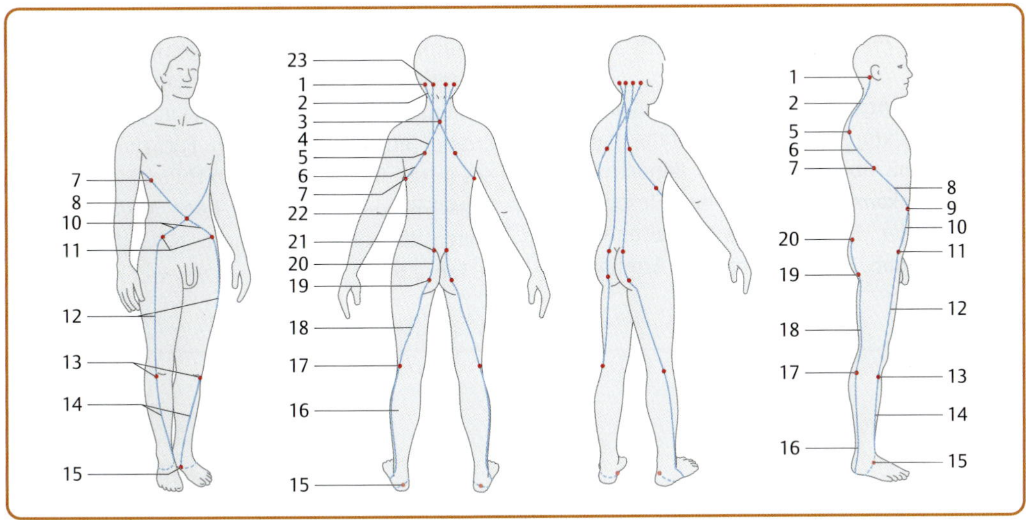

▸ **Abb. 2.9** Spirallinie und die therapierelevanten anatomischen Strukturen. BWS: Brustwirbelsäule; HWS: Halswirbelsäule; ITB: Iliotibial Band, SIAS: Spina iliaca anterior superior.

1. Linea nuchae/Processus mastoideus/Atlas/Processus transversus des Axis
2. M. splenius capitis et cervicis
3. Processus spinosus der unteren HWS und oberen BWS
4. M. rhomboideus major und minor
5. mediale Kante der Scapula
6. M. serratus anterior
7. lateraler Bereich der Rippen
8. M. obliquus externus
9. Aponeurose des Abdomens
10. M. obliquus internus
11. Crista iliaca/Spina iliaca anterior superior (SIAS)
12. M. tensor fasciae latae (Iliotibial Band, ITB)
13. Lateraler Bereich der Tibiakondylen
14. M. tibialis anterior
15. Basis des 1. Metatarsale
16. M. peroneus longus
17. Caput fibulae
18. M. biceps femoris
19. Tuber ischiadicum
20. Sakrum
21. Fascia sacrolumbale/M. erector spinae
22. Okziput

wichtsverlagerungen und unilateralen Wurf- oder Fangbewegungen sowie bei Sprungbewegungen aktiv beteiligt und im Ausgleich der einwirkenden Kräfte begriffen. Dabei wirken die Strukturen im Zusammenspiel als koordinierendes System und sorgen für feine Bewegungsabstimmungen und Hebelkontrolle am Rumpf für die obere und die untere Extremität. Die Spirallinie stabilisiert den Schädel durch die funktionelle Verbindung der beiden Schädelhälften. Sie schlingt sich zwischen der Scapula und den Rippen um den Rumpf, um sich zwischen Sternumspitze und Bauchnabel auf der Körpervorderseite zu kreuzen. Im weiteren Verlauf stabilisiert die Spirallinie den Oberschenkel in der Hüfte durch mediale und laterale Züge.

2.5
Frontale Armlinie

Die frontale Armlinie umfasst die myofaszialen Weichteilstrukturen vom M. pectoralis major, M. biceps brachii über die radialen Bandstrukturen des Ellbogenkomplexes bis zu den Flexorenmuskeln und der ligamentären Karpaltunnelüberdachung (▸ **Abb. 2.10**). Die vordere Armlinie bindet den Arm an den Rumpf an und ermöglicht damit immense Kraftübertragungen und eine außerordentliche Hebelkontrolle. Entlang der vorderen Armlinie können besonders neurale Engpasssyndrome (auch aufgrund von Funktionsstörungen des intra- und extraneuralen Hüllgewebes), lokale Kapsel-Band-Verletzungen oder Muskeldysfunktionen effektiv mit Übungen behandelt werden (▸ **Tab. 2.6**).

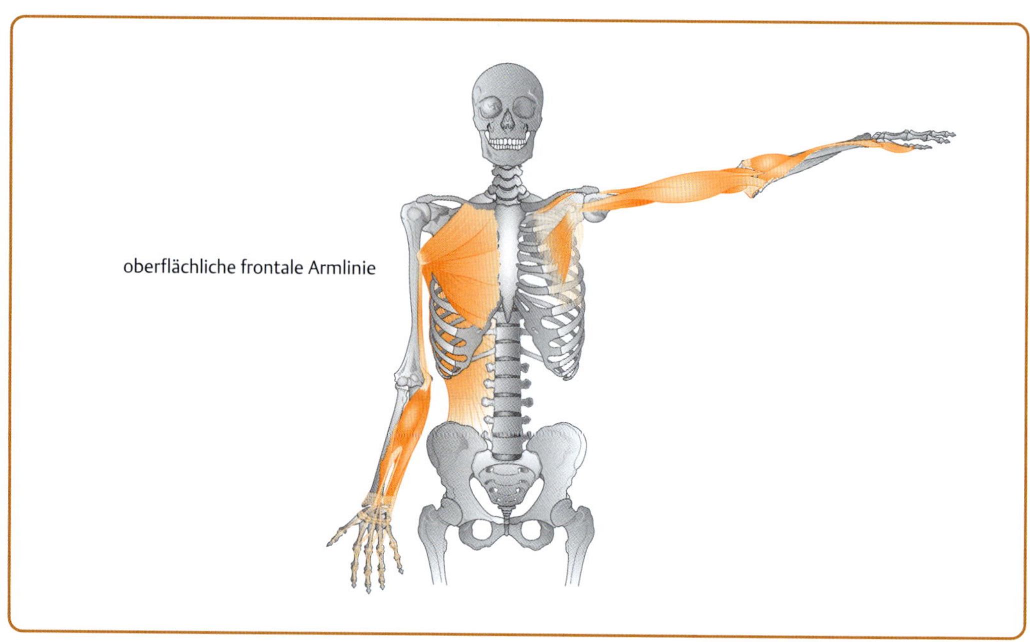

▸ **Abb. 2.10** Frontale Armlinie (modifiziert nach Myers 2010, in: Corts M, Harmsel I. Sportosteopathie. Haug: 2013).

▸ **Tab. 2.6** Die therapierelevanten anatomischen Strukturen der vorderen Armlinie.

Muskuläre Elemente (Verbindungen)	Knöcherne Elemente (Befestigungen)
M. pectoralis major	Rippen
M. pectoralis minor	Processus coracoideus
M. deltoideus pars clavicularis	Acromion
M. bizeps brachii	Humerus
M. coracobrachialis	Epicondylus medialis humeri
M. brachialis	Karpaltunnel
M. supinator	Radius
Hand- und Fingerflexoren (Beugemuskeln von Hand und Fingern)	

2.6 Dorsale Armlinie

In der dorsalen Armlinie finden sich die myofaszialen Funktionskomplexe von M. trapezius, M. deltoideus, Mm. rhomboidei, der Rotatorenmanschette bis zu den ulnaren Bandstrukturen des Ellbogenkomplexes und der Extensorengruppe bis zu den Hypothenarmuskeln (▶ **Abb. 2.11**, ▶ **Tab. 2.7**). Auch in dieser Kette ist der Arm an den Rumpf angehängt und überträgt Kräfte vom Rumpf auf die Extremität und umgekehrt [16], [102], [132], [142].

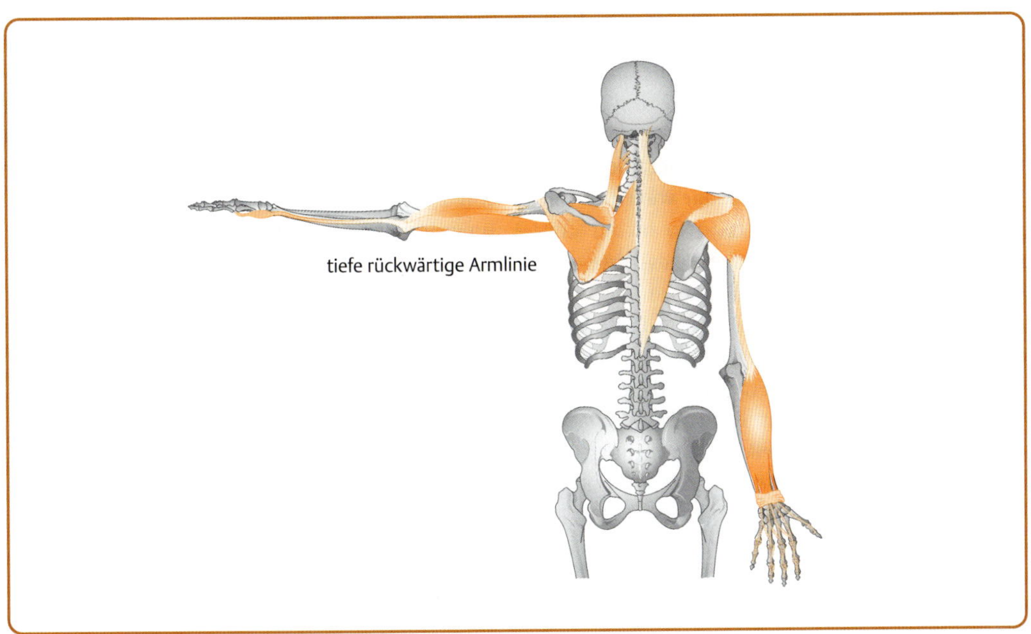

▶ **Abb. 2.11** Dorsale Armlinie (modifiziert nach Myers 2010, in: Corts M, Harmsel I. Sportosteopathie. Haug: 2013).

▶ **Tab. 2.7** Die therapierelevanten anatomischen Strukturen der dorsalen Armlinie.

Muskuläre Elemente (Verbindungen)	Knöcherne Elemente (Befestigungen)
M. trapezius	Occiput (Hinterkopf)
M. deltoideus pars spinalis	Processus spinosi der oberen HWS (Dornfortsätze)
M. teres major	Spina scapulae (Schulterblattgräte)
M. latissimus dorsi	medialer Scapularand
M. rhomboideus major et minor	Olecranon
M. infraspinatus	Epicondylus lateralis humeri
M. trizeps brachii	Handrücken
Hand- und Fingerextensoren (Streckmuskulatur von Hand und Fingern	

3 Fasziales Training und Trainingsprinzipien

Grundsätzlich führt jedes Training zunächst zu einer Ermüdung, bevor zuerst regenerative und danach auch leistungssteigernde Prozesse eingeleitet werden. Nach der Ermüdung werden über den Stoffwechsel die so wichtigen Veränderungen eingeleitet: Die Regeneration beginnt. Erst wenn der Regenerationswert über dem Ausgangsniveau liegt, ist ein Trainingszuwachs mit entsprechenden Verbesserungen in den Leistungsfaktoren zu verzeichnen. Der Sportler/Patient wird also nicht wirklich im Training oder in der Therapie besser, sondern vielmehr in der Zeitspanne von einer Trainingseinheit bis zur nächsten, also in der Trainingspause. Was ist die richtige Dosis? Wie stark darf ein Trainingsreiz sein? Wie lange darf er auf den Organismus einwirken und wie lange muss die Pausenzeit, also die Regenerationszeit sein? Die Antworten auf diese Fragen sind immer abhängig vom Patienten, von der zugrunde liegenden Pathologie, dem aktuellen Wundheilungsverlauf und der aktuell vorherrschenden Wundheilungsphase. Auch der Trainingszustand des Patienten und die motorischen/mechanischen Vorerfahrungen mit Bewegung tragen zu diesen Entscheidungen in den Steuerprozessen des Trainings bei.

Körperliches Training – als Teil einer aktiv geprägten, multimodalen Physiotherapie – hat verschiedene Anpassungsreaktionen und Veränderungen auf der körperlichen Ebene des Patienten zum Ziel. Dabei sind die Veränderungen zunächst auf physiologischer Ebene zu sehen. Von einer direkten Beeinflussung des Stoffwechsels gehen auch die angestrebten Leistungssteigerungen aus. Mechanische Anpassungsreaktionen verursachen wiederum weitere Reaktionen im Stoffwechsel und führen die belasteten Gewebe in eine lokale und strukturelle Optimierung, die die elastische Reaktionsantwort auf äußere Reize (meist Druck und Zugreize) verbessert.

Die Reaktionen von Körpergewebe auf Belastung können durchaus als sehr komplex bezeichnet werden. Die Reaktionen des Organismus lassen sich in 2 große Gruppen einteilen. Zuerst stehen die Reaktionen im Bereich der Physiologie im Vordergrund. Hier ist zunächst einmal die angestrebte reaktive Hyperämie (Luxusdurchblutung zur Stoffwechselsteigerung) zu nennen. Damit geht auch eine deutliche Steigerung der Nährstoffversorgung einher: Im Abtransport werden Stoffwechselendprodukte beschleunigt ausgeschwemmt und verstoffwechselt, während auf der Gegenseite neue Nähr- und Baustoffe wieder zugeführt und eingebaut werden. Auch findet eine Optimierung des enzymatischen Besatzes statt. Diese Veränderungen ermöglichen eine beschleunigte Bereitstellung von Energieträgern zur Verbesserung des belastungsorientierten Stoffwechsels. Hormonelle Anpassungen führen zeitgleich zu verbesserter Bewegungs- und auch Schmerzkontrolle (Stichwort: endogene Schmerzhemmung). Nicht zuletzt verändert sich auch die neuromuskuläre Erregungsübertragung mit signifikanten Modifikationen in den Bereichen Rekrutierung, Frequenzierung und Synchronisation von motorischen Einheiten zum Zwecke der Bewegungsplanung, -kontrolle und -durchführung. Darin enthalten sind auch Optimierungen der mechanischen Bewegungskontrolle.

Jeder Belastungsreiz führt an den anatomischen Strukturen unseres Körpers stets zu einer mehr oder weniger stark ausgeprägten Deformation. Das heißt, der Körper und seine Bestandteile reagieren auf einwirkende Kräfte, die meist in Form von Druck und Zugkräften an den Geweben auftreten, immer mit einer Deformation. Wie stark diese Deformation am Gewebe auftritt, ist dabei abhängig von der Intensität der einwirkenden Kraft und der grundlegenden Elastizität des belasteten Gewebes. Werden dabei die individuelle Belastbarkeit einzelner Körpergewebe und die Elastizitätsgrenzen stark überschritten, treten zwangsweise auch Verletzungen (Mikrotraumata, Faserrisse, Bündelrisse, Partialrisse, Komplettruptur) auf. Anfangs, bei kleinen „Übertretungen" der Belastbarkeitsgrenze, treten in der Folge eher kleinere Verletzungen (sog. Mikrotraumata wie z. B. Faserrisse) auf. Wird die Belastbarkeitsgrenze hingegen deutlich überschritten, sind die resultierenden Verletzungen von deutlich größerem Ausmaß.

Dann drohen z. B. Faserbündelrisse oder Komplettabrisse an Sehnen, Muskeln oder Gelenkkapseln. Die Belastungstoleranz und damit auch die Deformations- und Reformationsfähigkeit von körpereigenem Gewebe kann durch Training optimiert und verbessert werden. Besonders geeignet erscheint dazu ein Training der faszialen Strukturen, da diese in besonderem Maße auch für die elastische Deformationsfähigkeit unseres Organismus verantwortlich sind.

Die **„Belastungs-Deformationskurve"** (▶ **Abb. 3.1**) von körpereigenem Gewebe liefert wichtige Grundlagen zum Verständnis der mechanischen und physiologischen Effekte von auf den Körper einwirkenden Kräften. Das Verständnis und die daraus resultierende Beherrschung der zur Deformation führenden Kräfte sind im Bereich des Körpertrainings und insbesondere auch für ein Faszientraining von entscheidender Bedeutung.

Die Belastungs-Deformationskurve gibt Auskunft über den aktuell herrschenden Widerstand pro Flächeneinheit Körpergewebe bei einer Bewegung oder einer Aktivität. Ebenso können daraus die Intensität der einwirkenden Kraft, das elastische Verhalten des belasteten Gewebes und das mechanische Verhalten der Gewebe beim Übergang in die plastische Zone abgeleitet werden. Die Kurve besteht aus 3 Zonen: der neutralen Zone, der elastischen Zone und der plastischen Zone. Treten Belastungen von niederer Intensität bei einfachen Bewegungen wie Gehen, Hinsetzen oder Aufstehen und Umdrehen auf, findet die mechanische Reaktion dazu meist in der neutralen und elastischen Zone auf. Dabei ist die reaktive Deformation des Körpergewebes bei diesen Belastungen eher gering. Wenn bei solchen Bewegungen die mechanische Deformation des Gewebes gering ausfällt, so gilt dies auch für die anschließende Reformation. Diese Belastungen sind daher in der Regel völlig ungefährlich und führen weder zu Überlastungen noch zu Verletzungen des Körpergewebes. Auch kontrollierte Belastungen in der sog. elastischen Zone sind meist ungefährlich, da sich das Gewebe in der elastischen Zone nach der mechanischen Deformation auch wieder rückstandslos reformiert, d. h., das Gewebe geht wieder in seine ursprüngliche Form zurück.

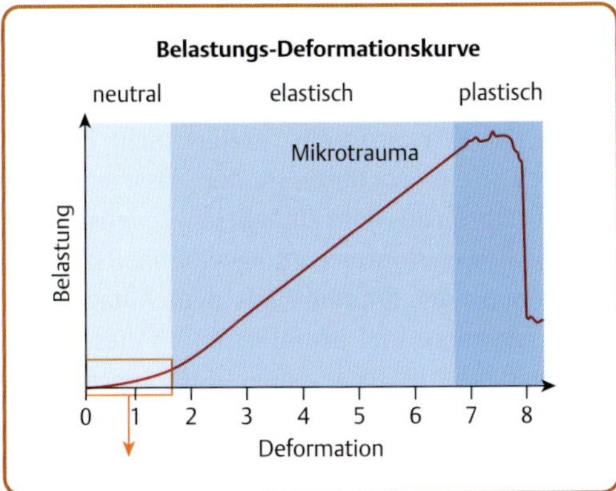

▶ **Abb. 3.1** Belastungs-Deformationskurve – Belastbarkeit der Körpergewebe (adaptiert nach Bartrow).

Gehen die Belastungen hingegen in die plastische Zone, ist die Deformation nicht selten irreversibel: So entsteht eine akute Verletzungsgefahr. Diese Gefahr der Verletzung steigt mit zunehmender Intensität der Belastung deutlich an. Das heißt, nach Belastungen in diesem Intensitätsbereich kommt es bei eintretenden Verletzungen zu einem Deformationsrückstand, wie z. B. einer Zerrung, Prellung, einem Faserriss oder Komplettriss. Kräfte, die so hoch sind, dass die Deformation in den plastischen Bereich gehen, sind potenziell gefährlich für unseren Körper und seine Strukturen und führen oft zu einer Verletzung.

Darin besteht für Patienten und Sportler die Herausforderung. Durch ein gezieltes Training soll der Bewegungsapparat die elastische Zone sukzessive vergrößern und so auch Belastungsspitzen im plastischen Bereich besser tolerieren können, ohne dass diese Belastungen zu einem großen Schaden führen. Das bedeutet: Im Faszientraining soll die elastische Zone sukzessive vergrößert werden. Nur wenn das Gewebe eine ausreichende Elastizität besitzt, bleibt der Patient auch künftig von Verletzungen verschont. Durch gezielten Einsatz des Faszientrainings kann die elastische Zone der Körpergewebe optimiert und die Reformationsfähigkeit nach äußeren Krafteinwirkungen nachhaltig verbessert werden. Können vom Körper in der Folge höhere Kräfte toleriert werden, ohne dabei eine Verletzung zu riskieren, kann diese gesteigerte Leistungsfähigkeit auch für den sportlichen Bereich optimal genutzt werden. Faszientraining bietet also eine gute Möglichkeit, die

Leistungsfähigkeit im sportlichen Bereich und auch die Belastbarkeit der Körperstrukturen deutlich zu verbessern.

3.1 Anpassungsmechanismen des Fasziengewebes

Das menschliche Fasziensystem reagiert als spezieller Teil des Bewegungsapparats auch auf spezielle Belastungsreize im Training und im Alltag. Mit gezielt eingesetzten Trainingsreizen (Rollout, Triggertechniken, Stretch, Elasticity-Übungen etc.) lassen sich fördernde Anpassungsreaktionen und Veränderungen im System auslösen. Immer wenn wir auf unsere Faszien einen moderaten, aber noch verträglichen mechanischen Druck oder eine Zugkraft einwirken lassen, fördern diese mechanischen Kräfte eine Optimierung der strukturellen Organisation und funktionellen Belastbarkeit der Faszien. Und genau dies ist das Grundprinzip eines jeden Faszientrainings: mit möglichst multimodalen und multidirektionalen Bewegungen die mechanischen Kräfte effektiv zur Erreichung der gesteckten Trainingsziele einzusetzen. Durch die Übungen eines Trainingsplans wirken die Druck- und Zugreize auf die Faszien und lösen Anpassungsreaktionen aus, die dann die gewünschten Veränderungen, wie z. B. mehr Elastizität, bessere Fähigkeit zur Flüssigkeitsaufnahme, geringere Crosslink-Neigung (eventuell auch die Lösung vorhandener Crosslinks) herbeiführen. Das Lösen von Adhäsionen führt zu gesteigerter Beweglichkeit und besserer Kraftübertragung. So ergeben sich bessere Kraftwirkungen für den Alltag bzw. eine individuelle Sportart.

Das Bild eines Scherengitters ist eine gute Annäherung an das sog. Tensegrity-Modell des faszialen Systems. Das Fasziensystem umhüllt in seiner bindegewebigen Eigenschaft alle Strukturen und Organe und schafft so eine stabile Verbindung, ähnlich einer plexiformen Ausrichtung, in der alle Bauteile miteinander verbunden sind und sich so bei Bewegung auch mechanisch beeinflussen. Dabei erlaubt die spezielle Scherengitteranordnung eine enorme Stabilität bei maximaler Elastizität und einer gleichzeitig sehr hohen Deformationsfähigkeit ▸ Abb. 3.2. Dies befähigt die Faszien dazu, sich in alle Richtungen zu verformen und wieder in die ursprüngliche Ausgangsform zurückzukehren. Faszien reagieren besonders gut auf Zugkräfte (beispielsweise Dehnungen) und auch auf Druckkräfte, die auch im Sinne einer Kompression appliziert werden können. Der Wechsel von Druck und Zug ist für Faszien und deren Stoffwechsel optimal. Damit werden u. a. ein ausreichender Flüssigkeitsaustausch und eine optimale Versorgung des Gewebes mit Nähr- und Baustoffen erreicht.

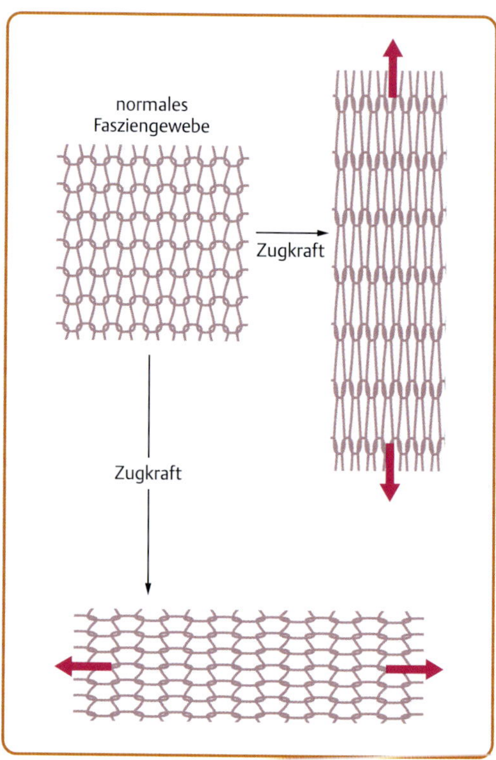

▸ **Abb. 3.2** Deformationsfähigkeit von Faszien aufgrund mechanischer Reize.

Aber das Fasziensystem reagiert nicht nur auf sportlich orientierte Reize, sondern lässt sich auch durch Faktoren aus dem alltäglichen Lebensumfeld wie z. B. Bewegungsreize und gewohnheitsmäßige Situationen oder Routinen aus dem Alltag nachhaltig verändern und beeinflussen. In diesem Zusammenhang spielen besonders Faktoren aus den Bereichen der automatisch eingenommenen Körperhaltung, der Umsetzung von Bewegungsgewohnheiten und der individuellen Arbeitsbelastung eine nicht zu vernachlässigende Rolle. Zudem kommen noch verletzungsbedingte Veränderungen des Körpergewebes, wie z. B. alte oder neue Kontinuitätsunterbrechungen, Schwellung, Vernarbung und Adhäsion während der Wundheilung oder auch Folgen nach längerer Immobilisation, eine individuelle Schonhaltung oder spezielle Ausweichmechanismen zum Tragen. Diese Faktoren sind ebenfalls beteiligt an der Leistungs- und Belastungsfähigkeit unseres Körpers.

Die gewohnten Belastungen aus der alltäglichen Körperhaltung und deren Veränderung wirken iherseits auf das Fasziensystem und die von ihm umhüllten Organe. Werden Faszien und andere Körpergewebe (z. B. Muskeln, Nerven oder Gelenke) über längere Zeit nicht mehr in gewohntem Umfang benutzt und belastet, treten die für Elastizität und Belastbarkeit erforderlichen mechanischen Reize (Druck und Zug) nicht mehr in ausreichender Menge und Intensität auf. Da unser Körper sehr ökonomisch organisiert ist, reduziert sich mit der Zeit die Funktionsfähigkeit der betroffenen Gewebe. In diesem Zug nimmt die Belastbarkeit, die Kraftfähigkeit und v. a. die Beweglichkeit sukzessive und kontinuierlich ab. Frei nach dem Motto: „Use it or loose it!", „rostet" der Bewegungsapparat langsam aber sicher ein. Die Faszien verändern sich in einer eher nachteiligen Art und Weise, lagern in dieser Negativspirale weniger Flüssigkeit ein und verlieren dadurch u. a. elastische Anteile. Im Gegenzug werden Faszien in diesem Kreislauf eher rigide, steifer und damit in der Konsequenz auch brüchiger und verletzungsanfälliger. Werden diese ruhiggestellten Strukturen dann auf einmal wieder, ohne ausreichend darauf vorbereitet zu sein, in normalem Umfang (in Sport oder Alltagsbelastungen) benutzt und belastet, steht sehr schnell die Überlastung mit eventuellen Verletzungen im Raum.

Werden die Faszien in der Folge in einem Therapie- und Trainingskontext langsam steigernd mit den erforderlichen mechanischen Reizen aus Druck- und Zugkräften versorgt, erfolgt eine erneute Anpassung in Richtung verstärkte Belastbarkeit, vergrößerte Beweglichkeit und mehr Kraftreserven. Natürlich versteht es sich, dass die eingesetzten Reize zu Beginn nur in adäquater Menge und Intensität auf das Fasziensystem einwirken und die individuelle Belastbarkeitsgrenze nicht übersteigen. Die so trainierten und vorbereiteten Faszien können ihre eigentlichen Aufgaben und Funktionen wieder in normalem und meist schnell in gesteigertem Umfang erfüllen.

Wichtig ist auch, die Fasern der Faszien in ihrer Funktionsrichtung einzusortieren, also die Fasziensysteme in der normalen Funktion zu belasten. Verlaufen die Fasern wild und auch noch quer zur Funktionsrichtung (was sich gerne nach Verletzungen ergibt), stellen sich mechanische Reibezonen ein, die wiederum zulasten einer optimalen Funktion gehen. Reibung erzeugt zunächst einmal Wärme im Gewebe und über diese Wärme verliert der Bewegungsapparat bei Bewegungen sehr viel Energie. Ein gezieltes Training ist daher entscheidend, um auch den Energieumsatz zu optimieren.

Die Beweglichkeit und Belastbarkeit der Faszien (auch des gesamten Systems) hängen noch von weiteren Faktoren ab, die mit kleinen Umstellungen in der Lebensführung und einigen Optimierungen liebgewonnener Gewohnheiten verbessert werden können.

Diese Einflussgrößen werden unter dem Begriff „Lebensfaktoren" geführt und beziehen sich auf die direkten körperlichen Konsequenzen der eigenen Lebensführung.

Somit lassen sich an dieser Stelle 2 primäre Gruppen von Einflussfaktoren unterscheiden, mit denen das Bewegungsverhalten, die Belastbarkeit und Elastizität des Körpers verändert werden kann: die Lebensfaktoren und Trainingsfaktoren (▶ **Tab. 3.1**) [1], [4], [13], [16], [17], [32], [52], [132].

3.1.1 Lebensfaktoren

Unter dem Begriff Lebensfaktoren versteht man direkte Einflussgrößen, die sich aus der allgemeinen und individuellen Art der Lebensführung ergeben. Dabei spielen Gewohnheiten, Neigungen, Vorlieben und auch die Persönlichkeitsstruktur eines Menschen eine große Rolle. Selbst scheinbar irrelevante Faktoren aus dem persönlichen Lebensumfeld wie soziale Kontakte, Hobbys oder Vorerkrankungen können die Leistungsfähigkeit der Faszienstruktur beeinflussen. Die Gesamtheit des persönlichen Lebens liefert unserem Organismus häufig einen Zustand, der mit „entspannt" oder „gestresst" beschrieben werden kann. Somit haben die Lebensbedingungen immer auch einen Einfluss auf den inneren „Spannungszustand" un-

► **Tab. 3.1** Einflussgrößen der Belastbarkeit der Körpergewebe im Allgemeinen und der Faszien im Speziellen.

Lebensfaktoren	Trainingsfaktoren
Aktivitätenn	Beweglichkeit des gesamten Bewegungsapparats
Sport- und Trainingsverhalten	Dehnfähigkeit
Vermeiden von schädigenden Einflüssen (übermäßiger Alkohol-, Drogen-, Medikamentenkonsum, Rauchen)	Deformations- und Elastizitätstoleranz (Fähigkeit des Gewebes, sich aufgrund äußerer Krafteinwirkung [Druck/Zug/Torsion] in der Form zu verändern [Verformbarkeit] und in die ursprüngliche Form zurückzukehren. Wird an einem Gewebe gezogen, muss es sich lang machen können; wirken Druckkräfte auf ein Gewebe ein, muss es sich zusammendrücken lassen. Beides – Druck und Zug – verändert vorübergehend die Form des Gewebes.
Ernährung	Gleitfähigkeit der Moleküle und der Faserbündel untereinander
ausreichende Flüssigkeitszufuhr	Gleitfähigkeit der Faszien gegenüber dem umgebenden Kontaktgewebe
aktuelle Krankheiten (Verletzungen)	
durchgemachte Erkrankungen	
alte Verletzungen	
Zustand nach Operation	
Immobilisation	
Alter	
Hormonstatus	
emotionaler Status	
Stress/Arbeitsbelastung	
gewohnheitsmäßige Körperhaltung	

seres Körpers und damit auch auf das stressinduzierte Verhalten. Jede Veränderung, die sich für den Körper – im Sinne von mehr Bewegung oder variabler und ungewohnter Bewegung und Körperhaltung oder auch im Sinne von mehr psychischer Entspannung – ergibt, hat das Potenzial, das Fasziensystem nachhaltig zu verändern und zu optimieren. Auch der Konsum von Genuss-, und Lebensmitteln (also die Ernährung) spielt eine große Rolle für die Funktionsfähigkeit unserer Faszien. Faszien bestehen, wie der gesamte Körper des Menschen, zu einem Großteil aus Wasser. Für die Faszien bedeutet eine ausgeglichene Wasserbilanz auch eine bessere Elastizität und Beweglichkeit für den gesamten Körper. Somit spielt eine ausgewogene und gesunde Ernährung, die eine ausreichende Flüssigkeitszufuhr gewährleistet, eine wichtige Rolle in der Pflege und im Training des Fasziensystems.

3.1.2 Trainingsfaktoren

Die Einflussgrößen aus einem individuell angepassten Training und aus speziellen Übungen für das Fasziensystem sind in größerem Maße selbstbestimmt und können individuell erarbeitet werden, um positiv (somit auch leistungssteigernd oder regenerationsfördernd) auf den Körper einwirken zu können. Mit diesen Trainingsfaktoren (die am besten mit der konsequenten Umsetzung der Trainingsprinzipien und einem angepassten Einsatz der Belastungsnormative in ein Training integriert werden können) werden gezielte und planbare Anpassungsreaktionen des Körpers ausgelöst, um Beweglichkeit, Kraft und Schmerzverhalten des Fasziensystems zu verbessern und für die sportliche Leistungsfähigkeit zu optimieren.

Training bedeutet für unseren Körper in erster Linie einmal „Bewegung". Durch Bewegung werden viele Funktionskreise der Regulation angestoßen, was zu einer Verbesserung der Gesamtsituation im Organismus führt. Durch Bewegung entsteht mechanisch betrachtet auch Reibung. Viele Gewebeschichten und Strukturen werden im Sport aneinander vorbei bewegt und kommen damit in direkten Kontakt zueinander. Aus dieser Reibung resultiert Wärme und diese Wärme ist primär gut für die Bewegungsfähigkeit der Faszien. Faszien sind kleine „Frostbeulen". Bei Kälte sind sie entsprechend steif und rigide. In diesem Zustand sind sie für sportliche Höchstleistungen eher hinderlich als eine echte Hilfe. Steif rennt nun mal nicht schnell und Steifheit bringt auch keine hohen Kraftwerte in eine Bewegung. Mit Bewegung kommt die Durchblutung in Schwung und die entstehende Mehrdurchblutung im bewegten Körper führt zu einer besseren Versorgung aller Strukturen mit Nähr- und Baustoffen sowie zu einem gesteigerten und verbesserten Abtransport von Abfallstoffen aus dem Stoffwechsel.

3.2 Fasziale Trainingslehre: Normative und Prinzipien

Faszienübungen in einer physiotherapeutischen Behandlung für die Verbesserung der patientenzentrierten Beschwerden oder Dysfunktionen einzusetzen, beinhaltet die Anwendung der Erkenntnisse aus der Trainingslehre. So kommt der Umsetzung der allgemeinen Belastungsnormative und der Trainingsprinzipien gerade auch im Faszientraining eine große Bedeutung zu. Ein Faszientraining ist immer sportartunabhängig, also im weitesten Sinne auch trainingszielunabhängig. So können mit einem Faszientraining unterschiedliche Ziele verfolgt und unterstützt werden und es bestehen immer Zusammenhänge mit gängigen Trainingsgefügen wie beispielsweise dem Hypertrophietraining, dem Krafttraining oder einem Ausdauertraining. Auch das Faszientraining trägt einen nicht unwesentlichen Teil zu diesen Trainingsinhalten bei. Denn sowohl bei einem Krafttraining, einem Hypertrophietraining oder auch bei einem Ausdauertraining wirkt das fasziale System an der Bewegungsplanung, -durchführung und -steuerung stets mit. Faszien sind ein wichtiger Teil eines jeden körperlichen Trainings. Genau deshalb gelten in der Planung und Gestaltung eines Faszientrainings die Gesetzmäßigkeiten der Trainingslehre.

3.2.1 Belastungsnormative zur Trainingsplanung

Belastungsnormative sind die wichtigen kleinen Stellschrauben zur Anpassung und zur feinen Dosierung und Abstimmung von Therapie- und Trainingsinhalten auf die mit dem Patienten im Vorfeld vereinbarten Zielvorgaben (▶ **Tab. 3.2**).

▶ **Tab. 3.2** Trainingsnormative – Parameter zur Modulation.

Parameter	Erläuterung
Trainingshäufigkeit	Hinter dem Begriff Trainingshäufigkeit steht die zeitliche Verteilung und die Anzahl der einzelnen Trainingseinheiten pro Monat/pro Woche oder auch pro Tag.
Trainingsumfang	Der Umfang eines Trainings kann mit einer Zeiteinheit oder der Summe der Trainingsreize bemessen werden (z. B. Anzahl der Wiederholungen × Trainingsgewicht).
Reizdichte	In der sog. Reizdichte spiegelt sich die Pausengestaltung während eines Trainings wider. Sie kennzeichnet die zeitliche Abfolge der Trainingsreize und regelt u. a. auch die Pausengestaltung (lohnende oder vollständige Pause).
Reizdauer	Die Dauer eines Trainingsreizes kann in einer Zeiteinheit angegeben werden, z. B. eine Bewegung pro Sekunde. Im Krafttraining wird damit auch das Verhältnis von konzentrischer zu exzentrischer Muskelarbeitsweise bestimmt. (1/0/1 = 1 Sekunde exzentrisch, 0 Sekunden Pause, eine Sekunde konzentrisch).
Reizintensität	Die Stärke eines Trainingsreizes kann durch ein Gewicht oder auch durch eine Wiederholungszahl oder den Einsatz einer sehr belastenden Körperhaltung bemessen werden.

Ohne Variabilität dieser Parameter in der Therapie und im Training und v. a. ohne geplante Modulation von Trainingsintensität, Häufigkeit des Trainings oder anderen multimodalen Trainingsreizen sind effektive Anpassungen nur langsam und schwer zu realisieren und ab einem bestimmten Punkt im Leistungsniveau auch nicht mehr auszulösen. Deshalb seien an dieser Stelle ein paar kurze, aber wichtige Gedanken zu den Trainingsparametern Intensität, Dauer, Häufigkeit, Dichte und Umfang von Trainingsreizen aufgeführt. Damit sind wir beim „Feintuning" eines jeden Trainings angekommen, das auch für die Integration von Faszienübungen in den Therapie- oder Trainingsplan gilt. Diese kleinen Hebel helfen uns Therapeuten dabei, die anvisierten Adaptionsprozesse des Patienten oder des betreuten Sportlers schneller und nachhaltiger mit Inhalten zu füllen und die Zielvorgaben dann auch zu erreichen. Zeitgleich werden mit diesen individuellen Einstellungen auch die erforderlichen oder gewünschten Leistungssteigerungen und Anpassungsreaktionen des Körpers in greifbare Nähe rücken. Eine richtige und abwechslungsreiche Anwendung der Belastungsnormative in einem Therapie- oder Trainingsgefüge macht in der Trainingseffektivität den entscheidenden Unterschied.

Trainingshäufigkeit

Die Trainingshäufigkeit gibt die Zahl der Trainingseinheiten pro Tag, pro Woche oder auch pro Monat an. Ist der Abstand zwischen den einzelnen Trainingseinheiten zu groß, verliert sich die Trainingswirkung. Dann sind die Trainingsreize zu gering, um einen Anpassungsprozess auszulösen.

Varianten in der Trainingsgestaltung beinhalten auch eine flexible Anwendung der Trainingshäufigkeit. Durch kleinere Modulationen kann damit schon die Effektivität des Trainings gesteigert werden. In der Abwechslung liegt die Möglichkeit der Veränderung und der schnelleren Anpassung.

! Merke

Trainingshäufigkeit

Da ein Faszientraining eigentlich keine eigene Sportart darstellt, sondern eher in andere Trainingsinhalte integriert wird, hängt die Trainingshäufigkeit des Faszientrainings tatsächlich von den Zielsetzungen ab. Meist genügen 1–2 fasziale Trainingseinheiten pro Woche, um bereits erste Adaptionsmechanismen auszulösen.

Trainings- oder Reizumfang

Der Trainings- oder Reizumfang gibt die Dauer und die Anzahl der Trainingsreize in einer Trainingseinheit an. Aus diesem Wert kann auch die Gesamtbelastung einer Trainingseinheit abgelesen werden.

Die Berechnung des Reizumfangs kann in einem Trainingsgefüge Hinweise auf ein eventuelles Übertraining oder auch eine Überbelastung einzelner Strukturen geben. Die Gefahr des Übertrainings ist jedoch meist eher durch eine zu hohe Reizintensität gegeben. Im Zuge einer optimalen Belastungssteigerung sollte der Reizumfang stets vor der Reizintensität erhöht werden. Umfangzunahme bedeutet immer auch Verbesserung der Basis und ist damit primär einmal Grundlagentraining. Je fester die Grundlagen in den Bereichen Kraft, Ausdauer, Koordination etc. vorhanden sind, desto stabiler und störungsunanfälliger ist die sportliche Leistungsfähigkeit auch auf lange Zeit gesehen.

! Merke

Trainings- oder Reizumfang

Werden gezielte Trainingsreize für das Fasziensystem eingesetzt, sollte zuerst der Trainingsumfang (also die faszienwirksamen Reize) gesteigert werden, bevor die Intensität angehoben wird. Dies bedeutet konkret: Zuerst sollten sanfte Rollouts, eventuell auch in einer stehenden Ausgangsstellung durchgeführt werden, bevor die Rollouts unter starkem Einfluss der Schwerkraft und des Körpergewichts in einer liegenden Position durchgeführt werden.

Reizdichte

Die Reizdichte kennzeichnet den zeitlichen Ablauf der Reize und reguliert auch den Wechsel von Belastung und Erholung. Folgen die Trainingsreize in einer schnellen Abfolge ohne längere Pause, so ist die Reizdichte sehr hoch (z. B. im Ausdauertraining). Finden sich zwischen den einzelnen Reizen oder den Reizserien längere belastungsfreie Pausenzeiten, so ist die Reizdichte als gering zu bezeichnen (z. B. im Krafttraining). In diesen Pausenzeiten, zwischen den Trainingsreizen, findet sogleich eine Erholung statt. Die Art und Ausdehnung dieser Erholung ist wesentlich von der Pausendauer (und damit auch wieder von der Reizdichte) abhängig. Dabei können 2 Arten von Pause unterschieden werden:

- **Vollständige Pause:** Die Ermüdung wird in der Pause vollständig abgebaut (die Phasen der körperlichen Erholung nach Belastung werden alle durchlaufen, bevor die nächste Belastungsphase beginnt).
- **Lohnende Pause:** Anpassungsvorgänge werden in den Pausen vollzogen (die ersten Phasen der körperlichen Erholung nach Belastung werden ausgeschöpft, bevor die nächste Belastungsphase beginnt).

Bei verschiedenen Trainingsmethoden haben sich unterschiedliche Gestaltungen von Reizdichte und Pausendauer bewährt. Je nach gestecktem Trainingsziel und gewünschten Anpassungsreaktionen werden diese Parameter in der jeweiligen Trainingsmethode berücksichtigt und eingesetzt.

1. **Intervallmethode – lohnende Pause** (Anpassungsreaktionen des Körpers beschleunigen): Zwischen den einzelnen Trainingsintervallen wird eine lohnende Pause (Phase 1 + 2 der Erholung) eingesetzt. Dieses Vorgehen beschleunigt die erwünschten Anpassungsreaktionen des Organismus und führt in der Trainingsphase auch zu einer tieferen Ausschöpfung der Energieträger. Die tiefere Ausschöpfung führt in der direkten Konsequenz zu einer höheren Wiederherstellung (Superkompensation) in der Erholungsphase nach dem Training. Das bedeutet, das nächste Training beginnt mit einem höheren energetischen Niveau.
2. **Dauermethode – keine Pause:** Im Ausdauersport (wie z. B. Joggen, Nordic Walking oder auch beim Radfahren) wird die sog. Dauermethode eingesetzt. Hier sind keine Erholungspausen vorgesehen. Hierbei ist die Reizdichte enorm hoch und die Erschöpfung entsprechend groß. Die Erholung beginnt erst nach dem Training.
3. **Hypertrophiemethode (Muskelaufbau) – vollständige Erholung:** Wenn es im Training um die Steigerung der Kraftfähigkeit (z. B. Schnellkraft, Reaktivkraft, Maximalkraftsteigerung) oder um den gezielten Aufbau von Muskelmasse (Hypertrophie) geht, sind die Pausenzeiten zwischen den Trainingsreizen immens wichtig. Für einen optimal großen Kraftausstoß wird ein bestmöglich erholter Organismus benötigt. Deshalb ist eine nahezu vollständige Erholung zwischen den Trainingsreizen (Durchgängen) sinnvoll und hilfreich.

Merke

Reizdichte

Auch für die Gestaltung der Reizdichte im Faszientraining ist das anvisierte Trainingsziel ausschlaggebend. Wird das Faszientraining sportlich zur Wettkampfvorbereitung eingesetzt, ist die Pausendauer gering und die Reizdichte damit stark erhöht. Wird das Faszientraining in der Regeneration eingesetzt, bestimmt eine eher größere Pausendauer und damit auch eine geringere Reizdichte das Trainingsgeschehen (auch die Reizdauer kann dann variieren).

Reizdauer

Die Reizdauer betrifft die zeitliche Dauer, in der ein einzelner Trainingsreiz auf den Organismus wirkt. Mit Reizdauer wird auch die Zeiteinheit definiert, in der mehrere Reize (z. B. in Serien oder Durchgängen) gesetzt werden, oder die Zeiteinheit bei einer Dauerbelastung wie z. B. Joggen, Radfahren, Nordic Walking oder Schwimmen.

Die Reizdauer ist abhängig vom gewählten Trainingsinhalt und dem gesteckten Trainingsziel.

Bei einem effektiven leistungssteigernden Ausdauertraining ist eine Reizdauer von mindestens

30 min erforderlich, um (bei Trainierten) eine entsprechende Anpassung auszulösen und Veränderungen auf der körperlichen Ebene hervorzurufen.

Im Gegensatz hierzu reicht eine Reizdauer von 25 % der maximalen Haltezeit bei Trainingseinsteigern aus, um im statischen Muskeltraining Trainingsgewinne in Form von Leistungssteigerungen zu erzielen.

Im Training kann es mitunter auch sinnvoll sein, mit der Reizdauer zu spielen und das Gefüge zu verändern (auch im Sinne einer Variabilität der Trainingsreize). Werden Übungen langsamer oder auch einmal schneller durchgeführt, verändert sich automatisch auch die Reizdauer und die Pausengestaltung in dieser Trainingseinheit. Somit verändern sich auch die Auswirkungen der Trainingsreize und die Anpassungsreaktionen des Körpers darauf.

! Merke

Reizdauer

Wird das Faszientraining in der Regeneration oder in der Mobilisation eingesetzt, ist eher eine langsame Bewegungsdurchführung zu empfehlen. Je langsamer die Bewegungen durchgeführt werden, desto länger ist die Reizdauer. Ein weiterer Positiveffekt bei langer Reizdauer ist die ausreichende Zeit für den Organismus (hier das Fasziensystem), sich auf diese Trainingsreize hin anzupassen und zu verändern.

Reizhäufigkeit

Die Reizhäufigkeit gibt die Anzahl der aufeinanderfolgenden Reize an. Bei einem Intervalltraining ist die Reizhäufigkeit entweder durch die Anzahl der Wiederholungen und/oder der Serien (Sätze) gekennzeichnet.

! Merke

Faszientraining

5 Durchgänge einer Übung mit jeweils 15 Wiederholungen ergibt eine Reizhäufigkeit von 75 Wiederholungen.

Die Reizhäufigkeit ist stets abhängig von der Intensität des Trainings (Reizintensität), der Dauer der einzelnen Trainingsreize (Reizdauer) und der Gestaltung der Pausenzeiten zwischen den Trainingsreizen oder den Durchgängen (Reizdichte). Je höher die Intensität, desto weniger Wiederholungen sind bei den einzelnen Übungen möglich. Je länger die Dauer der Trainingsreize angelegt ist, desto geringer ist die Reizhäufigkeit. Je schneller die Reize aufeinander folgen und je kürzer die dazwischen liegende Pause ist, desto schneller wird die Ermüdung eintreten.

Die Reizhäufigkeit ist im Maximalkrafttraining und im Schnelligkeitstraining gering, im Ausdauertraining dagegen groß. Im Faszientraining wird die Reizhäufigkeit zu Beginn eher gering oder moderat gehalten, bis die Übungen motorisch kontrolliert werden können. Neue Bewegungsabläufe erfordern eine motorische Lernphase, in der die Bewegungsabläufe koordiniert und perfektioniert werden können.

! Merke

Reizhäufigkeit

Bei einem effektiven Faszientraining kommt es stark auf die Ausgangssituation des Fasziensystems an. Je untrainierter und traumatisierter ein Fasziensystem ist, desto mehr Reize benötigt es, um eine Adaption auszulösen. Hat das Fasziensystem hingegen ein großes Repertoire an Bewegungserfahrung, ausreichend Elastizität und nur wenig pathologische Crosslinks oder Adhäsionen und Kelloidbildung, genügen bereits wenige Reize für eine entsprechende Veränderung.

Reizintensität

Unter dem Begriff Reizintensität versteht man allgemein die „Stärke" eines einzelnen Reizes oder auch einer ganzen Reizserie (3 × 25 Wiederholungen). Eine hohe Intensität kann z. B. durch hohe Gewichte im Krafttraining, durch Übungen mit langem Hebel im Training mit dem eigenen Körpergewicht oder auch durch gesteigerte Druckintensität bei der Arbeit mit der BLACKROLL erreicht werden. Die Reizintensität ist damit quantifizierbar, messbar und lässt sich variabel anpassen.

Die Effektivität der Reizintensität für das gesamte Training und die Anpassungsreaktionen ist stark abhängig vom Leistungsniveau des Patienten oder des trainierenden Sportlers. Während bei Trainingseinsteigern eine Reizintensität von etwa 30% der maximalen Leistungsfähigkeit ausreicht, um noch eine Adaption des Organismus und der Leistungsfaktoren zu erzielen, führen Reizintensitäten von weniger als 70% bei Hochleistungssportlern nicht mehr zu der erwünschten Veränderung und es resultiert keine angemessene Anpassungsreaktion. Ob ein Trainingsreiz also tatsächlich wirkt und sich der Körper anpasst oder ob der Effekt einfach verpufft, hängt letztlich vom Leistungsstand und der individuellen Planung sowie den Einstellungen des gesamten Trainingsgefüges in Abstimmung mit allen Trainingsparametern ab.

Trainingseffektivität der Reizintensität

1. **Moderate Dosierung der Intensität beim Training:** Bei einer geringen Reizintensität, die knapp oberhalb der Reizschwelle liegt, sind die Adaptionsmechanismen zwar langsam, dafür aber mit einem konstanteren Belastbarkeitslevel behaftet und v. a. mechanisch schonend für alle beteiligten Strukturen. In der Folge punktet die niedrigere Intensität auch mit einem reduzierten Verletzungsrisiko. Der Traininingsgewinn erfolgt somit zwar langsam, aber nachhaltig und deutlich länger anhaltend. So kann ein stabiles und störungsunanfälliges sportliches Leistungsniveau für alle motorischen Belastungsformen (Kraft, Ausdauer, Koordination, Mobilität, Schnelligkeit) erarbeitet werden. Auch werden mit diesem Vorgehen die allgemeine Belastbarkeit, die Deformationstoleranz und damit auch die Elastizität der bewegten Strukturen signifikant verbessert. Für eine breite und stabile Basis aller motorischen Leistungsfaktoren und für eine bessere Verletzungsresistenz ist das Training mit geringeren Intensitäten zu bevorzugen. Vor allem in den frühen Wundheilungsphasen (Entzündungs- und Proliferationsphase) sind diese Bewegungseinstellungen klar von Vorteil.
2. **Zu schnelle Steigerung der Trainingsintensität:** Wird die Intensität in einem Trainingsgefüge zu schnell nach oben angehoben, ergibt sich daraus zwar ein rascher Leistungszuwachs, aber im gleichen Maße steigt damit auch die Verletzungsgefahr der belasteten Strukturen am Bewegungsapparat. Vor allem die elastischen Anteile (Bindegewebe/Faszien) benötigen deutlich mehr Zeit in der Anpassung an Trainingsreize als beispielsweise kontraktile Anteile des Bewegungsapparats. Denn: Eine hohe Reizintensität führt unbestreitbar zu einem schnelleren, aber auch zu einem wesentlich labileren, sprich: störungs- und verletzungsanfälligen Leistungszuwachs. Die dabei herrschenden hohen mechanischen Belastungen bewirken an den bindegewebigen Strukturen höhere Reibungswerte und damit auch eine deutlich höhere Neigung zu Mikrotraumata wie z. B. Faserrissen. Bei verletzungsbedingten Trainingsunterbrechungen droht dann auch ein ebenso rascher Leistungsverlust in der erforderlichen Regeneration bzw. in der Zeit des Durchlaufens der Wundheilungsphasen. Von diesen trainingsbedingten Verletzungen besonders betroffen sind meist die bindegewebigen Strukturen des Bewegungsapparats wie Kapseln, Bänder, Ligamente und die Muskelhüllen (also das Fasziensystem). Grund dafür ist die langsamere Anpassung an Trainingsreize und die etwas verzögerte Verbesserung der mechanischen Belastbarkeit.

Merke

Reizintensität

Auch bei einem Faszientraining sollte die Reizintensität der letzte Stellhebel der Trainingsanpassung sein. Mit der Intensitätssteigerung wird gerade das Fasziensystem zunehmend mechanisch belastet. Dies ist nur bei einem ausgeheilten Organismus sinnvoll und erstrebenswert. Die Parameter zur Intensitätssteigerung im Faszientraining sind primär:

- **Ausgangsstellung horizontal (nicht mehr vertikal) bei Rollouts**
- **verstärkter Einfluss des Körpergewichts**
- **verstärkter Einfluss der Schwerkraft (Kraftwirkungslinie)**
- **mehr Druck durch Muskelkraft (gesteigerter mechanischer Anpressdruck auf die Rolle = verstärkte Deformation des Gewebes)**

Intensitäten im Training – Richtwerte zur Anpassung

Was für ein effektives Krafttraining die Einteilung der Maximalkraft ist, ist beim Ausdauertraining die Herzfrequenz. Für eine optimale Intensität der Trainingsreize, mit der die Leistungsfaktoren auch effektiv trainiert und zu einer Veränderung gezwungen werden können, brauchen wir eine Bezugsgröße, also ein Maximum, auf das die Intensitätswerte bezogen werden können. Für die individuelle Ausgestaltung eines optimalen Faszientrainings können dieselben Grundregeln herangezogen werden, also ein Vergleich der auf der Wiederholungszahl basierenden Belastungsmessung.

Intensitätswerte für das Faszientraining

Im Faszientraining lassen sich die trainingsphysiologischen Erkenntnisse aus dem Bereich des Krafttrainings einsetzen und gut nutzen. Die Maximalkraft zu ermitteln, ist v.a. mit Patienten sehr schwierig bis unmöglich. Zudem ist eine Maximalkraftermittlung auch nicht ganz ungefährlich, da die Maximalkraft die vollen 100% der maximal möglichen Leistungsfähigkeit ausreizt und somit auch die maximale mechanische Belastbarkeit der an der Bewegung beteiligten Körperstrukturen darstellt. Solche Belastungen sollten, wenn überhaupt, ausschließlich dem Wettkampf vorbehalten sein und haben in einem medizinisch orientierten Training eher einen untergeordneten Stellenwert.

Wenn im Faszientraining zur Dokumentation und zur Trainingsplanung eine prozentuale Belastungsintensität benötigt wird, kann jedoch auch einfach die maximal mögliche Wiederholungszahl der Übung bei der Berechnung helfen. Hierzu werden die maximal möglichen Wiederholungen bei einer Trainingsübung aus dem Faszientraining ermittelt und danach die entsprechende Intensität ausgerechnet oder aus einer entsprechenden Tabelle (▶ **Tab. 3.3**) entnommen. Vor allem bei einem medizinischen Training mit Faszienübungen ist diese Belastungsmessung sinnvoll und außerdem sehr einfach und zeitsparend vorzunehmen. ▶ **Tab. 3.4** erleichtert die Zuordnung der Trainingsintensitäten und gibt besonders dann exakte Werte an, wenn die letzten 3 Wiederholungen ausbelastend sind, also nahezu zu einer Ermüdung führen. Dabei müssen die Wundheilungsphasen und die daraus resultierenden Maximalbelastungen beachtet werden.

▶ **Tab. 3.3** Trainingsintensität in % der Maximalkraft.

Anzahl der geschafften Wiederholungen	Intensität in % der Maximalkraft
1	100
2	95
3–4	90
5–6	85
7–8	80
9–10	75
12	70
15	65
20	60
22	55
28	50
34	45
40	40
50	35
60	30
70	25
95	20

▶ **Tab. 3.4** Intensität der Trainingsbereiche.

Trainingsbereich	Optimale Anzahl der Wiederholungen	% der Maximalkraft
lokale Muskelausdauer	> 40 Wiederholungen	40–30 %
Kraftausdauer	20–40 Wiederholungen	60–40 %
Muskelmasseaufbau (Hypertrophie)	8–15 Wiederholungen	80–65 %
IK-Training (intra- und intermuskuläre Koordination)	2–5 Wiederholungen	95–85 %

Regenerationszeiten

Wichtige Therapie- und Trainingsziele sind u. a., den Körper leistungsfähiger, belastbarer und letztlich wieder gesünder zu machen. Überlastungsschäden an Gelenken, Sehnen und Muskeln sowie ein geschwächtes Immunsystem sind hingegen eine häufige Antwort auf zu intensive und nicht angepasste Trainingseinheiten. Ein Training darf nicht in Stress für den Organismus ausarten. Denn allgemein gilt noch immer: Nicht im Training baut der Körper die gewünschte Leistungsfähigkeit auf, sondern erst in der optimal angepassten Regenerationsphase (▶ **Tab. 3.5**). Die Pausen dürfen allerdings nicht zu lange, aber auch nicht zu kurz sein. Oft ist es sinnvoll, im Wechsel mit Kraft, Ausdauer und Koordination trainieren zu lassen. Dieses „Wechseltraining" wirkt entspannend und regenerierend auf den Körper. Zwischen einer Ausdauereinheit und einer Krafteinheit sollten im Freizeitsport jedoch mindestens 24 h liegen.

Die Möglichkeiten, die Regeneration nach intensiven Trainingsbelastungen zu beschleunigen, sind vielfältig. Dazu gehören v. a. Faszientraining und grundsätzlich ein abwechslungsreiches Training. Aber auch die Anwendung von Wärme (Sauna, Wechseldusche, Rotlicht) oder eine dosierte Kälteapplikation (Eispack, Eiswürfel, Coolpack etc.) kann neben einer vollwertigen Ernährung für die gewünschten Effekte einer beschleunigten Regeneration sorgen. Die Regeneration hängt v. a. von der Stoffwechsellage und der Fähigkeit, wieder neue Energielieferanten zu substituieren, ab.

3.2.2 Trainingsprinzipien

Merke

Fünf Prinzipien

Trainingsplanung und Trainingssteuerung können auch im Faszientraining über sog. Trainingsprinzipien geregelt und geplant werden. Dabei bilden 5 wichtige Trainingsprinzipien die Basis für ein optimales und effektives Faszientraining.

Im Trainingskontext hat die mögliche Leistungssteigerung durch effektives Training immer einen hohen Stellenwert. Eine Leistungssteigerung in Therapie und Sport ist nur dann zu erzielen, wenn durch das Training auch entsprechende Anpassungsreaktionen ausgelöst werden. Nachdem Anpassungsreaktionen, wie z. B. eine schnellere Nervenleitung, größere Muskelkraft oder eine optimierte Ausdauerleistung, ausgelöst wurden, müssen diese neuen Leistungsfähigkeiten auch erhalten bleiben und im Alltag umgesetzt werden. Es muss im Training also zu einer Stabilisation kommen.

Um diese Steuerung im Trainingsprozess zu optimieren, wurden in der Trainingswissenschaft allgemein gültige Trainingsgrundsätze (Trainingsprinzipien) formuliert. Bei den sog. Trainingsprinzipien handelt es sich um Grundsätze, die allgemein für ein geplantes Training und in diesem Zuge auch für die Gesetzmäßigkeiten in einer Therapie gelten. Das Wissen um diese Regeln erleichtert einmal die Therapie- und Trainingsplanung und unterstützt andererseits Patienten und Sportler bei der Ausgestaltung und Optimierung der Trainingsinhalte auf die eigenen Bedürfnisse und Zielsetzungen hin. Die Umsetzung dieser Grund-

▶ **Tab. 3.5** Regenerationszeiten nach verschiedenen Trainingseinheiten – Richtwerte zur vollständigen Erholung.

Trainingsform	Untrainierte	Trainierte
extensives Ausdauertraining (niedrige bis mittlere Belastung); keine komplette Erschöpfung	24 h	12 h
intensives Ausdauertraining (hohe Belastung); nahezu völlige Auslastung nach dem Training	48 h	24 h
Kraftausdauer 15–30 Wdh.; mit geringem Gewicht und etwa 1–2 min Pause zwischen den Sätzen	72 h	48 h
Muskelaufbau; 8–12 Wdh.; mit hohen Gewichten und etwa 2–3 min Pause zwischen den Sätzen	96 h	72 h

sätze ist zum einen relativ einfach möglich und bietet zum anderen eine optimale Trainingseffektivität für die Leistungssteigerung in den motorischen Leistungsfaktoren Ausdauer, Kraft, Beweglichkeit, Stabilität, Koordination und Schnelligkeit, die immer wieder Zielsetzung in therapeutischen Maßnahmen darstellen. Da Faszien zu den trainierbaren Strukturen des Körpers zählen, müssen demnach die Trainingsprinzipien auch in einem Faszientraining Anwendung finden.

1. Prinzip: Belastung und Erholung

Definition

Belastung und Erholung

Das Prinzip der Superkompensation: Trainiere und „superkompensiere".

Als Superkompensation (▶ **Abb. 3.3**) wird die Erholung des körperlichen Leistungsniveaus nach einem Training bezeichnet, die den Organismus über das Ausgangsniveau (also den Ausgangswert der Kraft, der Ausdauer, der Beweglichkeit etc.) hinaus regeneriert. Jede Belastung und jedes Training führen grundlegend zu einer Ermüdung. Diese Ermüdung erfordert zwingend eine Regeneration nach der sportlichen Belastung, um die defizitäre Situation wieder auszugleichen. Eine Erholung des Körpers, die lediglich bis zum Ausgangsniveau geht, hätte hier ausschließlich einen stabilisierenden Effekt auf das Leistungsniveau und würde das gesamte System auf Dauer sehr instabil und anfällig für Störungen machen. Unser Körper ist jedoch bestrebt, die Erholung nach einer Ermüdung deutlich über den Ausgangswert zu bringen, um für kommende und v. a. auch für intensivere Belastungen vorbereitet und mit ausreichenden Energiereserven gerüstet zu sein. Diesem Grundsatz der Trainingswissenschaften unterliegen alle Körpergewebe und alle Leistungsfaktoren im Trainingskontext.

Ermüdung durch ein Training kann an den folgenden Merkmalen erkannt werden:

- Verlust an energiereichen Verbindungen in der Muskulatur
- Ansteigen des Milchsäurespiegels
- Temperaturerhöhung
- Kaliumverlust der Zelle
- Glykogenverarmung
- Reduzierung des Blutzuckerspiegels
- Anstieg von Herzfrequenz und Blutdruck

Der Ermüdungsverlauf im Körper bei bzw. nach körperlicher Arbeit oder nach dem Training geschieht vornehmlich in 3 Schritten.

Im 1. Schritt zeigen sich zunächst Hemmimpulse im Nervensystem, die vom Zentralnervensystem ausgehen und gesteuert werden. Diese sollen vor zu intensiver Belastung und auch vor Verletzung schützen. Sie bringen koordinative Störungen in der Feinabstimmung der Muskelkontrolle (in Form eines gestörten Zusammenspiels einzelner Muskelgruppen und Muskeln) und in der Steuerung von Bewegungen mit sich. Diese Phase betrifft auch die Nervenimpulsleitung.

Der 2. Schritt betrifft v. a. die Übertragung der Nervenimpulse auf die Muskulatur. Hier werden erste Impulse blockiert und kommen damit nicht

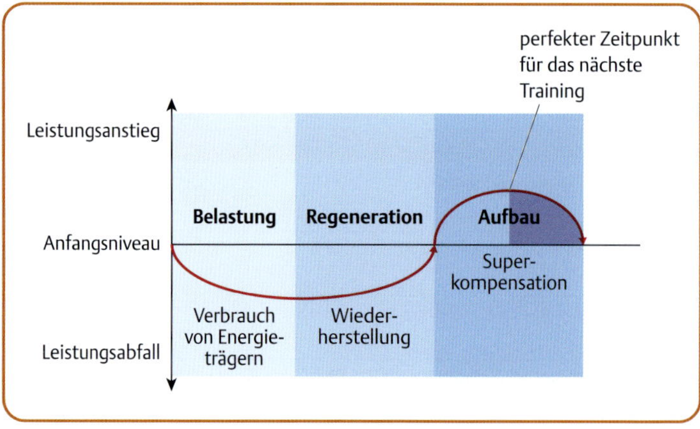

▶ **Abb. 3.3** Superkompensation und bester Zeitpunkt für ein erneutes Training.

mehr beim entsprechenden Muskel an. In der direkten Folge kommt es zu einem deutlichen Kraftverlust und zu einer Verschlechterung der Bewegungsqualität.

Der 3. Schritt der Ermüdung limitiert die Anzahl und Funktion der Transmittersubstanzen (Überträgersubstanzen) direkt in der Muskulatur. Als Folge verweigert der Muskel den Dienst und zeigt sehr deutliche Kraftverluste bei der Aktivität. Spätestens zu diesem Zeitpunkt muss die sportliche Aktivität aufgegeben werden, um ernsthafte Verletzungen zu verhindern.

Die Relation von Belastung zur erforderlichen Regeneration ist für die Superkompensation und den daraus resultierenden Trainingseffekt ein entscheidendes Kriterium, v. a. für die Stabilisierung von bereits erreichten Leistungssteigerungen. Nur wenn die Erholung vollständig und über den Ausgangswert vollzogen ist, kann eine weitere Leistungssteigerung erwartet werden. Ist die Erholung zu kurz, beginnt das neue Training von einem niedrigeren Ausgangsniveau aus und das Ergebnis ist eher negativ. Ist die Erholungsphase hingegen zeitlich zu lang angesiedelt, wird der neue Wert der Superkompensation bereits wieder verlassen (er gleicht sich wieder dem Ausgangswert an) und der optimale Zeitpunkt für ein erneutes effektives Training zur Leistungssteigerung ist verpasst. In der Planung liegt also der Erfolg im Training.

Jeder Organismus stellt sich auf eine bestimmte Belastungssituation (einen Trainingsreiz) bestmöglich ein und passt sich der Beanspruchung durch Kraftsteigerung, vermehrte Speicherung von Energieträgern, bessere Reaktionszeiten des Nervensystems oder eine optimierte Ausdauerfähigkeit an. Das Ziel dieser ständigen Anpassung liegt darin, auch zukünftig weiteren und v. a. auch steigenden Belastungen in Form von Trainingsreizen, z. B. mit höherer Intensität, standhalten zu können.

Im Normalfall strebt der Körper eine Art „Fließgleichgewicht" (Homöostase) an. Das heißt, die abbauenden (katabol) und aufbauenden (anabol) Stoffwechselprozesse im Körper halten sich die Waage und sorgen so für ein Gleichgewicht. Dieses Gleichgewicht bezieht sich v. a. auf Zellstruktur, Hormone, Enzyme, energieliefernde Substanzen wie z. B. Glykogen oder Kreatinphosphat (KP) und die Regeneration. Insbesondere in sportlichen Leistungssituationen wird ganz gezielt versucht, dieses Gleichgewicht durch Trainingsreize zu stören (Homöostasestörung) und den Körper dadurch zu einer Anpassung zu zwingen.

Da jedoch „Homöostasestörung" kein sehr geläufiges Wort ist, das dazu noch recht unverständlich und sperrig daher kommt, bleiben wir bei der althergebrachten Bezeichnung „Training". Training ist also ein Störfaktor für das Gleichgewicht im Körper. Es ist unbequem, weil es eine Anpassung, also eine Veränderung des Körpers nach sich zieht. Bei sehr intensiven Trainingsbelastungen wie bei Wettkämpfen überwiegen eher die katabolen (abbauenden) Prozesse und dominieren unseren Stoffwechsel. Der Körper stellt jedoch unmittelbar nach einem Training und in manchen Bereichen sogar bereits während eines Trainings auf einen anabolen (aufbauenden) Stoffwechsel um. Sobald eine Ermüdung vorliegt, beginnt der Organismus mit einer bestmöglichen Wiederherstellung in allen Bereichen.

Energiebereitstellung des Körpers beim Sport

Für eine bessere Orientierung in der Wiederherstellung (Regeneration) nach einem sportlichen Training ist es wichtig, die Energiebereitstellung unseres Körpers kennenzulernen (▸ **Tab. 3.6**, ▸ **Tab. 3.7**). Der Stoffwechselweg und die verwendeten Energieträger für die sportliche Aktivität sind abhängig von der zeitlichen Dauer und der Intensität der Trainingsreize. Für die ersten 3–5 Muskelkontraktionen oder für den ersten Trainingszeitraum von 10 bis maximal 20 s (Sekunden) verwendet der Organismus direkt das in den Muskeln zur Verfügung stehende Adenosintriphosphat (ATP) und die Kreatinphosphate (KP). Diese beiden Energieträger sind am schnellsten verfügbar, da sie nicht mehr verstoffwechselt (aufgespalten) werden müssen, sondern direkt in Muskelaktivität umgesetzt werden können.

Für kurze und intensive Anstrengungen bis etwa 120 s Dauer findet eine sog. *anaerobe Glykolyse* statt, also eine Aufspaltung von Muskelglykogen ohne das Vorhandensein von Sauerstoff. In diesem Bereich der Energiebereitstellung fallen hohe Konzentrationen an Stoffwechselendprodukten an (Laktat etc.). Aufgrund dieser Stoffwechselbelastung können solche Anstrengungen nicht sehr lan-

▶ **Tab. 3.6** Energiebereitstellung bei sportlicher Aktivität.

Dauer der sportlichen Belastung	Intensität der sportlichen Belastung	Energielieferant/Stoffwechsel	Ermüdung
10–20 s	sehr hoch/intensiv und schnell (z. B. Sprint: Rennen, Schwimmen)	ATP + KP	sehr hoch
bis ca. 120 s	sehr hoch bis hoch (z. B. Turnen, Kurzstrecken beim Laufen oder Schwimmen)	anaerobe Glykolyse	hoch
bis ca. 10 min	hoch (z. B. Kurzstrecken, Reiten)	zunehmend aerobe Glykolyse/teilweise noch anaerob	moderat
bis ca. 25 min	moderat (z. B. Handball, Fußball, Reiten)	aerobe Glykolyse	gering
über 45 min	ausdauernd (z. B. Fußball, Handball, Laufsport)	zunehmende Fettsäureverwertung	ausdauernd/Ermüdung kann lange Zeit kontrolliert werden

ATP: Adenosintriphosphat; KP: Kreatinphosphat

▶ **Tab. 3.7** Detaillierter Ablauf der Regeneration nach intensiven sportlichen Trainingseinheiten/Wettkämpfen.

Zeit nach Trainingsende	Regenerationsvorgänge nach sehr intensiven Belastungen
bis 3 min	vollständige Auffüllung der muskulären KP-Speicher
bis 6 min	Rückkehr der Herzfrequenz und des Blutdrucks zum Ausgangswert
bis 20 min	Ausgleich der Unterzuckerung; vorübergehender Blutzuckeranstieg
bis 30 min	Homöostase im Säure-Basen-Haushalt; Abnahme der Laktatkonzentration unter 3 mmol/l
bis 60 min	Nachlassen der Proteinsynthesehemmung in beanspruchter Muskulatur
bis 90 min	Wandel von kataboler in anabole Stoffwechsellage; verstärkter Eiweißumsatz zur Regeneration und Adaption
bis 120 min	überwiegende Wiederherstellung der ermüdeten Funktionen der Muskulatur (Wiederherstellung für leichte Beanspruchungen der motorischen Belastbarkeit)
bis 10 h	Flüssigkeitsausgleich; Normalisierung des Verhältnisses von flüssigen zu festen Bestandteilen; Wiederauffüllung des Leberglykogens
1. Tag	Auffüllen des Muskelglykogens in beanspruchter Muskulatur
bis 7 Tage	Auffüllen der muskulären Fettspeicher (Triglyzeride)
bis 10 Tage	Regeneration der zerstörten Muskeleiweiße; Aufbau der strukturgestörten Mitochondrien = allmählicher Wiedergewinn der vollen muskulären aeroben Leistungsfähigkeit
bis 14 Tage	psychische Erholung vom gesamtorganischen Belastungsstress
bis zu 21 Tage	Wiederabrufbarkeit der sportspezifischen Komplexleistungen

ge aufrechterhalten werden. Bei sportlichen Belastungen bis zu 15 min Dauer nimmt die *aerobe Glykolyse* zu. Darunter versteht man eine Energiebereitstellung, die durch die Beteiligung von Sauerstoff nicht schnell zu einer „Verstopfung" des Stoffwechselweges mit Endprodukten wie z. B. Laktat führt. Dauert das Training länger als 25 min, ist der Stoffwechsel meist überwiegend in diesem Bereich. Dabei werden auch überwiegend Kohlenhydrate als Energielieferanten herangezogen. Ab

45 min Trainingszeit nimmt der Anteil der Fettsäuren an der Energiebereitstellung sukzessive zu.

Es können 4 große Phasen der Wiederherstellung nach einem Training definiert werden.

1. **Laufende Wiederherstellung während eines Trainings (ATP + KP):** ATP (Adenosintriphosphat) und KP (Kreatinphosphat) sind die schnellen Energieträger unseres Körpers. Wobei das ATP die eigentliche „Energiewährung" darstellt. Alle Energieträger werden im Stoffwechsel zu ATP aufgespalten und umgebaut. Mit ATP „bezahlen" wir für jede Bewegung und für jede Muskelaktivität. Diese kleinen energiereichen Phosphate werden in unserem Körper permanent auch während sportlicher Aktivität gebildet und für die Bewegung bereitgestellt. Kommt es während der sportlichen Tätigkeit zu einem Mangel an diesen Energiebausteinen, tritt eine Ermüdung auf. Es ist also immens wichtig, dass immer genügend ATP gebildet und resynthetisiert werden kann. Die Fähigkeit, in Belastungssituationen schnell und effektiv ATP und KP zu gewinnen, kann durch gezieltes Training optimiert werden. Dazu können die variablen Belastungen eines Faszientrainings in Kombination mit einem Ausdauertraining optimal eingesetzt werden.
2. **Sofortwiederherstellung unmittelbar nach Übungsende:** In den ersten 10 min nach einem Training unternimmt der Organismus Anstrengungen, um die Energiespeicher der Muskulatur weitgehend wieder mit Glykogen zu füllen. Diese Muskelglykogenspeicher stellen die ersten Reserven für die Gewinnung von ATP und KP bei sportlicher Aktivität dar.
3. **Nachwirkende Wiederherstellung von Enzymen und Strukturproteinen:** Innerhalb mehrerer Stunden nach Trainingsende sind die Enzyme und Strukturproteine in Muskulatur und Bindegewebe wieder sortiert und weitgehend erneuert. Unter Enzymen sind in diesem Zusammenhang Stoffe zu verstehen, die die Verdauung anregen. Sie sorgen u. a. dafür, dass Vitamine und Mineralstoffe aufgenommen und für den erneuten Einbau verwertet werden können und sind wichtig für den Eiweißeinbau und die Entgiftung des Körpers.
4. **Fast komplette Wiederherstellung nach intensiver Trainings-, oder Wettkampfbelastung:** Von einer nahezu vollständigen Regeneration nach intensiven Trainingseinheiten oder nach einem Wettkampf kann nach dem Ablauf von 3–5 Tagen gesprochen werden. Dabei gilt, je stärker die Ermüdung oder Erschöpfung durch die Belastung ausfällt, desto länger wird die Zeit sein, die ein Körper zu dieser vollständigen Erholung benötigt.

In der 1. Hälfte (also in den ersten 10 Tagen) der gesamten Erholungszeit ergibt sich eine sehr intensive Regeneration, während der Regenerationsprozess in der 2. Hälfte wesentlich langsamer verläuft. Die Erholungszeit der 1. Hälfte wird auch als „lohnende Pause" bzw. als unvollständige Erholung bezeichnet.

Bei allen Ausdauertrainingsmethoden wird bevorzugt diese Pause eingesetzt. Als vollständige Erholung hingegen bezeichnet man den Verlauf bis über die 2. Hälfte des gesamten Regenerationsvorganges hinaus; sie findet Anwendung beim Techniktraining, Koordinationstraining, Training der Maximalkraft und bei allen maximalen Schnelligkeits- und Reaktionstrainingsformen.

2. Prinzip: Steigende Belastungen in der Trainingsplanung

Jeder Sportler kennt die Situation: Man trainiert und trainiert, aber es geht nichts mehr voran. Man hat das Gefühl, als würde man auf der Stelle treten. Häufig läuft dann etwas in der Trainingssteuerung schief oder zumindest läuft es nicht optimal.

Eine Belastung wird für uns dann trainingswirksam, wenn sie die Intensität von etwa 30 % der maximalen Leistungsfähigkeit übersteigt (Prinzip des trainingswirksamen Reizes). Das heißt, ein zu leichtes oder sanftes Training bringt nicht viele Veränderungen und Anpassungsreaktionen für den Körper. Im Ruhezustand halten sich aufbauende und abbauende Kräfte des Körpers die Waage – sie sind im Gleichgewicht. Ein Training hat immer auch das Ziel, hier „Unruhe zu stiften" und das Gleichgewicht dieses inneren Zustands zu zerstören. Nur durch Störung dieses Gleichgewichts kommt es zu Veränderungen und Anpassungsreaktionen in unserem Körper. Im Grunde genommen ist unser Organismus „ein fauler Hund", der ab und zu mal einen kleinen Anstoß braucht.

Soll das Training eine Veränderung oder eine Verbesserung in einem Leistungsbereich bringen, muss man sich schon ein bisschen plagen. Nicht umsonst heißt es: „Ohne Schweiß kein Preis".

Wer im Sport mit einem Training beginnt, kann recht schnell bereits große Leistungssteigerungen wahrnehmen. Vor allem beim Krafttraining sind gerade in den ersten 4–8 Wochen enorme Steigerungen möglich. Dies liegt hauptsächlich an der schnellen Anpassungsfähigkeit unseres Muskel- und Fasziensystems. Der Kraftzuwachs im muskulären Bereich findet im Anfangsstadium eines Trainings hauptsächlich auf neurogener Ebene und in einem besseren Synergismus statt. Das bedeutet, immer mehr Nerven stimulieren immer mehr Muskelzellen bei der Aktivität und die Muskeln arbeiten auch besser zusammen. Der bindegewebige Faszienanteil wird zunehmend elastischer und kann dadurch die Kräfte effektiver übertragen. Auch Ausdauer, Beweglichkeit, Stabilität oder Koordination reagieren sehr gut und in den ersten Trainingseinheiten auch sehr schnell auf die angebotenen Trainingsreize.

Spätere Leistungssteigerungen fallen da wesentlich schwerer, v.a. wenn der Leistungsstand bereits deutlich gesteigert ist. Je höher der individuelle Leistungsstand in den einzelnen motorischen Belastungsbereichen ist, desto schwieriger sind weitere Anpassungsreaktionen nach oben auszulösen. Dies kann dann nur noch mit intensiveren Trainingsreizen geschehen. Bei Untrainierten sind maximal 70 % der absoluten Leistungsreserve für sportliche Belastung verfügbar. Der Rest, die sog. autonome Reserve, ist ausschließlich für Notsituationen verfügbar. In diesem Bereich genügen Trainingsreize von 30–40 % für eine Anpassung. Im Spitzensport sind Leistungssteigerungen manchmal nur noch mit Belastungen im Bereich von 90–95 % der maximalen Kapazität erreichbar. Im Leistungsbereich ist es manchmal tatsächlich leichter, eine Leistungssteigerung auszulösen, als das Niveau über lange Zeit konstant zu halten. Mit zunehmendem Training und mit zunehmender Leistungsfähigkeit verschiebt sich die Reizschwelle (der trainingswirksame Reiz) nach oben. Kurz zusammengefasst bedeutet diese Erkenntnis Folgendes: Ein trainierter Organismus benötigt mit der Zeit immer mehr und intensivere Trainingsreize für weitere Verbesserungen.

Fazit

Steigende Belastungen in der Trainingsplanung

Wird die Belastung nicht ausreichend angepasst oder variabel gestaltet, gewöhnt sich der Organismus an die bisherigen Trainingsbelastungen und stellt die weitere Anpassung nach oben strikt ein. Somit können keine Leistungssteigerungen mehr durch das gewohnte Training erzielt werden. Spätestens an so einem Punkt braucht der Körper neue Reize, um weiterhin besser zu werden. Man muss die Komfortzone wieder verlassen und Neuland entdecken. Die Faszienworkouts bieten eine effektive Möglichkeit, genau das zu tun.

Leistungsstagnation und was sich dagegen tun lässt

Hingegen ist eine Stagnation der Anpassungsreaktionen zu erwarten, besonders bei zu gleichförmigem Training ohne Überraschungsmomente für den Körper. Oder auch dann, wenn unregelmäßig oder mit großen Unterbrechungen (lange Pausengestaltung) trainiert wird. Falsch dosiertes, meist mit zu geringer Intensität durchgeführtes Training führt ebenfalls nicht zum Erfolg oder zu einer Anpassung der Leistungsfähigkeit nach oben. Um diese ungewünschte Stagnation der Leistungsfähigkeit zu umgehen oder zu verhindern, sind immer wieder Anpassungen des Trainings und v. a. Veränderungen des Umfangs, der Häufigkeit und der Intensität von Trainingsreizen zu leisten.

Die Möglichkeiten, die Belastungsreize in einem Training an den aktuellen Leistungsstand anzupassen, sind vielseitig. Grundlegend sollte zuerst der Trainingsumfang gesteigert werden. Eine Umfangsteigerung im Training legt sichere Grundlagen (in den Bereichen Ausdauer, Kraft, Beweglichkeit, optimale Belastbarkeit aller Strukturen) und schützt damit auch vor Verletzungen. Bei der Muskulatur handelt es sich beispielsweise um ein sehr gut durchblutetes Gewebe, das sehr gut auf Trainingsreize anspricht. In relativ kurzer Zeit sind dabei auch höhere Gewichte und damit auch höhere Intensitäten im Training möglich.

Bindegewebe und Bänder (auch Gelenkkapseln) sind dagegen vergleichsweise schlecht durchblutet und benötigen für eine vergleichbare Anpassung (wie bei der Muskulatur erreicht) etwa 5-mal mehr Zeit wie die trainierten Muskeln. Eine zu schnelle Intensitätssteigerung beim Muskeltraining könnte also eine potenzielle Gefahr der Überbelastung für die Sehnen und Gelenkkapseln darstellen. Deshalb ist auch bei der Belastungssteigerung eine strikte Reihenfolge durchaus sinnvoll. Eine langsame und allmähliche Steigerung hat in einem Trainingsgefüge einen eher schonenden Charakter und schützt den gesamten Organismus vor Überlastung und damit vor Verletzung. Im Leistungsbereich können, bei entsprechend hohem Leistungsniveau, manchmal Steigerungen nur noch durch sog. sprunghafte Belastungserhöhungen erzielt werden. Sprunghafte Belastungssteigerungen in einem Training sind jedoch auch nicht unproblematisch, da die belasteten Strukturen keine Gewöhnungsphase an diese erhöhte Belastung hatten und sofort immensen Kräften ausgesetzt werden. Damit steigt das Verletzungsrisiko.

1. **Steigerung des Belastungs- und Trainingsumfangs:** Eine Steigerung im Bereich des Trainingsumfangs hat immer auch sehr gute Anpassungseffekte im Grundlagenbereich. Das bedeutet, mit dieser Steigerung können optimale Veränderungen in den Bereichen der Kraft, Kraftausdauer, Ausdauerleistung und Beweglichkeit erzielt und gefestigt werden. Um den Umfang des Trainings zu steigern, wird die zeitliche Dauer einer Trainingseinheit, die Anzahl der Wiederholungen oder auch die Anzahl der Durchgänge (Sätze) bei den einzelnen Übungen erhöht.
2. **Steigerung der Trainingshäufigkeit:** Mit der Steigerung der Trainingshäufigkeit nimmt man ebenfalls noch einen großen Einfluss auf die Festigung der Grundlagenleistungen in den Bereichen von Kraft, Ausdauer und auch Beweglichkeit. Dabei geht es vornehmlich um die Steigerung der Anzahl der Trainingseinheiten pro Monat, Woche oder Tag.
3. **Steigerung der Intensität:** Die Intensität kann grundsätzlich über 2 Wege gesteigert werden, einmal über die Erhöhung der Intensität des Trainingsreizes und zum anderen über eine reduzierte Pausendauer zwischen den Trainingsreizen. Intensitätssteigerungen finden im Krafttraining durch höhere Gewichte statt, im Laufsport durch schnellere Läufe. Im Faszienbereich werden die Bewegungen mit mehr Kraft und mit einer größeren Amplitude (Bewegungsausschlag) durchgeführt. Eine reduzierte Pausendauer erhöht ebenfalls den Effekt eines Trainingsreizes. Es kommt zu einer tieferen Ausschöpfung, zu einer Aufstockung der Ermüdung durch die Anwendung einer „lohnenden" Pause.
4. **Steigerung der koordinativen Anforderung:** Um in den sportlichen Bewegungsabläufen die koordinative Leistungsfähigkeit (Gleichgewicht, Bewegungskontrolle etc.) zu verbessern, ist ein optimales Zusammenspiel aller sportlichen Leistungsfaktoren (Kraft, Ausdauer, Beweglichkeit, Schnelligkeit) wichtig. Dazu gehört ein sehr reagibles und variables Nervensystem, das den Bewegungsapparat effektiv steuert. Umgekehrt können die Anforderungen an die Leistungsfaktoren durch koordinativ anspruchsvolle Übungen ebenfalls gesteigert werden.
5. **Steigerung durch mehr Wettkämpfe** (nur sinnvoll in der Betreuung von Sportlern ohne Verletzung): Wettkämpfe sind die spezifischste Form einer Belastungssteigerung. In Wettkampfsituationen treten tiefere Ausschöpfungen im Stoffwechsel, also auch in den koordinativen Systemen auf, die dann die Chance auf eine erhöhte Regeneration bieten.

3. Prinzip: Optimale Belastungsreihenfolge im Training

Definition

Die optimale Belastungsreihenfolge

Stoffwechsel und Energiehaushalt beim Training sollten Beachtung finden.

Bei der Wahl einer optimalen Belastungsreihenfolge spielt die Betrachtung der vorhandenen Energieträger im Organismus eine Rolle. Werden in einer Trainingseinheit mehrere Leistungsfaktoren, wie z. B. Kraft, Ausdauer, Beweglichkeit, Koordination etc. trainiert, ist die Reihenfolge dieser Trainingsinhalte von großer Bedeutung für deren Effektivität. Am Anfang dieser Trainingseinheit sollten optimalerweise Übungen stehen, deren Effektivität einen erholten Organismus mit vollen Leistungs- und Energiereserven benötigen. Dazu gehören v. a. Inhalte aus dem Koordinationstraining, Schnellkraftinhalte oder einfach das Krafttraining. Um eine gute Kraftleistung zu erreichen, ist ein ausgeruhter Organismus mit vollen Energiedepots in Muskeln und in den inneren Organen hilfreich. Auch koordinative Leistungen sind besser abruf- und umsetzbar, wenn der Körper auf vollständig aufgeladene Energiespeicher und auf einen noch nicht vorermüdeten Organismus (auch auf ein voll reaktionsfähiges Nervensystem) zurückgreifen kann. Meist brauchen diese Trainingsinhalte auch eine längere, weil vollständige Erholungsphase. Somit ist es sinnvoll, diese Inhalte zuerst zu trainieren. Grundsätzlich kann man hier die 1. Regel der Belastungsreihenfolge aufstellen: Koordination vor Kraft.

Merke

1. Regel der Belastungsreihenfolge
Koordination vor Kraft.

Dann folgen Übungen, deren Effektivität auf einer unvollständigen Pause beruht, wie z. B. Übungen zur Steigerung der Kraftausdauer. Den Schluss sollten Übungen und Trainingsinhalte bilden, die auch mit einem etwas geleerten und erschöpften Energiedepot noch ohne größere Risiken trainierbar sind: also Trainingsinhalte zur Ausdauersteigerung. Ein extensives (zeitlich ausgedehntes) Ausdauertraining und auch ein Grundlagenausdauertraining kann noch gut mit 50–60 % der maximalen Leistungskapazität durchgeführt werden. Daraus folgt die 2. Regel der Belastungsreihenfolge: Kraft vor Ausdauer – und Ausdauer immer am Ende.

Merke

2. Regel der Belastungsreihenfolge
Kraft vor Ausdauer – und Ausdauer immer am Ende.

4. Prinzip: Variable Belastung im Trainingsgefüge

Definition

Variable Belastung
„Tue das Unerwartete“ gilt auch als Therapiegrundsatz.

Mal davon abgesehen, dass ein immer gleiches Training und monotone Abläufe auf Dauer eher langweilig werden, ist ab einem bestimmten Leistungsniveau eine Variabilität der Belastungsreize ausschlaggebend für weitere Anpassungsvorgänge und damit für weitere Trainingsverbesserungen. Bleibt ein Training über längere Zeit (im Anfangsstadium kann man von ca. 2–3 Monaten ausgehen; bei bereits gestiegenem Leistungsniveau beträgt die Zeit etwa 4–6 Wochen) unverändert, setzt ein Gewöhnungseffekt ein. Unser Körper kennt dann bereits die Trainingsreize, hat die erforderlichen Anpassungen auch schon ausgelöst und sieht von nun an keine Notwendigkeit mehr, auf diese „alten“ und bekannten Trainingsreize zu reagieren.

Ein effektives Training muss das bestehende Gleichgewicht im Körper stören, um eine Anpassung auszulösen – und das ist nur mit variablem Training zu gewährleisten. Hat sich ein Körper einmal an einen Trainingsablauf gewöhnt, wird dieses Training auch nicht mehr als anstrengend empfunden. Der Körper beginnt sich im Training zu langweilen. Ein sehr guter Indikator für die Gewöhnung an ein Training und die damit verbundenen Trainingsreize ist das subjektive Empfinden der Trainingsintensität. Wird das Training als zu leicht oder einfach empfunden, kann man sich sicher sein, dass die Anpassung gering ausfallen wird. Das bedeutet: Das Training ist dann nicht besonders effektiv. Training muss als dynamischer Prozess verstanden werden. Das bedeutet auch, sich immer wieder neuen Situationen und Anforderungen auszusetzen und den Körper damit zu weiterer Anpassung zu zwingen. Diese Veränderungen können beispielsweise in neuen Übungen, veränderter Bewegungsgeschwindigkeit, einem veränderten Pausengefüge oder in der Anwendung neuer Trainingsmethoden liegen. Es empfiehlt sich, die Reihenfolge der Übungen zu wechseln oder die Inhalte zweier Trainingstage in einer Woche zu tauschen. In jedem Fall sollte zu langes Gewohnheitstraining vermieden werden. In der Variabilität liegt der Trainingserfolg.

5. Prinzip: Langfristiger Trainingsaufbau

Definition

Langfristiger Trainingsaufbau

Ein langfristiger Trainingsaufbau sorgt für eine bessere Haltbarkeit der Trainingsergebnisse.

Kontinuität, Nachhaltigkeit und Durchhaltevermögen sind wichtige Bausteine in der Entwicklung der sportlichen Leistungsfähigkeit. Ein schnell erworbenes Leistungsniveau ist störanfällig (gerade auch für Verletzungen) und v. a. nicht so lange haltbar wie ein sportliches Niveau, das über einen längeren Trainingszeitraum aufgebaut wurde. Qualität benötigt eben auch im Sport ihre Zeit. Es ist festzustellen, dass zwischen der Struktur eines Trainingsaufbaus und der Rückentwicklung der Leistungsfähigkeit nach dem Absetzen des Trainings, z. B. wegen Verletzung, Urlaub oder auch Beendigung der aktiven Laufbahn, ein auffälliger Zusammenhang besteht.

So können z. B. Höchstleistungen nur erreicht werden, wenn in Kindes- und Jugendalter kontinuierlich an den Grundlagen gearbeitet wird. Spitzenleistungen sind etwa nach 10–12 Jahren der allgemeinen und speziellen Vorbereitung möglich und auch nach diesem Zeitraum erst wirklich sinnvoll, um permanenten Verletzungen vorzubeugen. Es braucht Zeit, um den gesamten Organismus auf solche Belastungen vorzubereiten.

3.2.3 Faszientraining ist primär sportartunabhängig

Sportler aller Disziplinen benutzen Muskeln, Gelenke, Nerven und auch Faszien zur Bewegung und für eine bestmögliche Leistungsfähigkeit in ihrer individuellen Sportart. Das Fasziensystem unterstützt – bei optimaler Funktionsfähigkeit – alle Sportler gleichermaßen bei der Ausübung ihrer Paradedisziplin und ermöglicht in der Sportart bessere Leistungen. Somit ist ein funktionelles Faszientraining nicht als eigenständige Sportart oder Disziplin im Training zu betrachten, sondern als Chance, in der eigenen sportlichen Disziplin, mit einem geschmeidigeren und elastischeren Fasziensystem erfolgreicher und leistungsfähiger zu werden. Diese Trainingsziele lassen sich für alle Sportarten gleichermaßen umsetzen. Aber auch für Patienten mit verschiedensten neuromuskuloskelettalen Störungen bietet die Arbeit am Fasziensystem erfolgreiche Möglichkeiten in der Behandlungsergänzung. Unabhängig vom täglichen Belastungsgefüge des Patienten können wichtige Ziele in der Regeneration verfolgt werden, wie z. B. Stoffwechselsteigerung, schnellere Reizübermittlung am Muskel-Nerv-Kontakt, vergrößerte elastische Zone, Gelenkmobilisation, Schmerzreduktion etc.

Das Faszientraining kann in 3 trainingstherapeutischen Bereichen ein effektives Therapietool darstellen. Zum einen wird in der Behandlung von akuten Beschwerden am Bewegungsapparat (neuromuskuloskelettale Störungen) die Adaptionsfähigkeit der faszialen Strukturen angebahnt und sukzessive ausgeweitet. In den ersten Phasen der Wundheilung sind Trainingsreize am faszialen System hilfreich für eine bessere Gewebequalität bei der Proliferation und in der Remodellierung. Sind die Beschwerden des Patienten am Abklingen (Symptomreproduktion reduziert, keine Rezidivneigung), kann an eine therapeutische Aufbauphase gedacht werden, in der an den sportmotorischen Grundbeanspruchungen (Kraft, Ausdauer, Schnelligkeit, Koordination) gearbeitet wird. Der 3. Teil des faszialen Systemtrainings kommt nach Erreichen eines höheren Leistungsniveaus zum Tragen, wenn es darum geht, dieses Leistungsniveau langfristig zu halten und zu stabilisieren. Die 3 Phasen eines Faszientrainings lassen sich folgendermaßen bezeichnen:

- **fasziale Anbahnung:** Anpassung des Fasziensystems bei Patienten
- **faszialer Aufbau:** Progression für sportlich aktive Patienten
- **fasziale Stabilisation:** Etablieren einer höheren faszialen Funktions- und Leistungsfähigkeit

1. Fasziale Anbahnung: Anpassung des Fasziensystems

Der Einstieg in ein Faszientraining erfordert, insbesondere nach längerer körperlicher Inaktivität oder nach Erkrankungen des Bewegungsapparats, eine sorgfältige Vorbereitung. Vor allem sollte der passive Stütz- und Bewegungsapparat auf die dynamisch elastischen Bewegungsanforderungen langsam progredient vorbereitet werden. Unter einer sorgfältigen Vorbereitung sind v. a. ein individuell angepasstes Intensitätsniveau und eine individuelle Übungsauswahl zu verstehen. Die Faszien müssen sich erst wieder an die spezielle Benutzung und Belastung gewöhnen. Nur so lassen sich Überlastungen und daraus resultierende erneute Verletzungen verhindern.

Eine ebenso sorgfältige Übungsauswahl, von leicht bis schwer, ist für eine gute Anpassung des Fasziensystems unter Berücksichtigung einer bestmöglichen körperlichen Leistungsentwicklung wichtig. In dieser Phase sollte nur ein gut dosiertes, ergänzendes Faszientraining stattfinden, um Überlastungen zu vermeiden. Mit den ersten Übungen sollte der Bewegungsapparat eher durch höhere Wiederholungszahlen und eine geringere Intensität schonend auf die weiteren Progressionen im Faszientraining vorbereitet werden. Die Gewöhnung an den Umgang mit den Trainingsgeräten, das Erlernen der korrekten Übungsausführung (also eine 1. Phase des motorischen Lernens) sowie die ersten Anpassungsreaktionen des Organismus auf physiologischer Ebene (Belastungs-Deformationskurve: Vergrößerung der elastischen Zone) haben dabei oberste Priorität.

Dabei kommt es primär zu einer besseren Aktivierung des faszialen Netzwerks auf sensomotorischer Ebene. Hier spielen die Aktivierung des Faszien-, Muskel- und Gelenkstoffwechsels sowie ein besseres Zusammenspiel zwischen der Muskulatur, dem Faszienverbund und dem Nervensystem – bei zeitgleich einsetzender besserer Rekrutierung von Muskeln und faszialen Strukturen – eine wichtige Rolle. Im weiteren Verlauf der Anpassungsreaktionen kommt es zunehmend auch zu einer höheren Deformationstoleranz des Fasziengewebes. Hier werden v. a. die elastischen Fähigkeiten des Gewebes trainiert und verbessert, die elastische Zone vergrößert sich. Dazu gehören u. a.

- eine bessere und schnellere Wasserspeicherung der Fasziengewebe,
- ein besseres Gleitverhalten der Faszienstrukturen untereinander und gegen das umliegende Kontaktgewebe sowie
- eine bessere Reformationsfähigkeit nach Belastung (▶ **Abb. 4.1**).

2. Faszialer Aufbau: Progression für sportlich aktive Patienten

In der Aufbauphase werden der Umfang des Faszientrainings und die Intensität der einzelnen Übungen gesteigert. Durch dieses kontinuierliche Vorgehen kann sich der Organismus langsam an die steigenden Anforderungen anpassen, ohne einzelne Bausteine des faszialen Netzwerks zu überfordern. Hier finden auch gezielte Anpassungsreaktionen im Bereich der Leistungssteigerung einzelner Bereiche (Kraft, Elastizität, Beweglichkeit, Ausdauer, Koordination etc.) statt, die die Erfolge in der individuellen Sportart unterstützen. Während der Aufbauphase sollte sich der Patient bereits an die Gesetze der Trainingslehre halten (Kap. 3.2.1, Kap. 3.2.2). Ein effektives Training ist besonders durch die Planung der einzelnen Trainingsinhalte und der Trainingsziele sowie durch die Anlage auf Kontinuität gekennzeichnet. Dadurch lassen sich die Effekte signifikant verbessern.

3. Fasziale Stabilisation: Etablieren einer höheren faszialen Funktions- und Leistungsfähigkeit

Mit dem Erreichen eines höheren Kraft- oder allgemein eines höheren sportartspezifischen Leistungsniveaus geht es nun darum, dieses Potenzial längerfristig für den Sport oder für Alltagsbelastungen zu konservieren. Um einem Gewöhnungsfaktor vorzubeugen, ist es jetzt wichtig, das Faszientraining etwas variabler zu gestalten, mit den Trainingsparametern zu experimentieren und die individuell bestmöglich funktionierende Kombination im Training zu finden. Innerhalb des therapeutischen Trainings sollten neue Übungen und komplexere Bewegungsabläufe mit eingebaut und ausprobiert werden. Hierzu bietet sich v. a. ein variables Faszientraining an, das über die sportartspezifischen Übungen hinausgeht. Neben den Steigerungen aus den sportartspezifischen Trainingsinhalten lassen sich weitere Erfolge durch ein abwechslungsreiches Gymnastik- oder Beweglichkeitstraining erreichen.

Der Einstieg in ein Faszientraining orientiert sich an den individuellen Voraussetzungen und Vorlieben, die weitere Gestaltung des Trainingsprogramms maßgeblich an den individuellen Trainingszielen und den Anforderungen der primären Sportart.

3.3 Funktionen des Fasziensystems und Trainingsziele

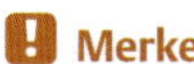 **Merke**

Trainingsziele und Trainingsarten orientieren sich an den Funktionen des Faszientrainings.

Die Ziele eines sportlichen Trainings orientieren sich zunächst an den Zielsetzungen und Erfordernissen der ausgeübten Sportart. Erfordert eine Sportart eine schnelle Arbeitsweise der Muskulatur, werden Trainingsreize und Inhalte benötigt, die die entsprechenden Anpassungsreaktionen im Muskel-Nerv-System auslösen können. Im Training wird sich der Sportler fragen: „Wie kann ich meine Muskeln so trainieren, dass sie schneller arbeiten?“ oder die Frage muss lauten: „Kann ein Muskel überhaupt diese Anforderungen erfüllen?“. So verhält es sich auch im Faszientraining. Die Ziele der Sportart müssen mit den Möglichkeiten eines Faszientrainings in Einklang gebracht werden. Demzufolge ist zunächst zu analysieren, welche Effekte ein Faszientraining tatsächlich bringen kann und welche Funktionen die Faszien im sportlichen Kontext ausüben.

3.3.1 Funktionen des Fasziensystems

Formgebung

In mehreren Schichten liegt das Fasziensystem um die inneren Organe, umhüllt auch die Muskeln, Nerven und Knochen. So entsteht eine bindegewebige Schutzhülle um die jeweiligen Strukturen, die auch dazu dient, den menschlichen Körper zu formen. Die Formgebung und der Schutz des Körpers sind damit eine wichtige Funktion des Faszienverbundes.

Stoßdämpfung

Zudem können die Faszienschichten mit ihrer laminären Anordnung auch die von außen auf den Körper einwirkenden Kräfte effektiv absorbieren oder zumindest teilweise reduzieren. Das bedeutet in gewissem Maße eine Stoßdämpfung des Körpers und seiner Strukturen bei Bewegung und bei sportlicher Aktivität. Das Fasziensystem sitzt quasi wie ein „Neoprenanzug“ um die einzelnen Gewebe (Muskeln, Knochen, Gelenke, Gelenkkapseln, Nerven, Organe...), absorbiert zu hohe und damit schädlich einwirkende Kräfte und senkt so auftretende Belastungen für den Körper auf verträgliche Größen ab.

Elastizität

Die enorme Elastizität der Gewebeschichten verbindet alle festen Bauteile des Körpers (Knochen und Gelenke) miteinander und hält diese bei Bewegungen an der dafür vorgesehenen Stelle. So kann der Bewegungsapparat reibungsarm und damit auch verletzungsarm funktionieren.

„Seilzugsystem“

Faszien werden auch immer wieder mit einem Seilzugsystem verglichen. In dieser Funktion kann man sich die Faszien wie ein Umlenksystem vorstellen, das die bewegungsabhängigen Kräfte innerhalb des Bewegungsapparats weiterleitet, auf mehrere Etagen und Gewebestrukturen verteilt und somit auch für die einzelne Flächeneinheit oder Struktur reduzieren kann. Damit erleichtert uns das Fasziensystem die Arbeit bei allen Bewegungen und Aktivitäten unseres Körpers.

Kontraktilität

Das Fasziensystem hat zudem die Fähigkeit zur eigenen Selbstverkürzung. Das heißt, es kann sich zusammenziehen wie Muskeln und damit Kräfte generieren, verstärken und besser verteilen. Diese Fähigkeit der Kontraktilität (Selbstverkürzung) hilft und unterstützt uns bei allen Bewegungen und Aktivitäten des Körpers.

Sensorische Rückmeldung

Das Fasziensystem weist eine Vielzahl an Rezeptoren (freien Nervenenden) auf, die uns Rückmeldungen über die Stellung des Körpers oder eines bestimmten Teils des Körpers im Raum, die durchgeführte Bewegung, vorherrschende Temperatur oder entstehende mechanische Reibung während der Bewegung geben können. Auch einfache aber immens wichtige Informationen wie z. B. über vorhandene Schmerzen werden über diese Sinneszellen wahrgenommen. Nur durch diese vielfältigen sensorischen Rückmeldungen ist es uns möglich, fein abgestimmte Bewegungen durchzuführen und Aktivitäten hintereinander optimal zu koppeln und so zu komplexen Bewegungsabläufen – beispielsweise im Sport – zusammenzufügen.

3.3.2 Trainingsziele

Aus den genannten Funktionen des Fasziensystems lassen sich die direkten Trainingsziele ableiten:

1. Erhalt und Verbesserung der elastischen Fähigkeiten (Vergrößerung der elastischen Zone) zum Schutz aller Körperstrukturen (somit auch Prävention von Verletzungen).
2. Erhalt der bestmöglichen Form des Körpers. Jeder kennt die Redewendung „Außer Form geraten". Das kann sowohl im Sinne der sportlichen Leistungsfähigkeit als auch im direkten und sprichwörtlichen Sinne in Bezug auf die Körperform gesehen werden. An beidem ist das Fasziensystem maßgeblich beteiligt.
3. Verbesserung des elastischen Bewegungsverhaltens zur besseren Stoßdämpfung der einwirkenden Kräfte und zur besseren Umlenkung und damit Verteilung der Kräfte bei Bewegung.
4. Direkte Kräftigung, um auch das kontraktile Element des Fasziensystems zur Kraftsteigerung anzuregen und zu optimieren.

Um diese Trainingsziele zu erreichen, sind in Bezug auf das Fasziensystem spezielle Trainingsreize oder Trainingsmethoden besonders zu berücksichtigen. Faszien benötigen genauso wie alle anderen Körpergewebe für eine spezielle Anpassungsreaktion auch spezielle Trainingsreize. Auch das Fasziensystem unterliegt den Gesetzen der wissenschaftlichen Trainingslehre und somit den Trainingsprinzipien und den Belastungsnormativen, die in den Trainingsmethoden zum Faszientraining Anwendung finden. Für ein besonders effektives Faszientraining zur Verbesserung und Optimierung der Faszienfunktionen, der mechanischen Fähigkeiten und der physiologischen Eigenschaften (im Sinne einer besseren Versorgung) des faszialen Gewebes werden gewisse Trainingsmethoden besonders bevorzugt.

4 Methoden im Faszientraining

Im Faszientraining wurden spezifische Methoden und Trainingstechniken entwickelt (▸ Tab. 4.1), die in besonderem Maße dazu geeignet sind, den Körper solchen Reizen auszusetzen, auf die das fasziale System effektiv reagiert und auf die hin sich in der Folge auch die gewünschten Anpassungsreaktionen einstellen. Dabei richten sich diese Trainings- und Therapieziele stets an den spezifischen Funktionen des Fasziensystems (Kap. 3.3.1) aus. Diese Ziele gilt es, im Zusammenhang mit einer effektiven multimodalen physiotherapeutischen Behandlung nachhaltig zu verfolgen und mit geeigneten Faszienübungen umzusetzen.

4.1 Fascial Release

Definition

Fascial Release

Hinter dem Begriff „Release" verbirgt sich ein „Nachlassen" oder auch eine „Entlastung" des verspannten, steifen oder schmerzhaften Körpergewebes.

Unter einem Release versteht man im sportlichen und im therapeutischen Sinne auch ein Nachlassen von Spannung, ein Lösen von Adhäsion, eine Reduktion von Steifigkeit und eine Vergrößerung der elastischen Kraftfunktionen (▸ Abb. 4.1). Die Effekte eines Release können auf neurophysiologischer Ebene zur direkten Beeinflussung von bestehenden Schmerzproblemen eingesetzt werden.

Ein Release im Faszienbereich (Fascial Release, Self Myofascial Release [SMR]) kann u. a. sehr effektiv durch sog. Rollouts oder auch durch die Anwendung spezieller Triggertechniken erreicht werden. Bei einem Rollout der faszialen und muskulären Strukturen des Bewegungsapparats werden die Körperabschnitte mit einer Rolle richtiggehend ausgerollt. So können verspannte Regionen gelockert, das Fasziengewebe wieder besser mit Flüssigkeit versorgt und die Elastizität der gerollten Gewebe deutlich verbessert werden.

Mit den sog. Rollouts können die Muskeln, Faszien und das Bindegewebe nicht nur massiert werden, sondern erhalten zudem auch sehr fein dosierbare Belastungs- und mechanische Deformationsreize, auf die das Gewebe mit einer neuen optimierten Strukturierung der beteiligten Gewe-

▸ **Tab. 4.1** Fasziale Trainingsmethoden im Überblick.

Methode	Definition
Fascial Release – Rollout	Unter Einsatz einer Faszienrolle (BLACKROLL) werden einzelne Körperbereiche (z. B. Hüfte, Schulter, LWS) oder auch einzelne anatomische Strukturen (z. B. M. quadriceps, Patellarsehne, Ligamentum collaterale mediale) abgerollt. Dabei kann das Rollout unter Verringerung des Körpergewichts oder mit vollem Einsatz des Körpergewichts durchgeführt werden (Progression).
Fascial Release – Triggertechnik	Aktivierte Triggerpunkte können mit Hilfsmitteln wie einem Faszienball, Tennisball oder ähnlichen Tools bearbeitet und aufgelöst werden. Dabei finden eine Tonusregulation und eine Optimierung auf elektrochemischer Ebene statt.
Fascial Elasticity	Mit elastisch federnden Bewegungen werden Körperabschnitte mobilisiert und die physikalischen Effekte einer gezielten Gegenbewegung für die Steigerung der Elastizität genutzt.
Fascial Refinement	Propriozeptive Übungsfokussierung verbessert die Körperwahrnehmung auf allen Ebenen: Propriozeption, Interozeption und Nozizeption. Kleine kontrollierte Bewegungen helfen die Wahrnehmung zu steigern.
Fascial Stretch	Hier werden v. a. langkettige Dehnungspositionen und variable Dehnbewegungen eingesetzt, um das fasziale System in möglichst großamplitudigen Bewegungen zu aktivieren.

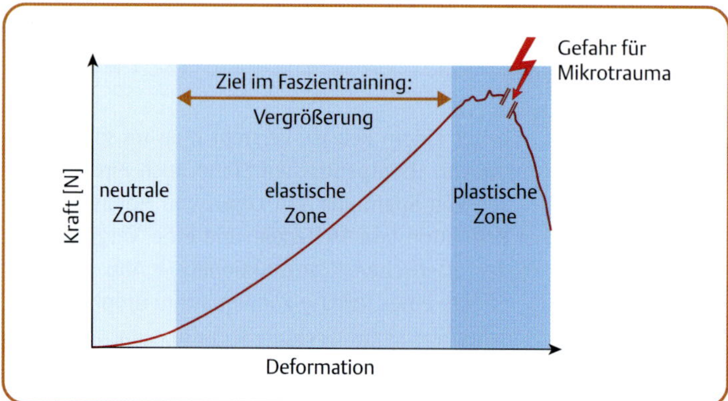

▶ **Abb. 4.1** Ziel beim Faszientraining: Vergrößerung der elastischen Zone in der Belastungs-Deformationskurve.

befasern (u. a. durch das Lösen von pathologischen Crosslinks) reagiert. Auch kann durch diese mechanische Form der Bearbeitung der Stoffwechsel des Fasziensystems verbessert werden, indem der Flüssigkeitsaustausch der Faszien gefördert wird. Jeder Körperbereich kann so mit der BLACKROLL gerollt werden, bis das Gewebe frei von Verklebungen ist und, die Fasern besser sortiert und entspannt sind. Dabei wird das mit dem Rollout belastete und gerollte Gewebe deformiert, mit Endprodukten angereicherte Flüssigkeit wird ausgepresst und das Gewebe kann sich – einem Schwamm gleich – erneut wieder mit frischer Flüssigkeit füllen. Durch ein Rollout findet also eine Rehydration des Fasziengewebes statt. Ein regelmäßiges und intensives „Nachfüllen" des faszialen Gewebes optimiert die Flüssigkeitsbalance der Faszien, führt zu einer besseren Versorgung mit Bau- und Nährstoffen und sorgt somit auch für mehr Elastizität bei Bewegungen jeder Art.

Zudem werden bei einem Rollout die einzelnen Schichten des Fasziensystems mechanisch gegeneinander bewegt. Dieser mechanische Effekt führt zu einem leichteren Gleiten der Schichten untereinander und so auch zu einem optimierten Gleitverhalten der Faszienschichten gegen das umliegende Kontaktgewebe (z. B. Muskeln, Knochen). Zwischen den Faszienschichten liegt je ein feiner Flüssigkeitsfilm, der mit der synovialen Flüssigkeit in Gelenkräumen vergleichbar ist. Auch diese flüssige Filmschicht wird durch ein Rollout beeinflusst und in ihrer Mobilität verbessert. Darüber hinaus kommt es zu einer erhöhten Gesamtbeweglichkeit, die sich sportartspezifisch sehr gut nutzen lässt. Mit mehr Beweglichkeit und Elastizität sind höhere Leistungen möglich und gleichzeitig lässt sich das Verletzungsrisiko senken.

Die notwendigen Bewegungen für das eigentliche Rollout einzelner Körperbereiche fordern 2 wesentliche Fähigkeiten von unserem Körper: Stabilität und Mobilität. Mobilisiert werden die bewegenden Gelenke, Muskeln, Faszien und Nerven, bei gleichzeitiger Stabilisation des restlichen Körpers für die Rollbewegung. Ein Rollout der Oberschenkelrückseite mit angehobenem Gesäß erfordert eine intensive Stabilität im Rumpf und Schulterbereich und den intensiven Einsatz der Arme zum Abstützen. Rollouts sind also Massageübungen, Mobilisationsübungen und Stabilisation zugleich. Dabei kann der Trainingsschwerpunkt mit dem vorrangig gewünschten Effekt (Mobilisation oder vermehrte Stabilisation) auch variabel gesetzt werden. Durch entsprechende Entlastung kann der Mobilisationseffekt verstärkt werden, durch vermehrte Druckbelastung auf der Rolle kann der Massageeffekt optimiert und forciert werden und durch variable Ausgangsstellungen können die Anforderungen an die Stabilisation und an die Koordination während des Rollouts in den Vordergrund des Trainings gerückt werden.

Rollouts sind damit bestens geeignet, einen einfachen und variablen Einstieg in ein funktionelles Training des Fasziensystems zu gewährleisten und so die Therapie und das bisherige Training zu ergänzen. Zudem sind Rollouts auch in verschiedenen Ausgangsstellungen, wie z. B. sitzend, stehend oder liegend, einfach durchführbar. Diese Variabilität ermöglicht auch dann ein Faszientraining, wenn die Beweglichkeit durch Beschwerden eingeschränkt und steif geworden sein sollte. Wenn

z. B. das Liegen vermehrt Probleme oder gar Beschwerden (Schmerzen oder auch Steifigkeiten) auslöst, können die meisten Roll-Übungen einfach stehend an einer Wand durchgeführt werden.

Rollouts sind wunderbar dazu geeignet, die koordinativen Ansprüche im Faszientraining zu intensivieren. Je nach Ausgangsposition und Übungsdurchführung sind die Steigerungsmöglichkeiten für alle Leistungsniveaus variabel einsetzbar.

Durch das einfache Rollout über die BLACKROLL treten direkt sofort spürbare Effekte am Bewegungsapparat auf. Durch den Druck in das Gewebe erhalten wir primär eine gesteigerte Durchblutung und einen Stoffwechselschub nach oben mit den zugehörigen Positiveffekten:

1. verstärkter Einbau von Nähr- und Baustoffen
2. verstärkter Abtransport von Stoffwechselendprodukten
3. mechanische Sortierung der Faszienfasern (Beseitigung von pathologischen Crosslinks aus älteren oder aktuellen Verletzungen/Verklebungen)
4. Beeinflussung der Rezeptoren (Reduktionsmöglichkeit von Schmerzen), verbesserte Eigenwahrnehmung
5. Lösen von Verklebungen
6. Unterstützung bei Wundheilung und Regeneration nach Verletzungen

Im Zuge dieser physiologischen und mechanischen Effekte kommt es zu einem sehr intensiven Flüssigkeitsaustausch im Fasziensystem. „Alte“ Flüssigkeit wird aus dem System herausgepresst und durch die entstehende Sogwirkung (Schwammeffekt) der Rolloutbewegung beginnt sogleich der Einbau von „neuer“ Flüssigkeit und neuen Nährstoffen in das Fasziensystem.

Zeitgleich werden die bindegewebigen Schichten des Fasziensystems durch den mechanischen Druck gegeneinander bewegt. Dieser rein mechanische Effekt führt bei regelmäßiger Anwendung recht schnell zu einem Elastizitätsgewinn der Faszienstruktur mit deutlich verbesserter aktiver Bewegungsfähigkeit. Dadurch werden die einzelnen Faszienfasern wieder in ihre physiologische Verlaufsrichtung einsortiert und können ihren Aufgaben besser und effektiver nachkommen. Bestehende Verklebungen, die v. a. nach kleineren Verletzungen (Prellung, Faserriss oder z. B. bei Muskelkater) entstehen, lösen sich im Gewebe. Das Fasziengewebe und der gesamte Körper werden durch das Training wieder beweglicher und elastischer. Diese Effekte beugen Verletzungen vor und machen den Organismus in der Sportart oder auch im Verrichten alltäglicher Aufgaben wieder belastbarer und leistungsfähiger.

Praxis

Empfehlung zum Faszientraining mit dem Fascial-Release-Rollout

Zu Beginn sollten 3–5 Durchgänge von jeder Übung, mit 8–12 Wiederholungen durchgeführt werden. Wenn die erforderlichen Bewegungsabläufe besser koordiniert werden und die Stabilität zur Bewegung gut kontrolliert werden kann, kann die Anzahl der Wiederholungen im Trainingsverlauf auf 20–30 erhöht werden.

4.1.1 Rollout

Ein Rollout ist besonders bei den zur Verkürzung und zur erhöhten Spannung neigenden Muskelanteilen eine effektive und hilfreiche Möglichkeit, die funktionelle Belastbarkeit, die Elastizität und damit auch die Leistungsfähigkeit wieder anzugleichen und zu verbessern. Der vordere Oberschenkelmuskel (M. quadriceps) neigt v. a. an den hüftgelenksnahe gelegenen Anteilen (M. rectus femoris knapp unterhalb des Leistenkanals) und damit bei den Hüftfunktionen zur Verkürzung. Die auf der Rückseite des Oberschenkels gelegenen Muskeln (Hüftstrecker und Kniebeuger) neigen tendenziell in ihrer Kniefunktion zur Verkürzung und können auch in diesen Bereichen effektiv ausgerollt werden, um diesen Verkürzungen vorzubeugen oder um bestehende strukturelle Verkürzungen oder bestehende Tonuserhöhungen effektiv zu beseitigen. Auch die Adduktoren auf der Innenseite der Oberschenkel neigen zu Verspannungen und haben eine auffällige Neigung zu kleinen Verletzungen wie z. B. Zerrungen. Dagegen kann ebenfalls effektiv angerollt werden. Der Tractus iliotibialis, auf der Außenseite der Oberschenkel gelegen, verursacht bei Verspannungen und Elastizitätsverlust Beschwerden im Kniegelenk. Vor allem Läufer sind hiervon häufig betroffen. Durch ein Rollout der veränderten Struktur kann eine optimierte Tonusregulation, eine verbesserte Entspannungsfähigkeit und v. a. eine vergrößerte elastische Zone realisiert werden. Dabei wird in der praktischen Anwendung zwischen einem lokalen und einem globalen Rollout unterschieden.

Mit einem **lokalen Rollout** werden v. a. kleine Areale der Faszienstrukturen an knöchernen Punkten oder örtlich begrenzt auch im Weichteilgewebe bearbeitet. Dabei sind die Rolloutbewegungen von eher kleiner Amplitude und die bearbeitete Struktur wird lediglich an einer begrenzten Stelle mit Therapie- und Trainingsreizen versorgt.

Bei **globalen Rollouts** hingegen kommen große Amplituden zum Einsatz, wobei die fasziale Struktur in ihrem gesamten Verlauf ausgerollt wird.

4.1.2 Triggertechniken

Triggertechniken, sog. Druckpunkttechniken, können besonders effektiv bei verhärteten Muskeln im „Epizentrum" der Verspannung zur Lockerung und Auflösung des Spannungszustands eingesetzt werden. Triggerpunkte entstehen bei dauerhaft hohen Muskelspannungen eigentlich in jedem Muskel. Bei einem sog. Triggerpunkt handelt es sich um einen Bereich (einen Punkt im Muskelgewebe) mit besonders hoher Spannung und meist auch mit lokalen Schmerzen. An diesen Punkten finden sich lokal begrenzte Schmerzen, die aber auch in sog. „Referenzzonen" ausstrahlen und dort einen sog. weitergeleiteten Schmerz auslösen. Triggerpunkte finden sich v. a. in Muskelgewebe, aber auch häufig in den Faszien.

Eine Triggertechnik besteht in der Anwendung von lokalem Druck – dazu eignet sich der BLACKROLL-Ball oder alternativ ein Tennisball. Der Druck wird genau an der Stelle mit dem höchsten Spannungszustand und der größten Schmerzreproduktion auf den Muskel gebracht. Dazu wird der schmerzhafteste Bereich des verspannten Muskels oder einer Faszienregion lokalisiert und mit der BLACKROLL oder dem BLACKROLL-Ball lokal (mit kleinsten Bewegungen oder gehaltenem Druck) bearbeitet. Hierbei ist wichtig, dass der Schmerz nur durch den Druck ausgelöst werden darf (es sollte kein Dauerschmerz vorhanden sein). Sobald der Druck nachlässt oder komplett aus dem Gewebe genommen wird, sollte auch der Schmerz nachlassen oder wieder ganz verschwinden. Der Druck wird bei einer Triggertechnik für die Dauer von 60–120 s gehalten. In dieser Zeit sollte sich der provozierte Schmerzreiz verringern oder auch komplett verschwinden. Hat sich der Schmerz nach 120 s nicht verändert, sollte eine andere Stelle im Muskel aufgesucht werden.

Die Triggertechniken können grundsätzlich an jedem verspannten Muskel angewandt werden und stellen eine schnelle und einfache Möglichkeit der Selbsthilfe dar. Es werden nur wenige Hilfsmittel für die sichere Anwendung benötigt: ein mehr oder weniger harter Ball – je nach Schmerzhaftigkeit empfehlen sich für die Anwendung der Triggertechnik entweder ein Tennisball, BLACKROLL-Ball, Lacrosse-Ball oder, für die ganz Harten, ein Golfball.

4.2 Fascial Elasticity

Definition

Fascial Elasticity

Fascial Elasticity bezeichnet die vorbereitende Gegenbewegung zur Optimierung eines schnelleren und effektiveren Dehnungsverkürzungszyklus (DVZ).

Diese Technik wird im Faszientraining häufig mit einem Katapulteffekt, mit Federspeicherung oder mit dem Ausschöpfen des Dehnungsverkürzungszyklus verglichen und beschrieben. Dabei geht es primär um die Steigerung der elastischen Kräfte aus dem faszialen System für eine bestimmte Bewegung oder für eine spezifische Aktivität im Alltag oder auch in einem sportlichen Kontext. Die Steigerung der elastischen Fähigkeiten von Bindegewebe, Faszien und Muskeln beinhaltet enorme Möglichkeiten der Leistungssteigerung für alltägliche und für sportliche Aktivitäten. Dabei spielen auch physikalische Erkenntnisse eine kleine, aber nicht unerhebliche Rolle.

Werden Bewegungen mit einer Gegenbewegung (also einer Bewegung in die entgegengesetzte Richtung) gestartet, setzt diese Gegenbewegung zusätzliche Elastizitätskräfte frei. Dabei werden v. a. die elastischen Gewebe (Bindegewebe und Faszienhüllen) regelrecht mit Bewegungsenergie

„aufgeladen", die sie in der eigentlichen Bewegung, die in die Gegenrichtung abläuft, entladen und einbringen können. Das heißt, diese Ladungsenergie steht dann für die eigentliche Aktivität zur Verfügung und ist in der Lage, die aktiv zur Verfügung stehende Kraft zu steigern. Durch diese physikalische Eigenschaft des Bindegewebes lassen sich u. a. auch höhere Kraftwerte bei sportartspezifischen Bewegungen und damit eine deutliche Leistungssteigerung in der individuellen Sportdisziplin erzielen.

Der Organismus bedient sich dabei der enormen Fähigkeit der Körpergewebe, sich aufgrund von Krafteinwirkungen zu deformieren und danach wieder in die ursprüngliche Ausgangsform zurückzukehren (also eine Reformation durchzuführen). Der trainierte und damit optimierte Wechsel von Deformation und Reformation bringt dem Sportler entscheidende Vorteile in der Leistungsfähigkeit, sowohl allgemein als auch in der individuellen Sportart. Zum Beispiel finden bei einem Aufschlag im Tennis auch vorher entgegengesetzte Ausholbewegungen zur Vorbereitung eines möglichst kraftvollen Aufschlages statt. Der Golfschwung bedient sich dieser Ausholtechnik durch den Einsatz eines technisch anspruchsvollen Drehschwungs und sogar beim simplen Treppensteigen wird die Hüfte zuerst ein wenig in die Streckrichtung bewegt, bevor das Bein dann in der Hüfte angebeugt wird, um auf die nächste Treppenstufe gehoben zu werden.

Solche Bewegungssequenzen sind bei jeder Sportart zu finden und genau diese gilt es durch individuelles Techniktraining und Faszientraining zu verbessern. Durch dieses ökonomische Vorgehen spart der Körper Unmengen an Energie und nutzt die vorhandenen elastischen Rückstellkräfte unseres Fasziensystems für Bewegung und Sport. Mit einer Verbesserung dieser Fähigkeit des Fasziensystems können die Bewegungen im Alltag mit müheloser Leichtigkeit durchgeführt werden. Dazu nutzt unser Organismus die beste Kombination aus Kraft und sinnvoll kontrolliertem Schwung für eine bessere und v. a. eine elastische Bewegungsökonomie. Bei diesem Trainingsprinzip geht es im Faszientraining v. a. um die Bewegungskontrolle und die Ökonomisierung von Gelenk- und Muskelmechanik in Kombination mit den elastischen Fähigkeiten unseres Fasziensystems.

4.3 Fascial Refinement

Definition

Fascial Refinement

Fascial Refinement bezeichnet die Verbesserung der Körperwahrnehmung (Propriozeption) und das Lösen von Adhäsionen.

Das Loslösen von verklebtem Bindegewebe, die Auflösung pathologischer Crosslinks führen reflektorisch zu einer verbesserten Diffusionsfähigkeit und zu einer Optimierung der Stoffwechselsituation im faszialen Gewebe. Der Begriff „Refinement" kann direkt mit Verbesserung oder Verfeinerung übersetzt werden. Es handelt sich in diesem Zusammenhang also um Übungen, die zu einer verbesserten Körperwahrnehmung und zu einem verbesserten Körpergefühl – auch bei Bewegung und Aktivität – führen sollen. Die Verbesserung der Ausgangssituation steht hier im Vordergrund.

Die Ausgangssituation der Faszien ist zum einen gekennzeichnet durch den vorliegenden Stoffwechsel und die Regenerationsfähigkeit des Gewebes, zum anderen aber auch durch die speziellen Fähigkeiten oder das Alleinstellungsmerkmal des faszialen Gewebes: die netzwerkartige Kommunikation mit dem Nervensystem über vielfältige freie Nervenendigungen, die sich im Gewebe in allen Schichten befinden. Diese ermöglichen eine umfassende Wahrnehmung der eigenen Körperlichkeit und deren vielfältigen Funktionen und Dysfunktionen. Dabei ist die Wahrnehmung nicht nur auf die Propriozeption begrenzt, sondern schließt die Steigerung der interozeptiven Fähigkeiten mit ein. Als Interozeption sind Wahrnehmungen zu verstehen, die zusätzlich eine emotionale Komponente aufweisen. Interozeption ist somit die nach innen gerichtete Wahrnehmung, die aber unweigerlich von der körperlich orientierten Propriozeption beeinflusst wird. Diese beiden Komponenten, Proprio- und Interozeption, wirken sich sowohl im Alltag als auch im sportlichen Geschehen deutlich aus und hinterlassen ihre Spuren.

Da das Fasziensystem voller Rezeptoren zur Eigenwahrnehmung und zur Wahrnehmung äußerer Kräfte steckt, ist eine gezielte Aktivierung dieser Körperrezeptoren eine Möglichkeit des Faszientrainings. Ist die Körperwahrnehmung verbessert, können nicht nur die körpereigenen Kräfte besser und ökonomischer eingesetzt, sondern auch Bewegungen gezielter und kontrollierter durchgeführt werden. Ein gesteigertes Körpergefühl im Sinne einer optimierten Eigenwahrnehmung ist also ein erstrebenswertes Trainingsziel in der Anwendung des Faszientrainings. Das Programm des Fascial Refinement beschäftigt sich v. a. damit oder mit Entspannungsübungen.

Für die verschiedensten Sinnesreize (wie z. B. Druck, Zug, Temperatur oder Schmerz) liegen im Fasziengewebe die unterschiedlichsten Rezeptoren bereit (▶ **Tab. 4.2**) für deren bewusste Wahrnehmung, die Weiterleitung der Reize in das zentrale Nervensystem, die Verarbeitung der Reize bis hin zur angemessenen Reaktion auf die Reize.

Mit Hilfe dieser immensen Rezeptorendichte sind die Faszien ein großes Kommunikationsorgan des Organismus zur effektiven Wahrnehmung und Verarbeitung unterschiedlichster Reize und Empfindungen. Das Fasziensystem steht in enger Verbindung mit unserem Nervensystem. Die Reizaufnahme übernimmt das periphere Nervensystem. Die Nerven empfangen Reize aus dem faszialen Gewebe und leiten diese in das zentrale Nervensystem (Gehirn und Rückenmark) weiter. Dort werden die eingehenden Reize auf Dringlichkeit geprüft. Es findet also eine Art Bewertung statt. Wichtige Reize, wie z. B. Schmerz, werden sofort bearbeitet, weniger wichtige werden weiter hinten angestellt oder verlieren sich.

Durch Veränderungen im Fasziengewebe (z. B. Verklebungen nach einer Verletzung) leidet die Reizweiterleitung. Durch solche Vorgänge häufen sich auch Fehlinterpretationen des Nervensystems (z. B. können bei chronifiziertem Verlauf mechanische Reize durchaus als Schmerz interpretiert werden), mit fatalen Folgen für das Bewegungssystem. Durch gezielte Entspannung und Wahrnehmung können diese Fehlleistungen wieder korrigiert und die Funktionen des Fasziensystems wieder in die richtigen Bahnen gebracht werden.

Praxis

Allgemeine Empfehlung zum Faszientraining mithilfe des Fascial Refinement

Zu Beginn sollten 3–5 Durchgänge von jeder Übung mit 10–15 Wiederholungen durchgeführt werden. Wenn die erforderlichen Bewegungsabläufe besser koordiniert werden und die Stabilität zur Bewegung gut kontrolliert werden kann, lässt sich die Anzahl der Wiederholungen auf 40–100 erhöhen. Da die Intensität dieser Übungen meist nicht extrem hoch ist und somit auch nicht an das individuelle Limit der Leistungsfähigkeit heranreicht, können bei diesen Wahrnehmungsübungen entsprechend höhere Wiederholungszahlen im Training erzielt werden.

▶ **Tab. 4.2** Rezeptoren des Fasziensystems.

Nervenendigungen/ Rezeptoren	Funktionen
Golgi-Rezeptoren	• Wahrnehmung von schnellen ruckartigen Spannungsänderungen • Spannungsreduktion zum Schutz vor Verletzung
Pacini-Körperchen	• Wahrnehmung von schnellem Dehnungswechsel und Vibrationsempfindungen • Verbesserung der Bewegungssteuerung
Ruffini-Körperchen	• Wahrnehmung von langsamen Dehnungsveränderungen und der Gelenkstellungen im Raum
Nozizeptoren	• Schmerzwahrnehmung
Thermorezeptoren	• Temperaturwahrnehmung
Meissner-Körperchen	• auf Druck spezialisierte Mechanorezeptoren (nicht in behaarter Haut – dort ersetzen sog. Haarfollikelsensoren diese Funktion) • schnell adaptierend
Merkel-Zellen	• Mechanorezeptoren, die auf die Druckintensität reagieren

4.4
Fascial Stretch

Definition
Fascial Stretch
Fascial Stretch bezeichnet große Bewegungen mit kontrollierter Dynamik und graziöser Anmut.

Eine wichtige Qualität effektiver Bewegung im Sport ist ein großes Maß an Elastizität und Deformationsfähigkeit des Gewebes und die erforderliche motorische Kontrolle über die mit großen Amplituden durchgeführten Bewegungen. Zur Bewegungskontrolle gehört ein effizientes Zusammenspiel von Nerven, Muskeln und umhüllendem Bindegewebe. Auch die Gelenke müssen ihren Teil der Beweglichkeit für ein reibungsfreies Miteinander beitragen. Die elastischen Fähigkeiten liegen zu einem großen Teil im Fasziensystem, also in den bindegewebigen Hüllstrukturen.

Die Elastizität zu fördern und so für ausreichende Bewegungsreserven zu sorgen, ist die Aufgabe der Übungen nach dem Prinzip des Fascial Stretch. Dabei kommen v. a. groß angelegte Bewegungen zum Einsatz, die möglichst viele Gelenke in die Mobilisation mit einbeziehen und langsam, kontrolliert durchgeführt werden. In den Gesamtbewegungen gibt es immer wieder Platz und Zeit für kleine Auskopplungen der Bewegung, um einzelne Gelenke während eines faszialen Stretchings zusätzlich zu mobilisieren. Die Stretchings bieten dem Fasziensystem ausreichende Zugreize zur Entfaltung der größtmöglichen Elastizität für alle Bewegungsanforderungen und lassen dennoch eine gute Kontrolle der Bewegungen zu.

Da Zugreize permanent bei allen Bewegungen auftreten und sich Teile des Fasziensystems daher auch immer „lang“ machen müssen, sind Verlängerungsübungen zielführend für eine schmerzfreie optimierte Beweglichkeit. Solche Übungen sind besonders gut geeignet, um die Elastizität und damit die optimale Kraftübertragung der Muskeln an die an der Bewegung beteiligten Gelenke zu fördern, zu trainieren und die Bewegungsqualität zu verbessern. Sie sind den klassischen Dehnübungen sehr ähnlich, verfolgen jedoch durch die integrierte Dynamik etwas andere Ziele und werden mit dem Schwerpunkt auf Mobilisation und Elastizität durchgeführt. Es geht also nicht darum, eine Dehnungsposition so lange wie möglich zu halten oder eine Bewegung bis an das quantitative Maximum auszuschöpfen. Vielmehr soll das Bindegewebe (das Fasziensystem) durch einen faszialen Stretch sanft von den Steifigkeiten und Mobilisationshindernissen befreit werden.

Die elastische Bewegungsreichweite wird sukzessive vergrößert und durch kleine zusätzliche Bewegungen in der Verlängerungsposition gesichert. Damit lassen sich die Intensität und die Dauer der Dehnungsreize sehr gut an das momentane Leistungsniveau anpassen und kontrolliert steigern.

Praxis
Allgemeine Empfehlung zum Faszientraining mithilfe des Fascial Stretch
Zu Beginn sollten 3–5 Durchgänge von jeder Übung mit 10–15 Wiederholungen durchgeführt werden. Wenn die erforderlichen Bewegungsabläufe besser koordiniert werden und die Stabilität zur Bewegung gut kontrolliert werden kann, lässt sich die Anzahl der Wiederholungen auf 20–30 erhöhen.

5 Klinische Bilder in der Physiotherapie

In einem ersten Entstehungs- und Entwicklungsprozess während der physiotherapeutischen Untersuchung kann das therapeutische Denken von sog. „klinischen Bildern" geleitet werden. Ein klinisches Bild besteht aus der Gesamtheit aller Beschwerden des Patienten und wird im Kontext zu allen bestehenden Prädispositionen und Risikofaktoren des Patienten betrachtet und beurteilt. Zudem spielen alle bestehenden Erklärungen für die Symptomatik und alle dadurch entstehenden Auswirkungen auf die berufliche und freizeitorientierte Welt des Patienten, die der Therapeut im Kontext zu den Dysfunktionen und Beschwerden zu diesem Zeitpunkt entdecken kann, eine entscheidende Rolle bei der Evaluation des Patientenproblems. Diese komplexen und vielschichtigen Denkprozesse während der Evaluation eines klinischen Bildes haben einen direkten Einfluss auf den gesamten Entscheidungsfindungsprozess (also das gesamte Clinical Reasoning) innerhalb der physiotherapeutischen Diagnostik und der daraus aufgebauten Behandlungsinterventionen.

Ein klinisches Bild variiert je nach Körperregion, hauptsächlich involvierter Struktur und vorhandener Pathologie. Dabei werden primäre von sekundären Störungen unterschieden und hierarchisch zugeordnet und aufgelistet. Ein klinisches Bild hilft dem Therapeuten dabei, einen schnellen Überblick zu bekommen und ist zudem bei der Entscheidung bezüglich der relevanten Hauptkomponenten eines Patientenproblems hilfreich. So erleichtert dieses prozedurale Vorgehen das Gesamtmanagement des Patienten und trägt zu mehr Therapiekontrolle und Transparenz innerhalb einer Therapieserie bei. Mithilfe eines klinischen Bildes kann also der „Klassiker" einer Erkrankung schnell abgeklärt werden. Anders formuliert kann auch abgeklärt werden, wie dicht sich der Patient mit der Präsentation seiner Funktionsstörung und der persistenten Symptomatik an diesem „Klassiker" befindet und welche Kontextfaktoren zudem noch berücksichtigt werden müssen.

Die wichtigsten Bestandteile eines klinischen Bildes können wie folgt kategorisiert werden:

- **Epidemiologie:** Informationen über die Verbreitung einer Erkrankung in einer bestimmten Bevölkerungsgruppe/Menschengruppe können entscheidende Hinweise darüber geben, ob der aktuelle Patient überhaupt grundsätzlich für die vermutete Erkrankung oder Problematik infrage kommen kann (auch die Abhängigkeit von Alter, Beruf, Hobbys und Geschlecht kann dabei eine Rolle spielen).
- **Ätiologie:** Die Ätiologie erklärt die Entstehungsmechanismen einer Dysfunktion oder einer Pathologie und hilft dabei, die Ursachen einer Erkrankung, wie z. B. bestehende Prädispositionen durch Vorerkrankungen (Grunderkrankungen, Stoffwechselerkrankungen etc.) zu erkennen. Zudem helfen diese Erkenntnisse dabei, das Bild der Störungen am Patienten exakter zu umreißen und dem Patienten die erforderliche Aufklärung über die Prädispositionen aufzuzeigen.
- **Pathogenese:** Bei den ersichtlichen Entstehungs- bzw. Entwicklungsmechanismen einer Pathologie sind v. a. auch funktionelle oder strukturelle Abweichungen von der Norm relevant.
- **Symptome:** In dieser Parametergruppe werden die für eine Erkrankung typischen Symptome mit den tatsächlich am Patienten vorhandenen Symptomen verglichen. Bei Übereinstimmungen kann das klinische Bild erhärtet werden.
- **Therapiemaßnahmen:** Für die meisten Erkrankungen (zumindest für neuromuskuloskelettale Erkrankungen) existieren typische Behandlungsinterventionen (Best Practice Treatment), die eine gesteigerte Aussicht auf Erfolg versprechen. Auch hiermit kann, bei positiver Wirkung der eingesetzten Interventionen, das klinische Bild bestätigt werden.

5.1 Die Körperhaltung und myofasziale Dysfunktionen

Immer wenn die Körperhaltung von der bekannten „Norm“ abweicht, diese Abweichungen zudem noch sehr deutlich sind oder über einen langen Zeitraum persistieren, ist eine negative Veränderung mit dem Entstehen von Symptomen möglich. Im Normalzustand, also auch bei einer normalen Körperhaltung, sind die mechanischen Belastungen bestmöglich verteilt und können, wenn überhaupt, nur geringen Schaden bei einer Überdosierung anrichten. Treten erhebliche und permanente Abweichungen in der Körperhaltung auf, kommt es immer auch zu einer vermehrten mechanischen Belastung (Deformation bei fehlender Entlastung durch entsprechende Reformation) der beteiligten Strukturen, auf die eine permanent ablaufende Adaption der dauerhaft fehlbelasteten Gewebe und Strukturen folgt. Sind diese Funktionsketten erst einmal aktiv, bedeutet es einen immensen Aufwand, diese Ketten wieder rückgängig zu machen und die Beschwerden zu beseitigen. Im therapeutischen Kontext bedeuten diese Abweichungen immer ein potenzielles Verletzungsrisiko und einen Mehraufwand in Therapie und Training, da viele Trainingsreize in fehlerhafter Mechanik verloren gehen oder nicht die gewünschten Effekte erzielen können.

5.1.1 Die sternosymphysale Belastungshaltung

Zu einer sternosymphysalen Belastungshaltung tragen die Schwerkraft und der unachtsame Umgang mit der Körperhaltung in Alltag und Sport bei. Von einer sog. sternosymphysalen Belastungshaltung ist dann die Rede, wenn sich das Sternum gewohnheitsmäßig und auf Dauer der Symphyse annähert. Im eigentlichen Sinne handelt es sich dabei also um eine nach vorne eingesunkene Körperhaltung mit der Neigung zu thorakaler Hyperflexion, einer hochzervikalen Hyperlordosierung und lumbaler Entlordosierung. Diese Körperhaltung wird oft automatisch und aus Gewohnheit eingenommen, wenn sich der Körper in einer monotonen Beschäftigung findet. Dazu zählt v. a. die typische sitzende Schreibtischarbeit an einem PC-Arbeitsplatz.

Mit dieser Körperhaltung gehen einige mechanisch und funktionell ungünstige Veränderungen an unserem Körper einher. So entstehen u. a. ein vermehrter Rundrücken im Brustwirbelsäulenbereich und eine verstärkte „Hohlkreuz“-Situation in der Halswirbelsäule (die dann v. a. die oberen Halswirbel und die Kopfgelenke betrifft). Vor allem sind solche Menschen von dieser einseitigen und ungünstigen Körperhaltung betroffen, die eine sitzende Tätigkeit im Beruf oder ein sitzendes, zeitaufwendiges Hobby ausüben (häufig an Schreibtisch- und PC-Arbeitsplätzen anzutreffen). Bedingt durch diese Körperhaltung entstehen im Laufe der Zeit deutliche und umfangreiche Veränderungen an den Muskeln und den bindegewebigen Strukturen des Bewegungsapparats, den Faszien.

Die Gesamtheit der körperlichen Veränderungen kann auch zur Entstehung von ernsthaften Symptomen wie z. B. schmerzhaften muskulären, ligamentären oder kapsulären Verspannungen, ausstrahlenden Beschwerden, Nervenreizungen, Gelenkveränderungen und häufig auch Bewegungssteifigkeiten in den beteiligten Gelenken führen. Manifestiert sich diese Körperhaltung über längere Zeit, entwickeln sich meist auch bevorzugte Körpergebiete, in denen sich die Veränderungen deutlicher und mit stärkeren und vielfältigeren Symptomen zeigen. Dabei kommt es bevorzugt zu muskulären Dysbalancen mit den zugehörigen Zugveränderungen an ligamentären und kapsulären Strukturen. Im Laufe der Zeit entstehen auch artikuläre Veränderungen. Diese Veränderungen treten eher im oberen Körperabschnitt (HWS/Schultergürtel) oder dem unteren Körperabschnitt (LWS/Becken/Hüfte) auf. So können aus einer einseitigen Körperhaltung durchaus ernst zu nehmende Beschwerdebilder entstehen, die nur mit Mühe, entsprechendem Übungsengagement und mit therapeutischer Hilfe wieder rückgängig zu machen sind.

In der Natur dieser mechanisch und muskulär orientierten Veränderungen des Bewegungsapparates entstehen v. a. zwei Syndrome, die sich durch typische Dysbalanceketten auszeichnen und bei vielen Patienten anzutreffen sind: das obere gekreuzte Syndrom sowie das untere gekreuzte Syndrom.

5.1.2 Oberes gekreuztes Syndrom

Bei einem bestehenden „oberen gekreuzten Syndrom“ (▶ **Abb. 5.1**) kommt es in erster Linie zu einem Abweichen der einzelnen Körperabschnitte aus der normalen Haltung. Daraus entsteht ein muskuläres Ungleichgewicht zwischen verschiedenen myofaszialen Bereichen der Schulter, der Brust und der Nackenmuskulatur. Meist sieht man bei den betroffenen Personen auffällige Haltungsabweichungen in Form einer verstärkten zervikalen Lordose (Hohlkreuzform im Bereich der Halswirbelsäule durch einen nach vorne angehobenen Kopf infolge des Einsinkens der Brustwirbelsäule nach vorne unten), mit hyperkyphosierter oberer BWS (durch insuffiziente Muskulatur destabilisierte thorakale Wirbelsäulenabschnitte, die zu einer Rundrückenform führt) und mit einem nach vorne unten verlagerten Schultergürtel (Protraktion des Schultergürtels). In Tateinheit mit den mechanischen Abweichungen der Gelenke sorgen v. a. die Muskeln und die myofaszialen Elemente für funktionelle Störungen und etablieren mit der Zeit typische Symptome in den lokalen Strukturen und den veränderten Körperregionen.

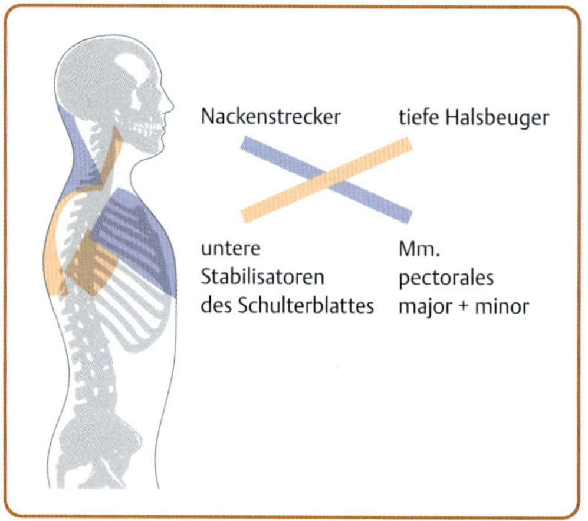

▶ **Abb. 5.1** Häufige muskuläre Dysbalancen beim oberen gekreuzten Syndrom.
Zur Verkürzung neigende tonische Muskulatur: Nackenstrecker, Pectoralismuskeln (Brustmuskulatur). Diese Muskeln sollten mit einem Rollout bearbeitet werden.
Zur Abschwächung neigende phasische Muskulatur: tiefe Halsbeuger, untere Schulterblattmuskeln. Diese Muskeln sollten in einem Workout tonisiert werden.

So klagen Betroffene häufig über starke Kopf-, Schulter- und Armsymptome (lokale Schmerzen in den Schultergelenken, die auch deutlich belastungsabhängig sein können, Kopfschmerzen, Nackenverspannung oder auch kribbelige, pelzige Missempfindungen in den Armen und den Händen). Gerade die Schmerzen oder die Missempfindungen können auch mit einem ausstrahlenden (irradiierenden) Symptomcharakter auffallen und die betroffenen Muskeln etablieren nicht selten aktive Triggerpunkte.

Grundsätzlich besteht bei der Haltungsproblematik eines oberen gekreuzten Syndroms eine Dysbalance in den im Folgenden dargestellten Körperbereichen (▶ **Tab. 5.1**, ▶ **Tab. 5.2**). Hauptsächlich kommt es, neben Gelenkfunktionsstörungen, zu muskulären Veränderungen zwischen den Antagonisten der Bewegungs- und Haltemuskulatur wie folgt:

▶ **Tab. 5.1** Übersicht über die muskulären Dysbalancen beim oberen gekreuzten Syndrom.

Zur Verkürzung neigende Muskeln, verspannte tonische Muskulatur	Zur Abschwächung neigende, gehemmte phasische Muskulatur
kurze Kopfextensoren (auf der Rückseite): M. rectus capitis posterior major et minor, M. obliquus capitis superior et inferior	ventrale Kopf-Flexoren (auf der Vorderseite): M. rectus capitis lateralis, M. rectus capitis anterior
M. levator scapulae	Mm. scaleni
M. trapezius descendens	M. longus capitis
M. sternocleidomastoideus	M. longus colli
M. pectoralis minor	Mm. infrahyoidei
M. pectoralis major pars abdominalis	M. trapezius pars transversa et ascendens
	M. serratus anterior
	Mm. rhomboidei

▶ **Tab. 5.2** Unterschied der Muskelfasern.

Tonische Muskulatur		Phasische Muskulatur	
Typ 1 rote Fasern/Slow Twitch		**Typ II: weiße Fasern/Fast Twitch**	
Kontraktionszeit	langsam (60–150 ms)	**Kontraktionszeit**	schnell (20–65 ms)
Kontraktionskraft	gering	**Kontraktionskraft**	hoch
Stoffwechsel	aerob/oxidative Prozesse	**Stoffwechsel**	aerob/anaerob/glykolytisch
Myoglobingehalt	hoch (rote Fasern)	**Myoglobingehalt**	gering (weiße Fasern)
Glykogengehalt	gering (dafür Triglyzeride)	**Glykogengehalt**	sehr hoch
Kapillarisierung	sehr ausgeprägt	**Kapillarisierung**	relativ gut – gering
Ermüdbarkeit	gering	**Ermüdbarkeit**	stark
Funktion	Ausdauer/multidirektional, Stabilität	**Funktion**	Kraft/funktionsgerichtet, Bewegung

- Hals-/Kopfbereich: Dysbalance zwischen Streckmuskeln (Extensoren) und Beugemuskeln (Flexoren)
- Schultergürtel: Dysbalance zwischen Hebemuskeln (Elevatoren) und Senkmuskeln (Depressoren) des Schultergürtels
- Schultergürtel: Dysbalance zwischen den Vorhebemuskeln (Protrahierer) und den Rückzugsmuskeln (Retrahierer) des Schultergürtels

5.1.3 Unteres gekreuztes Syndrom

Bei einem bestehenden „unteren gekreuzten Syndrom" (▶ **Abb. 5.2**) treten zuerst deutliche mechanische Haltungsveränderungen in der LBH-Region (Lenden-Becken-Hüftregion) auf, die sich dann mit einer Reihe funktioneller Störungen von Gelenk- und Muskelfunktion und entsprechenden myofaszialen Veränderungen bemerkbar machen können. Einzelne Körperabschnitte nehmen in einer Gewohnheitshaltung (Sitzen oder Stehen) eine von der Norm abweichende Position ein. Diese Gewohnheitshaltung wird sich im Laufe der Zeit in Form von Gelenkfunktionsstörungen, starken muskulären und myofaszialen Veränderungen (Tonus- oder Spannungsveränderungen aufgrund der veränderten Körperhaltung) bemerkbar machen. Im Weiteren bringen diese Veränderungen meist auch noch deutliche funktionelle Einschränkungen bei Bewegungen in Freizeit, Beruf und Sport mit sich und damit oft auch negative Veränderungen im funktionellen Zusammenspiel der einzelnen Körperbereiche. Vor allem in den unteren Körperregionen (Becken, Bein) führen solche mechanischen Veränderungen aus der Körperhaltung oftmals zu deutlichen funktionellen Defiziten im Bereich von Gelenken, Nerven und Muskeln. Diese Defizite sorgen im Sport für eine stärkere Anfälligkeit für bestimmte Verletzungen, wie z. B. eine Adduktorenzerrung, ein Läuferknie oder eine Achillodynie mit chronischem Verlauf.

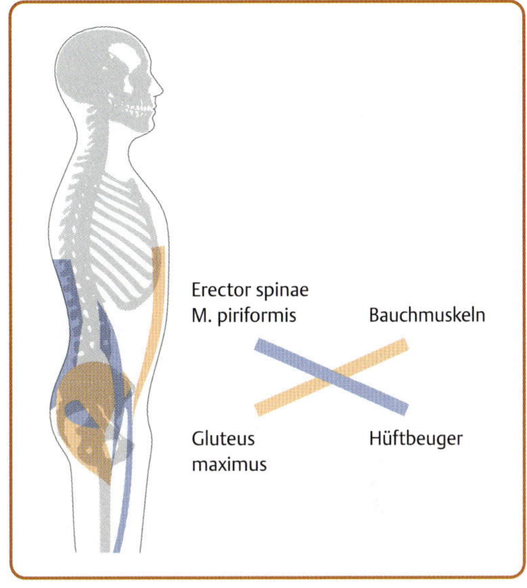

▶ **Abb. 5.2** Häufige muskuläre Dysbalancen beim unteren gekreuzten Syndrom.
Zur Verkürzung neigende tonische Muskulatur: Rückenstrecker (Erector Spinae), Piriformismuskel, Hüftbeugemuskeln. Diese Muskeln sollten mit einem Rollout bearbeitet werden.
Zur Abschwächunge neigende phasische Muskulatur: Bauchmuskeln, Gluteus maximus (großer Gesäßmuskel). Diese Muskeln sollten in einem Workout tonisiert werden.

Funktionelle Auswirkungen

Kompensatorisch zur Vermeidung einer zu starken Hüftflexion findet sich hier eine verkürzte (oder zumindest eine deutlich verspannte, im Tonus dysregulierte) ischiokrurale Muskelgruppe mit deutlichen sensomotorischen Defiziten bei koordinativen Bewegungsanforderungen von Hüftstreckung und Kniebeugung. Eine stärkere Verspannung dieser Muskeln zum Zwecke einer Entlastung der Hüftgelenke in Streckung verursacht jedoch im Gegenzug eine sofortige Neigung der Muskeln, auch die Knie vermehrt in eine Beugeposition zu bringen. Diese Tendenz zur Kniebeugung bringt wiederum die Sprunggelenke in eine vermehrte Beugeposition (Plantarflexion) und führt damit direkt zu einer Verkürzung der Wadenmuskulatur (M. gastrocnemius und M. soleus), um diese Fehlposition auszugleichen. Aus diesen funktionellen Kettenreaktionen ergeben sich vielfältige Möglichkeiten, auf mechanischem oder auch auf funktionellem Wege für Symptome oder Störungen zu sorgen. Zudem zeigen solche Adaptionen im myofaszialen Bereich auch eine langfristige Persistenz. Betroffene zeigen von der Körperhaltung her eine Neigung zu verstärkter lumbaler Lordose (Hohlkreuzposition im unteren Wirbelsäulenabschnitt). Die Beine stehen in der Hüfte oftmals eher etwas in einer außenrotierten Position bei leichter Hüftflexion und -adduktion.

Die Symptome, die am häufigsten aus diesen vielseitigen Störungen heraus entstehen können, betreffen den unteren Körperabschnitt und zeigen oft variable, manchmal auch ausstrahlende Schmerzen im lumbalen Hüft- und Beinbereich. Wobei die ausstrahlenden Beschwerden gewöhnlich nicht über das Kniegelenk nach unten reichen, es sein denn, die Nervenwurzel wird durch die mechanischen Veränderungen stark irritiert.

Grundsätzlich besteht bei dieser Haltungsproblematik im unteren Körperabschnitt eine Dysbalance in den im Folgenden dargestellten Körperbereichen (▶ **Tab. 5.3**). Hauptsächlich kommt es, neben Gelenkfunktionsstörungen, zu muskulären Veränderungen zwischen den Gegenspielern der Bewegungs- und Haltemuskulatur wie folgt:

- lumbale Wirbelsäule: Dysbalance zwischen den Streckmuskeln der lumbalen Wirbelsäule (den Extensoren) und den Beugemuskeln (Flexoren) auf der Gegenseite, den Bauchmuskeln
- Hüfte: Dysbalance zwischen den Beugemuskeln (Flexoren) und den Streckmuskeln (Extensoren)
- Hüfte: Dysbalance zwischen den Beinabspreizmuskeln (Abduktoren) und den Beinheranziehern (Adduktoren)
- Hüfte: Dysbalance zwischen den Rotationsmuskeln des Hüftkomplexes, den Außenrotatoren (AR) und den Innenrotatoren (IR)

▶ **Tab. 5.3** Übersicht über die muskulären Dysbalancen beim unteren gekreuzten Syndrom.

Zur Verkürzung neigende Muskeln, verspannte tonische Muskulatur	Zur Abschwächung neigende, gehemmte phasische Muskulatur
M. iliopsoas	M. rectus abdominis
M. quadratus lumborum	Mm. obliquii abdominis
M. erector spinae (lumbaler Teil)	M. transversus abdominis
M. piriformis	M. gluteus (alle 3 Teile) maximus, medius, minimus
M. adductores	
M. pectineus	
M. tensor fasciae latae	
Häufig sind folgende Muskeln ebenfalls beteiligt	
M. biceps femoris	M. vastus lateralis
M. semitendinosus	M. vastus medialis
M. semimembranosus	M. tibialis anterior
M. rectus femoris	Mm. peronei
M. triceps surae	

Aus diesen Erkenntnissen ergeben sich besonders wichtige Muskelbereiche, die auf ein Rollout oder auf entsprechende Triggertechniken zur Tonusregulation sehr gut ansprechen (▸ Abb. 5.3).

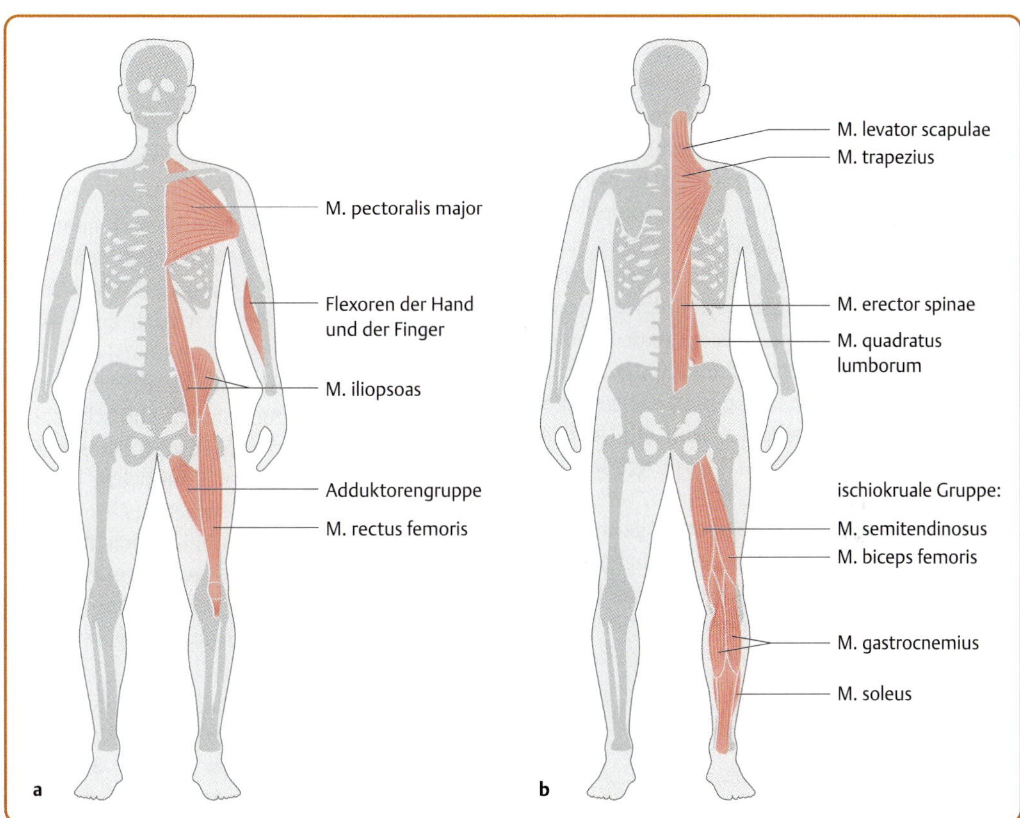

▸ **Abb. 5.3** Zur Verkürzung neigende Muskulatur – bestens geeignet für ein Rollout oder Triggertechniken.
a Ansicht von vorne.
b Ansicht von hinten.

6 Praktische Konsequenz für ein optimales Faszientraining

Ein Muskel kann dann bestmögliche Kraftleistungen bringen und verletzungsfrei funktionieren, wenn er seine elastischen Eigenschaften voll ausschöpfen kann, beweglich bleibt und von der Grundspannung her in einer „Mittelposition" verbleiben kann. Für jeden Muskel ist die sog. Grundlänge genetisch dispositioniert. In dieser Position haben die kontraktilen Bausteine (Aktin, Myosin, Titin, Nebulin, Desmin etc.) das optimale Überlappungsverhältnis und können damit auch die größten Kraftwerte erzielen. Ist die Muskellänge durch zu hohe Spannungen verkürzt, wird der Überlappungsbereich von Aktin und Myosin größer: Das heißt, der Muskel ist kürzer. In einem verkürzten Zustand ist die Kraftausbeute deutlich geringer. Ist ein Muskel hingegen in einem permanenten Verlängerungszustand, wird der Überlappungsbereich von Aktin und Myosin kleiner. Auch in dieser Situation ist die Kraftausbeute bei Aktivität und Sport deutlich verringert.

Merke

Mittelposition der Muskellänge
Der optimale und anzustrebende Zustand einer Muskellänge ist die normale Mittellage.

Wenn nun bekannt ist, dass bestimmte Muskelgruppen tendenziell eher zu einer erhöhten Tonussituation und damit zu einer verstärkten Spannung neigen und es im Gegenzug Muskelgruppen in unserem Bewegungssystem gibt, die eher zu einer Abschwächung ihrer Kraftleistung neigen, ergeben sich für diese beiden Gruppen auch in der Trainingsplanung verschiedene Trainingsziele.

Die zur Verkürzung neigenden und verspannten Muskeln müssen entspannt oder gelockert (Kap. 6.1) und die zur Abschwächung neigenden Muskeln tonisiert (Kap. 6.2), also aktiviert werden. Sind diese Dysfunktionen erst einmal beseitigt, kann die Muskultur bestmöglich in der Sportart genutzt und eingesetzt werden. Zeitgleich nimmt auch die typische Verletzungsanfälligkeit deutlich ab.

6.1 Regeneration von zur Verspannung neigenden Muskeln

Muskeln, die tendenziell sehr hohe Spannungen aufweisen und auch zur Verkürzung ihrer Struktur neigen, sind demzufolge besonders nach einem intensiven Training oder auch nach einer Wettkampfsituation in einer höheren Tonus- oder einer höheren Spannungssituation. In diesem Zustand ist die Regeneration nur langsam und schleppend möglich, was einen erneuten Einsatz dieser Muskelgruppen mit demselben Kraftniveau deutlich verzögern kann. Dementsprechend ist es sinnvoll, diesen Muskeln nach einer intensiven Belastung auch eine intensive aktive Regeneration zu ermöglichen. Hier kann das Fascial Release als Einleitung zur Regeneration nach dem Training gute Dienste leisten.

An dieser Stelle kommen besonders die Rollouts zum Einsatz. Die verspannten und stark tonisierten Muskelgruppen können effektiv durch ein Rollout oder durch Triggertechniken direkt im Muskelbauch bearbeitet und zu einer verbesserten Tonusregulation gebracht werden. Bereits 8–10 Rollbewegungen pro Muskel bringen signifikante Effekte in Richtung einer besseren und schnelleren Regeneration. In der Muskulatur kommt es durch den intensiven Druck zu einem gesteigerten Flüssigkeitsaustausch, der v. a. in den Faszienstrukturen (Hüllstrukturen der Muskeln und der Sehnenübergänge) zu einem verstärkten Einbau von Nährstoffen führt und gleichzeitig auch sofort kleinere, eventuell durch das Training entstandene Verklebungen löst.

Praxis

Fascial Release nach einem Training zur Regeneration verspannter Muskeln

Ein Rollout der individuellen Schwachstellen nimmt nicht zu viel Zeit in Anspruch. Mit etwa 8–10 min können bereits Veränderungen und erste Anpassungsreaktionen ausgelöst werden, da das Fasziensystem sehr schnell und gut auf das Rollout ansprechen. Die Bewegungen des Rollouts sollten dabei eher langsam und kontinuierlich sein, fast schon entspannend. Zunächst werden die härtesten Zonen im Muskel lokalisiert und dann gleichmäßig ausgerollt. Die Übung kann so lange wiederholt werden, bis eine deutliche Entspannung, eine Entlastung im Gewebe festgestellt werden kann.

6.2 Aktivierung einer zur Abschwächung neigenden Muskulatur

Muskeln, die gemäß ihrer Struktur und ihrer physiologischen Ordnung eher zu einer Abschwächung neigen, sind aufgrund dieser Entwicklung meist auch für die geforderte Bewegung oder Aktivität schlechter zu aktivieren. Das bedeutet, dass diese Muskeln bei sportlicher Belastung erst zu einem späteren Zeitpunkt in Aktion treten. In der Überbrückungszeit muss die Aktivität und die resultierende Belastung dann von anderen Muskeln übernommen und getragen werden. Bleiben diese Aktivierungsmuster über einen längeren Zeitraum erhalten, ergeben sich für den Sportler typische Überlastungsprobleme.

Diese Muskeln haben v. a. einen nicht unerheblichen Anteil an der lokalen Stabilität der Gelenke. Treten diese Muskeln nun zu einem späteren Zeitpunkt einer Bewegung in Aktion, können sich daraus unangenehme Nebeneffekte und Folgen für das Gelenk in Form eines Stabilitätsverlustes ergeben. Instabilitäten oder ein zu großes und gleichzeitig zu unkontrolliertes Bewegungsausmaß treten besonders häufig an den Gelenken der Halswirbelsäule, den Schultergelenken und auch an der Lendenwirbelsäule und den Hüftgelenken auf. Also ist meist ein Gelenk des peripheren Bewegungsapparates mit dem zugehörigen Wirbelsäulenabschnitt betroffen, der die Extremität (Arm oder Bein) mit dem Rumpf verbindet. An diesen Stellen treten bei sportlicher Aktivität sehr hohe Kräfte auf. Hier übertragen sich Bewegungskräfte von den Hebeln der Extremitäten (Arm oder Bein) auf den Rumpf und müssen durch Muskelaktivierung entsprechend kompensiert werden.

Eine Aktivierung dieser Muskeln findet u. a. vor der eigentlichen sportlichen Aktivität statt und kann sehr gut in ein individuelles Warm-up integriert werden (sog. Movement Preps). Auch hier müssen nicht zwingend alle Muskeln der folgenden Liste bearbeitet werden.

- Ventrale Kopf-Flexoren (auf der Vorderseite):
  - Mm. scaleni
  - M. longus capitis
  - M. longus colli
  - Mm. infrahyoidei
  - M. trapezius pars transversa et ascendens
  - M. serratus anterior
  - Mm. Rhomboidei
- M. rectus abdominis
- Mm. obliquii abdominis
- M. transversus abdominis
- M. gluteus (alle 3 Teile) maximus, medius und minimus
- M. vastus lateralis
- M. vastus medialis
- M. tibialis anterior
- Mm. peronei

Es ist sehr sinnvoll, hier eine individuelle Liste anzufertigen und die Muskeln möglichst genau zu lokalisieren, die tatsächlich ein Defizit in der Aktivierung und der Kraftleistung aufweisen. Diese gilt es besonders zu bearbeiten und mit speziellen Übungen vorzubereiten. Sie müssen speziell aktiviert und tonisiert werden, damit sie von Anfang an ihren Teil zur sportlichen Leistung beitragen.

Eine Möglichkeit der Aktivierung besteht in einem kurzen, aber intensiven Rollout mit einer härteren Rolle (etwa einer BLACKROLL PRO oder einer Groove). Auch der Einsatz der BLACKROLL Vyper mit der Vibration bringt hier die gewünschten Effekte für die Leistungssteigerung. Dabei ist der Bewegungsweg während des Rollouts sehr gering und die Intensität recht hoch, da die Rezeptoren des faszialen Bindegewebes und der Muskulatur kurz und schnell angesprochen und aktiviert werden wollen. Für die Muskulatur findet mit dieser Aktivierung eine Art Weckruf statt. Danach steht die Muskulatur schneller und effektiver für eine sportliche Aktivität zur Verfügung. Zum einen steigert dieses Vorgehen die sportliche Leistungsfähigkeit durch mehr aktive motorische Einheiten für die eigentliche Aktivität und zum anderen reduziert dieses Vorgehen die individuelle Verletzungsanfälligkeit während der Belastungsphase.

Praxis

Fascial Release vor einem Training zur Aktivierung von zur Abschwächung neigenden Muskeln

Ein tonisierendes Rollout beinhaltet kurze Bewegungen mit hoher Intensität und eventuell einer Rolle mit gerillter Oberfläche für intensivere mechanische Reize (z. B. BLACKROLL Groove in unterschiedlichen Stärken). Eine hohe Intensität kann auch mit verstärktem Druck auf die zu aktivierende Stelle (Muskel-Sehnen-Einheit und Fasziengewebe) erreicht werden. Dazu ist der zu tonisierende Muskel möglichst genau zu lokalisieren, um ihn den erforderlichen Reizen aussetzen zu können. Meist genügen hier 3–5 kurze Rolloutbewegungen, um den Muskel auf die bevorstehende Aktivität vorzubereiten und ihn entsprechend im Tonus hochzufahren.

7 Patientenbeispiele

> **Merke**
> **Arbeiten mit klinischen Bildern**
> **Das Arbeiten mit klinischen Bildern erleichtert den Weg der physiotherapeutischen Entscheidungsfindung sowohl während der Diagnostik als auch während der Behandlung (s. Kap. 5 Klinische Bilder in der Physiotherapie).**

7.1 Patientenbeispiel 1

7.1.1 Lumbale Dysfunktion und die Fascia thoracolumbalis in Interaktion mit der superfizialen Backline

Blickpunkt LWS: Diskogene Problematik und die funktionellen Auswirkungen auf das umgebende fasziale Gewebe (Fascia thoracolumbalis)

Lumbale Wirbelsäulenbeschwerden kommen in der physiotherapeutischen Praxis nicht nur häufig vor und haben in der Konsequenz meist auch nicht nur lokale Schmerzen zur Folge, sondern bringen zudem erhebliche Auswirkungen für die unmittelbar umliegenden und verbundenen Strukturen mit sich. So ergeben sich funktionelle und auch strukturelle Adaptionsreaktionen wie beispielsweise Tonusveränderungen, Schutz- und Schonhaltungen, Bewegungsunwilligkeiten, zunehmende Steifigkeiten der chondralen Gelenkflächen und der ligamentären/faszialen Strukturen. Oft sind die Ursachen multikausal und die Patienten zeigen vielfältige Funktionsstörungen und Symptome. Als Ursachen kommen meist unphysiologische und ungewohnte Belastungen, abnorme Körperhaltungen über einen längeren Zeitraum oder seltener auch direkte Traumata in Betracht. Je länger ein Organismus diesen ungünstigen Verhältnissen ausgesetzt ist, desto weiter geht die funktionelle Beeinflussung und desto länger wird dann zwangsläufig die Liste der beteiligten Strukturkomplexe.

Dabei können die daraus entstandenen Funktionsstörungen in den unterschiedlichsten Alltagssituationen auftreten und dort für Symptome sorgen (▶ Tab. 7.1).

Diese oder ähnliche Aktivitäten aus dem Alltag des Patienten sollten in der physiotherapeutischen Diagnostik abgefragt, dokumentiert und auch in den Wiederbefund integriert werden. In ihnen

▶ **Tab. 7.1** Häufige lumbale Funktionsstörungen und deren Vorkommen im Alltag.

Häufig vorkommende Funktionsstörungen	Vorkommen im Alltag
Bewegungsstörungen der lumbalen Wirbelsäule mit Einschränkung von Flexion, Extension, Rotation oder Lateralflexion	• Schuhe, Socken oder Hosen anziehen • nach hinten schauen/sich umdrehen • Geldbörse aus der Gesäßtasche ziehen • Shirt in die Hose stopfen
Bewegungsstörungen der Hüftgelenke: häufig in Flexion, Abduktion und Innenrotation	• Treppensteigen (auf bzw. auch hinab) • ins Auto ein- bzw. aus dem Auto aussteigen • Schuhe, Socken oder Hosen anziehen
dynamische Belastungsintoleranzen beim Gehen, Treppensteigen oder auch beim Heben und Tragen von Gegenständen	• Spaziergang, Wanderung (Rucksack tragen) • einkaufen, Einkaufstasche tragen • Sprudelkisten in den Keller tragen (auch aus dem Kofferraum heben)
statische Belastungsintoleranzen bei langem Sitzen, längerem Stehen oder beim Autofahren	• Schreibtischarbeitsplatz (PC-Arbeitsplatz) • Hausarbeit (Bügeln, Putzen etc.) • langes Sitzen in der Schule
Leistungsdefizite bei sportlicher Aktivität	Je nach ausgeübter Sportart lassen sich die dabei belasteten Strukturen als Ursache oder als beitragender Faktor lokalisieren.

liegt ein großes Potenzial an Informationen über die Effektivität der angewandten therapeutischen Interventionen.

Die Symptomatik von lumbalen Wirbelsäulenbeschwerden ist – wie die möglichen Funktionsstörungen – als sehr vielseitig und vielschichtig zu bezeichnen, was die Interpretation der Befunde in Bezug auf die Therapierelevanz und die Therapiemöglichkeiten sehr interessant gestaltet. ▶ **Tab. 7.2** zeigt häufig vorkommende Symptome auf und stellt mögliche beteiligte Strukturen gegenüber. Auf dem Weg der Entscheidungsfindung müssen aus der Anamnese und der körperlichen Untersuchung Hinweise auf die beteiligten Strukturen gefunden werden, die dazu dienen, die zu Beginn aufgestellten Hypothesen zu erhärten um damit eine möglichst zielgerichtete und individuelle Behandlung aufbauen zu können.

Die üblichen Verdächtigen bei lumbalen Symptomen sind in ▶ **Abb. 7.1** schematisiert dargestellt. Die Therapierelevanz – welche Struktur eher primär kausal infrage kommt oder sekundär eine beteiligte Rolle einnimmt – ist stets abhängig von den erhaltenen Informationen aus der Anamnese (aus denen auch die ersten Arbeitshypothesen evaluiert werden können) und den gewonnenen Ergebnissen aus einer strukturiert durchgeführten körperlichen Untersuchung. Damit lassen sich dann die Hypothesen stützen und zu einer effektiven Therapiestrategie ausbauen.

Gewappnet mit diesen Gedanken können bereits im Vorfeld mögliche verdächtige Strukturen in den Fokus der Untersuchung gestellt werden und die weitere Behandlung kann damit besser geplant werden.

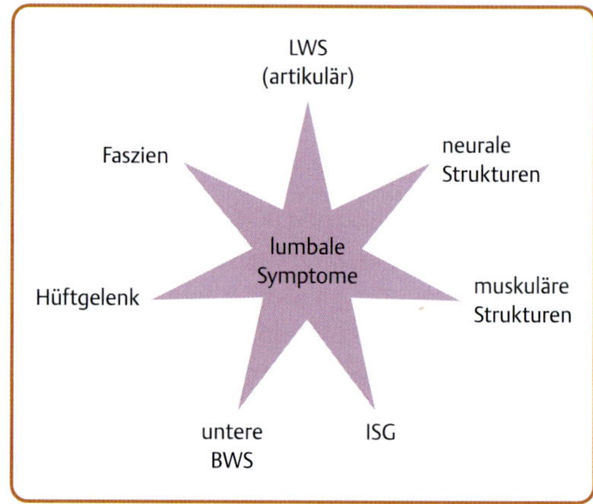

▶ **Abb. 7.1** Häufig beteiligte Strukturen bei lumbalen Wirbelsäulenbeschwerden. BWS: Brustwirbelsäule; ISG: Iliosakralgelenk; LWS: Lendenwirbelsäule.

▶ **Tab. 7.2** Symptome von lumbalen Wirbelsäulenbeschwerden mit beteiligten Strukturen.

Häufige Symptome im Kontext lumbaler Beschwerden	Mögliche beteiligte Strukturen
Lokale Schmerzen	• Gelenkstrukturen • Kapsel-Band-Apparat • neurale Hüllstrukturen (bindegewebiger Anteil) • lokales Muskelgewebe • Fasziengewebe
Ausstrahlende Schmerzen	• periphere neurale Strukturen (bindegewebige Hüllschichten, Nervenfasern) • Nervenwurzelbereich • Duramanschette • Fasziengewebe
Bewegungsstörungen	• Flexion/Extensionsproblematik: Bandscheiben • Rotationsproblematik: Facttengelenk • Fasziengewebe
Parästhesien	• neurale Strukturen • Fasziengewebe
Muskelschwächen der unteren Extremität	• neurale Strukturen • Fasziengewebe

Fallbeispiel

Kasuistik: Beschwerden in der lumbalen Wirbelsäule

Eine 31-jährige Patientin stellt sich mit folgenden anamnestischen Angaben in der Praxis zur Therapie vor

Vorgeschichte

Seit ca. 5 Jahren klagt die Patientin über rezidivierende Beschwerden in der lumbalen Wirbelsäule. Zu Beginn waren es sporadische Schmerzintervalle von 1–2 h, die sich im Laufe der letzten 3 Jahre auf bis zu 12 h weiter ausweiteten. Die Schmerzintervalle wurden zum einen häufiger und in der Intensität zunehmend, zum anderen reduzierte sich auch die beschwerdefreie Zeit. Es besteht eine bekannte rezidivierende Bandscheibenproblematik (BSV L 4/5 von vor 4 Jahren und BSP [ärztlich dokumentiert und per MRT abgesichert] in der segmentalen Höhe L 3/4).

Akute Episode und Symptome

Die akute Episode besteht seit etwa 2 Wochen und äußert sich durch in das linke Bein ausstrahlende Schmerzen bis zum Malleolus lateralis. Angefangen hatten die Beschwerden nach Gartenarbeiten, beim Ausgraben mehrerer Eiben. Die Beschwerden zeigten sich in Form von ausstrahlenden ziehenden Schmerzen entlang des linken Oberschenkels bis zum lateralen Kniegelenk. Ein pelziges taubes Gefühl im distalen Oberschenkelbereich sowie ein drückender lokaler Schmerz im lumbalen Rückengebiet kamen zeitnah hinzu. Motorische Bewegungsauffälligkeiten gibt die Patientin beim Hochziehen des linken Fußes (in Dorsalextension) an. Dabei entsteht v. a. ein „kraftloses Gefühl" im gesamten linken Bein bis zum Fuß. Der lumbale WS-Abschnitt kennzeichnet sich durch ein hohes Spannungsgefühl: „als wäre etwas zu kurz".

Provokation

Diese Beschwerden treten beim Gehen oder auch bei längerem Sitzen (Spaziergang von mehr als 45 min) deutlich auf und steigern sich mit zunehmender Belastungsdauer – die Patientin benötigt dann eine Pause (muss sich kurz für 5 min setzen), bis sich die Symptome etwas reduzieren. Besonders bei längerem Sitzen (im Büro, Schreibtischarbeitsplatz) stellt sich ein starkes lokales „Ziehen" und ein nach distal über die Gesäßregion ausstrahlendes Spannungsgefühl ein. Dabei hat die Patientin das Gefühl, als wäre der gesamte untere Rücken „zu kurz". Auch machen sich die Symptome nachts im Bett bei längerer Bauchlage oder bei schnellen Drehbewegungen bemerkbar. Bei Gartenarbeit (Erde ausgraben, Pflanzen setzen) treten die Symptome ebenfalls verstärkt auf. Bücken verursacht einen lokalen linksseitigen Schmerz in der lumbalen Wirbelsäule und verstärkt das lokale Spannungsgefühl.

Inhibition

Wenn die Belastung abgebrochen wird und die Patientin die Körperhaltung optimieren kann, reduzieren sich die Beschwerden innerhalb der ersten 5–10 min auf ein erträgliches Maß und die Belastung kann dann erneut wieder aufgenommen werden. Repetitiv durchgeführte Beugebewegungen des Rumpfes im Sitzen (mit auf den Oberschenkeln abgestützten Armen) lassen das Spannungsgefühl geringer werden. Dabei genügen oft schon 15–20 Wiederholungen.

24 h-Verlauf

Die Symptome sind nicht an eine bestimmte Tageszeit gekoppelt, sondern lassen sich durch mechanische Belastungen reproduzieren.

7.1.2 Entscheidungsfindungsprozess (Clinical Reasoning)

Arbeitshypothesen

Aufgrund dieser ersten Informationen können vorläufige Arbeitshypothesen erstellt werden, anhand derer die weitere körperliche Untersuchung geplant und durchgeführt wird.

1. Für die Symptome existiert ein Auslöser: Gartenarbeit (Ausgraben von Pflanzen). Dies kann als ungewohnte Belastung angesehen werden, da solche Arbeiten meist nicht gewohnheitsmäßig durchgeführt werden.
2. Hauptsymptome sind lokale Schmerzen mit Spannungsempfindung lumbal sowie ausstrahlende Schmerzen und Parästhesien im linken Bein. Diese Symptome passen zu den vorgeschädigten und veränderten lumbalen Segmenten L 3/4 und L 4/5.
3. Die Patientin zeigt deutliche neurologische Symptome (Ausstrahlungen, Parästhesien, Kraftlosigkeit); neurale Strukturen werden irritiert und eine neurologische Untersuchung ist zwingend erforderlich.

4. Die Beschwerden sind ernst zu nehmen (Vorgeschichte der Patientin), jedoch kann die Patientin ihre Alltagsaktivitäten und auch die berufliche Situation noch in reduzierter und angepasster Form ausführen, was für eine gute Belastbarkeit der Patientin spricht.
5. Das bestehende Spannungsgefühl weist auf strukturelle und mechanische Veränderungen hin. Diese erklären eine signifikant adaptierte Belastungs-Deformationskurve des faszialen Systems (hier v. a. der Fascia thoracolumbalis) und die damit einhergehende Spannungs- bzw. Tonusdysregulationen bei statischer Haltungsbelastung.

Unter Berücksichtigung der Vorgeschichte und der Symptome der akuten Episode liegt die Hypothese einer akuten Reizung der neuralen Strukturen der lumbalen Höhe L 3/4 sowie L 4/5 nahe. Die bestehenden Veränderungen Bandscheibenvorfall (BSV) und Bandscheibenprolaps (BSP) in den lumbalen Segmenten, sowie die rezidivierenden LWS-Beschwerden (auch diskogen bedingt) sind gute Erklärungen für die bestehenden Symptome. Auch weisen die von der Patientin geschilderten Symptome auf eine mögliche Veränderung der diskalen Strukturen mit Überlastungsproblematik hin. Zur weiteren Differenzialdiagnostik wäre eine bildgebende Diagnostik zu empfehlen, um den momentanen Status der Bandscheibenfächer und die Tendenz zur Progredienz beurteilen zu können (CT oder MRT).

Physiotherapeutische Diagnostik

Auf der Basis dieser Überlegungen kann nun die physiotherapeutische Diagnostik wie folgt durchgeführt werden:

Aktive Bewegungsprüfung

Die aktive Bewegungsprüfung zeigt, wie viel die Patientin bereit ist zu bewegen oder wie viel sie noch bewegen kann (auch Ausweichmechanismen oder Schutzdeformitäten werden erkennbar).

Neurologische Untersuchung

Da neurologische Symptome vorhanden sind, ist schnell abzuklären, wie stark diese sind und welche Einflussfaktoren sich daraus für die weitere Diagnostik und Therapie ergeben (Abklärung eventuell vorhandener Kontraindikationen und Vorsichtsmaßnahmen für die Therapie: Sensitivität der betroffenen Gewebe). Im Wesentlichen besteht die 1. neurologische Untersuchung aus den Bereichen Reflextests, Sensibilität und Kennmuskeltest (neurofunktionelle Untersuchung [NFU]) und aus der neuromechanischen Untersuchung (NMU) mit Nervenpalpation sowie neurodynamischen Tests.

Passive Bewegungsprüfung

Durch passive Bewegungsprüfung kann v. a. die segmentale Bewegung objektiviert werden (Quantität, Qualität, Schmerz und Endgefühl werden bewertet).

Palpation der lokalen Strukturen

Die Palpatation gibt einen Aufschluss über die lokalen Gewebereaktionen und -veränderungen

Erste Probebehandlung

Nach der physiotherapeutischen Diagnostik wird die erste Probebehandlung durchgeführt.

Neurologische Untersuchung

1. Teil

Der 1. Teil der neurologischen Untersuchung – die neurofunktionelle Untersuchung (NFU) – soll Aufschluss über die Funktionsfähigkeit der neuralen Strukturen geben und dabei in der physiotherapeutischen Planung helfen, die weiteren Therapieerfordernisse festzulegen.

Der Patellarsehnenreflex (PSR) zeigt sich linksseitig deutlich abgeschwächt und bestätigt damit die Hypothese der neurogenen Problematik.

Die Sensibilitätsprüfung der Dermatome L 3/4 sowie das Dermatom L 5 zeigen linksseitig signifikante Auffälligkeiten in Form von Hypästhesien.

In den Dermatomen L 3/4 zeigt sich ein deutlich hypästhetischer Bereich am ventrolateralen Oberschenkel linksseitig.

Praxistipp

Einzeichnen und Fotografieren

Das Einzeichnen und Fotografieren solcher Bereiche mit auffälligen Veränderungen der sensiblen Wahrnehmung erleichtert den späteren Wiederbefund. Allerdings sollten Sie dafür stets die Einwilligung des Patienten einholen und sich dies auch immer schriftlich bestätigen lassen.

Beim Test der Kennmuskulatur L2–S2 sind kleine Auffälligkeiten im Seitenvergleich zu finden.

- L3: Knieextensoren – Seitendifferenz rechts 6 vs. links 5
- L4: Dorsalextension mit Inversion (M. tibialis anterior) – deutlicher Unterschied im re/li Vergleich: rechts 6 vs. links 4
- L5: Extension der Großzehe (M. extensor hallucis longus) – auch hier zeigt der Test einen auffälligen Seitenunterschied: rechts 6 vs. links 5

Gestützt durch die Ergebnisse der neurologischen Untersuchung lässt sich die Funktionsstörung der neuralen Strukturen bestätigen.

Ein weiterer Baustein der neurologischen Untersuchung innerhalb der körperlichen Untersuchung besteht in der Palpation der peripheren Nerven zur Beurteilung der mechanischen Irritierbarkeit der neuralen Strukturen und ihrer Hüllgewebe.

2. Teil

Somit ist der 2. Teil der neurologischen Untersuchung den neurodynamischen Testverfahren gewidmet.

Der deutlichste Befund ergibt sich bei der Palpation des N. ischiadicus unterhalb des Tuber ossis ischii linksseitig. Hier lassen sich lokale Druckschmerzen und ein deutliches „stechendes Ziehen" im Verlauf bis zur Mitte des dorsalen Oberschenkels auslösen.

Bei der Palpation des N. femoralis in der linken Leiste lassen sich durch den mechanischen Druck ausstrahlende Schmerzen im Oberschenkel reproduzieren. Auch gibt die Patientin ein beginnendes taubes Gefühl an der linken ventralen Oberschenkelseite an.

Die Palpation des N. peroneus communis am Caput fibulae links reproduziert die drückenden Beschwerden im Malleolusbereich.

Bei der genaueren Lokalisation des N. peroneus superficialis lassen sich die drückenden Empfindungen und ein leichter stechender lokaler Schmerz auslösen.

Die Palpation des N. suralis – zwischen der Achillessehne und dem Malleolus lateralis gelegen – löst keine Hauptsymptome, sondern lediglich eine lokal unangenehme Empfindung aus.

Auch die Ergebnisse der neuromechanischen Untersuchung bestätigen die Hypothese einer deutlichen Störung der neuralen Strukturen (auch der perineuralen und extraneuralen Hüllgewebe) durch die ausgelösten Symptome im peripheren Verlauf der neuralen Strukturen.

Weitere wichtige körperliche Befunde sind in ▶ **Tab. 7.3** dargestellt.

Aus diesen ersten Untersuchungen lässt sich erkennen, dass die Facettengelenke der lumbalen Wirbelsäule, die neuralen Strukturen sowie das Fasziensystem mit seinen vielseitigen Verzweigungen und netzwerkartigen Verbindungen in das symptomatische Geschehen involviert sind. Den erhobenen Befunden entsprechend müssen diese Strukturen nun in der Therapie mit geeigneten Therapieinterventionen behandelt werden.

In der 1. Behandlungssitzung kommen verstärkt fasziale Techniken – v. a. aktive Release-Techniken (Rollouts und Triggertechniken) für die Gestaltung eines Hometrainingprogramms zum Einsatz. Vor allem die im Folgenden aufgeführten 6 Übungen wurden instruiert und von der Patientin kontinuierlich im Hometraining durchgeführt.

7.1.3 Faszienübungen im Hometraining

Gewünschte Effekte der Faszienübungen im Zusammenhang mit den individuellen Beschwerden des Patienten:

- Mobilisation der faszialen Hüllschichten des betroffenen Gewebekomplexes (lokal und global)
- Mobilisation der faszialen Kontaktgewebe (Nerven + Muskeln)
- Elastizitätsverbesserung durch Hydration des Gewebes
- Verbesserung der Deformationsfähigkeit des lokalen Gewebes/der anatomischen Strukturen

▶ **Tab. 7.3** Körperliche Hauptbefunde mit Therapierelevanz.

Neurologische Untersuchung	Befunde
aktive Bewegungsprüfung	• LWS-Flexion reproduziert ausstrahlende Schmerzen (2/10) in das linke Bein (FBA: 30 cm) • LWS-Extension ist unangenehm, jedoch ohne Schmerzverstärkung • LWS rot, links, verstärkt den ausstrahlenden Schmerz (3/10) + löst einen lokalen Schmerz lumbal aus (2/10)
passive Bewegungsprüfung	• unilaterale p/a-Bewegung Grad III – auf L 3/4 links: lokaler Schmerz (2/10) • unilaterale p/a-Bewegung Grad III – auf L 4/5 links: lokaler Schmerz (2/10) + Ausstrahlung am Knöchelbereich links (3/10)
Palpation	• muskulärer Hypertonus paravertebral (v. a. im Bereich L 3–L 5 rechtsseitig) • Schwellungsneigung im Bereich der lumbalen Gelenkkapseln v. a. linksseitig • reduzierte Gewebeabhebbarkeit im Lumbalbereich mit lokaler Schmerzreaktion (2/10) • Fascia thoracolumbalis zeigt sich bis in die Übergangsregion sakral und an das Os ilium (Crista iliaca) steif und unelastisch mit geringer Verschiebefähigkeit – ab L 4 auch schmerzhaft

FBA: Finger-Boden-Abstand; p/a: posterior/anterior

Die Erfolge der einzelnen Übungen und das Eintreten der gewünschten Effekte sollten durch einfache Assessments, im Optimalfall durch das Überprüfen der objektiven Hauptbefunde aus der physiotherapeutischen Diagnostikkaskade, evaluiert werden.

Faszienübung 1: Rollout der plantaren Faszienabschnitte

Die Plantarfaszie erfährt im Laufe eines Lebens und der darin vorkommenden sportlichen Belastungen häufig kleine strukturelle und mechanische Veränderungen. Diese resultieren nicht selten aus kleinen Mikrotraumata und Adhäsionen im faszialen Gewebe.

Als der am weitesten distal gelegene Abschnitt der Backline kommt dem plantaren Faszienverbund eine mobilisierende Rolle für die gesamte Kette zu. Durch neurophysiologische Aktivierung der faszialen Rezeptoren und eine mechanische Mobilisation der Fasern sollen gelöste Adhäsionen und eine gesteigerte Bewegungskoordination für mehr Bewegungsreserve und Dynamik in der gesamten myofaszialen Kette sorgen, die dann auch der verbesserten Bewegungsreserve der lumbalen Wirbelsäule dienen kann. Im Rollout von der hintersten Kalkaneuskontur (Insertion der Achillessehne) bis zu den Zehenballen werden kleine Adhäsionen und chaotische Faserausrichtungen beseitigt (▶ **Abb. 7.2**). Dieses Rollout kann sowohl im Stand als auch in einer sitzenden Ausgangsposition durchgeführt werden. Im Stehen kann mehr Druck auf die Rollbewegung ausgeübt und damit die Intensität auch noch während der Übung variiert und gesteuert werden. Dabei kann die Rollbewegung auch an den medialen oder lateralen Fußrand verlagert werden. Die Hauptdruckrichtung bleibt dabei vom Kalkaneus in Richtung Metatarsophalangealgelenke MTP I oder MTP V, also von proximal nach distal gerichtet. Alternativ kann der Druck der Rollbewegung auch umgekehrt appliziert werden, also während des Rollouts von distal nach proximal.

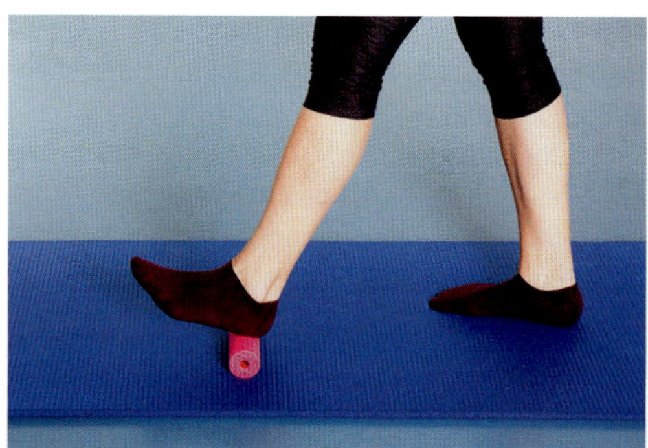

▶ **Abb. 7.2** Rollout der Plantarfaszie beidseits mit Schwerpunkt links.

Diese Übung sollte in 3–4 Sätzen mit je 8–18 Wiederholungen durchgeführt werden. Die Intensität ist dabei an die jeweilige Symptomsituation und die aktuelle Belastbarkeit des Patienten anzupassen.

Schnell ergeben sich bereits nach diesem Rollout der Plantarfaszie deutliche Veränderungen der lumbalen Mobilität. Diese kann häufig auch quantitativ erfasst werden durch den Finger-Boden-Abstand (FBA), das Schober-Zeichen oder durch einen Vergleich der lumbalen Flexionsfähigkeit vorher vs. nachher, geschätzt in Winkelgraden, oder anhand verschiedener Orientierungspunkte im Raum.

Wiederbefund: Direkt nach dieser Übung (3 Sätze mit je 12 Wiederholungen an beiden Füßen) betrug der FBA 25 cm (5 cm Verbesserung).

Faszienübung 2: lokales Rollout Unterschenkel dorsal

Dieses Rollout der distalen Backline umfasst die Achillessehne über die Wadenmuskulatur bis zur Kniekehle (▸ **Abb. 7.3**).

Die Backline setzt sich über die Achillessehne und den M. gastrocnemius in den Unterschenkel fort. Genau dort setzt die 2. Faszienübung mit dem Rollout an. Ein lokales Rollout an den knöchernen Fixpunkten (Kalkaneus und medialer + lateraler Malleolus sowie in der Kniekehle Condylus medialis et lateralis femoris) gibt der faszialen Struktur zunächst mehr Bewegungsfreiheit, bevor die globalen Rollouts entlang der myofaszialen Kette des M. gastrocnemius Adhäsionen, hypertone Muskelfasern und extraneurales Kontaktgewebe löst.

Diese Übung sollte zunächst in einer möglichst entlasteten Ausgangsposition begonnen werden. Dazu sitzt der Patient und legt das zu bearbeitende Bein auf die Rolle. Dabei wird der Unterschenkel so positioniert, dass die Rolloutbewegung zunächst im unteren Drittel gut kontrolliert werden kann. Durch eine Knieextension und -flexion wird die Wade vom Kalkaneus nach proximal gerollt. Der 2. Teil der Rolloutbewegung beginnt dann von der Mitte der Wade bis zur Kniekehle und zu den Kondylenflächen des Femur.

Auch für diese Übung lassen sich Assessments zum Wiederbefund einsetzen.

Wiederbefund: Nach 3 Sätzen der lokalen Rolloutbewegungen an den knöchernen Punkten und des distalen und proximalen Rollouts konnte der FBA mit 20 cm weiter verbessert werden. Zudem gab die Patientin nach diesen Übungen eine subjektive Schmerzerleichterung (1/10).

Faszienübung 3: globales Rollout der distalen Backline mit maximaler Belastung

Im weiteren Verlauf kann die Intensität der Rolloutbewegung durch Anheben des Körpers und Auflegen des 2. Beines auf den Unterschenkel sukzessiv gesteigert werden (▸ **Abb. 7.4**). Dabei muss das Körpergewicht auch von den Armen und v. a. von den Handgelenken getragen werden. Die Handgelenke und eine zu geringe Stützkraft der Schultern sind manchmal zu Beginn noch die limitierenden Faktoren bei dieser Übung.

Ein angehobenes Becken und ein aufgelegtes Bein vergrößern die Reichweite der Rolloutbewegung immens. So kann ein globales Rollout vom

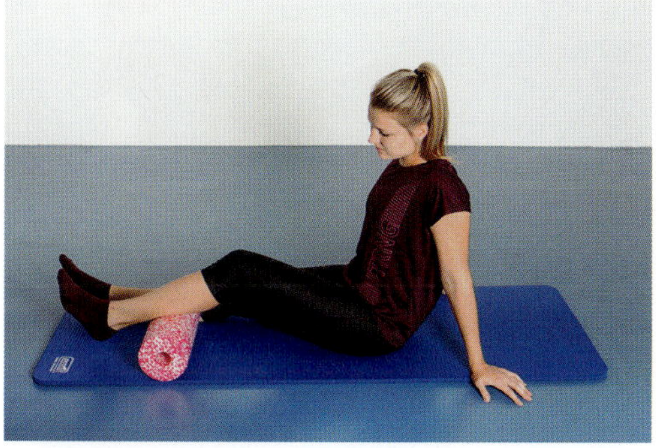

▸ **Abb. 7.3** Rollout mit geringer Belastung, von der Achillessehne bis zur Mitte des M. gastrocnemius.

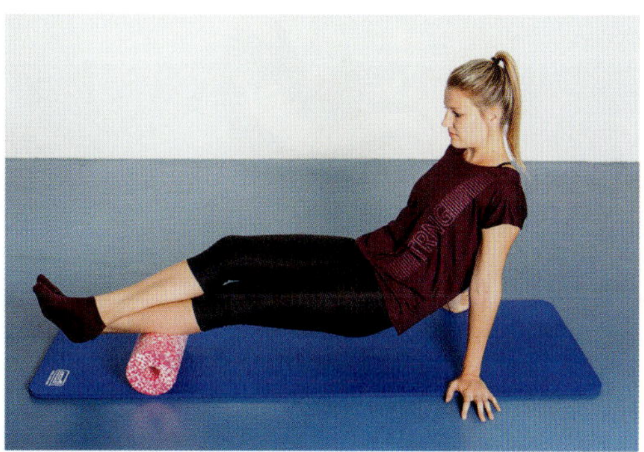

▸ **Abb. 7.4** Rollout mit maximaler Belastung, aufeinander gelegte Beine.

Kalkaneus bis zur Kniekehle (femorale Kondylenflächen) durchgeführt werden.

Dabei kann die Auflagefläche und damit der Druckbereich auch etwas nach medial oder lateral verlagert werden. An besonders hartnäckigen Stellen kann der Druck gehalten und das Bein gedreht werden. So erhält man als Pluseffekt eine Querfriktion an Adhäsionen oder an faserig veränderten Strukturen. Immer wenn die Bewegung quer zum Faserverlauf ausgeführt werden soll, ist eine sorgfältige Instruktion des Patienten erforderlich, was Schmerzveränderungen und Querfriktionseffekte anbelangt.

Faszienübung 4: lokales Rollout der unteren Anteile der Fascia thoracolumbalis im knöchernen Ansatzbereich (Os sacrum + Os ilium)

Die Fascia thoracolumbalis inseriert am Os sacrum und an der Crista iliaca und neigt im lumbalen Verlauf zu strukturellen Veränderungen. Unter anderem kommt es hier immer wieder zu einer Ausdünnung der Struktur, zu Adhäsionen aufgrund von Mikrotraumatisierungen des faszialen Gewebes und zu chaotischen Faserverläufen, einer sog. pathologischen Ausbildung von Crosslinks. Um diese Veränderungen direkt anzugehen, ist die nächste Übung genau auf diese anatomische Region ausgerichtet. Das Rollout von Os sacrum und Crista iliaca kann bequem im Sitzen auf der Rolle gestartet werden. So können, ausgehend vom Tuber ossis ischii bis zum Os sacrum, der Region des Iliosakralgelenks (ISG) und zur Crista iliaca die knöchernen Insertions- und Befestigungspunkte lokal ausgerollt werden. Für ein lokales Rollout an der Crista iliaca muss das Becken lediglich etwas zur Seite gekippt werden. Dazu führt der Patient ein Bein unter dem anderen hindurch und geht in eine Seitenposition auf der Rolle. So kann dann auch die Crista iliaca in einer stabilen Position ausgerollt werden (▶ **Abb. 7.5**).

Faszienübung 5: globales und lokales Rollout der lumbalen Faszienanteile

Im unteren Lumbalbereich, in der Übergangszone zum Os sacrum, können lokale Rollouts in der hintersten Kontur des Os ilium und am Os sacrum ausgeführt werden (▶ **Abb. 7.6**). Dazu befindet sich der Patient mit dem Becken auf der Rolle. Die Füße sind aufgestellt und beide Hände werden hinter dem Oberkörper auf dem Boden abgestützt. So kann der Patient das lokale Rollout gut kontrollieren und die Fascia thoracolumbalis intensiv bearbeiten. Aufgrund der multidirektionalen Ausrichtung der Fasern ist eine Veränderung der Oberkörperposition (mal mehr oder weniger Rotation und Lateralflexion) während des Rollouts zielführend. So können die Deformationsreize auch in alle Richtungen der Fascia thoracolumbalis wirken und die Effektivität der Rolloutbewegungen deutlich steigern.

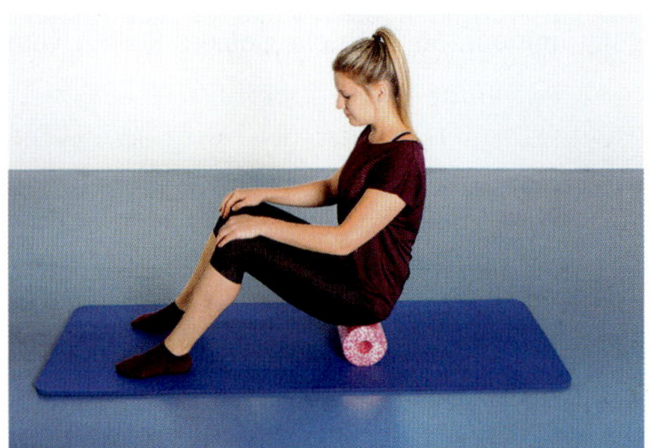

▶ **Abb. 7.5** Rollout der Fascia thoracolumbalis im unteren Abschnitt + N. ischiadicus, Mobilisation mit extraneuralem Hüll- und Kontaktgewebe.

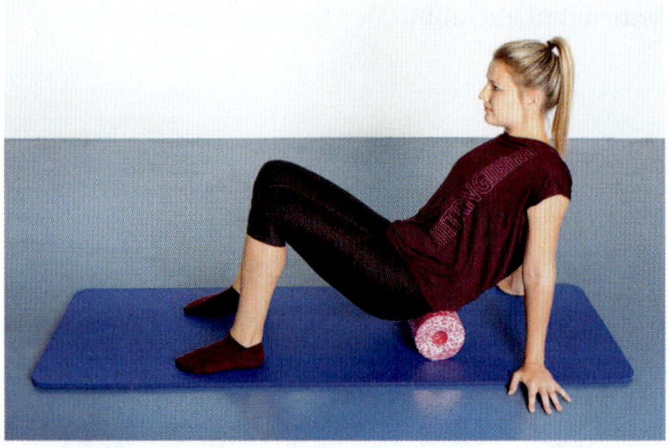

▶ **Abb. 7.6** Rollout der Lumbalfaszie (eher lokal begrenzt) mit Mobilisation der intervertebralen Foraminae und der neuralen Austrittbereiche des Plexus lumbosacralis, im Sinne einer Eigenbehandlung der mechanischen Kontaktflächen.

Die globale Rolloutversion wird dann einfach über eine längere Strecke vom Becken (Ilium, Sacrum) bis zum unteren Rippenbogen durchgeführt. Dabei bleiben die Hände als Stütze hinter dem Oberkörper stets in Bodenkontakt. So werden Fehlbelastungen vermieden. Auch dabei kann die Oberkörperposition in Rotation und Lateralflexion variiert werden.

Faszienübung 6: globales Rollout der Fascia thoracolumbalis bis zum Angulus inferior der Scapula mit großen Amplituden

Für eine große Amplitude der Rolloutbewegung wird die Rolle in Rückenlage unter dem unteren Rippenbogen positioniert (▶ **Abb. 7.7**). Von dort ausgehend kann die Fascia thoracolumbalis mit großen Rollbewegungen nach kranial und kaudal ausgerollt werden. Dabei ist ein aktives Abstützen mit den Händen nicht unbedingt erforderlich. Reicht die Kontraktionsfähigkeit der Bauchmuskeln des Patienten nicht aus, um den Rumpf stabil und aufgerichtet zu halten, ist eine Stützfunktion der Arme/Hände anzuraten. Das Rollout kann so nach kranial bis zur Spina scapulae erfolgen. Der Oberkörper des Patienten kann während des Rollouts in variablen Rotations- und Lateralflexionspositionen eingestellt werden, um die Fascia thoracolumbalis in ihrer vollen Breitenausdehnung auszurollen.

Nach der 1. Behandlungssitzung mit dem Schwerpunkt auf der Instruktion von aktiven Faszienübungen waren bereits folgende Veränderungen zu verzeichnen:

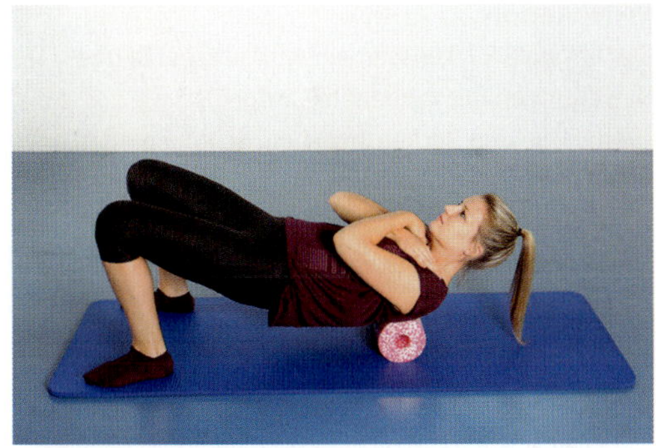

▶ **Abb. 7.7** Globales Rollout der Fascia thoracolumbalis.

- LWS-Flexion war subjektiv besser, FBA 23 cm (1/10)
- LWS-Rotation links: (1/10) und Mobilität subjektiv besser
- hypästhetischer Bereich am rechten Oberschenkel (Dermatom L 3/4) deutlich kleiner
- Patellarsehnenreflex (PSR) links: 4-mal auslösbar, dann zunehmend reduziert
- unilaterale p/a L 3/4 und L 4/5 linksseitig mit reduziertem Schmerzreiz (1/10)

7.1.4 Ergebnisse

Die Patientin wurde im Laufe der ersten 3 Behandlungssitzungen mit einem Übungsprogramm zur schmerzfreien Mobilisation für die Lumbalregion versorgt. Zudem wurden Elektrotherapie und eine thorakolumbal betonte Wärmeapplikation zur Optimierung der faszialen Mobilität durchgeführt. Die Behandlungsinterventionen wurden nach den faszialen Techniken auch auf die neuralen Kontaktstellen (MI) am Caput fibulae und am Malleolus lateralis erweitert. Weiterführend wurden auch Weichteiltechniken (Funktionsmassagen, Triggertechniken, Faszientechniken) paravertebral lumbal angewandt.

Nach 6 Behandlungen im Zeitraum von 2 Wochen waren die Beschwerden subjektiv um 80 % besser. Der FBA war zu diesem Zeitpunkt bei 5 cm, die aktive LWS-Rotation sowie die passiven p/a-Mobilisationen der lumbalen Segmente waren beschwerdefrei. Mit zunehmendem Maße wurde nun auch ein individuelles Krafttraining im Sinne einer Trainingstherapie zur Stabilisation der lumbalen Wirbelsäulenabschnitte integriert und die Patientin wurde in ein kontrolliertes Aktivitätsprogramm mit Inhalten aus dem klassischen Krafttraining, Einheiten aus dem kontrollierten Faszientraining und gymnastischen Übungen zur besseren Stabilitätskontrolle und zur Steigerung der intra- und intermuskulären Koordination gebracht.

Nach insgesamt 8 Wochen Therapie und einem konsequent durchgeführten Eigentrainingsprogramm mit Faszienübungen (mit und ohne Faszienrolle) waren die Beschwerden komplett beseitigt und die Alltagsbelastbarkeit der Patientin war wieder vollständig hergestellt.

7.2

Patientenbeispiel 2

7.2.1 Hüftschmerzen und die fasziale Beteiligung von Frontline und Lateralline

Fallbeispiel

Kasuistik: Schmerzen und Unbeweglichkeit der Lenden-Becken-Hüft-Region

Der Patient (38 Jahre) wird mit seit ca. 3 Jahren bestehenden Schmerzen und einer zunehmenden Unbeweglichkeit der Lenden-Becken-Hüft-Region (LBH-Region), v. a. rechtsseitig am Hüftgelenk, in der Praxis zur physiotherapeutischen Behandlung vorstellig. Die vorrangigen Symptome sind der Hüft- und lumbale Rückenschmerz und eine zunehmende Steifigkeit und Bewegungsintoleranz des rechten Hüftgelenks in Beugung und Drehbewegungsrichtungen.

Vorgeschichte

Leisten-, Schambeinproblematik mit rezidivierenden Entzündungsreaktionen, Ausstrahlungen in den dorsalen und medialen Oberschenkelbereich rechtsseitig und daraus resultierenden signifikanten Belastungsintoleranzen bei sportlicher Aktivität sind bereits seit etwas mehr als 3 Jahren persistent. Sporadisch sind auch lumbale Rückenschmerzen mit Ausstrahlung in den rechten Becken- und Hüftbereich vorhanden, die die sportliche Leistungsfähigkeit beim Joggen und Fußballspiel signifikant einschränken. Zudem klagt der Patient über einen bestehenden ausstrahlenden Schmerz in die Beckenregion und v. a. in den Adduktorenbereich, der rechtsseitig dominant auftritt.
Bei sportlichen Aktivitäten wie beispielsweise Joggen, Nordic-Walking oder auch Fußballtraining von mehr als 30 min Dauer zeigt sich eine deutliche Steigerung der gesamten Schmerzproblematik, sowohl am Hüftgelenk als auch in der Lumbalregion. Sekundär sind für den Patienten auch die progredient verlaufenden lumbalen Schmerzen ein Problem, die ebenfalls bei sportlicher Belastung gesteigert auftreten und sich zunehmend auch im überwiegend sitzenden Arbeitsalltag des Patienten manifestieren. Nach ca. 2 h sitzender Tätigkeit am Schreibtisch beginnen die Hüftprobleme sich in den Vordergrund zu drängen. Es etabliert sich dann ein konstanter Dauerschmerz mit einem deutlich zunehmenden Spannungsgefühl in Leiste und Oberschenkel rechts.

Der Patient hatte eine ca. 8 Monate dauernde Sportpause ohne intensive Trainingseinheiten jeglicher Art. In dieser Zeit reduzierten sich die Beschwerden, waren jedoch unterschwellig stets vorhanden. Beim Versuch, danach wieder mit Lauf- und Fußballtraining sportlich aktiv zu werden, traten die Beschwerden erneut und in der gewohnten und bekannten Intensität auf. Nun sind die Symptome seit ca. 6 Wochen akut und in der Intensität gesteigert vorhanden.
Zielsetzung des Patienten in der Therapie: Belastungstoleranz verbessern und wieder schmerzfrei in die Sportarten Fußball und Joggen einsteigen.

Akute Episode und Symptome

Vor 6 Wochen unternahm der Patient einen erneuten Versuch, seine gewohnten sportlichen Aktivitäten wieder aufzunehmen. Bei einem leichten Dauerlauf traten jedoch so starke lokale Schmerzen in der Adduktorenregion und in der lumbalen Wirbelsäule auf, dass er den Lauf nach 15 min abbrechen musste.
Auch die sonst hilfreiche Funktionsgymnastik brachte dem Patienten keine Erleichterung. Nach einer ärztlichen Untersuchung wurde eine bildgebende Diagnostik veranlasst. Im Röntgen fanden sich keine Anhaltspunkte für knöcherne Veränderungen und auch das MRT war unauffällig. Aktuell besteht der Hüftschmerz ventral mittig in der Leiste mit Ausstrahlungen in die Schambeinregion und die Adduktoren rechtsseitig bis zum medialen Kniegelenk (Tuberculum adductorium). Der Patient beschreibt ein „zusammengezogenes Gefühl“ in der Leiste (als hätte er einen sehr flächigen Knoten darin). Ähnlich fühlt sich auch der lumbale Rücken an. Diese Spannung zieht sowohl nach kranial bis unter die Schulterblätter (Angulus inferior beidseits), als auch nach kaudal bis an das knöcherne Becken (Crista iliaca und Os sacrum).

Provokation

Der lumbale Rückenschmerz wird v. a. bei Beugebewegungen der Wirbelsäule ausgelöst, wie z. B. Bücken, Hose und Socken anziehen, Schuhe binden oder einen Gegenstand vom Boden aufheben (dabei spielt das Gewicht des Gegenstands keine große Rolle – die Symptome treten bewegungsabhängig auf). Auch ruckartig und schnell durchgeführte Bewegungen in mehr als einer Ebene (z. B. Flexion + Rotation) lösen lumbal eine lokale Schmerzempfindung und ein gesteigertes Spannungsgefühl aus. Dabei gibt der Patient subjektiv eine Steifigkeit und das Gefühl an „er könne den Rücken nicht lang machen“. Langes Sitzen im Arbeitsalltag von mehr als 2 h Dauer verstärkt die Schmerzanfälligkeit der lumbalen Region und steigert das konstante Steifigkeits- und Spannungsgefühl. Die Hüftregion (auch Leiste + Adduktorenbereich) wird bei längerem Sitzen (mehr als 2 h) symptomatisch. Dabei gibt der Patient einen konstant steigenden Druck in der Hüftregion an (je länger die Sitzzeit, desto stärker der Druckanstieg). Bei Laufsport ist v. a. die Schrittbewegung mit dem rechten Bein zunehmend schmerzhaft. Wenn das rechte Bein von hinten in der Schwungphase nach vorne gebracht wird, steigen der Schmerz und die Spannungsempfindung an. Dehnungspositionen des vorderen Oberschenkels und der ventralen Hüftregion verursachen ebenfalls steigende Spannungen mit Schmerzempfindung. In der momentan akuten Phase ist sogar Treppensteigen schmerzhaft in der Hüftregion.

Inhibition

Sanfte Mobilisationsübungen für die Hüftgelenke in die Bewegungsrichtungen Extension, Abduktion und Rotation werden vom Patienten als hilfreich und entlastend angegeben. Zudem lösen dynamisch durchgeführte Dehnungsübungen das Spannungsgefühl und reduzieren somit auch den Schmerz. Variable Bewegungen während der Arbeitszeit über alle Gelenke, um die Sitzzeit zu verkürzen und die Körperhaltung zu verändern, reduzieren die schmerzhafte Spannung ebenfalls.

24 h-Verlauf

Im Tagesverlauf sind die Beschwerden v. a. von der Belastung, der Aktivität und den aktiven Bewegungen von Lendenwirbelsäule und Hüftregion abhängig. Eine tageszeitliche Abhängigkeit der Symptome konnte vom Patienten nicht erkannt werden.

Objektive Hauptbefunde der physikalischen Untersuchung (P/E

Funktionsuntersuchung Hüfte/Leiste

Die aktive Mobilität der rechten Hüfte ist in Flexion, Adduktion und Innenrotation endgradig eingeschränkt. Auch fällt eine signifikante Steifigkeit der Gelenkkapsel bei endgradigen passiven Bewegungen (Flexion, Adduktion, Innenrotation) auf. Palpatorisch sind deutliche Druckschmerzen am M. rectus femoris (sehniger Ursprung an der Spina iliaca anterior inferior), im Bereich der Adduktoren (M. pectineus, M. adductor magnus, M. adductor longus et M. gracilis), sowie an M. gluteus medius und M. tensor fasciae latae zu lokalisieren.

Funktionell auffallend ist eine unzureichende Zentrierung des Femurkopfs bei langhebligen Bewegungen (z. B. extendiertes Bein aus Rückenlage abheben) und bei schnellen Aktivitäten (z. B. Side-Step re/li oder auch Skippings), woraus auf eine muskuläre Dyskoordination der pelvitrochanteren Muskulatur mit Stabilitätsverlust des Hüftgelenks geschlossen werden kann. Im Muskelfunktionstest wird die Insuffizienz der lokalen Hüftstabilisatoren im Bereich der Rekrutierung und Frequenzierung deutlich. Ebenso fehlt die Synchronisation der Hüftstabilisatoren für schnelle Bewegungen.

Der femuroacetabuläre Impingement-Test zeigt kein eindeutiges Ergebnis. Es treten zwar Beschwerden auf, jedoch nicht die gewohnten Symptome des Patienten.

Das Patrick-Sign zeigt eine deutliche Spannungsintoleranz der Adduktorengruppe und einen signifikanten Druckaufbau im Hüftgelenk rechts.

Es konnten keine klinischen Hinweise auf eine ISG-Problematik gefunden werden (alle diesbezüglich durchgeführten Tests waren negativ).

Die ventrale Gelenkkapsel des rechten Hüftgelenks reagiert auf direkten Druck in der gesamten Verlaufsrichtung kranial-kaudal mit Schmerz. Auch lassen sich hier langstreckige adhäsive Zonen lokalisieren, die auf alte Traumatisierungen mit unzureichender Wundheilung und unzureichender posttraumatischer Nachbehandlung schließen lassen.

Funktionsuntersuchung der lumbalen Wirbelsäulensegmente

Das Segment L4/5 fällt mit signifikantem Palpationsschmerz rechts und einer deutlichen Kapselsteifigkeit auf. Bei einem anterior/posterior gerichteten Druck auf L4/5 rechts lassen sich Ausstrahlungen in die rechte Beckenregion auslösen.

Auch die lumbalen Stabilisatoren (M. quadratus lumborum, M. transversum abdominis) fallen durch verspätete Aktivierung bei Belastungsanforderung (z. B. Stabilisation der Körperlängsachse aus Bauchlage oder aus dem Sitz) auf.

7.2.2 Entscheidungsfindungsprozess (Clinical Reasoning)

Die beim Patienten vorherrschenden Symptome sind zum Teil lokal auf die Hüftregion und den lumbalen Wirbelsäulenbereich begrenzt, jedoch zeigen sich auch muskuläre Dysbalancen, Steifigkeit und Elastizitätsverlust von größerem Ausmaß in der unteren Extremität und im Lumbalbereich. Diese Dysregulation legt die Vermutung nahe, dass sich im Laufe der Zeit auch das fasziale System an Schmerz- und Schonhaltung adaptiert hat. In diesem Zuge erscheint eine Einbindung ergänzender faszialer Übungen für die Symptombereiche und die angrenzenden myofaszialen Ketten als sehr sinnvoll.

7.2.3 Therapie

Die folgenden Therapiemaßnahmen werden ergriffen:

- Integration eines Faszientrainings zur Steigerung der muskulären Koordinationsfähigkeit von Hüftmuskulatur und lumbalen Stabilisatoren durch Verbesserung der Propriozeption; Erlernen der Aktivierung der Stabilisatoren durch gezielte Vorinnervation; Rollout und funktionelle Rekrutierung der myofaszialen Funktionsketten Frontline, Backline und Spiralline
- medizinische Trainingstherapie zur integrativen Förderung von Rekrutierung, Frequenzierung und Synchronisation der Stabilisatoren von Hüfte und lumbaler Wirbelsäule
- Einsatz von manueller Therapie zur translatorischen Mobilisation von L 3/4/5 und des Hüftgelenks zur Verbesserung der kapsulären Steifigkeit und zur Optimierung der endgradigen Mobilität; Erarbeiten von geeigneten Eigenübungen zur Mobilitätsverbesserung und zur funktionellen Stabilisation von Hüfte und LWS
- Elektrotherapie zur Stimulation der Muskelaktivierung und zur Optimierung des Zellstoffwechsels sowie zur Steigerung der Ermüdungswiderstandsfähigkeit der gelenkstabilisierenden Muskulatur von Hüfte und LWS; Faszientechniken und Triggerbehandlung im Adduktorenbereich und im Bereich der lumbalen Wirbelsäule
- zusätzlich Kräftigungsübungen und Koordinationsübungen zur Verbesserung der Körperwahrnehmung und der funktionellen Stabilität bei schnellkraftdominanten Aktivitäten (Start-Stopp, Side-Steps, Skippings etc.)

7.2.4 Faszienübungen im Hometraining

Gewünschte Effekte der Faszienübungen im Zusammenhang mit den individuellen Beschwerden des Patienten:

- Mobilisation der faszialen Kontaktgewebe Hüfte, Leiste, Adduktoren und LWS (Nerven + Muskeln)
- Elastizitätsverbesserung durch Hydration des lokal bearbeiteten Gewebes
- Verbesserung der Deformationsfähigkeit des lokalen Gewebes/der anatomischen Strukturen
- Mobilisation der faszialen Hüllschichten des betroffenen Gewebekomplexes der Hüftregion und der lumbalen Wirbelsäule (lokal und global)

Faszienübung 1: Rollout Laterallinie, unterhalb des Trochanter major (ohne Irritation der Bursa subtrochanterica)

Das Rollout der Laterallinie (▸ **Abb. 7.8**) distal und proximal des Trochanter major soll einen Release der Zuggurtung für die Hüftregion auslösen. Zudem lassen sich so die mechanischen Kontaktstellen des N. cutaneus lateralis femoris (L 2) bearbeiten. Die Füße können zu Beginn noch Bodenkontakt haben, um die Trochanterregion zu entlasten. In Seitlage wird die Rolle distal oder proximal des

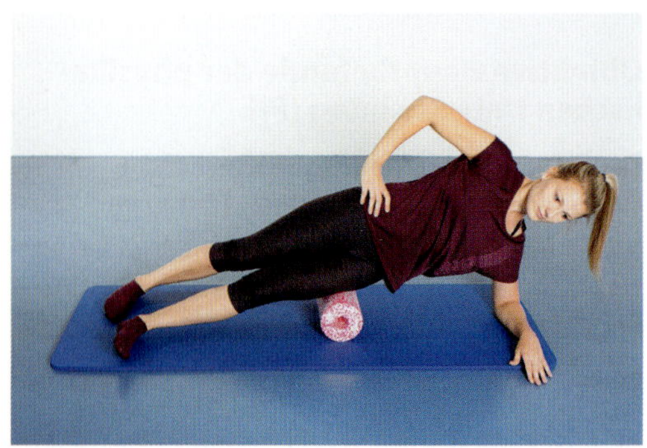

▸ **Abb. 7.8** Rollout Laterallinie mit Ablage des Beingewichts zur Druckentlastung.

Trochanter major positioniert – der untere Arm wird mit Ellbogen und Unterarm auf dem Boden abgestützt. So kann das Rollout jeweils von distal oder proximal an den Trochanter major herangeführt werden. Auch ein Rollen quer zum Faserverlauf des Tractus iliotibialis kann durch eine einfache Beckenbewegung nach ventral und dorsal angewandt werden. Proximal des Trochanter major kann der Verlauf des M. tensor fasciae latae ausgerollt werden. Weiterhin kann diese Release-Technik auch auf die ventral gelegenen Punkte: Spina iliaca anterior superior (SIAS), Leistenkanal oder den M. quadriceps ausgeweitet werden. Mit einer angemessenen Druckentlastung über einen forcierten Unterarmstütz und stärkeres Stützen mit den Füßen kann auch direkt über den Trochanter major gerollt werden. Dabei sind einmal die individuelle Schmerzschwelle und die symptombezogenen Reaktionen nach diesem Rollout zu beachten.

Wiederholungen: Die distalen und proximalen Rollouts an den Trochanter können mit 3 Sätzen zu je 8–12 Wiederholungen gestartet werden. Quer zum Faserverlauf ist es empfehlenswert, die Wiederholungen etwas zu reduzieren (3 × 6–8 Wiederholungen). Direkt über den Trochanter sind anfängliche Wiederholungszahlen von 3 × 2–4 Wiederholungen zu empfehlen.

Faszienübung 2: Rollout der Laterallinie mit maximaler Belastung

Werden beide Beine vom Boden angehoben, ergeben sich deutlich intensivere Übungsvarianten und stärkere Deformationen der ausgerollten Gewebe (▶ Abb. 7.9). So können eine bessere Tiefenwirkung auf die Faszienschichten und eine stärkere Aktivierung der Rezeptoren im faszialen Gewebe erreicht werden. Auch hierbei kann die Rollrichtung von distal oder proximal an den Trochanter major erfolgen. Ebenfalls können Rollbewegungen quer zum Faserverlauf angewandt werden. Hierbei ist jedoch auf eine verträgliche Intensität der Übung zu achten und einer möglichen Exazerbation durch Entlastung vorzubeugen. Wird die Intensität toleriert, sollten die Rollouts auch in dieser Version möglichst multidirektional ausgeführt werden.

Wiederholungen: Aufgrund der hohen Intensität sollte diese Variante zu Beginn mit 3 Sätzen à 6–8 Wiederholungen durchgeführt werden. Bei erreichter gesteigerter Deformationstoleranz und einer Stabilisation der Symptomreaktionen kann die Wiederholungszahl durchaus auf 15–20 Wiederholungen pro Durchgang gesteigert werden.

Faszienübung 3: Rollout der leistennahen Adduktorenregion bis zur ventralen Gelenkkapsel

In Bauchlage mit Unterarmstütz wird der Adduktorenbereich bis zur Leiste ausgerollt (▶ Abb. 7.10). So können die muskulären, neuralen und interstitiellen Hüllschichten bis an das knöcherne Schambein mobilisiert werden. Ausgehend vom Schambein wird der Fokus der Rolloutbewegung auch auf die ventrale Gelenkkapsel gebracht und die kapsulären Anteile werden multidirektional ausgerollt. Dabei variiert die Rollrichtung von einer kranial-kaudal gerichteten Bewegung über

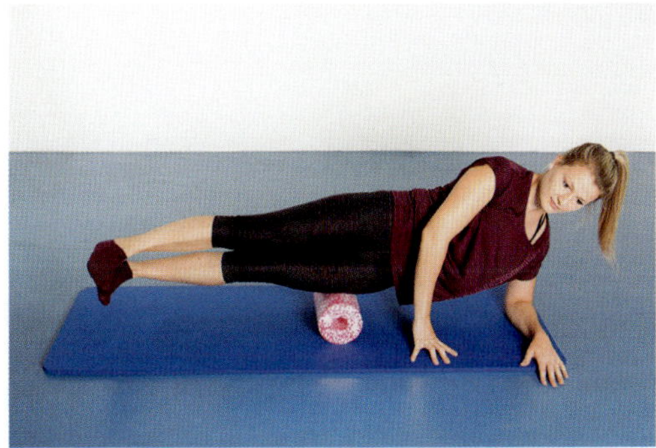

▶ **Abb. 7.9** Rollout mit maximaler Belastung, beide Beine angehoben.

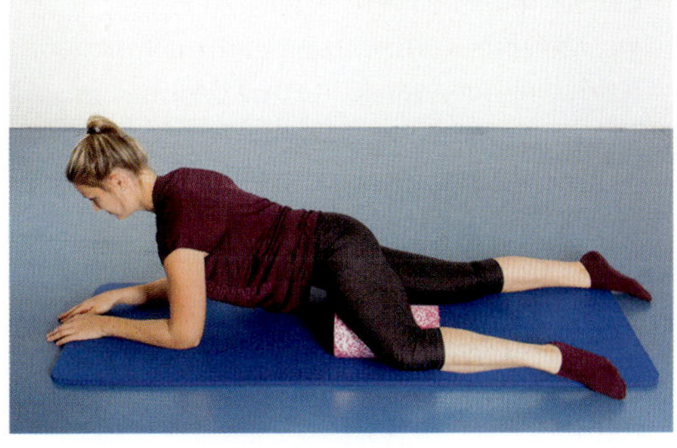

▶ **Abb. 7.10** Rollout der Adduktoren und der Leistenregion inklusive der ventralen Gelenkkapsel.

eine medial-laterale Ausrichtung bis zu diagonalen Bewegungsmustern: z. B. medial kranial, lateral kaudal. Nur durch diese Variationen in der Bewegungsausrichtung kann eine Übungsanordnung der multidirektionalen Faserverteilung der Gelenkkapsel des Hüftgelenks funktionell gerecht werden. Ein fasziales Rollout der Adduktoren kann sowohl lokal um die knöchernen Bereiche des Os pubis als auch langstreckig global vom Condylus medialis femoris (Insertion M. adductor magnus) bis zum Leistenkanal entlang der gesamten muskulären Hüllstruktur erfolgen.

Wiederholungen: Zu Beginn hat sich ein Trainingsgefüge von 3 Sätzen mit je 12–15 Wiederholungen für jede Bewegungsvariante bewährt. Die Wiederholungsanzahl kann im Trainingsverlauf durchaus gesteigert werden. Bei entsprechend vorherrschender Sensitivität sollte die Wiederholungszahl nach unten angepasst werden.

Faszienübung 4: distales Rollout der Frontline, Oberkante der Patella bis Mitte Oberschenkel

Mit dem Rollout der Frontlinie von der Oberkante der Patella ausgehend nach proximal (▸ **Abb. 7.11**) wird der gesamten myofaszialen Kette vermehrt Mobilität und Deformationsfähigkeit zur Verfügung gestellt. Dieses Rollout kann lokal begonnen werden. Dazu wird der obere Patellapol einmal in Längsrichtung der Quadrizepsfasern (proximal – distal) und danach auch quer zum Faserverlauf, durch stabile Rotation des Oberschenkels auf der Rolle, bearbeitet. Des Weiteren geht das lokale Rollout in ein globales Rollout bis zur Mitte des Oberschenkels über. Auch dabei ist es ratsam, das Rollout nach medial und lateral zu angulieren und so alle Faseranteile der ventralen Faszienstrukturen an der medialen und lateralen Seite des ventralen Femurs gleichmäßig zu bearbeiten.

Wiederholungen: Anfangs sollten von dieser Übung 3 Sätze mit 8–12 Wiederholungen durchgeführt werden. Die Varianten (medialer und lateraler Femur) können hier bereits integriert werden.

Faszienübung 5: Rollout der Leistenregion (Ligamentum inguinale) bis zum knöchernen Schambein (Ansatz des M. rectus abdominus)

Das lokale Rollout der ventralen Gelenkkapsel und der Leistenregion kann wunderbar in Bauchlage durchgeführt werden (▸ **Abb. 7.12**). Dabei stützen die Unterarme und Ellbogen den Oberkörper. Die Zehen können ebenfalls unterstützen. Vom unteren Rand der Leiste bis an die Oberkante des Schambeins findet dieses lokale Rollout statt. Dabei werden v. a. lokale Schmerzpunkte besonders bearbeitet. Durch ein leichtes Anheben des Beckens (rechts oder links) kann der Übungseffekt auch mehr nach lateral oder medial innerhalb des Leistenkanals verlagert werden.

Wiederholungen: Anfangs sollten von dieser Übung 3 Sätze mit 8–12 Wiederholungen durchgeführt werden. Die Varianten (medialer und lateraler Leistenbereich) können hier sofort miteingebaut werden.

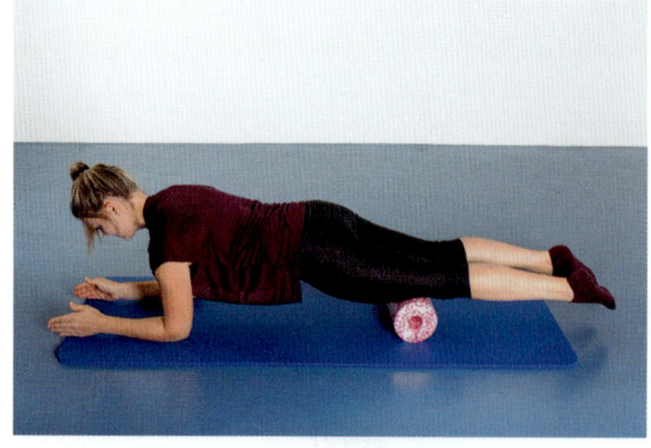

▸ **Abb. 7.11** Rollout ventrale Oberschenkelregion, proximale Frontline der unteren Extremität.

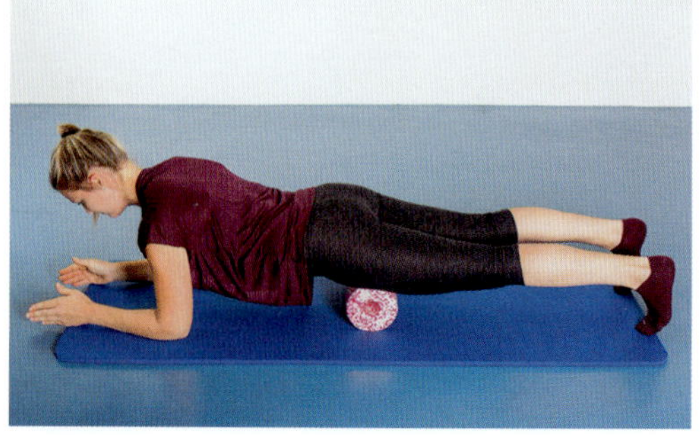

▸ **Abb. 7.12** Rollout ventrale Kapselregion, Leistenkanal, Schambein.

7.2.5 Ergebnisse und physiotherapeutische Empfehlung

Durch die applizierten Behandlungstechniken und die Umsetzung eines Hometrainings mit Faszienübungen konnte mit 16 Behandlungen in 7 Wochen eine deutliche Verbesserung der muskulären Bewegungskontrolle erreicht werden. Schnelle und auch ruckartig ausgeführte Bewegungen sind nun wieder ohne Schmerz im Adduktorenbereich oder im Schambeinbereich möglich. Das Koordinationsdefizit der stabilisierenden Muskulatur von Hüfte und lumbaler Wirbelsäule ist nahezu beseitigt. Die Palpationsschmerzen im Bereich der Leiste und der Adduktoren konnte komplett beseitigt werden.

Der Patient trainiert nun nach 4 Monaten therapeutisch instruiertem Individualtraining wieder sportartspezifisch (Fußball und Laufsport) und nimmt wieder aktiv am Spielbetrieb teil (konnte 60 min Fußball spielen). Eine sukzessive Steigerung der Belastung konnte sowohl in der Therapie als auch im Sport erreicht und etabliert werden.

Bei konsequenter Beibehaltung der Eigenübungen sollte eine schmerzfreie sportliche Aktivität möglich sein. Das Trainings- und Spielpensum sollte dabei langsam, unter Beachtung der aktuellen Leistungsgrenze, gesteigert werden.

7.3 Patientenbeispiel 3

7.3.1 Wirbelsäulenmobilität und die myofaszialen Ketten der unteren Extremität

Fallbeispiel

Der Patient (53 Jahre) wurde in der Praxis mit der Diagnose „rezidivierende Lumbalgie“ und einer Verordnung über 8 × manuelle Therapie vorstellig.

Kasuistik: rezidivierende Lumbalgie

Der 53-jährige Patient klagt über akute lumbale Schmerzen, die sich v. a. zentral im Bereich L 2–S 1 zeigen. Auf der segmentalen Höhe L 3–5 gibt der Patient den flächigen Hauptschmerz an. Sporadisch irritiert dieser nach kaudal über den Gesäßbereich, allerdings ohne neurologische Symptome.

Vorgeschichte

Die Rückenbeschwerden sind dem Patient bekannt. Er leidet seit etwa 8 Jahren unter rezidivierenden Rückenschmerzen in unterschiedlichen segmentalen Höhen und mit variablen Symptomverteilungen: Vom lokalen Schmerz über ausstrahlende Schmerzen, vom Schmerzpunkt bis zum flächigen Schmerz oder von einem stechenden bis zu einem drückenden und spannenden Schmerzcharakter sind dem Patienten alle Spielarten bekannt.

Der Patient hat eine sportliche Vergangenheit, mit Tennisspielen, Fußball und Handball. In dieser Zeit hat sich der Patient multiple Verletzungen in verschiedenen Körperbereichen zugezogen: rezidivierende Supinationstraumata an beiden Sprunggelenken, Innenmeniskusverletzung rechtes Kniegelenk, unzählige Prellungen, Zerrungen und Muskelverletzungen sowie auch Verletzungen der rechten Schulter. Diese Verletzungen haben letztlich dazu geführt, dass der Patient die Sportarten wechselte. Aus Tennis, Fußball und Handball wurde der Laufsport. Normalerweise läuft der Patient 4 × pro Woche je zwischen 8 und 15 km. Zurzeit hat der Patient aufgrund der vorherrschenden Beschwerden nur noch 2 Läufe von je maximal 5 km pro Woche.

Akute Episode und Symptome

Seit ca. 2 Jahren besteht immer wieder eine persistente lumbal rechtsseitige Schmerzproblematik. Die nur sporadisch (im initialen Stadium) bestehenden irritierenden Schmerzen in den rechten Gesäßbereich hinein bis zum rechten Mittelfuß (vom Charakter her stechend) sind momentan nicht mehr vorhanden. Laut bildgebender Diagnostik (MRT) besteht eine dorsale Bandscheibenprotrusion im Segment L 4/5 ohne Prolaps und ohne Stenose. Ebenfalls auf dem MRT sichtbar sind lokale Verdickungen der lumbalen Anteile der Fascia thoracolumbalis. Eine chaotische Faserausrichtung kann hierzu bei diesem Befund vermutet werden (pathologische Crosslinks).

Zielsetzung des Patienten in der Therapie: allgemeine Belastungstoleranz verbessern und wieder schmerz- und beschwerdefrei joggen können.

Provokation

Die Beschwerden treten v. a. nach längerem Stehen (< als 1 h), nach sportlicher Belastung (Laufsport: Joggen ab 20 min Belastungszeit) und auch nach längerem Sitzen (Schreibtischarbeitsplatz: > 5 h) stärker auf. Auch ruckartige Rumpfbewegungen wie beispielswei-

se schnelles Drehen des Oberkörpers oder schnelles Aufstehen führen zu einer deutlichen Verstärkung des Schmerzerlebens. Bei längeren Läufen (> 90 min) gibt der Patient zudem eine zunehmende Steifigkeiten in Knie- und Hüftgelenken an: „Die Laufbewegung geht dann nicht mehr richtig rund vonstatten und die Ermüdung kommt dann auch schneller.“ Beruflich muss der Patient ab und zu längere Autofahrten durchführen. Ab 2 h Autofahren verstärken sich die Symptome ebenfalls (lokaler Schmerz lumbal + zunehmende Steifigkeit Hüfte und Knie).
Längeres Stehen mit nach vorne gebeugtem Oberkörper (Auto polieren) ist ebenfalls schmerzauslösend. Beruflicher Stress (viele Termine, lange Autofahrten, Konferenzdruck etc.) verstärkt die Symptomatik ebenfalls.

Inhibition

Eine Wärmeanwendung (Wärmflasche, Rotlichtstrahler oder Kirschkernsäckchen) kann die Beschwerden zumindest kurzzeitig reduzieren. Wenn der Patient auf eine variable Körperhaltung achtet und nicht so lange monoton sitzt oder steht, sind die Beschwerden deutlich geringer. Das Durchführen verschiedener Übungen zur Rückengymnastik erleichtert die Schmerzen und gibt dem Patienten subjektiv wieder ein Gefühl größerer Beweglichkeit – auch für Hüfte und Kniegelenk.

24 h-Verlauf

Die Beschwerden und Symptome des Patienten sind nicht an eine Tageszeit gekoppelt, sondern vielmehr an die variable Aktivität und Körperhaltung des Patienten.

7.3.2 Entscheidungsfindungsprozess (Clinical Reasoning)

Aufgrund des immer wieder aufkommenden Steifigkeitsempfindens in Knie- und Hüftgelenk, aufgrund der alten Verletzungsgeschichte des Patienten ist eine kausale Beteiligung des faszialen Systems sehr wahrscheinlich. Das multiple Verletzungsgeschehen in der Kette: Fuß – Knie – Hüfte – Rücken – Schulter legt eine Veränderung der faszialen Strukturen in Bezug auf Elastizitätsverhalten und Deformationsfähigkeit sehr nahe.

Das Fasziensystem kann als Kontinuum betrachtet werden. Sind an einer Stelle Verletzungen (Kontinuitätsunterbrechungen wie bei einem Faserriss oder Adhäsionen wie häufig nach Zerrungen oder Prellungen) vorhanden, wird sich das gesamte System entsprechend verändern und an einer anderen Stelle entstehen Spannungszonen – auch Steifigkeiten und Elastizitätsverlust sind direkte weiter reichende Folgen. Jede Verletzung hinterlässt ihre Spuren. So kann hier ein Faszientraining als Therapieergänzung durchaus zielführend sein und für den Patienten hilfreiche Effekte auslösen.

Objektive Hauptbefunde der physikalischen Untersuchung (P/E)

Funktionsuntersuchung lumbale Wirbelsäule

Die aktive Mobilität der LWS zeigt Schmerzreaktionen v. a. in Lateralflexion nach links (4/10) und Rotation nach rechts (6/10). Auch die aktive Aufrichtung aus flektierter Wirbelsäulenhaltung verursacht Schmerzen (3/10). Diese aktiven Bewegungen zeigen sich auch quantitativ (aufgrund der Schmerzen) eingeschränkt. Passiv zeigt sich eine Druck- und Bewegungsdolenz v. a. im Segment L4/5 rechtsseitig. Transversale Bewegung nach links von L4 (2[10]), L5 (2/10), p/a-Bewegung L4 unilateral rechts (2[10]), L5 (2/10). Die lumbalen Anteile des M. erector spinae (M. iliocostalis lumborum, M. multifidus lumborum, M. rotatores lumborum) reagieren rechtsseitig mit Druckdolenz.

Die funktionelle Stabilität zeigt v. a. bei schnellen Lateralbewegungen im Sitz signifikante Defizite in der Kontraktionsstärke und der motorischen Kontrolle. Gerade die lumbalen Stabilisatoren (M. quadratus lumborum, M. transversum abdominis) fallen durch verspätete Aktivierung bei Belastungsanforderung auf (z. B. Stabilisation der Körperlängsachse aus Bauchlage oder aus dem Sitz). Die Konduktionstests der lumbalen Segmente (Plexus lumbalis und Plexus sacralis) zeigen keine Auffälligkeiten. Die neuromechanische Bewegungsanpassung des N. ischiadicus zeigt eine leichte schmerzhafte Ausstrahlung in das rechte Bein (bis zur Mitte des Oberschenkels). Das Hüftscreening zeigt keine klinischen Auffälligkeiten der artikulären Strukturen.

Der Straight Leg Raise (SLR) ist neurologisch zwar unauffällig (keine Reproduktion von neurologischen Symptomen wie Parästhesie, Kribbeln oder Brennen), aber das Elastizitätsverhalten der Ischios ist bei Knieextension in Kombination mit Hüftflexion signifikant unelastisch und sorgt für lokale Spannungserhöhung in Kniekehle und Wadenmuskulatur. Dies ist für den Patienten eine bekannte Empfindung, gleich der Steifigkeit, die sich beim Laufen etabliert.

7.3.3 Therapie

Es werden die folgenden Therapiemaßnahmen ergriffen:

- muskuläre Koordinationssteigerung von lumbalen Stabilisatoren durch Verbesserung der Propriozeption; Erlernen der Aktivierung der lumbalen Stabilisatoren durch gezielte Vorinnervation mit gezielter Übungsanleitung zur integrativen Förderung von Rekrutierung, Frequenzierung und Synchronisation der Stabilisatoren von Hüfte und lumbaler Wirbelsäule; Faszial-Release-Techniken inklusive einem Eigenprogramm mit der BLACKROLL
- Einsatz von manueller Therapie im Sinne von translatorischen Mobilisationen der segmentalen Höhe lumbal L3/4/5 zur Verbesserung der kapsulären Steifigkeit und zur Optimierung der endgradigen Mobilität; Erarbeiten von geeigneten Eigenübungen zur Mobilitätsverbesserung und zur funktionellen Stabilisation von Hüfte und LWS
- Faszientechniken und Triggerbehandlung im Bereich der lumbalen Wirbelsäule
- zusätzlich Kräftigungsübungen und Koordinationsübungen zur Verbesserung der Körperwahrnehmung und der funktionellen Stabilität

7.3.4 Faszienübungen im Hometraining

Faszienübung 1

Im 1. Schritt kommen v.a. Varianten des Rolloutthemas für die thorakolumbale Faszie vor. Der Patient startet mit dem lokalen Rollout der knöchernen Bezugspunkte des faszialen Systems für die lumbale Wirbelsäulenregion: Tuber ossis ischii, Crista iliaca, Dorsalflächen des Os sacrum, Processus spinosi der lumbalen Wirbelsäule bis zum unteren Rippenbogen (▶ Abb. 7.13). Diese Rollouts können sowohl in einer sitzenden als auch einer stehenden Haltung durchgeführt werden. So kann vorbereitend für das Rollout der myofaszialen Verbindungsbahnen (die myofaszialen Kettenabschnitte zwischen den knöchernen Befestigungspunkten) bereits mehr Mobilität generiert werden. Mit dieser Vorbereitung können die globalen Rollouts besser koordiniert und auch schneller durchgeführt werden.

Das Anheben der Beine, während die Rolle unter dem Sacrum oder der lumbalen Wirbelsäule liegt (▶ Abb. 7.14), erhöht den Druck in das fasziale Gewebe und führt so zu einem stärkeren „Auspressen" des Körperabschnitts. So können Gewebeflüssigkeiten effektiver und schneller umverteilt werden. Auch bewirkt diese Übung einen Drainageeffekt. Nach dem Auspressen des komprimierten Körperabschnitts erfolgt ein verstärkter Einstrom mit neuer Gewebeflüssigkeit und ein verstärkter Nähr- und Baustoffaustausch im Bereich der extra-

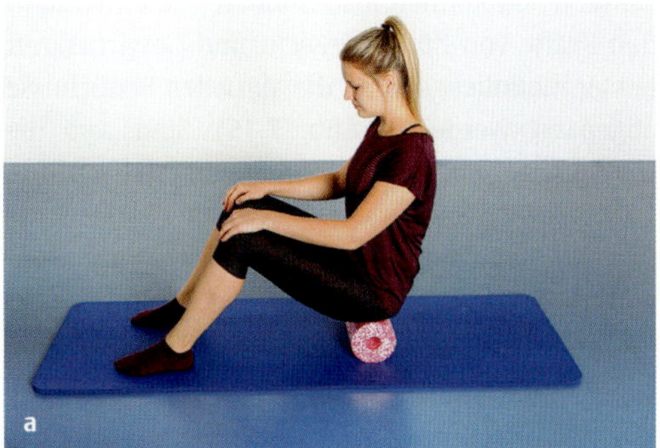

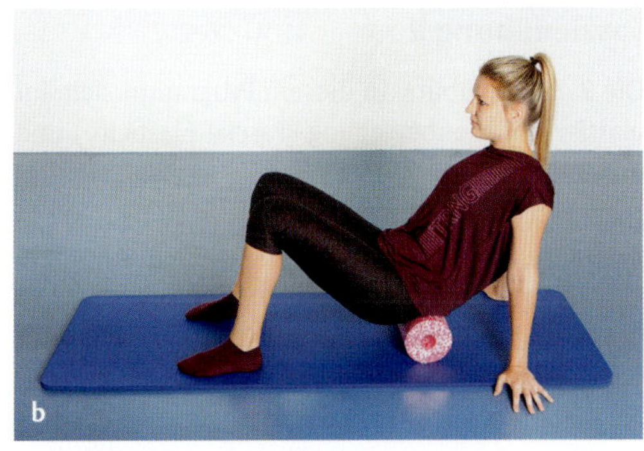

▶ **Abb. 7.13** Rollout der lumbalen Wirbelsäulenregion.
a Vom Tuber ossis ischii – Crista iliaca.
b Vom Processus spinosi – Rippenbogen.

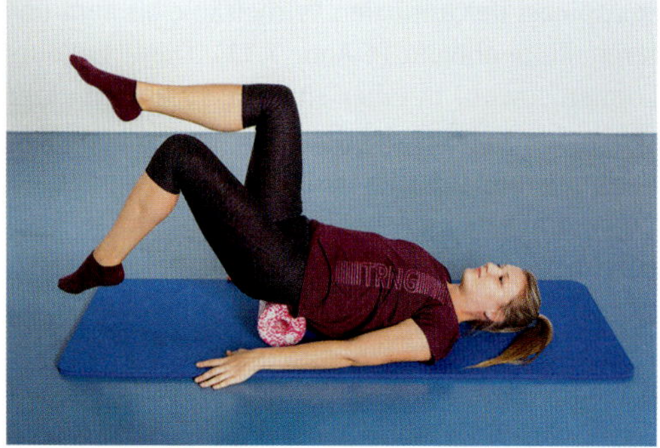

▶ **Abb. 7.14** Lokales Druckrollout mit Beinbewegungen zur Modulation der Druckverhältnisse Ilium, Sacrum, Iliosakralgelenk (ISG) und lumbale Wirbelsäule.

zellulären Matrix. So wird v. a. der lokale Stoffwechsel der lumbalen Faszien gesteigert, was besonders in Wundheilungsphasen (von der Entzündungsphase über die Proliferations- bis zur Remodellierungsphase) von großem Vorteil für das neu gebildete Gewebe und dessen gewebespezifische Funktionsentwicklung ist.

Im Stehen können insbesondere die einwirkenden Kräfte von Körpergewicht und Gewichtskraft besser moduliert und an die aktuellen Bedürfnisse angepasst werden (▶ **Abb. 7.15**). Sind also die Übungen in einer horizontalen Ausgangsposition noch zu intensiv für den Patienten, können die meisten Übungen auch in einer stehenden Ausgangsposition ausgeführt werden.

Wiederholungen: Bei jeder dieser Übungsvarianten können 3–5 Durchgänge mit je 12–18 Wiederholungen durchgeführt werden.

Faszienübung 2

Die 2. Faszienübung in diesem Programm zielt auf elastische Gegenbewegung (Fascial Elasticity) und dynamische Bewegungskontrolle (Fascial Refinement) ab. Dabei wird die Backline auch dynamisch tonisiert, während von der Frontline eher ein elastisches „Entgegenkommen" gefordert wird (▶ **Abb. 7.16**). Diese Komponenten des Faszientrainings fordern vom Patienten ein gesteigertes Maß an Körperkontrolle und Bewegungsgefühl. Es sollen kleine Bewegungsunwilligkeiten, Steifigkeiten oder Bewegungshindernisse wahrgenommen werden. Genau an diesen Phänomenen kann der Patient mit dieser Übung zur Verbesserung der genannten Parameter arbeiten. Hierbei startet der Patient in einer weiten Bärenstandposition. Nun werden diagonal Arm und Bein angehoben. Mit den angehobenen Extremitäten können kleine

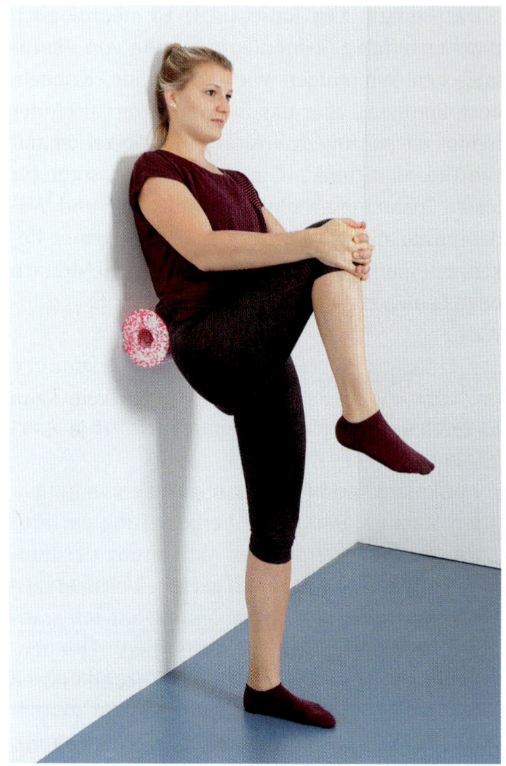

▶ **Abb. 7.15** Rollout der lumbalen Strukturen – Fascia thoracolumbalis im Stand – kann an der Wand oder auch im Türrahmen durchgeführt werden.

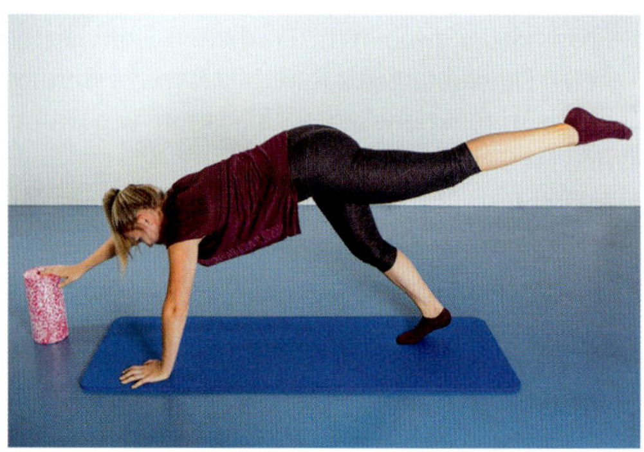

▶ **Abb. 7.16** Tonisierende Elastizitätsforderung zwischen Back- und Frontline.

schwingende Bewegungsausschläge nach oben durchgeführt werden, um die dorsale Kette (Backline) zu tonisieren. Der Bewegungsfokus kann aber auch auf einem dynamischen Nachlassen (Refinement) der Gegenseite liegen: So finden immer größere und feiner abgestimmte Bewegungen statt.

Die Bewegungen von Arm und Bein können dabei auch in seitliche Richtung (Abduktion/Adduktion) oder in eine rotatorische Komponente geführt werden.

Wiederholungen: Je nach Bewegungskontrolle und dynamischer Gleichgewichtsfähigkeit kann diese Übung mit 3–5 Durchgängen und je 8–15 Wiederholungen begonnen werden.

Faszienübung 3

Übung 3 dieses Trainingsprogramms führt die tonisierende und elastizierende Zielsetzung von Übung 2 direkt fort und integriert dazu eine größere Bewegungsamplitude für die myofaszialen Ketten der Rumpfvorder- und -rückseite. Im Bärenstand (▶ **Abb. 7.17a**, Start) stützt sich der Patient mit beiden Händen auf der Faszienrolle. Die Rolle wird so positioniert, dass sie bei abgesunkener Hüftregion mit großbogig extendierter Wirbelsäule, unter dem knöchernen Becken, zwischen dem Bauchnabel und der Spina iliaca anterior superior (SIAS) liegt (▶ **Abb. 7.17b**, Endposition). Der Patient lässt nun in der gestützten Position langsam und kontrolliert das Becken auf die Rolle absinken. Dabei streckt sich die Wirbelsäule in einem großen Bogen. Die ventrale Kette kann über zusätzliche kleine Bewegungen von Becken, Hüft- oder Kniegelenken weiter in die Spannungstoleranz gebracht werden. Auf der rückwärtigen myofaszialen Kette (Backline) finden tonisierende Adaptionen und ein mechanisches Gleiten der faszialen Strukturen in unterschiedlichen Tiefen und Ebenen statt. Dabei gleiten fasziale Strukturen sowohl in verschiedenen Schichten an sich selbst, als auch an anderen mechanischen Kontaktflächen wie z. B. kontraktile Elemente der Muskeln, Knochen oder auch an Nerven vorbei.

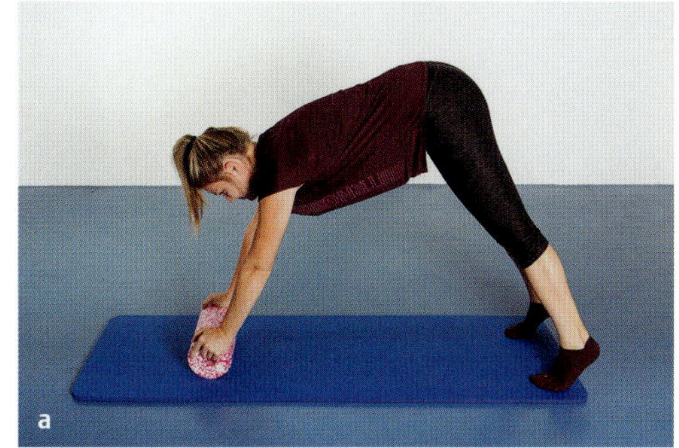
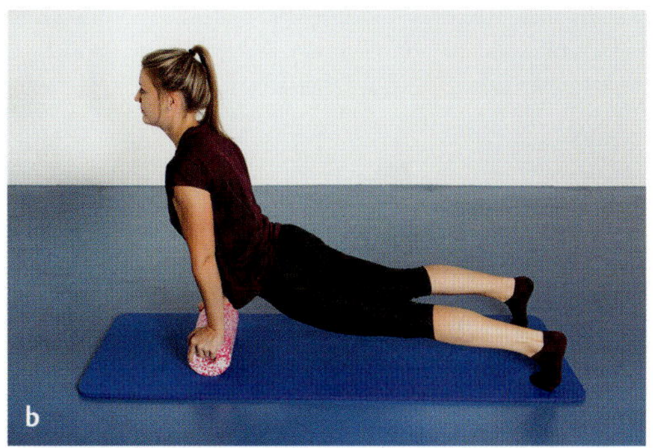

▶ **Abb. 7.17** Tonisierende und elastizierende Zielsetzung.
a Start: Bärenstand.
b Endposition: gestützt.

Faszienübung 4

Aus dem Bärenstand (▶ **Abb. 7.18a**, Start) heraus werden ein Bein und ein Arm (diagonal) angehoben. Das angehobene Bein wird unter dem anderen Bein hindurchgeführt und auf der anderen Körperseite aufgestellt. So befindet sich der Patient nun in einem umgekehrten Vierfüßlerstand mit Blick zur Decke (▶ **Abb. 7.18b**, Endposition). In der Endposition wird der noch angehobene Arm nun weit nach hinten oben gestreckt. So ergibt sich eine Extensionsposition für die Wirbelsäule. Ein Arm und beide Füße bleiben vorerst zum Stützen am Boden. Im weiteren Verlauf der Übung kann das diagonale Bein auch angehoben bleiben.

In der Endposition können nun weitere kleine Bewegungen mit verschiedenen Körperregionen (Schulter, BWS, HWS, Scapula, Becken, Hüfte, Knie, Fußgelenke) durchgeführt werden. So kann die gesamte vordere und hintere myofasziale Kette in die Mobilisationsarbeit einbezogen werden.

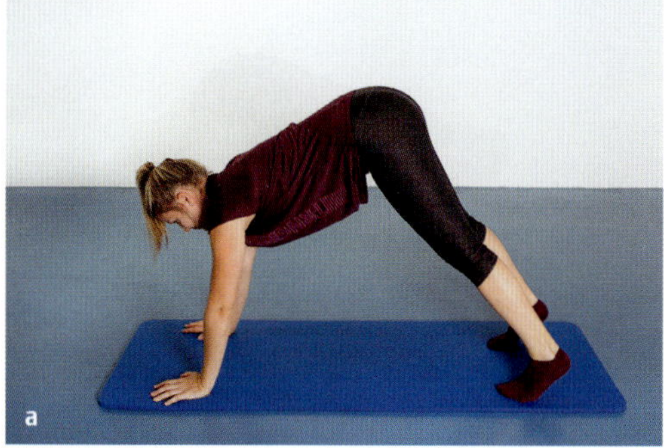

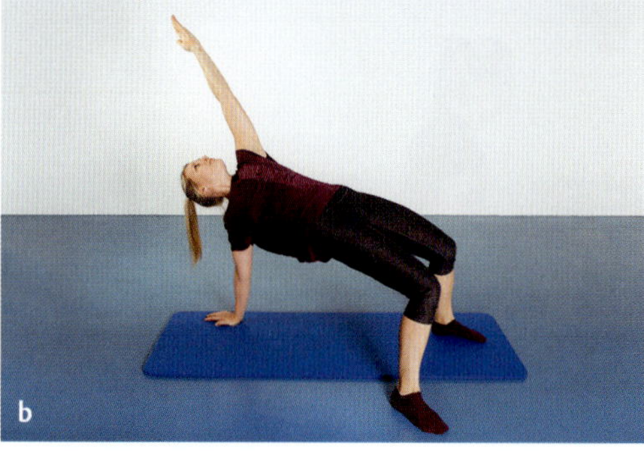

▸ **Abb. 7.18** Faszienübung.
a Start im Bärenstand.
b Endposition "Extended Twist".

7.3.5 Ergebnisse und physiotherapeutische Empfehlung

Durch die applizierten Behandlungstechniken und das Eigenübungsprogramm konnte eine deutliche Verbesserung der muskulären Bewegungskontrolle und der Schmerzintensität erreicht werden. Das Koordinationsdefizit der stabilisierenden Muskulatur der lumbalen Wirbelsäule ist nahezu beseitigt. Die Palpationsschmerzen im Bereich der lumbalen Segmente L4/5 konnten deutlich reduziert werden.

Der Patient trainiert nun wieder sportartspezifisch (Laufsport: Joggen) und steigert die Belastungsintensität durch Temposteigerung und Verlängerung der Laufstrecke sukzessive.

Bei konsequenter Beibehaltung der Eigenübungen sollte eine schmerzfreie sportliche Aktivität wieder möglich sein. Bei einer weiterführenden Therapie können die Anwendung von Wärme (Fangopackungen) und der Einsatz von Elektrostimulation zur weiteren Tonusregulation und zur Beseitigung der momentan noch vorhandenen Restbeschwerden empfohlen werden.

Bei rezidivierenden und anhaltenden Beschwerden ist eine zeitnahe Wiederaufnahme der physiotherapeutischen Behandlung zu empfehlen.

7.4 Patientenbeispiel 4

7.4.1 Rotatorenmanschettenaffektion: Training der myofaszialen Rumpfketten und Integration von vorderer und hinterer Armlinie

Fallbeispiel

Kasuistik: Rotatorenmanschettenaffektion

Die 27-jährige Patientin stellt sich mit einem konstant persistierenden Schulterschmerz rechts (2/10) an der dorsolateralen Seite in der physiotherapeutischen Praxis zur Behandlung vor. Der Schmerz wird bei sportlicher Aktivität (Sportarten: Tennis, Leichtathletik) verstärkt (5–6/10). Die Patientin spielt leistungsorientiert im Landeskader Tennis. Leichtathletik ist der ambitioniert betriebene Ausgleichssport. Die Beschwerden sind seit ca. 7 Monaten persistent und weisen einen progredienten Verlauf auf. Sporadisch sind auch ausstrahlende Schmerzen in den lateralen Oberarm vorhanden, die zeitweise bis an den Ellbogen reichen. Seit etwa 4 Wochen tritt der Schmerz bei jeder schnellkraftbetonten sportlichen Aktivität (Tennis, Sprint) verstärkt auf, sodass auch ein normales sportliches Training für die Patientin unmöglich geworden ist. Sie muss die sportliche Aktivität/das Training reduzieren und medikamentös die Schmerzen eindämmen und unterdrücken (Ibuprofen 600, 1/1/1). Durch die Beschwerden hat die Patientin einen erheblichen Trainingsrückstand und befürchtet einen Verlust des Stammplatzes im Kader.

Bisherige Krankengeschichte

Vor etwa 10 Jahren erlitt die Patientin eine Verletzung des rechten Sprunggelenks (Supinationstrauma), die ohne Komplikationen nach ärztlicher Versorgung mit einer Kunststoffschiene und nach einer physiotherapeutischen Behandlungsserie ausheilte.
Eine Innenmeniskusläsion zog sich die Patientin vor 8 Jahren zu – ebenfalls auf der rechten Seite. Seit die-

ser Verletzung klagte die Patientin über immer wiederkehrende Fuß- und Kniebeschwerden und über rezidivierende Schmerzen in der lumbalen Wirbelsäule. Seit ca. 6 Jahren sind die Schulterbeschwerden persistent, zu Beginn noch 1- bis 2-mal pro Jahr mit leichten Beschwerden, die auch schnell auf physiotherapeutische Behandlungen ansprachen. Später im Verlauf kam es zu häufigeren Schmerzepisoden (3- bis 5-mal pro Jahr), die auch deutlich länger anhielten (je 3–4 Wochen).

Akute Episode und Symptome

Die Patientin leidet bereits seit längerer Zeit (6 Jahre) an rezidivierenden neuromuskuloskelettalen Beschwerden an mehreren Körperregionen (Sprunggelenk rechts, Knie rechts, lumbale Wirbelsäule, Schulter rechts). Vor 4 Wochen wollte die Patientin noch einmal intensiv trainieren (Wettkampfvorbereitung für ein Tennisturnier) und hat dabei ihre aktuelle Belastungstoleranz überschätzt. Seit dieser Trainingseinheit ist eine deutliche Verschlechterung (steigendes Schmerzniveau bei Aktivität, reduzierte aktive Beweglichkeit) der rechten Schulter zu verzeichnen. Seit 2 Wochen hat sich ein konstanter Dauerschmerz (2/10) etabliert, der durch Belastung (Bewegung, Sport) noch gesteigert wird.
Zielsetzung der Patientin: Die Schulter wieder schmerzfrei in Training und Wettkampf belasten können, ohne Rezidiv.

Körperliche Untersuchung

In der allgemeinen Inspektion fallen haltungs- und verletzungsinduzierte Tonusveränderungen und Positionsveränderungen der Gelenke auf. So zeigen beide Schultern eine eher protrahierte Position mit deutlicher Elevation und einem Humerushochstand. Die lumbale Wirbelsäule zeigt eine Tendenz zur Hyperlordose mit lokalem Hypertonus der paravertebralen Muskulatur beidseits. Das rechte Knie zeigt eine rotatorische Positionsproblematik (verstärkte Innenrotationsneigung der Tibia) mit einer valgisierenden Komponente. Am rechten Fuß fallen ein abgeflachtes Längs- und Quergewölbe auf mit der Tendenz, nach innen einzuknicken. Dabei zeigt die Achillessehne ebenfalls einen valgisierenden Knick im distalen Verlauf. Das Hüftgelenk rechts zeigt auch einen deutlichen muskulären Hypertonus im M. iliopsoas, der die lumbale Fehlposition begünstigt.

Provokation

Die Patientin klagt über ein stärkeres Schmerzniveau im Tennistraining:s Bei einfachen Vorhandschlägen und v. a. bei Rückhandschlägen tritt ein verstärkter Schmerz auf. Der Aufschlag ist nur reduziert und mit erheblich geringer Kraft möglich. Der Schmerz der rechten Schulter lässt sich durch verschiedene aktive Bewegungsrichtungen direkt provozieren: Flexion ab 80° (3/10), Abduktion ab 100° (3/10), Innenrotation ab 90° (4/10). So sind auch der Nacken- und der Schützengriff für die Patientin schmerzhaft (beides nur unvollständig und mit Schmerz [4/10] möglich). Auch das schnelle Anziehen einer Jacke reproduziert die Schmerzen an der rechten Schulter.

Inhibition

Kühlen mit Eis oder einem Kältepack reduzieren den Schmerz nach 2 min. Eine Trainingspause ohne sportliche Belastung belässt das Schmerzniveau bei (2/10). Wenn die Patientin den Arm dicht am Oberkörper trägt (Adduktion [Add], Innenrotation [IR] vor 80°, in einer Schlinge) oder mit Kissen in dieser Position hält, lassen die Ruheschmerzen für kurze Zeit (ca. 10 min) etwas nach. Nach 10 min stellt sich derselbe Schmerz wieder ein.

24 h-Verlauf

Abgesehen vom konstant vorhandenen Dauerschmerz zeigen sich die Beschwerden je nach Belastung oder sportlicher Aktivität verstärkt.

7.4.2 Entscheidungsfindungsprozess (Clinical Reasoning)

Da bei der Patientin nicht nur lokale Symptome zu finden sind, sondern auch Symptome entlang myofaszialer Ketten auftreten (▶ **Tab. 7.4**), ist eine rein lokale Behandlung der bestehenden akuten Schulterbeschwerden eher nicht als das einzige Mittel der Therapie anzusehen. Unter Berücksichtigung der älteren Verletzungen und deren funktionellen Folgen (Haltungs- und Mobilitätsveränderungen) ist vielmehr ein multimodales physiotherapeutisches Vorgehen anzuwenden, das diese Erkenntnisse integriert. So kommen in der Therapieplanung auch umfassende Übungen zu den myofaszialen Strukturen (Laterallinie, Frontlinie, Armlinien) zum Einsatz, die v. a. die funktio-

▶ **Tab. 7.4** Objektive Hauptbefunde auf einen Blick.

Aktive Bewegungsprüfung	Passive Bewegungsprüfung
• F ab 80° (3/10) • Abd ab 100° (3/10) • IR ab 90° (4/10)	• F ab 95° (3/10) • Abd ab 120° (3/10), nach 150° kein Schmerz mehr • IR ab 90° (4/10) • AR ab 60°(4/10)

Abd: Abduktion; AR: Außenrotation; F: Flexion; IR: Innenrotation

nellen Defizite im Kontext zu den anderen (älteren) Verletzungen optimieren sollen.

Zum einen soll dieses Vorgehen die Übungsvariabilität für die Patientin erhöhen und zum anderen sollen die über die letzten Jahre aufgebauten Bewegungseinschränkungen und Haltungsdefizite der Gelenke reduziert und eliminiert werden, um die Belastbarkeitsgrenzen wieder nach oben zu verlagern. Die Schultergelenke sind primär muskulär geführte Gelenke, weshalb der Rotatorenmanschette und den myofaszialen Verbindungen (bindegewebige Hüllstrukturen) über die Muskelketten auch eine sehr große Bedeutung in der Rehabilitation von Verletzungen und deren Folgen zukommt.

Palpation

Im palpatorischen Untersuchungsgang liegt der Schwerpunkt auf den Strukturen des Schulterkomplexes. Aber auch die Palpationskreise Fuß, Knie und lumbale Wirbelsäule müssen in der körperlichen Untersuchung berücksichtigt werden.

Schulter (rechts)

Knöchern fällt der Processus coracoideus sowie der kraniale Bereich des Caput humeri mit Druckdolenz auf. Das Akromioklavikulargelenk (ACG) zeigt eine auffällige Bewegungssensitivität bei ventraler Translation der Klavikula.

Die sehnigen Ansatzbereiche der Mm. infra- und supraspinatus sowie des M. teres minor sind deutlich schmerzhaft. Auch die lange Bizepssehne ist im Sulcus intertubercularis druckempfindlich. Entlang der ventralen und lateralen Kapsel konnten multiple druckdolente Zonen lokalisiert werden.

Fußkomplex (rechts)

Das Os naviculare sowie das Os cuboideum fallen durch lokale Druckdolenz und durch eine Steifigkeit bei ventral/dorsal gerichteter Translation auf. Der Talus sitzt sehr fest in der Malleolengabel und zeigt Einschränkungen der Dorsalextensionsrichtung.

Die lateralen Führungsbänder, die Kapselstrukturen und die Achillessehne zeigen ebenfalls druckempfindliche bis schmerzhafte Zonen.

Kniekomplex (rechts)

Der laterale und mediale Gelenkspalt zeigt im Bereich der Kolateralbänder druckempfindliche Stellen. Auch die Patella zeigt supra- und infrapatellar Schmerzreaktionen auf den Palpationsdruck. Weitere knöcherne Schmerzbereiche sind am Pes anserinus und am Tuberculum tractus iliotibialis zu finden.

Ebenso reagieren die sehnigen Ansätze von M. qaudriceps, M. biceps femoris, Mm. semitendinosus et semimembranosus, M. sartorius und die beiden Köpfe des M. gastrocnemius mit Schmerz auf den manuell ausgeführten Druck.

Lumbale Wirbelsäule

Eine deutliche Druckempfindlichkeit der LWS findet sich v. a. im Bereich der Facettengelenke (L 3–5 verstärkt rechtsseitig), der intervertebralen Foramen (IVF) L 4/5 sowie in der paravertebralen Muskulatur beidseits (L 2–L 4).

Manueller Muskelfunktionstest

Die Muskeln des Schultergelenks zeigen eine deutliche reflektorische Schmerzhemmung ab dem Muskelfunktionswert 5. Zudem reduziert sich die Kraft bei exzentrischer Muskelbeanspruchung signifikant. So kommen v. a. Mm. supra- und infraspinatus, M. teres minor et major, M. latissimus dorsi und M. subscapularis auf reduzierte Muskelfunktionswerte (je 4–5) mit einem deutlichen exzentrischen Kraftdefizit.

Zudem zeigen der M. pectoralis, M. iliopsoas, M. rectus femoris und der lumbale Anteil des M. erector spinae deutliche Verlängerungsintoleranzen (Dehnungsdefizit), was auf eine myofasziale Problemstellung hinweisen kann.

7.4.3 Faszienübungen im Hometraining

Um die akut schmerzhaften Strukturen der Schulterregion zu bearbeiten, den Stoffwechsel anzukurbeln um damit die entzündliche Situation zu verbessern, sind Faszienübungen für die Schulterregion bestens geeignet. Dabei kommen sowohl klassische Rollouts zum Einsatz als auch Mobilisationsübungen mit faszialem Fokus auf der Verbesserung der elastischen Eigenschaften der myofaszialen Kette. Im Folgenden wird ein Faszienprogramm dieser Patientin mit einer umfangreichen Übungsauswahl zu den betroffenen Körperregionen (von der Schulter bis zum Fuß) vorgestellt.

Faszienübungen Schulterregion

Das Rollout der Schulterregion kann im Stehen an der Wand optimal durchgeführt werden (▸ Abb. 7.19). So kann die gesamte Schulterregion von allen Seiten (ventral, dorsal, medial, lateral) ausgerollt werden, wodurch nicht nur die lokale Durchblutung gesteigert, sondern auch der Flüssigkeitsaustausch der faszialen Gewebe optimiert wird. Dazu wird die Rolle zwischen der Schulter der Patientin und der Wand positioniert und dann die Rollbewegung bevorzugt in kranial-kaudaler Richtung ausgeführt. Dabei wird sowohl der Druck als auch die Armposition (der Arm kann variabel rotiert auf der Rolle positioniert werden) variiert, um möglichst vielseitige Reize auf das myofasziale Gewebe zuzulassen.

Nacken- bzw. Schürzengriff können mithilfe einer Schwimmnudel oder auch eines Handtuchs in eine Übung eingebunden werden (▸ Abb. 7.20). Beide Schultern werden vom Griff her noch symptomfrei positioniert. Die Bewegung, die daraus folgt, gleicht dem „Rückenabrubbeln“. Das Handtuch oder die Schwimmnudel wird längs über den Rücken nach oben und unten bewegt. So müssen sich die bewegungsarmen Regionen der Schulterstrukturen wieder an ein intensives neues Bewegungsausmaß gewöhnen und anpassen.

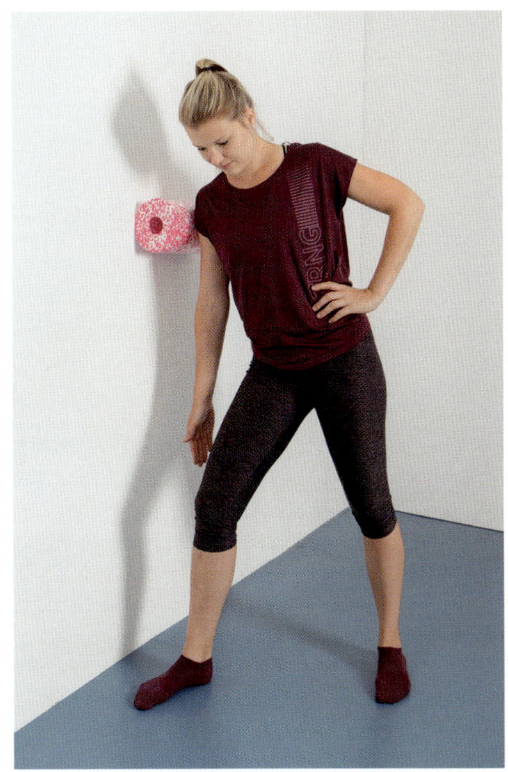

▸ **Abb. 7.19** Rollout an der Schulterregion.

Mit einem kompletten verbindenden Rollout beider Armlinien können die funktionell gestörten Bereiche in neue Interaktionen gebracht werden (▸ Abb. 7.21). So können v. a. Synergieeffekte ausgenutzt werden, um die lokalen Schulterstrukturen verstärkt an elastische Bewegungskoppelungen zu gewöhnen und diese Trainingsreize für eine optimierte Stoffwechselsituation zu nutzen. Dabei geht die Patientin von den Rollouts der hinteren Kette direkt in die Rollouts der vorderen Kette über und verknüpft dabei die motorische und mechanische Bewegungssteuerung.

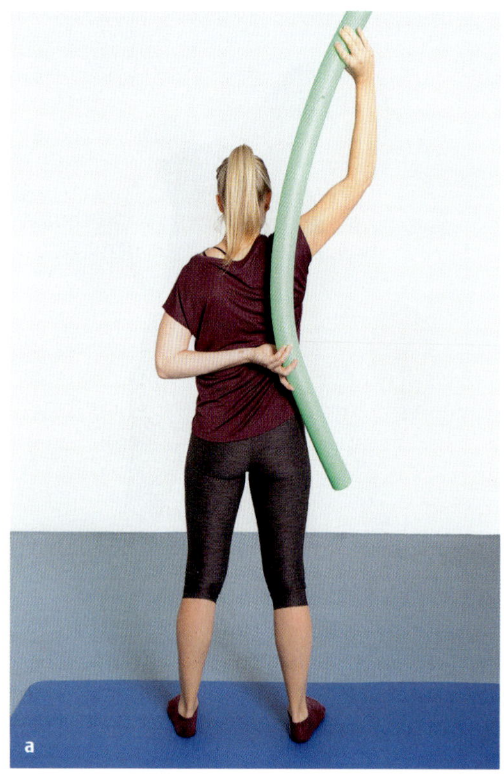

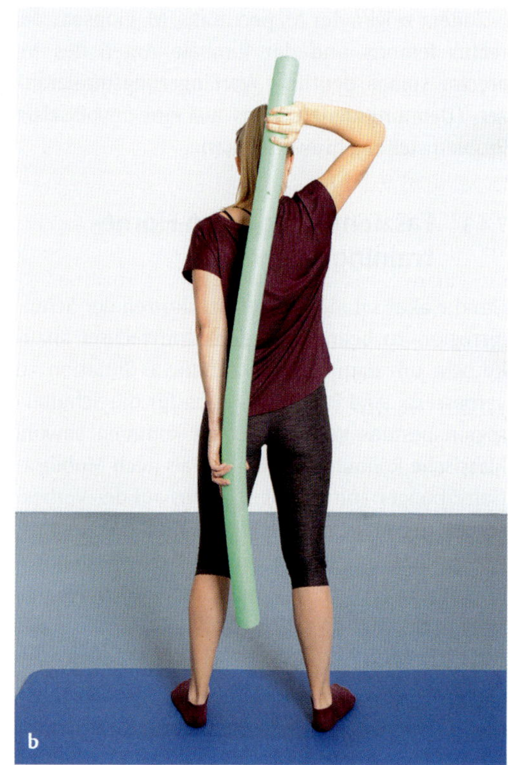

▶ **Abb. 7.20** Nacken- und Schürzengriff.
a Bewegung nach oben.
b Bewegung nach unten.

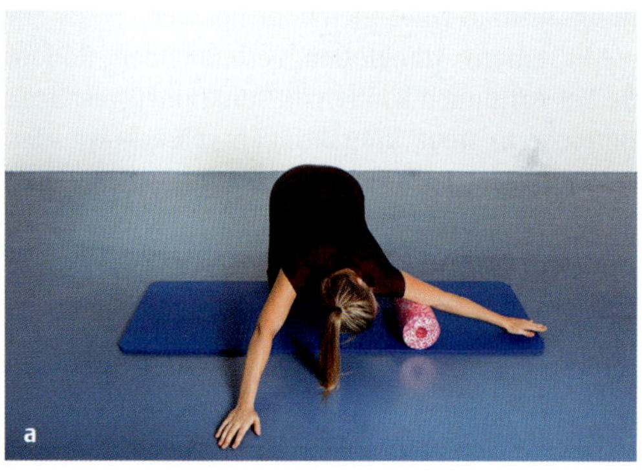

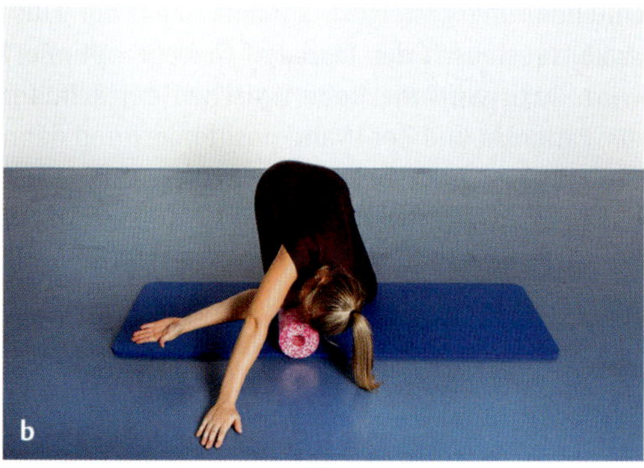

▶ **Abb. 7.21** Rollout beider Armlinien.
a Hintere Kette.
b Vordere Kette.

Faszienübungen Arme (Front- bzw. Backline)

Für die Aktivierung der Front- bzw. Backline eigenen sich auch Übungen mit großen ausladenden Bewegungen von Armen und Beinen (► **Abb. 7.22**). Dabei wird v. a. der elastische Bewegungsweg betont und so bremsende Effekte durch Vernarbung, Verklebungen an verletztem Gewebe oder durch muskuläre Dysbalancen, wie z. B. Verspannungen oder aktiven Triggerpunkten, reduziert und mit der Zeit auch eliminiert. Dann können Bewegungen wieder leicht, locker und geschmeidig durchgeführt werden. Sind die Störeffekte erst einmal beseitigt, wird das Gewebe auch zunehmend elastisch, steigert seine Belastungstoleranz und produziert während der durchgeführten Bewegungen weniger Reibung. Damit reduziert sich auch der schädigende Einfluss von Bewegungen in der gesamten Kette und an den benachbarten Gelenken über und unterhalb der Bewegungsebene.

Faszienübungen Kniegelenk, Sprunggelenk, Fuß

Gerade die Laterallinie im Bereich des Kniegelenks (Tractus iliotibialis), aber auch im Bereich der Sprunggelenke (Malleolus lateralis) ist ein wichtiger Übungsbereich für Rollouts (► **Abb. 7.23**). Diese Übungen steigern die Körperwahrnehmung und helfen bei einer Verbesserung der aktiven Stabilisation der Bein- und Fußachse.

Vor allem Sehnenansätze (wie hier der Ansatzbereich der Quadrizepssehne) sind sehr gut mit Triggertechniken zu bearbeiten (► **Abb. 7.24**). Dadurch lassen sich der lokale Stoffwechsel ankurbeln und eventuell vorhandene Verklebungen im Gewebe lösen.

Auch ein klassisches Rollout der Plantarfaszie trägt seinen Teil zu einer besseren Fußbeweglichkeit und durch die Aktivierung verschiedenster Rezeptoren zu einer Verbesserung der Stabilisationsfähigkeit der Fußgelenke bei (► **Abb. 7.25**). Reaktiv kann dadurch auch die Beinachse optimiert werden.

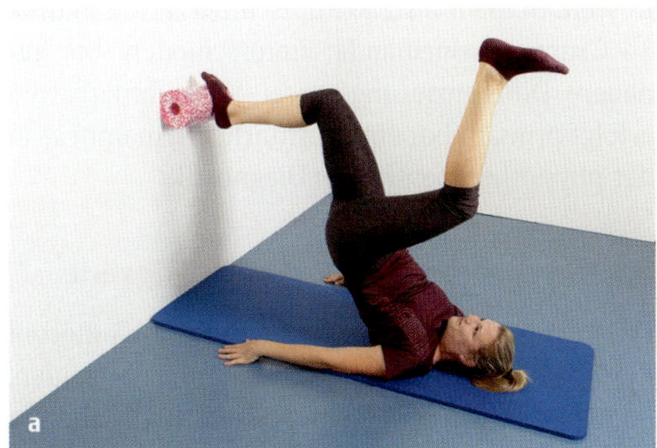

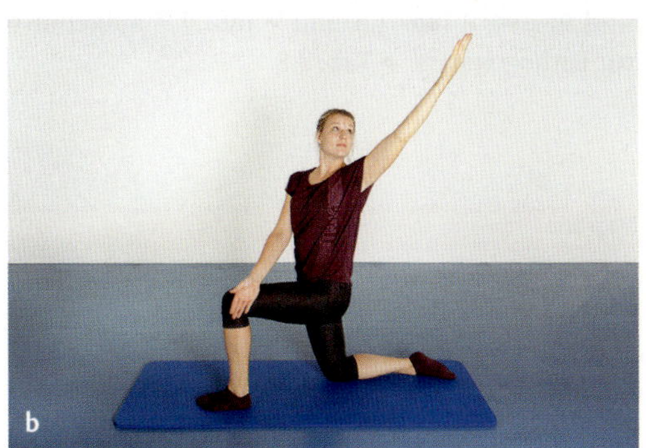

► **Abb. 7.22** Aktivierung der Front- bzw. Backline.
a Ausladende Bewegung der Beine.
b Ausladende Bewegung der Arme.

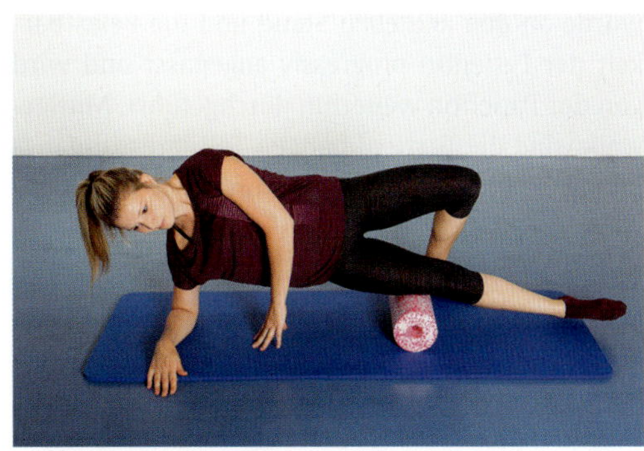

► **Abb. 7.23** Kniegelenk und Sprunggelenk.

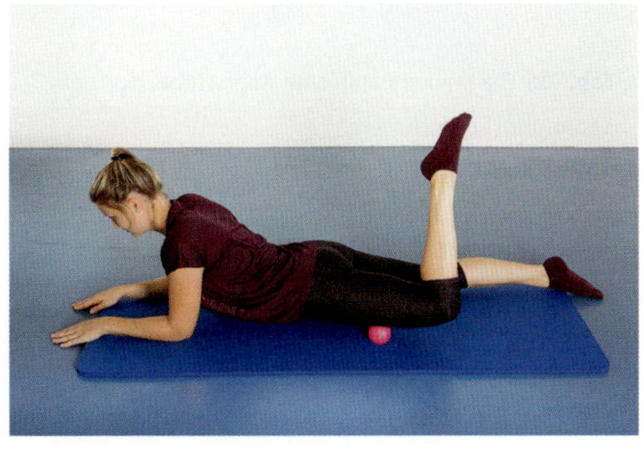

► **Abb. 7.24** Triggertechnik Sehnenansatz.

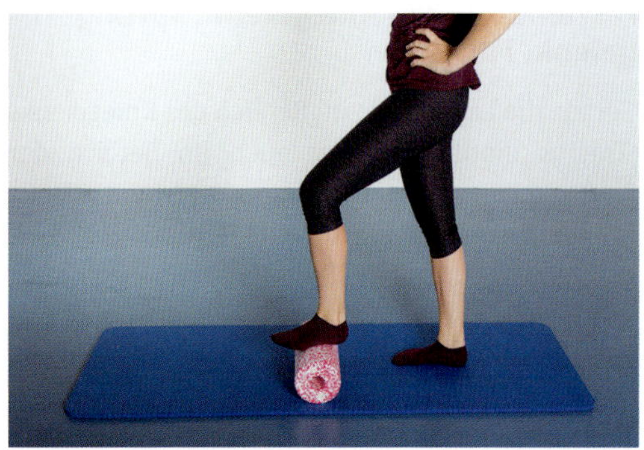

► **Abb. 7.25** Rollout Plantarfaszie.

7.4.4 Ergebnisse

Durch die Kombination von manualtherapeutischen Techniken, Weichteiltechniken, Kälteanwendung, Elektrotherapie (auch Sono) und einem umfassenden myofaszialen Übungsprogramm konnten die Beschwerden der Patientin innerhalb von 6 Wochen um 70 % reduziert werden. Nach weiteren 4 Wochen war die Patientin komplett beschwerdefrei. Das myofasziale Trainingsprogramm wurde an den aktuellen Stand und die Belastbarkeit der Patientin progressiv angepasst und wird von der Patientin weiterhin durchgeführt. Mittlerweile sind die Faszienübungen Teil ihres umfangreichen Trainingspensums geworden.

7.5 Weitere Patientenbeispiele

7.5.1 Kopfschmerz

Gerade Dysfunktionen der Nacken-Kopf-Kiefer-Gesicht-Region wie beispielsweise Kopfschmerzen oder mit kraniomandibulärer Dysfunktion (CMD) assoziierte Beschwerden haben häufig eine fasziale Beteiligung, die durch die Anamnese und v. a. durch eine strukturierte körperliche Untersuchung entdeckt und für die Therapie evaluiert werden kann. Nicht selten finden sich diese Hinweise bei Patienten mit einem chronischen Krankheitsverlauf und jahrelang bestehenden Schmerzen oder auch bei Patienten mit multiplen älteren Verletzungen, deren Folgen häufig unzureichend therapiert wurden.

Das myofasziale System ist ein kontinuierliches System, das alle anderen Bauteile des menschlichen Körpers miteinander verbindet. Hier ist der Name „Bindegewebe" Programm – die bindegewebige Struktur des Fasziensystems stellt das funktionelle „Missing Link" zwischen Muskeln, Knochen und Nerven dar. Durch Kenntnis des faszialen Systems lassen sich Erklärungen für Pathologien und für deren erfolgreiche Behandlung finden, so u. a. auch für die Behandlung von Kopfschmerzpatienten. Kopfschmerzen gehören mitunter zu hartnäckigen Problemstellungen, die mit physiotherapeutischen Methoden behandelt werden können. Es werden mehr als 220 Kopfschmerzarten in über 14 Gruppen voneinander unterschieden. Die genauere Differenzierung dieser Kopfschmerzarten erfolgt primär über eine ausführliche Anamnese in der physiotherapeutischen Diagnostik.

Spannungskopfschmerz und Migräne

Es lassen sich 2 große Gruppen, die 2 häufigsten Kopfschmerzformen, voneinander unterscheiden, und zwar Spannungskopfschmerz und Migräne (► **Tab. 7.5**). Fakten zu diesen Kopfschmerzformen sind in den ► **Tab. 7.6** und ► **Tab. 7.7** aufgeführt, zur Pathogenese s. ► **Tab. 7.8**.

► **Tab. 7.5** Die beiden häufigsten Kopfschmerzformen.

Spannungskopfschmerz	Migräne
• ca. 30 Mio. Betroffene in Deutschland pro Jahr • 38 % der Bevölkerung haben gelegentlich Spannungskopfschmerz • 3 % der Erwachsenen leiden unter chronischem Spannungskopfschmerz • 67,4 % der Frauen leiden unter Spannungskopfschmerz • 51,9 % der Männer leiden unter Spannungskopfschmerz	• ca. 13 Mio. Betroffene • 10 % aller Erwachsenen leiden unter Migräne • 12 % der Frauen leiden unter Migräne • 8 % der Männer leiden unter Migräne

▶ **Tab. 7.6** Klinisches Bild des Spannungskopfschmerzes

Parameter	Charakteristik
Qualität/Stärke	• „drückend" • straffes Band • eingeschnürtes Gefühl • meist bilateral • stark bis mittelstark
zusätzliche Symptome	• perikraniale Druckdolenz • hypomobile HWS • HWS-Trigger • CMD • Müdigkeit
Episoden/Dauer	• variabel (1–10 × pro Monat) • 30 min bis mehrere Tage
Auslöser	• Angst • Stress
CMD: kraniomandibuläre Dysfunktion	

▶ **Tab. 7.7** Klinisches Bild der Migräne (mit und ohne Aura).

Parameter	Charakteristik
Qualität/Stärke	• pulsierend, pochend • klopfend • stark bis sehr stark
zusätzliche Symptome	• Übelkeit (85 %) • Erbrechen (40 %) • Schwindel • Lichtempfindlichkeit • Geräuschempfindlichkeit
Episoden/Dauer	• 1–2 × pro Woche • bis zu 72 h Dauer
Auslöser	• Genussmittel (Alkohol) • Medikamente • hormonelle Umstellung • Schlafprobleme • Stress

▶ **Tab. 7.8** Pathogenesemodelle Spannungskopfschmerz und Migräne.

Pathogenese Spannungskopfschmerz	Pathogenese Migräne
• hypertone Lage der Stirn- und Nackenmuskeln aufgrund vermehrter Stressbelastung (psychisch und/oder physisch) • Angstzustände, depressives Verhalten • Zusammenhang zwischen perikranialer Muskelaktivität und Stress naheliegend • hypertone Situation der Nackenextensoren sowie der mimischen Muskulatur (orbital, nasal und oral) • zentrale Schmerzverarbeitungsstörung des Hirnstamms (periphere Nozizeptionsstörung mit zentraler Kontrolldysfunktion) angenommen	• Vasodilatation im Bereich der Meningealarterien • aseptische, perivaskuläre Entzündungen im Bereich der Arteriolen von Dura und Pia mater, vermittelt durch parasympathische Fasern im Verlauf des N. trigeminus und des N. facialis • angeborene Reizverarbeitungsstörung (Schmerzverarbeitung) als genetische Disposition angenommen

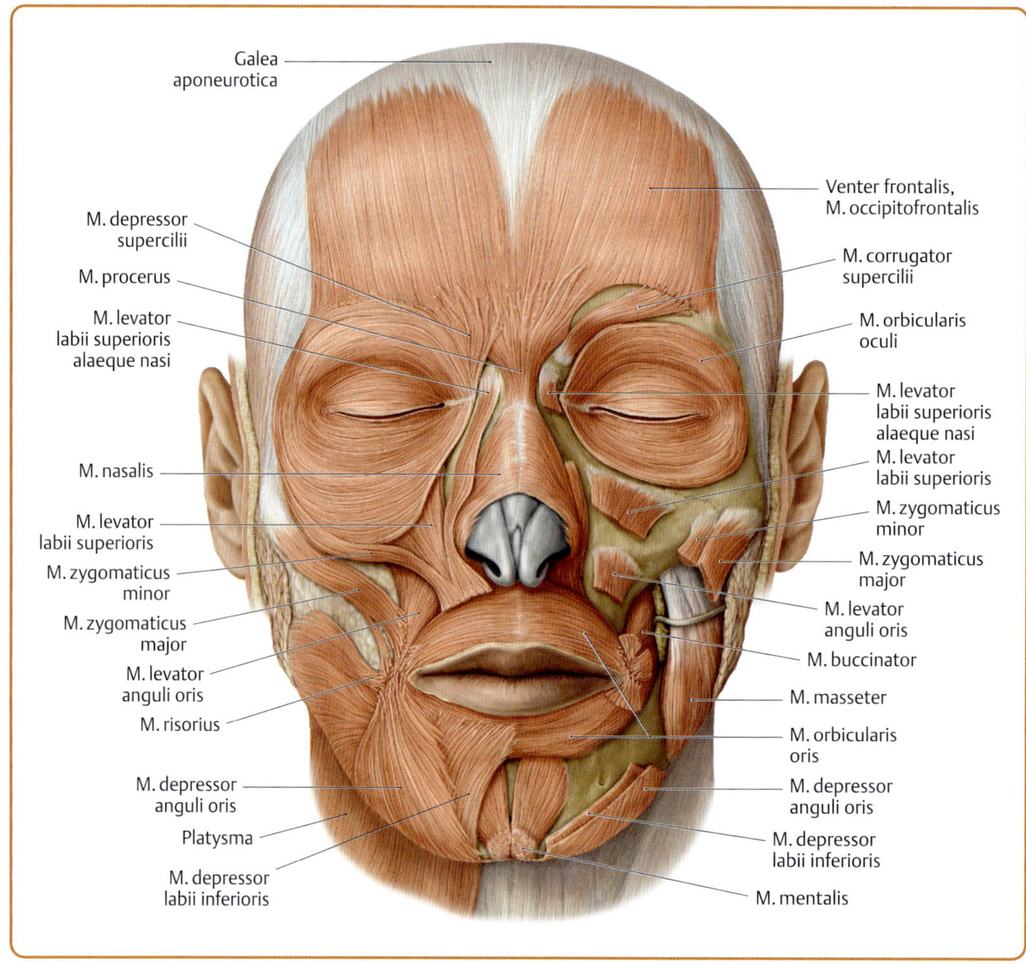

▸ **Abb. 7.26** Mimische Muskulatur mit Kopfschmerzrelevanz.

Hypertone Muskulatur

Beim Spannungskopfschmerz liegt u. a. eine hypertone Situation der Nackenextensoren sowie der mimischen Muskulatur (orbital, nasal und oral) vor (▸ **Abb. 7.26**, ▸ **Abb. 7.27**).

Zervikogener Kopfschmerz und Mischformen

In der physiotherapeutischen Praxis kommt einer 3. Kopfschmerzform eine mindestens genauso große Bedeutung zu, da sie ebenfalls gehäuft anzutreffen ist. Nicht selten handelt es sich bei dem Kopfschmerztypus, der in der Praxis sehr häufig anzutreffen ist, um eine Mischform aus 3 Kopfschmerzformen: Migräne, Spannungskopfschmerz und zervikogener Kopfschmerz (▸ **Tab. 7.9**). Die dabei zu findende Verteilung/Lokalisation der Kopfschmerzen sowie die gehäuft zu findenden Begleitsymptome Tinnitus und unspezifischer Schwindel lassen ein verbindendes Element in diesem Störkreis vermuten. Die Anhäufung von sekundären Symptomen (Steifigkeiten, muskuläre Dysbalance, CMD, Gelenkgeräusche, Tonusregulationsstörungen, alte Verletzungen etc.), die ebenfalls bei diesen Patienten zu finden sind, untermauert diesen Gedanken.

In der Ätiologie zu zervikogenen Kopfschmerzen finden sich vielfältige Strukturen, die als kausale oder unterhaltende Faktoren infrage kommen. Zudem finden sich bei diesen möglichen Verdächtigen viele Überschneidungsmengen bei der Untersuchung von

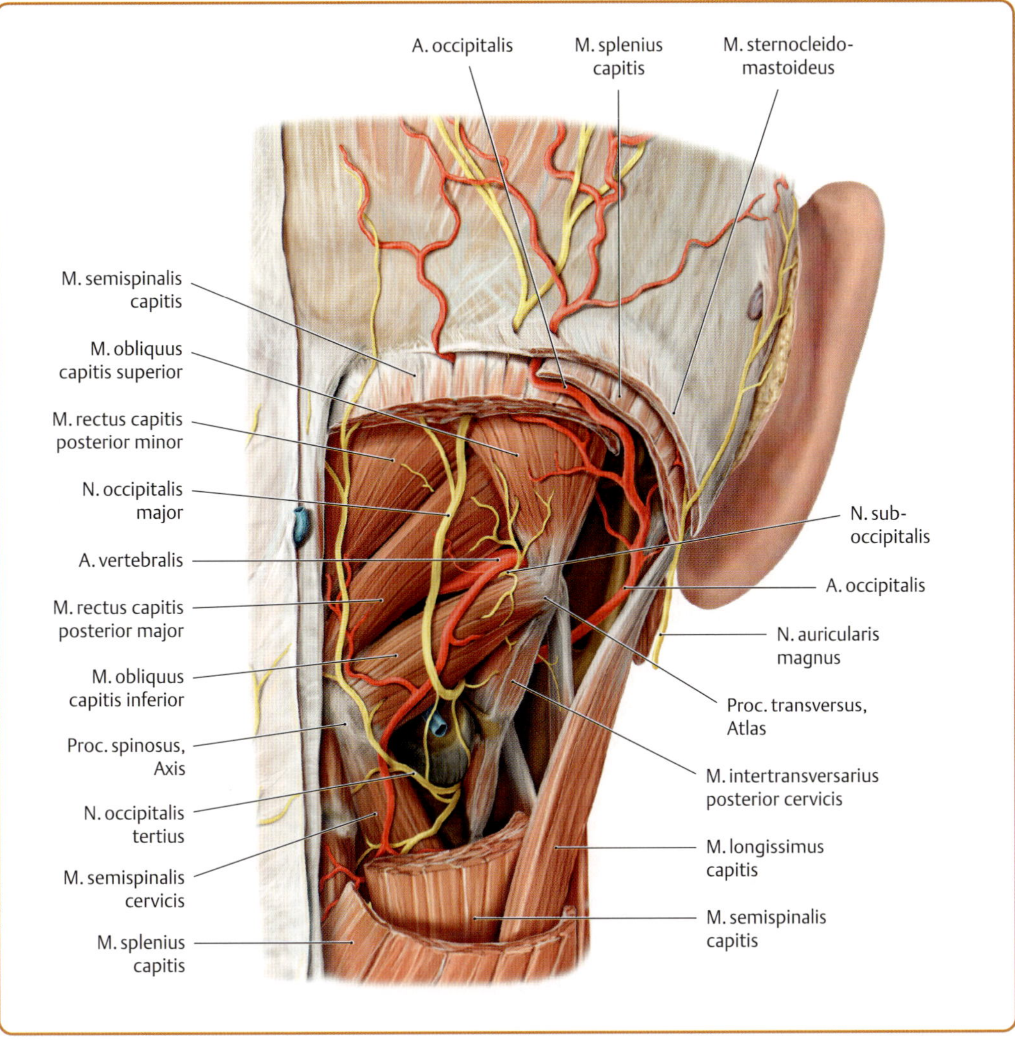

▸ **Abb. 7.27** Hochzervikale Nackenmuskulatur (Nackenextensoren) mit Kopfschmerzrelevanz.

▸ **Tab. 7.9** Klinisches Bild des zervikogenen Kopfschmerzes.

Parameter	Charakteristik
Qualität/Stärke	• dumpf • stark bis mittelstark
zusätzliche Symptome	• HWS-Schmerz • Hypomobilität HWS • Trigger bei HWS + CTÜ • CMD • Irritation Schulter/Arm
Episoden/Dauer	• 1 × pro Tag • 2–3 × pro Woche
Auslöser	• Haltung • Aktivität (gleiche Bewegung)
CMD: kraniomandibuläre Dysfunktion; CTÜ: zervikothorakaler Übergang	

- Kieferpatienten (CMD),
- Kopfschmerzpatienten,
- Tinnituspatienten und
- Schwindelpatienten.

Das heißt, bei diesen 4 Patientengruppen (Pathologiegruppen) finden sich ähnliche Symptome, ähnliche Erklärungsmodelle und ähnliche Therapieansätze. Somit liegt der Schluss einer verbindenden Struktur (▶ **Tab. 7.10**), die auf alle genannten Pathologien oder Patientengruppen einen Einfluss ausübt, sehr nahe. Das myofasziale System mit seinen Ketten und Verbindungen könnte ein Erklärungsmodell liefern und zudem noch ein paar elegante Therapieansätze dazu.

Nach diesen Vorüberlegungen erscheint es logisch, bei der Therapie von Kopfschmerzproblematiken – mit oder ohne Begleitsymptomatik (CMD, Tinnitus oder Schwindel) – auch an das myofasziale System zu denken. Durch diese Überlegungen lassen sich die Patienten sehr gut in einen aktiven Übungskontext bringen, der die oft herrschende Ohnmacht und hilflose Selbstergebenheit bei den Patienten durchbrechen kann.

7.6

Patientenbeispiel 5

7.6.1 Spannungskopfschmerz und die Galea aponeurotica

Fallbeispiel

Kasuistik: Spannungskopfschmerz und die Galea aponeurotica

Die 33-jährige Patientin wird in der Praxis zur physiotherapeutischen Abklärung, Untersuchung und Behandlung von bestehenden Kopfschmerzen, Kieferstörungen und Nackenbeschwerden vorstellig. Dabei klagt die Patientin primär über einen bestehenden Spannungskopfschmerz und sporadisch auch über starke Schmerzen in der Kiefergelenkregion (Temporomandibulargelenk, TMG) mit persistentem Tinnitus (rechtsseitig). Zeitweise auftretende Nackenschmerzen, Kopfschmerzen mit „Stirnbandcharakter“, muskulärer Hypertonus mit signifikanten schmerzhaften Limitationen der zervikalen und thorakalen Wirbelsäulenabschnitte, v. a. in rotatorischer Richtung.

▶ **Tab. 7.10** Pathogenesemodelle des zervikogenen Kopfschmerzes und bei Kopfschmerz generell.

Strukturbereich	Anatomisches Korrelat
arthrogen	• obere Kopfgelenke • mittlere HWS • untere HWS • 1./2. Rippe • Kiefergelenk
myogen	• Nackenextensoren (hyperton) • mimische Muskulatur • ventrale HWS-Flexoren (hypoton) • Kaumuskulatur • supra- und infrahyoidale Muskulatur
neurogen	• Nn. occipitalis major et minor • Nn. auricularis magnus et posterior • N. trigeminus • N. fazialis • Plexus zervikalis (C 1–C 4) • Plexus brachialis (C 5–T 3)
Vaskulär	• A. vertebralis • A. carotis interna et externa • A. maxillaris • venöse Abflusssysteme (Vena opthalmica superior, Sinus cavernosus)
Kranium	• Schädelknochen (suturale Einflussgrößen) • neurale Austrittsbereiche/neurales Kontaktgewebe: N. infraorbitalis, N. supraorbitalis, N. mentalis

Patientengeschichte

Von Beruf ist die Patientin Architektin und sitzt 10–12 h pro Tag am Schreibtisch. Besonders stressig ist ihr berufliches Anforderungsprofil bei Projekten im finalen Stadium, wenn viele Meetings, Planungsgespräche oder noch letzte Änderungen mit Termindruck anstehen.

Die Patientin berichtet, dass die Spannungskopfschmerzen bereits seit mehr als 10 Jahren bestehen und die letzten 4 Jahre stärker geworden sind. Seit 3 Jahren sind auch die Kieferstörungen (Schmerz und sporadisches Gelenkknacken) vorhanden und es etablieren sich z. T. deutliche Schlafstörungen aufgrund der hohen Muskelspannung im Nacken und am Kiefergelenk. Weiter berichtet die Patientin über eine gesteigerte Kopfschmerzempfindlichkeit bei gleichzeitigem Auftreten der Kiefergelenkschmerzen.

Zudem äußert die Patientin die Wahrnehmung, dass sie zunehmend unbeweglich und steif geworden sei. Besonders deutlich ist diese Empfindung beim Anziehen von Schuhen, Socken oder Hosen, wenn sie mal Zeit für Sport (Badminton, Yoga) hat, oder wenn sie eine schnelle ruckartige Bewegung macht. Dann kommen die zervikalen und thorakalen Spannungssteigerungen besonders zum Tragen.

Seit etwa 6–8 Wochen nimmt die Patientin eine gesteigerte Kopfschmerzneigung wahr, die auch mit vegetativen Symptomen (Übelkeit, verstärkte Tränensekretion und Schweißsekretion an den Händen und am Rücken) einhergeht. Die Kopfschmerzen treten nun fast täglich auf und dauern 2–6 h an. Es sind mindestens 3–4 Kopfschmerzepisoden pro Woche, sehr selten 2 × pro Tag.

Provokation

Langes Sitzen ohne Ausgleichsbewegungen führt ab 4 h zu einem lokalen, temporal betonten, beidseitigen Kopfschmerz. Langwierige PC-Arbeiten lösen ebenfalls die Kopfschmerzen aus. Essen von harten oder kauintensiven Speisen (harte Brotkruste, Fleisch) verursacht bei der Patientin lokale Kaumuskelschmerzen, die den Kopfschmerz steigern können. Mittlerweile führt sogar die bisher geliebte Gartenarbeit (umgraben, neue Pflanzen einsetzen, Erde schleppen etc.) zu verstärkten Nacken- und Wirbelsäulenbeschwerden mit gesteigerter Kopfschmerzneigung. Bisher war die Gartenarbeit als Entlastung und Entspannung hilfreich, jedoch seit ca. 6 Wochen nicht mehr.

Inhibition

Ausdauersport wie z. B. Joggen mit niedriger Intensität reduzieren ihren Kopfschmerz. Leider nimmt sich die Patientin nicht immer die Zeit dafür. Sich hinlegen und ein wenig schlafen hilft der Patientin ebenfalls dabei, die Kopfschmerzintensität zu reduzieren.

24 h-Verlauf

Es gibt keine besondere Tageszeit für die Schmerzattacken. Diese hängen vielmehr von der Körperhaltung, der Aktivität der Patientin, dem Verhalten des Kiefergelenks und dem Spannungszustand ihrer Muskulatur von Nacken, Schulter und Kiefergelenk ab.

Objektive Hauptbefunde der physikalischen Untersuchung (P/E)

Bei der Funktionsuntersuchung des Kiefergelenks zeigt sich eine asymmetrisch eingeschränkte Laterotrusion nach links (8 mm) und nach rechts (12 mm). Des Weiteren ist eine starke Druckempfindlichkeit der Mm. Masseter pars profundus et superficialis beidseits sowie des M. pterygoideus medialis beidseits festzustellen. Intraoral sind deutliche Zahnimpressionen an Wange und Zunge zu erkennen. Auch zeigt sich der Mundboden (M. digastricus venter anterior et posterior, M. mylohyoideus) deutlich druckdolent. Die Untersuchung der zervikalen Wirbelsäulenabschnitte zeigt eine sehr auffällige rotatorische Mobilitätseinschränkung der oberen HWS (C 0–C 3) in beide Richtungen sowie subokzipitale Druckschmerzen im Bereich der neuralen Austrittspunkte des N. occipitalis major et minor sowie am N. auricularis magnus. Muskuläre Spannungen und aktivierte Triggerpunkte finden sich im M. levator scapulae, M. trapezius pars deszendens, Mm. scaleni sowie im Bereich der Mm. rhomboidei.

Im Weiteren finden sich funktionelle Muskelveränderungen (hypertone Situation) im M. iliopsoas, M. erector spinae pars lumbalis et thorakalis sowie im M. pectoralis beidseits.

Neurologische Untersuchung

Die Konduktionstests für den Plexus cervikalis und brachialis sind beidseits unauffällig. Jedoch zeigt die Palpation der kranialen neuralen Austrittsstellen (N. mentalis, N. supra-, und infraorbitalis, N. occipitalis major et minor sowie N. auricularis magnus) beidseits signifikante Druckdolenzen, was auf eine auffällige neurodynamische Situation hinweist und eine mögliche Erklärung für die Kopfschmerzen liefern kann.

7.6.2 Therapieinterventionen

Zur Optimierung der Tonussituation im TMG-System wurden manuelle Weichteiltechniken (Triggertechniken, Faszientechniken sowie Massagen) durchgeführt. Das Therapieziel der Verbesserung der Gelenkbeweglichkeit stellt eine Indikation zur manuellen Therapie dar, durch die v. a. die chondralen Gleitflächen verändert werden sollen. Zur Optimierung des exkursiven Bewegungsverhaltens und des Tinnitus sind intensive Übungsanleitungen erarbeitet worden, die eine optimierte und individuell angepasste Myozentrik herstellen sollen (v. a. exzentrische Koordinationsübungen zur Verbesserung der exkursiven mandibulären Bewegungskontrolle sowie ein myofasziales Releasetraining). Zur Überlagerung der sporadisch auftretenden Schmerzproblematik im Kopf- und Nackenbereich wurden mechanische (manuelle Therapie), elektrische (Elektrostimulation) und thermische (Eisapplikation) Therapiereize (zur mechanozeptiven Überlagerung) appliziert.

Zur Verbesserung der neuralen Mobilität im Bereich der knöchernen Austrittspunkte sind neurale Mobilisationstechniken für das extraneurale Kontaktgewebe und für die intraneuralen Hüllstrukturen in die Behandlung integriert worden. Die Mobilitätsprobleme der zervikalen und thorakalen Wirbelsäulenabschnitte sowie der signifikant hohe Tonus der kurzen Nackenmuskeln zeigen zudem einen deutlichen Therapiebedarf der HWS und der myofaszialen Ketten auf.

7.6.3 Faszienübungen im Hometraining

Mit den Übungen des myofaszialen Releaseprogramms sollen v. a. die muskulären und funktionellen Defizite der Patientin optimiert und reduziert werden. So soll sich die Patientin über die Arbeit an der myofaszialen Front- und Backline eine vergrößerte Mobilität und eine optimierte strukturelle Elastizität erarbeiten sowie zu einer besseren Tonus- und Bewegungskontrolle kommen. Zudem sollen v. a. die lokalen Strukturen der schmerzhaften kranialen Regionen (Muskelansätze, Nervenaustrittspunkte) durch Releasetechniken entlastet werden.

Das Bearbeiten des Os pubis, der ventralen Kette über die Bauchmuskulatur bis zum unteren Rippenbogen und dem Sternum reduziert v. a. Spannungen und verhilft zu mehr Bewegungsfreiheit in der Kette nach oben (▶ Abb. 7.28).

Das Rollout der medioskapularen Region (▶ Abb. 7.29) soll v. a. die Skapularänder lösen, den M. serratus anterior, die Mm. rhomboidei entlasten und so den Scapulae mehr Bewegungsfreiheit für Bewegungen in der Kette nach oben ermöglichen. Dieses Rollout kann durch Armbewegungen und die Zuhilfenahme von Kleingeräten (Kurzhantel, Theraband etc.) intensiviert werden.

In Rückenlage wird die Rolle unter den Hinterkopf positioniert. Dabei liegt die Rolle an der Unterkante des Occiput und hat noch Kontakt zu den

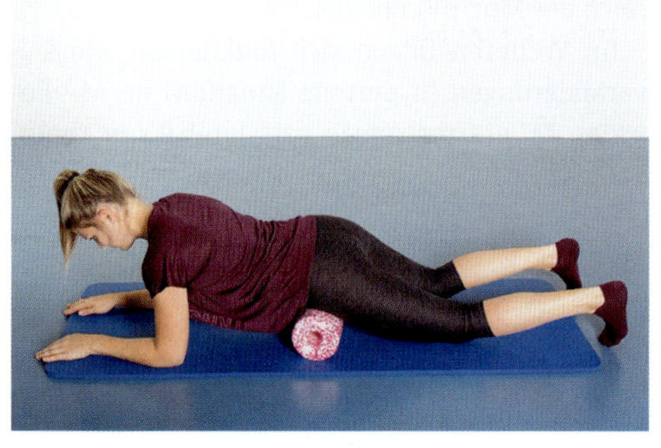

▶ **Abb. 7.28** Rollout ventrale Kette.

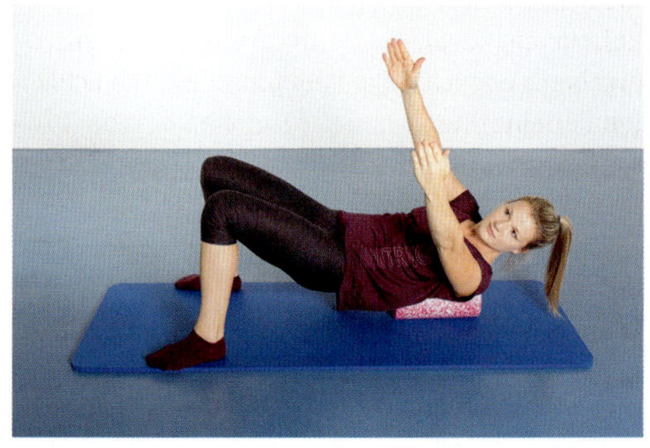

▶ **Abb. 7.29** Rollout der medioskapularen Region.

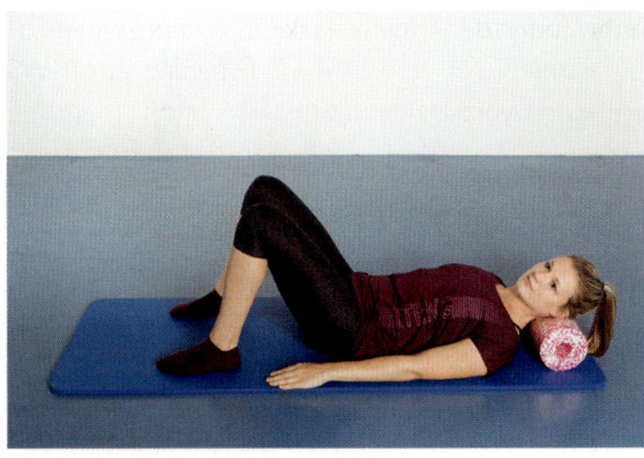

▶ **Abb. 7.30** Nackenlinie.

Processi spinosi der oberen zervikalen Wirbelsäule. Der Patient kann beide Beine auf dem Boden aufstellen und sich mit den Armen seitlich auf dem Boden abstützen. Durch Anheben des Oberkörpers (Extension/Flexion der thorakalen Wirbelsäulenabschnitte) kann der zervikale Anteil über die Rolle bewegt werden. Das Occiput kann quer zum Faserverlauf der myofaszialen Nackenstrukturen durch eine einfache Rotation der HWS/des Kopfes bewegt werden. Durch die Kombination dieser Flexions-/Extensions- und Rotationsbewegungen können alle Aspekte der Linea nuchae bearbeitet werden (▶ **Abb. 7.30**). Das Anheben von Armen und Beinen (unilateral, bilateral, diagonal, ipsilateral) kann dazu genutzt werden, die Intensität des Rollendrucks zu variieren.

Das besonders effektive Bearbeiten der Galea aponeurotica kann mit einer Minirolle oder einer normalen Faszienrolle durchgeführt werden (▶ **Abb. 7.31**). Dazu wird die Galea aponeurotica vom Occiput bis an den Arcus superciliaris ausgerollt. Die Galea aponeurotica strahlt faserig in die Schädelmuskulatur und in die mimische Muskulatur an Augen, Nase und Mundregion ein. So ergeben sich vielfältige Beeinflussungsmöglichkeiten der einzelnen Symptomregionen bei von Kopfschmerz geplagten Patienten durch die Anwendung myofaszialer Übungen.

Mit dem Rollout der ventralen Halsregion können die vegetativen Strukturen N. vagus, R. colli des N. facialis direkt mit der Rolle bearbeitet werden (▶ **Abb. 7.32**). Gerade in der ventralen Halsregion, wenn der Druck auch auf die ventralen Flächen der Querfortsätze gebracht wird, können kopfschmerzrelevante Strukturen (intervertebrales Foramen, austretende Spinalnerven des Plexus brachialis, myofasziale Kette) direkt beeinflusst werden.

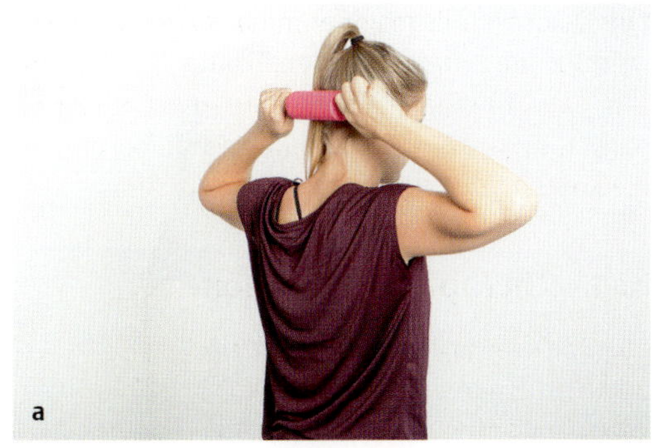

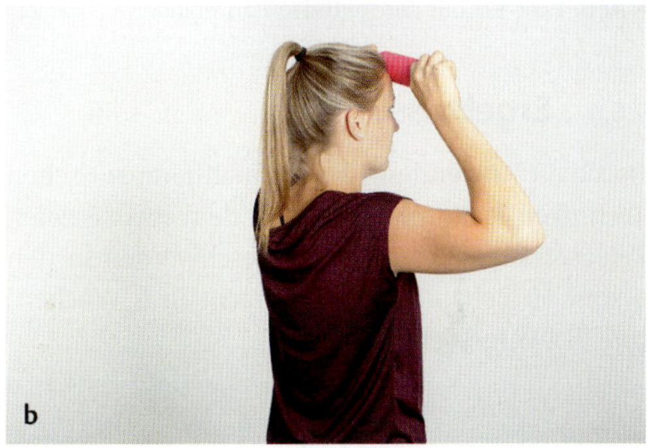

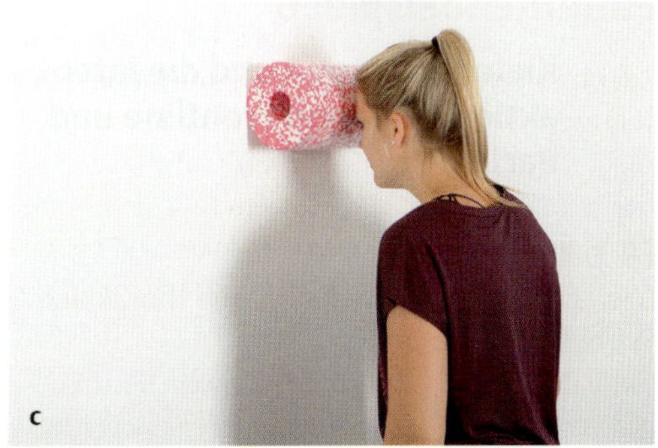

▶ **Abb. 7.31** Bearbeiten der Galea aponeurotica.
a Mit einer Minirolle.
b Mit einer Minirolle.
c Mit der Faszienrolle.

In einer seitlichen Position kann die Rolle zwischen Kiefergelenk und Wand positioniert werden (▶ **Abb. 7.33**). So kann auch der M. masseter ausgerollt und entlastet werden.

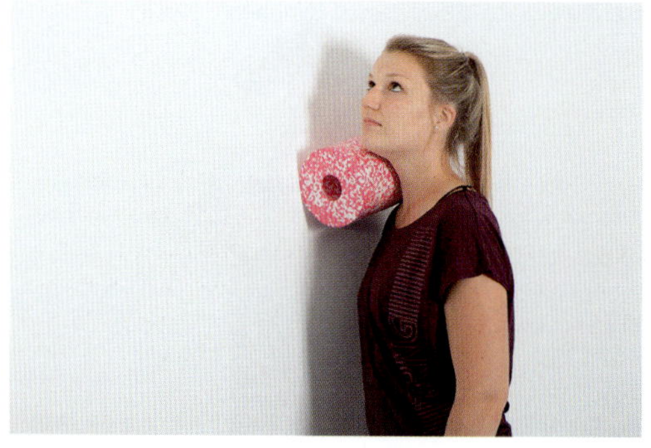

► **Abb. 7.32** Rollout der ventralen Halsregion.

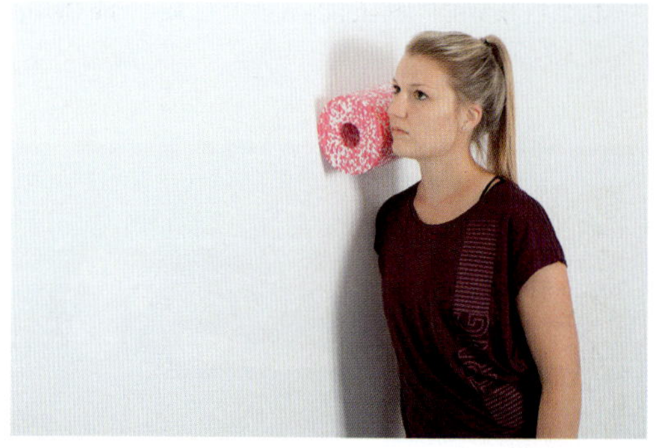

► **Abb. 7.33** Rollout der seitlichen Halsregion.

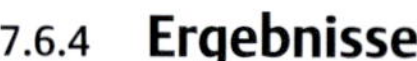

7.6.4 Ergebnisse

Durch die Anwendung der manualtherapeutischen Techniken in Kombination mit dem myofaszialen Releasetraining konnten die Beschwerden in den ersten 10 Behandlungen (erbracht in 5 Wochen) um 75 % verbessert werden.

7.7 Patientenbeispiel 6

7.7.1 Kieferstörungen und die Interaktion zwischen Frontline und Backline

Fallbeispiel

Bewegungsstörungen der oberen thorakalen Wirbelsäulenabschnitte

Eine Patientin mit schmerzhaften Bewegungsstörungen der oberen thorakalen Wirbelsäulenabschnitte, stellt sich in der physiotherapeutischen Praxis zur Behandlung vor. In dieser klinischen Fallvorstellung werden die anamnestischen Daten kurz dargestellt, um direkt von der ärztlichen Diagnose (BWS-Syndrom) zur körperlichen Untersuchung zu springen. Dadurch können der mechanisch-funktionelle Denkansatz und das begleitende kontinuierliche Clinical Reasoning für diese Fallstudie anschaulich dargestellt werden.

Subjektive Hauptproblematik (Anamnese)

Die Patientin klagt primär über lokale Schmerzen im Bereich der oberen BWS (beidseitig paravertebral), weswegen sie ihren Hausarzt konsultierte und ihr eine Verordnung über 6 × manuelle Therapie ausgestellt wurde. Die Beschwerden bestehen seit mehr als 2 Jahren und die Patientin hatte deshalb bereits mehrfach physiotherapeutische Anwendungen erhalten, jedoch ohne anhaltenden Erfolg.

Die Schmerzen treten v. a. während der Arbeit (Telefonistin am PC-Arbeitsplatz) auf. Im Tagesverlauf steigern sich die Beschwerden auf bis zu (4/10) der NAS (Numerische analoge Schmerzskala). Sporadisch treten dieselben Beschwerden auch nachts auf und ziehen in den Hals-Nacken-Bereich. Bei konstanten und progredienten Schmerzen im thorakalen Wirbelsäulenbereich werden auch Drehbewegungen des Rumpfes nach rechts und links zunehmend schmerzhaft und steif.

Zudem klagt die Patientin über CMD-assoziierte Beschwerden: eine schmerzhaft limitierte Mundöffnung, sporadische Sehstörungen (v. a. verschwommenes Sehen, manchmal auch mit Schwindel einhergehend), übermäßig häufige Heiserkeit, ein Knackphänomen beider Kiefergelenke bei Mundöffnung und eine deutliche morgendliche Spannung im Kieferbereich beidseits. Diese Symptome sind seit ca. 15 Jahren persistent und wurden bisher noch nicht behandelt.

Auch treten seit ca. 7 Monaten regelmäßig sehr starke Kopfschmerzen auf (2–3 × pro Woche für jeweils 4–6 h).

Aus der allgemeinen Inspektion (► **Tab. 7.11**) der Körperhaltung und der dabei vorgefundenen habituellen sternosymphysalen Belastungshaltung lassen sich einige Prädispositionen für die bestehenden Hauptsymptome der Patientin ermitteln und über die mechanisch-funktionelle Kette auch Erklärungsmodelle dafür herleiten (► **Tab. 7.12**). Die weiterführende Inspektion der lokalen Kiefer- und

► **Tab. 7.11** Inspektionsbefunde und erste klinische Denkprozesse (Clinical Reasoning, Entscheidungsfindung)

Inspektionsbefunde	Klinische Interpretation auf dem Weg der Entscheidungsfindung zur Therapie (beeinflussende Faktoren für die Wahl der Behandlungstechniken)
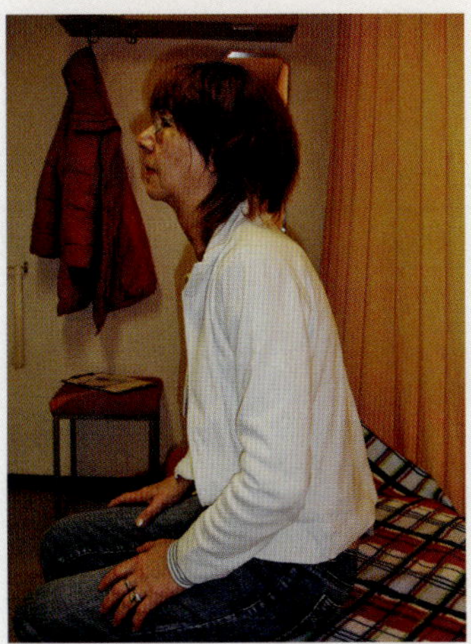 Sternosymphysale Belastungshaltung (SSB)	• hochzervikale Extensionsneigung → Irritation des Nackenrezeptorenfeldes (N. occipitalis major et minor + N. auricularis magnus et posterior + Ansa cervikales) + muskulärer Hypertonus evtl. mit resultierender zervikaler Stabilitätsproblematik; Spannungssteigerung der kurzen Nackenmuskeln mit Veränderung der neuralen Austrittspunkte und des neuralen Kontaktgewebes • supra- und infrahyoidale Verlängerung → retral Positionierung der Mandibula mit intraartikulärer Verlagerung des diskalen Gewebes (ADV-Prädisposition), Spannungszunahme der kapsulären Anteile (mit der Gefahr von Kapselverletzungen und resultierenden Adhäsionen → Limitation der Mundöffnung); auch lassen sich über diese Kette mechanische Irritationen am Sternum und den Sternokostalgelenken vermuten • Protraktionsneigung der Schultern → Spannungszunahme im M. omohyoideus mit möglicher Irritation des Os hyoideum und einer funktionellen Malpositionierung der Skapula • thorakale Flexionstendenz mit verändertem Belastungsgefüge auf die Facettengelenke und die Bandscheibenfächer → Zunahme der infrahyoidalen Spannung

ADV: anteriore Diskusverlagerung

► **Tab. 7.12** Inspektionsbefunde und klinische Interpretation.

Inspektionsbefunde	Klinische Interpretation im Kontext CMD
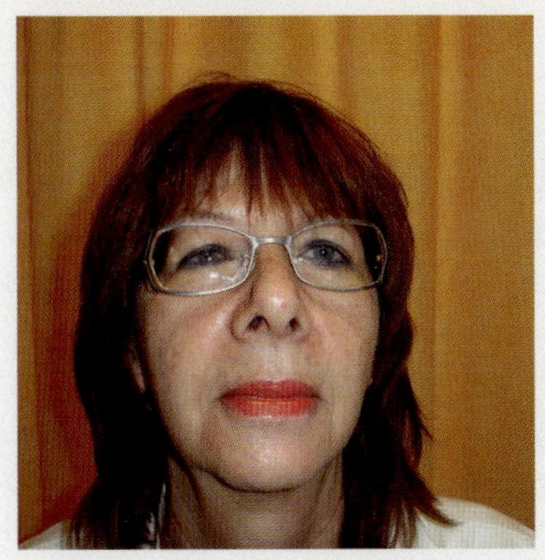 Lokale Inspektion der ventralen Gesichtsregion	**Asymmetrien** • Augenasymmetrie • paranasale Spannungslinien • Muskelrelief der TMG-Region: M. masseter
	→ Die gefundenen Asymmetrien weisen auf eine signifikante Veränderung des umliegenden Bindegewebes hin. Daraus lassen sich auch Veränderungen – und in der Folge Irritationen – an den neuralen Kontaktstellen (N. supra-, und infraorbitalis) annehmen. Daraus ergeben sich mögliche Ursachen (unterhaltende, beitragende Faktoren) für die bestehenden Kopfschmerzen.
	Kopfhaltung • hochzervikale Extensionshaltung • Kopf steht nach links rotiert
	→ Diese Auffälligkeiten sprechen für muskuläre Dysbalancen und mechanische Veränderungen der oberen zervikalen Gelenke. Diese Veränderungen wären durchaus in der Lage, die neuralen Strukturen des zervikalen Plexus und der Ansa cervicalis zu irritieren. Solche Auffälligkeiten sind auch mögliche Ursachen für Kopfschmerzen. Zudem ist die Kopfposition ausschlaggebend für die einwandfreie Funktion der Kiefergelenke und sie beeinflusst die mechanische Gelenksituation durch die Relationsbeziehung zwischen Fossa und Caput mandibulae. Damit wäre eine mögliche Ursache für artikuläre Kiefergelenkstörungen (wie z. B. eine Limitation) gefunden.

▶ **Tab. 7.12** Fortsetzung

Inspektionsbefunde	Klinische Interpretation im Kontext CMD
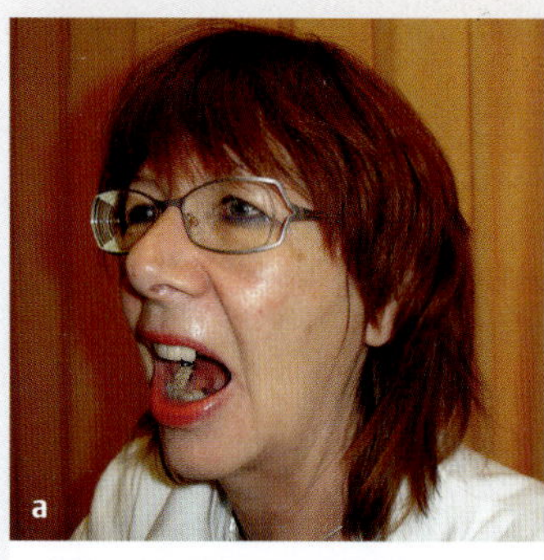 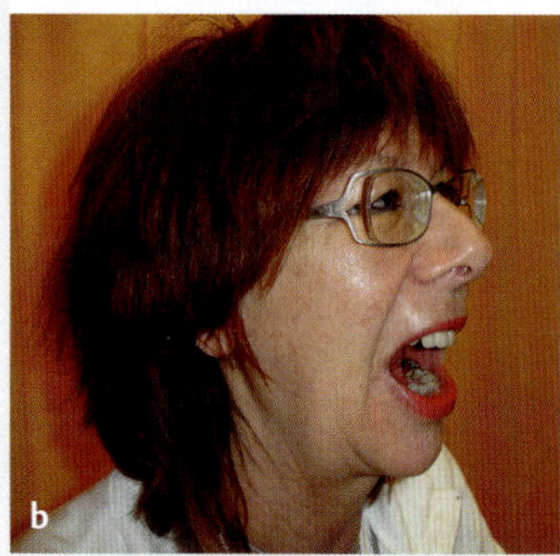 Lokale Inspektion. a Lateral links. b Lateral rechts.	Auffällig sind hier die asymmetrischen Muskelaktivitäten im Rechts-links-Vergleich: • M. masseter • Mm. suprahyoidales • Mm. infrahyoidales
	Erkennbar sind diese Veränderungen an den Hautlinien und dem darunter erkennbaren Muskelrelief.
	weitere Asymmetrien • M. sternocleidomastoideus • Mm. scaleni
	→ Eine funktionelle Aufgabe dieser betroffenen Muskeln ist es, die Positionierung und Bewegung des Kopfes zu gewährleisten. Fehlfunktionen können negative mechanische Auswirkungen auf die angrenzenden Gebiete (Schultergürtel, BWS und Kiefergelenke) haben und in diesen Regionen weitere Dysfunktionen unterhalten.

CMD: kraniomandibuläre Dysfunktion; TMG: Temporomandibulargelenk

Gesichtsregion wird zusätzlich weitere Informationen liefern, die in den Kontext zur aktuellen Problematik der Patientin gebracht werden können und für eine bestehende CMD sprechen, die sich auf die thorakale Situation mitauswirkt.

Aus diesen Inspektionsbefunden lassen sich mechanisch-funktionelle Erklärungsmodelle und individuelle Prädispositionen der Patientin für folgende Störungen herleiten:

- thorakale Beschwerden durch veränderte Belastungen aus der ungünstigen Körperhaltung und der myofaszialen und der mechanischen Kette
- Kopfschmerzen
- Kieferschmerzen/Mundöffnungsproblematik (schmerzhafte Limitation)
- Schulter-Nacken-Beschwerden, Veränderungen der myofaszialen Ketten (Backline – Frontline – Spirallinie)
- Prädisposition aus der Körperhaltung für diskale Veränderungen des TMG (anteriore Diskusverlagerung (ADV) – auch über myofasziale Zugspannungen

▶ **Tab. 7.13** gibt einen vollständigen Überblick über die bei der Patientin vorherrschenden Symptome und liefert mögliche befundgestützte klinische Erklärungsmodelle dazu.

In der physiotherapeutischen Praxis wird die klinisch begründete Beurteilung einer komplexen Patientenproblematik mit mehreren Symptombereichen immer wichtiger. Die physiotherapeutische Diagnostikkaskade kann u. a. mit besonderer Berücksichtigung mechanisch-funktioneller Beziehungen und Abhängigkeiten der Körperhaltung zur bestehenden Pathologie durchgeführt werden. Durch ein solches Vorgehen werden sowohl die

▶ **Tab. 7.13** Symptome mit den passenden Befunden aus der Inspektion.

Symptom	Dazu passende Befunde aus der Inspektion
Kopfschmerzen	• Nackenposition: obere zervikale WS-Abschnitte in Extension • hypertone Situation der kurzen Nackenmuskeln (M. rectus capitis posterior major et minor – M. obliquus capitis superior et inferior) • muskuläre Dysbalancen in der Schultergürtelregion • resultierende mechanische Veränderungen der neuralen Engstellen (Kontaktgewebe) subokzipital
Schulter-Nacken-Problematik	• muskuläre Dysbalancen im Schultergürtel • Tonusveränderungen infrahyoidal (M. omohyoideus) mit eventuellen Steuerungsproblemen der Skapula
Mundöffnungsstörung/Gelenkgeräusche	• veränderte habituelle Kopfposition: mechanische Veränderungen den 1. Zahnkontakt betreffend (Frühkontakte können entstehen) • mechanischer Zug am Os hyoideum durch Tonusveränderungen supra- und infrahyoidaler Muskeln • muskuläre Asymmetrie im Bereich des M. masseter • resultierende Malpositionierung der Mandibula mit diskaler Zwangslage (Risiko für eine ADV) • kapsuläre Veränderungen durch ungünstige Mandibulaverlagerungen
Kiefer- und Gesichtsschmerzen	• Tonusveränderungen der Kaumuskulatur • Veränderungen der mimischen Muskulatur (v. a. paranasal und okular) • asymmetrische Mundöffnung
Halsbeschwerden	• muskuläre Spannungsveränderungen infrahyoidal • resultierend daraus auch Irritationen des R. colli des N. vagus möglich → damit ist auch wieder die Möglichkeit vegetativer Dysregulation gegeben
zervikale Mobilitätsdefizite (sporadisches „Blockierungsgefühl")	• muskuläre Dysbalancen zervikal, thorakal und im Schultergürtel • monotone habituelle Belastungshaltung (SSB) • veränderte Kopfhaltung mit konstanter rotatorischer Fehlpositionierung
thorakale Beschwerden	• Mobilitätsdefizit durch Flexionshaltung (SSB) • kapsuläre Veränderungen (Adhäsionen und Fibrosierung bis hin zu synovialen Veränderungen daraus möglich und denkbar) • Irritation des vegetativen Grenzstrangs durch kostovertebrale Mobilitätsdefizite möglich • muskuläre Dysbalancen
Sehstörungen	• Augenasymmetrie – auch muskulär bedingt (Erklärung für CMD-assoziierte Beschwerden der Augenregion: trockene Augen, Druckgefühl, verschwommenes Sehen) • mimische Tonusveränderungen

ADV: anteriore Diskusverlagerung; CMD: kraniomandibuläre Dysfunktion; SSB: sternosymphysale Belastungshaltung

diagnostischen Fähigkeiten des Therapeuten geschult als auch eine zielführende Evaluation der Gesamtsituation eingeleitet und optimiert. Bei dieser Vorgehensweise erhält der Therapeut zudem eine Vielzahl klinisch relevanter Informationen für das Gesamtmanagement und die notwendigen Interventionen.

Bei der Gesamtbeurteilung einer Patientenproblematik werden die anfänglichen Gedanken des Therapeuten von einer typischen, an das Krankheitsbild angepassten Erwartungshaltung geleitet. Mit der eingangs vermuteten Problemstellung „CMD" verbindet der klinisch orientierte Therapeut eine Liste von Symptomen (▶ **Tab. 7.14**), die er bei einem Patienten mit CMD-Problematik erwarten würde. Für die jeweiligen Symptome existieren verschiedene klinische Erklärungsmodelle bezogen auf Ätiologie- und Pathogenesemechanismen, deren Persistenz am Patienten wiederum die Diagnose und damit auch den eingeschlagenen Therapieweg sichert und bestätigt. Derart abgesichert lässt sich ein effektives klinisch begründe-

▶ **Tab. 7.14** Symptome einer CMD und mögliche Ursachen.

Häufige mit CMD assoziierte Symptome	Mögliche Quellen
Zahnschmerzen	Zahnveränderungen, mechanische Irritation der neuralen Strukturen, Zahnanomalien, Zahnfehlstellung
Kopfschmerzen	neurale Spannungslage (Irritation), muskuläre Dysbalancen, Gelenkveränderungen (synoviale Proliferation, progrediente Rigidität der perikapsulären Strukturen, Adhäsionen, degenerative Prozesse)
Gesichtsschmerzen	neurale Irritationen, muskulärer Hypertonus, Kiefergelenkirritation
Kieferschmerzen	Gelenkreizung (Adhäsionen, hohe kapsuläre Spannungslage, degenerative Veränderungen, direktes Trauma: Entzündung), Zahnanomalien (Fehlstellungen), Kreuzbiss, muskuläre Dysbalance
Limitation der Kiefergelenkmobilität	entzündliche Prozesse, Malpositionierung der Gelenkpartner, neurale Irritation, muskuläre Dysbalancen
Geräuschphänomene (Knacken, Krepitus)	veränderte Relationsposition: Diskus – Caput mandibulae – Fossa articularis; anteriore Diskusverlagerung (ADV), Adhäsionen, synoviale Proliferation, freier Gelenkkörper nach Trauma, einseitige Belastungen
qualitative Auffälligkeiten (Deviationen, Deflexion)	muskuläre Dysbalance, neurale Irritation, Z. n. zahnmedizinischen Interventionen (Zwangsposition bei langer Mundöffnung), mechanische Veränderungen der Bewegungsachse, einseitige Belastungen
„Kloßgefühl“ im Hals, Heiserkeit, Schluckbeschwerden	neurale Irritation, muskuläre Dysbalancen, Mobilitätsproblematik/Koordinationsstörung des Os hyoideum

ADV: anteriore Diskusverlagerung; CMD: kraniomandibuläre Dysfunktion

tes Vorgehen im Patientenmanagement entwickeln, das die Probleme des Patienten in den Mittelpunkt stellt und zusätzliche Lösungswege aufzeigt.

Aufgrund der erhobenen Befunde lässt sich vermuten, dass den Kieferstörungen zusätzlich zu der ungünstigen Arbeitshaltung und der myofaszialen Dysfunktionskette mit zahlreichen muskulären Dysbalancen auch eine kausale CMD zugrunde liegt, die einen signifikanten Negativeffekt auf die thorakale Wirbelsäule ausübt. Um diese Hypothese zu untermauern, wurde ein Screening der Kieferregion durchgeführt.

7.7.2 Physiotherapeutische Diagnostik der TMG-Region

Bei der Funktionsuntersuchung zeigt sich eine deutlich schmerzhaft limitierte Mundöffnung bei 25 mm sowie eine asymmetrisch eingeschränkte Laterotrusion nach links (6 mm) und nach rechts (8 mm). Des Weiteren ist eine starke Druckempfindlichkeit der Mm. masseter pars profundus et superficialis beidseits, M. temporalis beidseits sowie des M. pterygoideus medialis beidseits festzustellen. Intraoral sind deutliche Zahnimpressionen an Wange und Zunge zu erkennen. Bei exkursiver Mobilität sind Deviationen nach rechts und links auffällig. Die neuralen kranialen Austrittspunkte (N. supra-, infraorbitalis + N. mentalis) sind deutlich druckempfindlich.

Weiterhin sind auch die rotatorischen Mobilitätseinschränkungen der oberen HWS (C 0–C 3) in beide Richtungen sowie suboccipitale Druckschmerzen im Bereich der neuralen Austrittspunkte des N. occipitalis major et minor sowie am N. auricularis magnus und im Rezeptorenfeld der kurzen Nackenmuskeln deutlich erkennbar.

Mit diesem Befund lässt sich die CMD-Hypothese aufrechterhalten und stützen. Die physiotherapeutischen Interventionen müssen im Gesamtmanagement auch den Kieferbereich umfassen, um die Beteiligung der CMD an der thorakalen Dysfunktion zu klären.

7.7.3 Therapeutische Interventionen

Zur Optimierung der Tonussituation im TMG-System sind manuelle Weichteiltechniken (Triggertechniken, Faszientechniken sowie Massagen) durchgeführt worden. Zur Verbesserung der Gelenkbeweglichkeit wurden translatorische Mobilisationstechniken appliziert, durch die v. a. die chondralen Gleitflächen verändert werden. Zur Optimierung der exkursiven Mandibulabewegungen wurden Übungen angeleitet, die eine optimierte und individuell angepasste Myozentrik herstellen (v. a. exzentrische Koordinationsübungen zur Verbesserung der exkursiven mandibulären Bewegungskontrolle). Zur Überlagerung der Schmerzproblematik im Kopf- und Gesichtsbereich wurden mechanische (manuelle Therapie) und thermische (Eisapplikation) Therapiereize appliziert.

Zur Verbesserung der Mobilität der neuralen Hüllstrukturen im Bereich der knöchernen Austrittspunkte wurden neurale Mobilisationstechniken für das extraneurale Kontaktgewebe und für die intraneuralen Hüllstrukturen durchgeführt.

Die thorakale Wirbelsäule wurde manuell mobilisiert und mit stabilisierenden Eigenübungen versorgt. Zudem wurden mit der Patientin eine veränderte Sitzposition am Arbeitsplatz und passende Übungen dazu erarbeitet.

Zu diesen lokalen Behandlungsansätzen wurde mit der Patientin auch ein myofasziales Trainingsprogramm mit Release- und Triggertechniken erarbeitet, das die Patientin nach Abschluss der Therapieserie in Eigenregie weiterhin durchführen soll. Damit lässt sich v. a. der monotonen Körperhaltung entgegenwirken und die allgemeine Elastizität und Mobilität der lokalen Gelenkstrukturen sowie der myofaszialen Systeme kann verbessert werden.

7.7.4 Faszienübungen in Therapie und Hometraining

Lokale und globale Releasetechniken werden bereits in der lumbosakralen Übergangsregion angewandt (Kap. 7.1.1). Hier sollen v. a. Bewegungsreserven aus dem myofaszialen System generiert werden, die dem thorakalen Wirbelsäulenabschnitt mehr Bewegungsreserven verschafft (▶ **Abb. 7.34**). So können dann auch die gegenseitigen mechanischen Beeinträchtigungen in der Bewegungskette reduziert werden und der muskulären Dysbalance aktiv entgegengewirkt werden. Lokal werden v. a. die sakralen Befestigungsbereiche der Fascia thoracolumbalis entlang der Crista iliaca und der Sakralwirbel 1–3 bearbeitet. Global finden v. a. Releasetechniken am M. erector spinae (thorakal und lumbal), M. quadratus lumborum, M. iliopsoas und dem M. rectus femoris Anwendung.

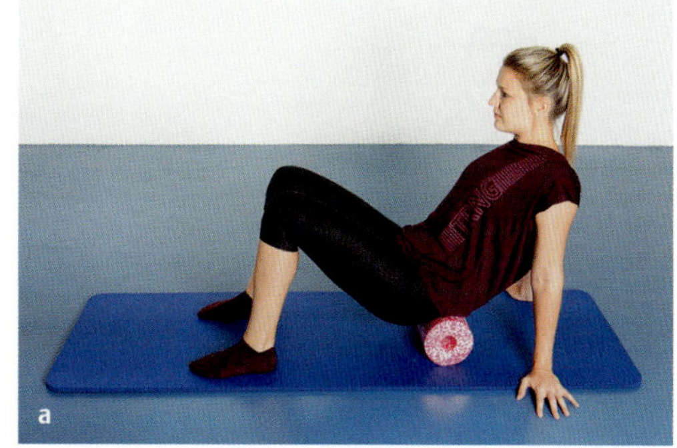

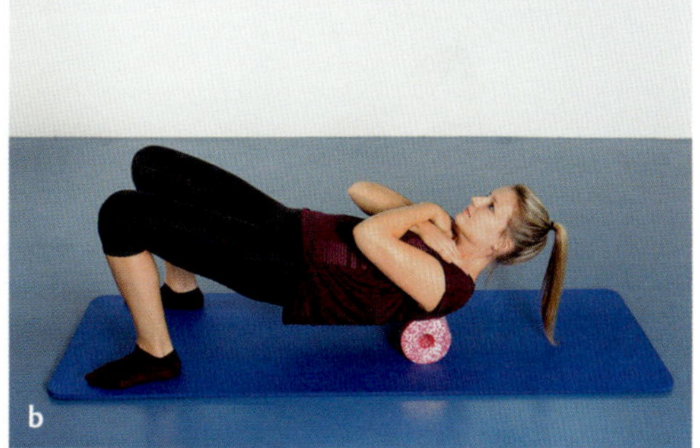

▶ **Abb. 7.34** Myofasziale Releasetechniken.
a Faszienübungen für die lumbale Faszienstruktur.
b Faszienübungen für die thorakolumbale Faszienstruktur.

Tonisierende Übungen für Frontline, Backline und Spirallinie bringen einen intensiven Trainingskontext mit viel Aktivierung der neuromuskulären Übertragungsprozesse (▶ **Abb. 7.35**). Vor allem die inter- und intramuskuläre Koordination und die Feinabstimmung der einzelnen Bewegungssequenzen soll damit verbessert werden.

Im Kontext zu den im Befund lokalisierten Symptombereichen ist eine lokale Behandlung der faszialen Strukturen im Bereich Kopf, Hals, Nacken und Kiefergelenk erforderlich (▶ **Abb. 7.36**).

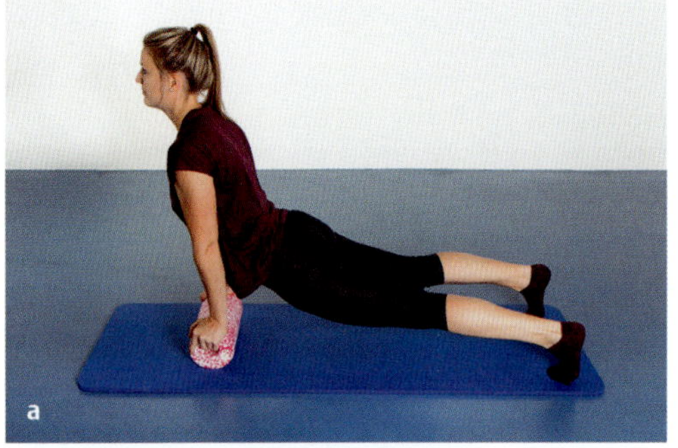

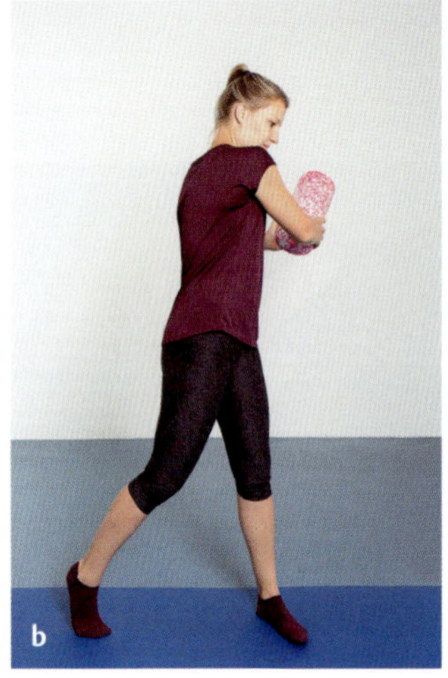

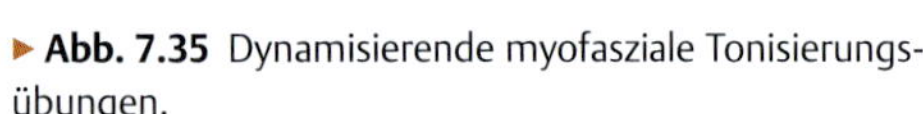

▸ **Abb. 7.35** Dynamisierende myofasziale Tonisierungsübungen.
a Frontline.
b Spirallinie.

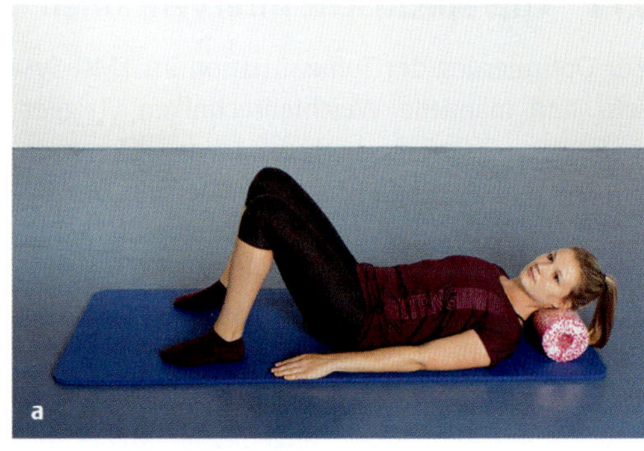

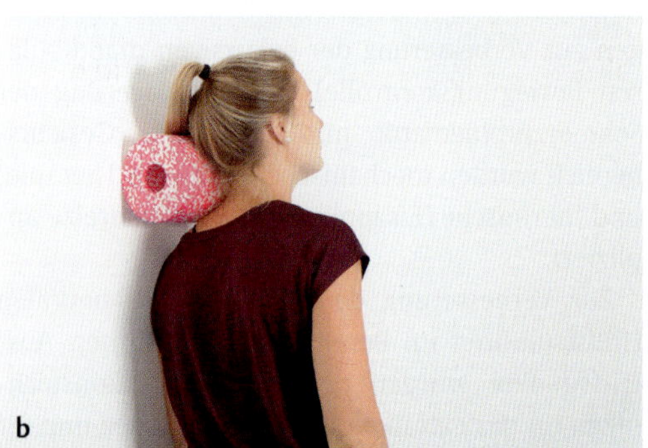

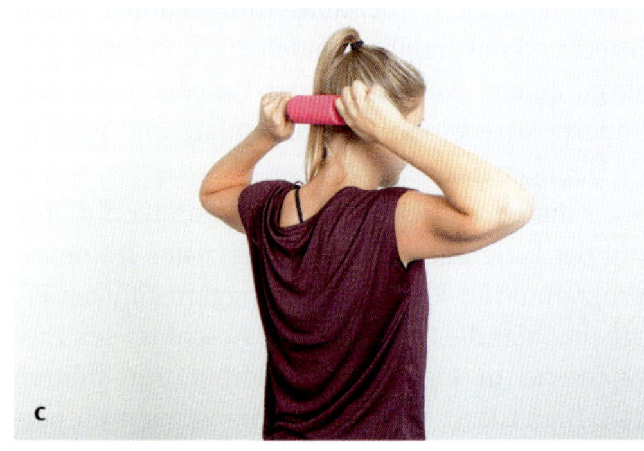

▸ **Abb. 7.36** Lokale Releasetechniken im kranialen Bereich. Schnittbereiche Frontline/Backline/Galea aponeurotica.
a Releasetechnik, Nacken.
b Releasetechnik, Hals.
c Releasetechnik, Schädel.

Dazu werden lokale Triggertechniken an den okzipitalen neuralen Austrittsstellen (N. occipitalis major et minor, N. auricularis magnus et posterior) genauso angewandt wie globale Releasetechniken am M. sternocleidomastoideus, M. longus colli, M. masseter und dem M. temporalis oder der Galea aponeurotica. Durch die Bearbeitung dieser Strukturen können Veränderungen u. a. direkt an den kopfschmerzauslösenden Bereichen erreicht werden.

In der Therapie konnten die BWS-Beschwerden durch die Kieferbehandlungen bereits nach 3 Sitzungen signifikant reduziert werden. Durch gezielte myofasziale Mobilisationen, Releasetechniken und durch funktionelle Übungsbehandlung der BWS konnten die thorakalen Beschwerden letztlich nach 14 Behandlungssitzungen komplett beseitigt werden.

7.7.5 Ergebnisse und Prognose

Status quo nach 8 Wochen

Nach 14 Sitzungen im Zeitraum von 8 Wochen konnte die anfangs bestehende schmerzhafte Limitierung der Mundöffnung komplett beseitigt werden. Nun zeigte sich die Mundöffnung mit 48 mm wieder im Normbereich der Unterkiefergrenzbewegungen. Auch die exkursiven Bewegungen der Mandibula waren signifikant verbessert und lassen sich durch konsequente Übungen weiterhin stabilisieren. Die thorakalen Bewegungsdefizite und schmerzhaften Beschwerden bei thorakaler Rotation konnten ebenfalls beseitigt werden. Seit 2 Wochen hatte die Patientin keine Kopfschmerzen mehr.

Prognose

Bei konstanter und konsequenter Eigenbeübung sollten die thorakalen Beschwerden kontrolliert werden können. Da durch die Therapie die unterhaltenden und beitragenden Faktoren aus der Kieferregion beseitigt werden konnten, ist aus dieser Region nicht mit einem Rezidiv zu rechnen.

Auch mit dem myofaszialen Workout sollten die thorakalen Beschwerden weitgehend im Griff behalten werden können.

Teil 2
Übungen

8 Übungssammlung Frontline

8.1 Oberflächliche Frontline – lokale Releasetechniken an den knöchernen Befestigungen

Zur Bearbeitung der lokalen knöchernen Punkte (▸ **Tab. 8.1**) haben sich Bewegungen in möglichst kleiner Amplitude bewährt. Durch vorsichtiges Herantasten an die knöcherne Struktur können schmerzhafte oder symptomatische Bereiche lokalisiert und dann zielgerichtet mit Druck und kleinen Rollbewegungen bearbeitet werden. Die Bewegungsrichtung kann dabei multidirektional variieren, ganz im Sinne der anatomischen multidirektionalen Verlaufsrichtung der myofaszialen Fasern des Faszienverbundes. Zu Beginn ist an diesen Stellen auch ein eher langsames Bewegungstempo zu empfehlen.

8.1.1 Zehenrückseite

Indikationen

Zustand nach Fraktur, Mobilitätseinschränkungen der Zehengelenke, Tonusregulationsstörungen, Arthrose, Hallux-Veränderungen

Ausgangsposition des Patienten

Diese Übung (▸ **Abb. 8.1**) kann sowohl im Stand als auch im Sitzen durchgeführt werden. Im Stehen lassen sie den Patienten die Zehenspitzen so auf der Rolle positionieren, dass die Zehen im Grundgelenk noch angebeugt werden können. Das Kniegelenk ist dabei etwas flektiert.

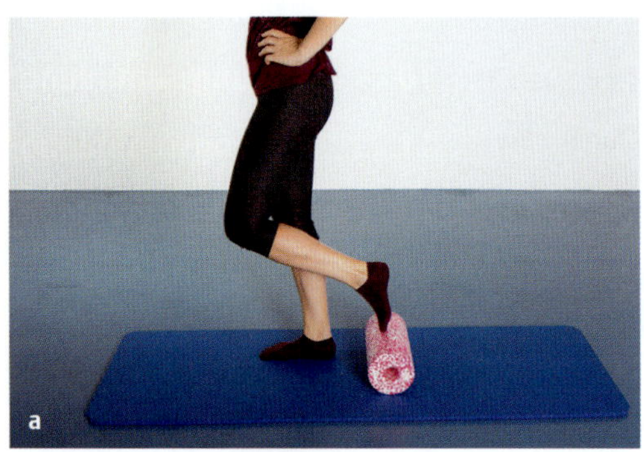

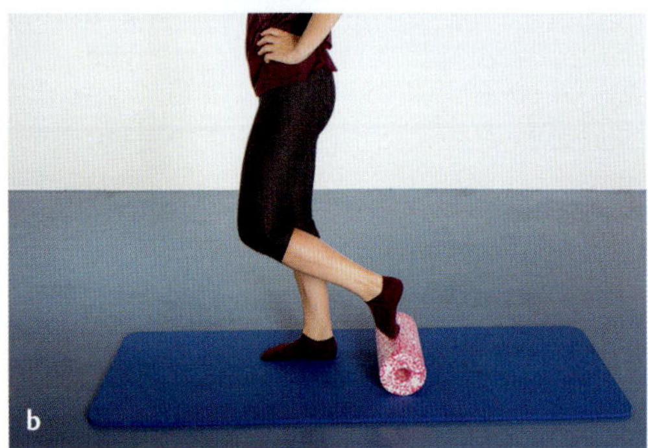

▸ **Abb. 8.1** Lokales Rollout Zehenstreckseite.
a Startposition.
b Endposition.

▸ **Tab. 8.1** Myofasziale Strukturen an den knöchernen Befestigungen der oberflächlichen Frontline mit klinisch relevanten Pathologien.

Anatomische Strukturen entlang der myofaszialen Kette	Häufige Pathologien
• Zehenrückseite • Tuberositas tibiae • Patella • Tuberculum pubicum • Rippen (bevorzugt Rippe 5 und Sternum) • Manubrium sterni • Processus mastoideus	• Z. n. Frakturen • Prellungen/Distorsionen • statische Dysfunktionen • artikuläre Mobilitätseinschränkungen • myofasziale Bewegungsstörungen • Tonusregulationsstörungen • Störungen der Atemmechanik

Bewegungsdurchführung

Lassen sie den Patienten die Zehen auf der Rolle flektieren – so kann die Zehenrückseite über die Rolle abgerollt und der Gewebeinput in Form von Druckkräften über die gesamte Zehenrückseite appliziert werden. Der Abrollvorgang findet von den Zehenspitzen bis zu den Zehengrundgelenken statt.

Progressionen

Durch eine Verlagerung des Körpergewichts auf die auszurollende Seite lässt sich der Gewebeinput durch die äußere Druckkraft steigern. Zusätzlich kann der Zehenbereich zur Steigerung der Krafteinwirkung aktiv verstärkt gegen die Rolle gepresst werden.

Zu beachten

Es ist v. a. auf eine sichere Standposition des Patienten zu achten. Bei Patienten mit Stand- oder Gangunsicherheit kann auch eine Stützhilfe (Sprossenwand, Stuhllehne oder Ähnliches) angemessen sein. Durch eine kontrollierte Anspannung der Bauchmuskeln kann die Standposition zusätzlich stabilisiert werden.

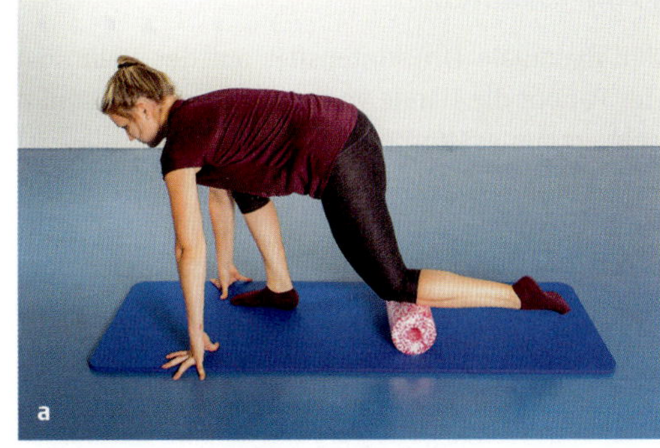

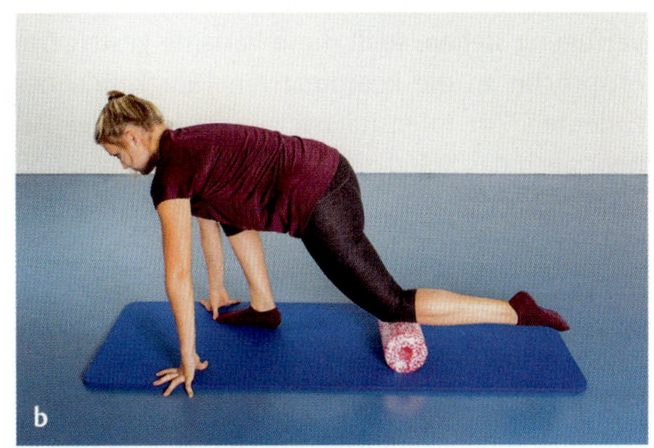

▸ **Abb. 8.2** Lokales Rollout der Tuberositas Tibiae.
a Startposition.
b Endposition.

8.1.2 Tuberositas tibiae

Indikationen

Überlastungsprobleme der unteren Extremität, Shin-Splint-Syndrom, Runner's Knee, Jumper's Knee, Tonusregulationsstörungen der ventralen Unterschenkelmuskulatur, Mobilitätsverlust Kniegelenk, Gonarthrose, Patellarsehnenprobleme

Ausgangsposition des Patienten

Für ein Rollout der Tuberositas tibiae (▸ **Abb. 8.2**) hat sich der Einbeinkniestand bewährt. Dabei können die Hände des Patienten auf dem Boden abgestützt werden. Durch mehr oder weniger Abstützung durch die Hände kann der Patient unmittelbar die Druckintensität auf der Rolle optimal kontrollieren und damit auch schnell an die individuellen Erfordernisse (z. B. Schmerzreaktion, Symptomreproduktion während der Übung) anpassen. Für die Startposition wird die Unterkante der Tuberositas tibiae auf der Rolle positioniert. Der Fuß kann auf dem Boden aufgestellt oder auch in der Luft frei gehalten werden.

Bewegungsdurchführung

Durch eine Extension in Hüft- und Kniegelenk wird die Rolle nach proximal verlagert. So rollt die Faszienrolle an die Tuberositas tibiae heran und darüber hinweg. Mit einer Flexion in Hüft- und Kniegelenk kann die Rolle wieder in die Ausgangsposition zurückgebracht werden. Dreht der Patient den Unterschenkel während der Rollbewegung nach innen oder außen, können entsprechend der eingestellten Rotation auch die lateralen oder medialen Aspekte der Tuberositas tibiae abgerollt werden. Auch eine Verlagerung des Körpergewichts nach medial oder lateral verändert die einwirkende Kraftlinie auf die knöcherne Struktur und trägt zu mehr Variabilität in der Übung bei.

Progressionen

Für maximale Druckintensität auf der Rolle löst der Patient die Hände vom Boden und bringt nun sein gesamtes Körpergewicht auf die Rolle. Ist hierbei das Erhalten des Gleichgewichts etwas problematisch, kann sich der Patient auch während der Übung an einer Sprossenwand halten oder stützen. Mit dem Einsatz von zusätzlichen Trainingsgewichten (Lang- oder Kurzhantel, Gewichtscheibe etc.) während der Übung kann die Intensität weiter gesteigert werden. Da dann auch die Arme nicht mehr für eine Stützfunktion zur Verfügung stehen, stellt diese Variante gesteigerte Ansprüche an die koordinativen Fähigkeiten des Patienten. Zur Intensitätssteigerung kann der Patient auch das Stützbein vom Boden anheben und während der Übung frei halten.

Zu beachten

Bei Intensitätssteigerungen muss ggf. eine alternative Stützhilfe angeboten werden (Sprossenwand, Zugapparat oder Ähnliches), bis die neue Form der Übung auch koordinativ gemeistert werden kann.

8.1.3 Patella

Indikationen

Retropatellare Dysfunktionen (auch retropatellare Arthrose), Tonusregulationsprobleme der ventralen Oberschenkelmuskulatur (auch Kontrakturen), Z. n. Meniskusläsionen, artikuläre Störungen des Kniegelenkes, Z. n. Kniebinnentrauma, Gonarthrose

Ausgangsposition des Patienten

In der Vierfüßlerposition kann der Druck auf die Patella und die dort befindlichen faszialen Strukturen optimal kontrolliert und angepasst werden (▶ **Abb. 8.3**). Dabei sollten die Hände des Patienten etwas vor der Schulter auf dem Boden abgestützt werden. Über das aufgestellte Knie kann der Einfluss und die Verlagerung des Körpergewichts kontrolliert werden. Die zu bearbeitende Patella wird mit der Unterkante auf der Rolle vorpositioniert. So können alle Aspekte der Patella mit variablen Intensitätsabstufungen bearbeitet werden. Alternativ kann der kontralaterale Fuß auch auf dem Boden aufgestellt werden.

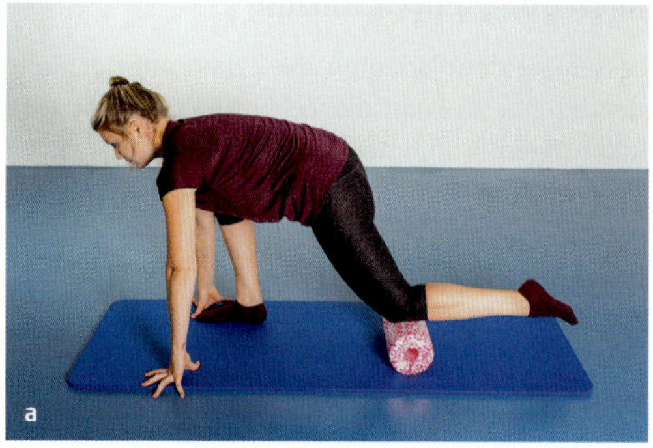

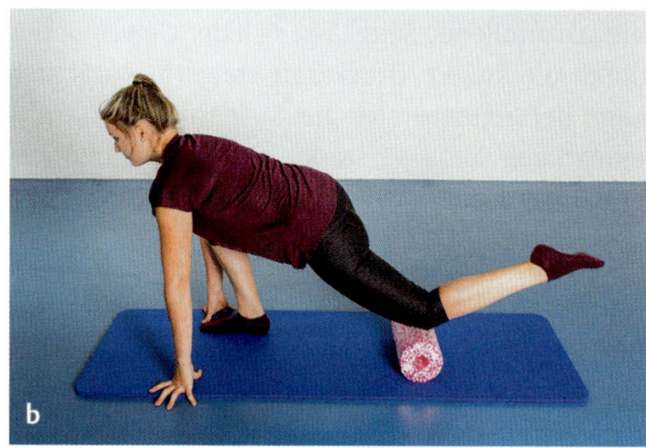

▶ **Abb. 8.3** Lokales Rollout der Patella.
a Startposition.
b Endposition.

Bewegungsdurchführung

Die Bewegung der Patella über die Rolle wird durch das Abdrücken mit den Armen und durch Flexion bzw. Extension der Hüfte reguliert und gesteuert. Schiebt der Patient den Körper und das Bein auf der Rolle nach unten (fußwärts), bewegt sich die Rolle über die Patella am Bein nach oben. Ist die Rolle zentral unter der Patella angekommen, sollte der Druck über das Körpergewicht entsprechend der subjektiven Empfindung des Patienten (Symptomreproduktion) reguliert werden. Zur Entlastung kann ein reduzierter Druck im retropatellaren Gleitlager über Druck auf die Arme und das kontralaterale Bein erreicht werden. Durch Variation der rotatorischen Beinposition (Innen-, Außenrotation über das Hüftgelenk) kann der Fokus der Übung verstärkt auf den medialen oder lateralen Patellarand verlagert werden. So lassen sich gezielt alle Bereiche der Patella (medialer, lateraler Rand und auch unterer oder oberer Patellapol) bearbeiten.

Progressionen

Das Anheben des kontralateralen Beines vom Boden verstärkt die Druckintensität der Rolle. Auch das Anheben eines Armes bringt eine Druckverstärkung und fordert zudem noch koordinative Fähigkeiten des Patienten in der Stabilisation der Körperlängsachse ein. Eine weitere Variante mit Steigerung der Intensität besteht im Auflegen des angehobenen kontralateralen Beines auf dem Übungsbein auf der Rolle.

Zu beachten

Je reduzierter die Unterstützungsfläche gefordert wird, desto mehr Stabilisationsarbeit muss der Patient leisten.

8.1.4 Tuberculum pubicum

Indikationen

Lumbale Dysfunktionen (auch mit vegetativen Symptomen), Problematiken des Iliosakralgelenks (ISG), Tonusstörungen der Bauchmuskulatur, Tonusstörungen und Kontrakturen der Hüftmuskulatur, Schmerzzustände und Mobilitätseinschränkungen der Symphyse

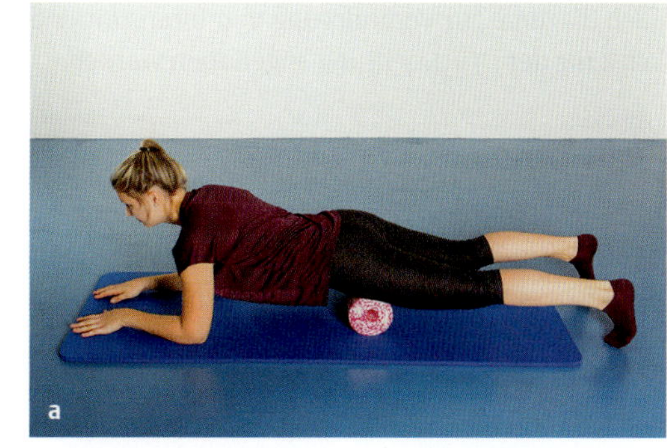

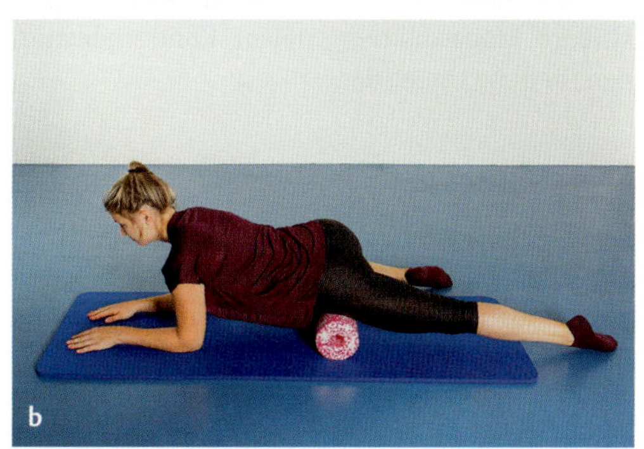

▶ **Abb. 8.4** Tuberculum pubicum.
a Lokales Rollout.
b Rollout bei unilateraler Hüftflexion.

Ausgangsposition des Patienten

Die Rolle wird an der Unterkante der Schambeinäste positioniert (▶ **Abb. 8.4**). Zu Beginn hat sich eine zentrale Position zur bilateralen Durchführung (für beide Schambeinäste) bewährt. In Bauchlage (oder in einer tiefen Vierfüßlerposition) über der Rolle mit Unterarmstütz lässt sich diese Übung gut kontrollieren. Die Ellbogen stützen dabei den Oberkörper vor der Schulter auf dem Boden. So erhält der Patient eine größere Bewegungsfreiheit auf der Rolle. Soll in der Ausgangsposition vermehrt Druckentlastung stattfinden, so sind die Ellbogen tendenziell unterhalb der Schulter (Richtung Sternum) aufzustellen. Für verstärkten Druck werden die Ellbogen entsprechend weiter nach kranial verlagert aufgestellt.

Bewegungsdurchführung

Über den Druck mit den aufgestellten Unterarmen kann der Patient seinen Körper über die Rolle nach unten und oben bewegen. So ergeben sich veränderte Druckverhältnisse am Schambein und dieser knöcherne Bereich kann intensiv mit der Rolle bearbeitet werden. Es empfiehlt sich, zunächst die Unterkante des Tuberculum pubicum sanft bearbeiten zu lassen, bevor der Patient über die knöcherne Struktur bis zur Oberkante rollt.

Progressionen

Die Druckintensität und auch die Richtung des Druckes können über das Anheben einer Extremität gezielt verändert und angepasst werden. Wechselseitiges Anheben der Beine verlagert den direkten Druck der Rolle auf eine Seite des Schambeins. Werden die Beine bilateral angehoben, resultiert ein starker zentraler Druck an der Auflagestelle der Faszienrolle. Das Anheben der Arme kann zur rotatorischen Einstellung des Oberkörpers und damit auch zur Druckverlagerung genutzt werden. Alternativ können Arme und Beine auch diagonal zur Veränderung von Intensität und Wirkung der Druckrichtung angehoben werden.

Zu beachten

Die Schambeinäste können mit dieser Übung sowohl unilateral als auch bilateral bearbeitet werden. Bei einer zu starken Druckempfindlichkeit des Patienten sollte der Druck während der Übung über vermehrten Druck der Arme in die Unterlage kontrolliert und auch reduziert werden.

Eine bestehende Schwangerschaft oder eine persistente Monatsblutung stellen Kontraindikationen für diese Übung dar.

8.1.5 Rippen

Bevorzugt liegt der Fokus hier auf der Rippe 5 und der sternalen Verbindung als häufigster knöcherner Befestigungspunkt der ventralen myofaszialen Bahn.

Indikationen

Störungen der mechanischen Atembewegungen, Mobilitätseinschränkung thorakal und kostovertebral, Tonusregulationsstörungen der interkostalen Muskulatur, rotatorische Bewegungsstörung der thorakalen Wirbelsäule, Irritation der interkostalen neuralen Strukturen (neurale Kompressionsproblematik, gestörte Neurodynamik)

Ausgangsposition des Patienten

In der Ausgangsposition befindet sich der Patient in Bauchlage über der Rolle. Die Rolle wird dabei unter den zu bearbeitenden Rippen so vorpositioniert, dass eine Bewegung über die Rolle durchführbar ist (▶ Abb. 8.5). Mit den auf dem Boden aufgestellten Unterarmen und den Ellbogen kann der Patient die bearbeitete Rippenregion durch vermehrten Druck in die Unterlage entlasten. Die Ausgangsposition kann auch alternativ in eine Vierfüßlerposition abgewandelt werden. Je weiter die Hüften dabei angebeugt, die Knie unter dem Oberkörper positioniert werden, desto leichter kann der Druck während der Übung reduziert und kontrolliert werden.

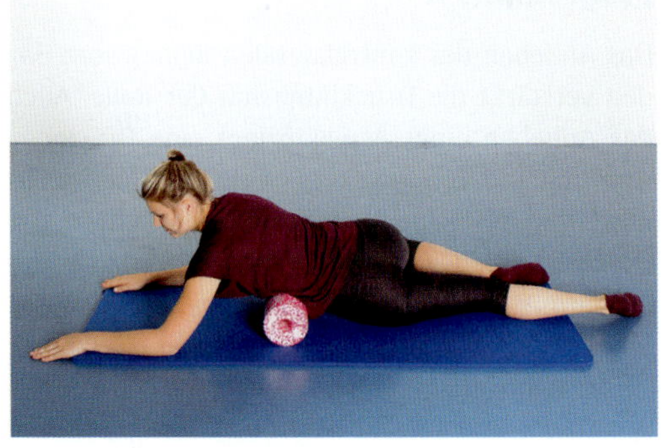

▶ **Abb. 8.5** Lokales Rollout der Rippen.

Bewegungsdurchführung

Der Patient bewegt den Oberkörper über die Rolle nach oben und unten. So kann der gesamte Rippenbereich gezielt und effektiv ausgerollt und bearbeitet werden. Durch eine Rotation des Oberkörpers lässt sich der Druck in verschiedene Regionen der Rippen (ventral, intermediär, dorsal) verlagern und die Therapieeffekte der Übung können so auf die kostovertebralen oder kostosternalen Gelenkregionen fokussiert werden. Der Druck verändert auch die Lagebeziehung der Strukturen in den Interkostalräumen und kann somit auch für eine verbesserte Mobilität während der Atembewegungen eingesetzt werden.

Progressionen

Wechselseitiges Anheben der oberen oder unteren Extremitäten (unilateral, bilateral oder diagonal) verändert den therapeutischen Druck auf der Rolle und bringt andere Anpassungseffekte. Auch durch eine extensorische Bewegungsmodulation des Oberkörpers während der Übung lässt sich der Druck variieren.

Zu beachten

Bei einer Ateminsuffizienz ist die Dosierung des Druckes während der Übung zu kontrollieren. Bestehende Herzinsuffizienzen oder signifikante Kreislaufschwächen sind relative Kontraindikationen für diese Übung, da der Druck auf den Thorax zu Komplikationen führen kann. In diesem Falle sollte diese Übung eventuell mit dem behandelnden Arzt abgeklärt werden.

8.1.6 Manubrium sterni

Indikationen

Störung der mechanischen Atembewegungen, Gelenkdysfunktionen kostosternal, Tonusregulationsstörungen thorakal, Irritationen in die Arme, bestehender kostoklavikulärer Engpass, Mobilitätseinschränkungen der Schulterregion

Ausgangsposition des Patienten

Für eine kontrollierte Durchführung der Übung hat sich eine am Oberkörper tiefgestellte Vierfüßlerposition bewährt. Die Rolle wird unter dem Sternum horizontal oder vertikal orientiert positioniert (▸ Abb. 8.6). Mit den Armen, Unterarm oder Ellbogen kann sich der Patient auf der Unterlage abstützen, um so die Druckintensität der Rolle besser kontrollieren zu können.

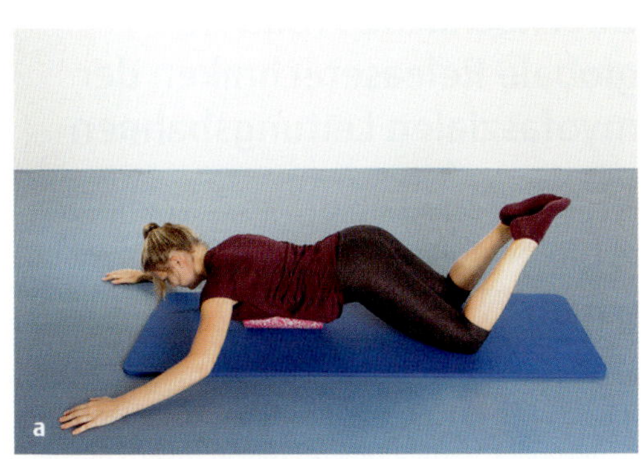

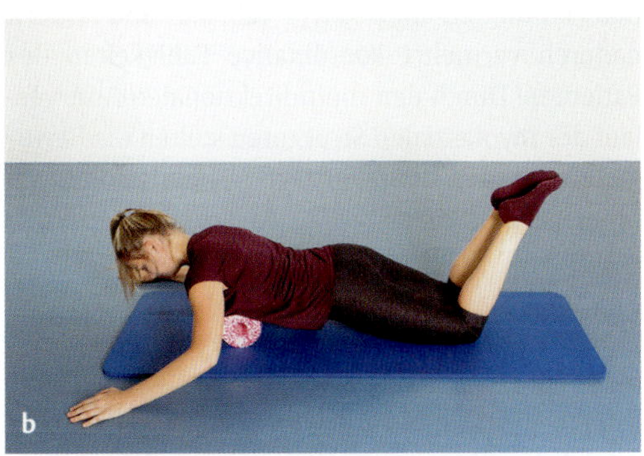

▸ **Abb. 8.6** Lokales Rollout Manubrium sterni.
a Vertikale Rollenposition = transversales Rollout.
b Horizontale Rollenposition = longitudinales Rollout.

Bewegungsdurchführung

Das Sternum kann grundlegend von oben nach unten oder auch von innen nach außen ausgearbeitet werden (je nach Zielsetzung und Positionierung der Rolle unter dem Oberkörper). Dazu verlagert der Patient den Oberkörper in die gewünschte Übungsrichtung und erhöht den Körpereigendruck auf die Rolle je nach Symptomreproduktion. Zudem können die Arme seitlich abgespreizt werden, um andere Strukturgebiete mit den Therapiereizen zu bearbeiten.

Progressionen

Das unilaterale Anheben der unteren Extremität verlagert das Körpergewicht verstärkt auf die Rolle und steigert damit die Intensität der Übung. Für eine weitere Steigerung kann zusätzlich der dazu diagonale Arm angehoben werden. Auch ein aktives Anpressen des Oberkörpers an die Rolle kann die Intensität anheben.

Zu beachten

Bei einer Ateminsuffizienz ist die Dosierung des Druckes während der Übung zu kontrollieren. Bestehende Herzinsuffizienzen oder signifikante Kreislaufschwächen sind relative Kontraindikationen für diese Übung, da der Druck auf den Thorax zu Komplikationen führen kann. In diesem Falle sollte diese Übung eventuell mit dem behandelnden Arzt abgeklärt werden.

8.1.7 Processus mastoideus

Indikationen

Kopfschmerz, Gesichtsschmerz, Kiefergelenkschmerzen, Nackenschmerzen, Tonusregulationsstörungen zervikal und temporomandibulär, Schwindel, Tinnitus, Mobilitätseinschränkungen der zervikalen Wirbelsäule und des temporomandibulären Gelenkkomplexes

Ausgangsposition des Patienten

Da im Liegen zu hohe Hebelkräfte entstehen, sollte die Region um den Processus mastoideus am sichersten und einfachsten in einer stehenden Ausgangsposition ausgerollt werden (▸ Abb. 8.7). So

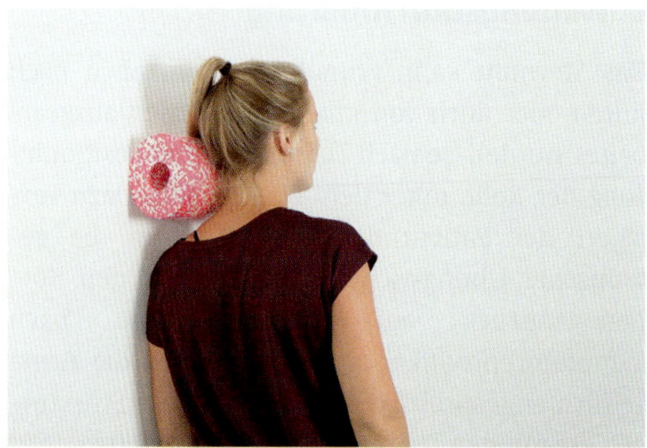

▸ **Abb. 8.7** Lokales Rollout Processus mastoideus – stehend.

kann die Übung kontrolliert und einfach auf die individuellen Erfordernisse angepasst werden (auch im Hinblick auf eine Anpassung der Übungsparameter aufgrund von Symptomreproduktionen). Dabei wird die Rolle zwischen Wand und Processus mastoideus positioniert.

Bewegungsdurchführung

Die Bewegung gegen die Rolle kann aus den Beinen heraus durchgeführt werden. Die Hüft- und Knieflexion lässt den Oberkörper nach unten absinken und die Rolle bewegt sich dadurch nach oben gegen den Processus mastoideus. Die Extension von Hüft- und Kniegelenken lässt den Körper wieder nach oben bewegen und die Rolle bewegt sich dabei entsprechend wieder nach unten zurück in die Ausgangsposition. Eine rotatorische Vorpositionierung des Kopfes kann dabei helfen, den Druckeffekt auf verschiedene Bereiche des Processus mastoideus zu verlagern.

Progressionen

Durch einen größeren Abstand der Füße von der Wand kann die Druckintensität gesteigert werden. Je dichter der Patient an der Wand steht, desto geringer ist die Druckwirkung des Körpers auf die Rolle. Auch durch aktives Andrücken des Kopfes gegen die Rolle kann die Druckintensität gesteigert werden.

Zu beachten

Die Stabilität der Kopf- und Wirbelgelenke muss vom Patienten während der gesamten Bewegungsdurchführung sichergestellt werden können. Bei entsprechenden Dysfunktionen der zervikalen Wirbelsäulenstabilität ist die Druckintensität ausreichend zu reduzieren.

8.2 Oberflächliche Frontline – globale Releasetechniken der myofaszialen Leitungsbahnen

Bedingt durch einen längeren anatomischen Verlauf der bearbeiteten Strukturen (myofasziale Leitungsbahnen als Verbindungslinien zwischen den Befestigungen) kommen bei den globalen Releasetechniken auch Bewegungen mit größerer Amplitude zum Einsatz. Die Bewegungen müssen die strukturelle Verbindung zwischen zwei knöchernen Fixpunkten abdecken (▸ **Tab. 8.2**) und fordern dadurch vermehrt koordinative Fähigkeiten des Patienten. Durch den multidirektionalen Faserverlauf der myofaszialen Strukturen sollten die Bewegungen bei den Übungen auch nicht ausschließlich in einer eindimensionalen Richtung (respektive

▸ **Tab. 8.2** Myofasziale Strukturen der myofaszialen Leitungsbahnen an der oberflächlichen Frontline mit klinisch relevanten Pathologien.

Anatomische Strukturen entlang der myofaszialen Kette	Häufige Pathologien
• kurze Zehenextensoren • M. tibialis anterior • M. quadriceps (v. a. M. rectus femoris) • M. rectus abdominus • M. sternalis • M. sternocleidomastoideus	• Überlastungssyndrome • Sehnenpathologien • Prellungen/Quetschungen/Faserverletzung • Z. n. Frakturen • statische Dysregulationen • Mobilitätseinschränkung (artikulär und funktionell)

mit Hin- und Rückweg) erfolgen, sondern vielmehr dem anatomischen Anspruchsprofil der variablen Verlaufsrichtung der myofaszialen Bahnen/Fasern Rechnung tragen. Somit können und sollten die Übungsbewegungen variabel in der Richtung (auch einmal quer zum Faserverlauf) durchgeführt werden. Dies ermöglicht eine größere Anwendungsvariabilität der Übungen.

8.2.1 Kurze Zehenextensoren

Indikationen

Zehen-Fußheberschwäche, Tonusregulationsstörungen der Zehenextensoren, Z. n. Fraktur, Mobilitätsstörungen der Fußgelenke, Kniestörungen, Koordinationsstörungen der unteren Extremität

Ausgangsposition des Patienten

Eine gute Bewegungskontrolle hat der Patient in einer stehenden Ausgangsposition. Dabei kann eine Schrittstellung eingenommen werden, bei der sich der Patient mit beiden Armen auf dem Standbein abstützt. Die Rolle wird unter dem Fußrücken vorpositioniert (▶ **Abb. 8.8**).

Bewegungsdurchführung

Über eine Knie- und Hüftextension wird das Bein nach hinten gestreckt und die Rolle bewegt sich auf dem Fußrücken nach proximal. So kann der gesamte Bereich der Zehenextensoren bearbeitet und mit Therapiereizen versorgt werden. Durch eine Rotation des Unterschenkels kann der Fokus der Übungsbewegung vermehrt auf die laterale oder mediale Zehenstreckseite gebracht werden. Die Übungsbewegung erstreckt sich von den Zehen bis zum Tarsalbereich nach proximal.

Progressionen

Durch die Verlagerung des Körpergewichts auf die Rollenseite und ein aktives Anpressen des Fußrückens auf der Rolle kann die Intensität der Übung gesteigert werden. Auch eine beschleunigte Bewegungsdurchführung führt zu einer Intensitätssteigerung im Übungsgefüge.

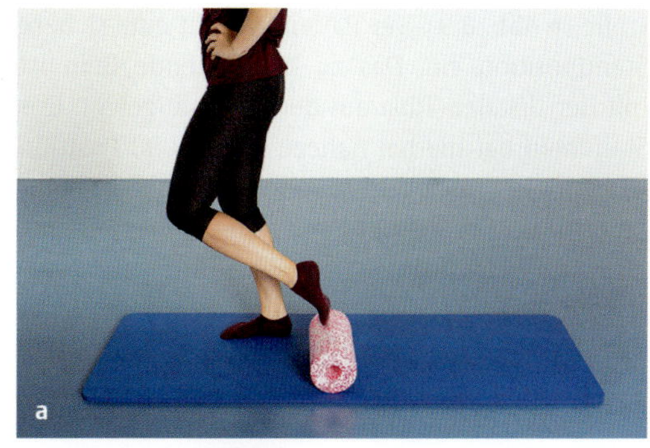

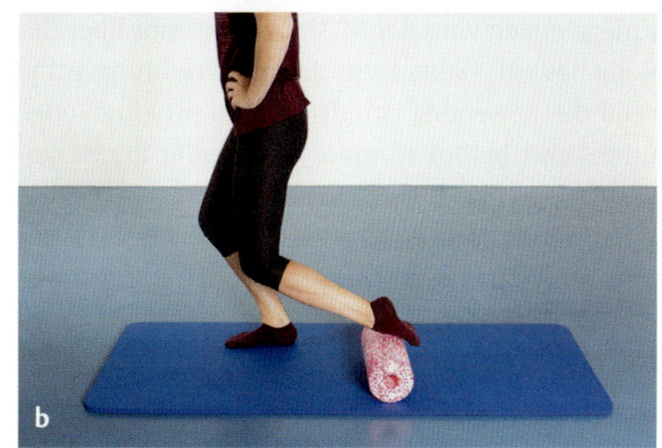

▶ **Abb. 8.8** Globales Rollout der Zehenextensoren.
a Startposition.
b Endposition.

Zu beachten

Kann der Patient das Gleichgewicht nur mühsam aufrechterhalten, sollte eine Stützmöglichkeit (Stuhllehne, Sprossenwand etc.) angeboten werden.

8.2.2 M. tibialis anterior

Indikationen

Fußheberschwäche, Irritationen am ventralen Unterschenkel, Shin Splints, Tonusregulationsstörungen, Z. n. Fraktur, Überlastungssyndrom des ventralen Unterschenkels, Z. n. Muskelverletzungen, Adhäsionen, entzündliche Dysregulationen, Sprunggelenkprobleme, Kniestörungen

Ausgangsposition des Patienten

Eine stehende Ausgangsposition erlaubt eine sichere und effektive Durchführung dieser Übung bei bestmöglicher koordinativer Bewegungskontrolle (▶ Abb. 8.9). Der Patient nimmt eine sichere Standposition ein. Das zu bearbeitende Bein ist mit der distalen Tibia auf der Rolle aufgelegt. Das Standbein hat hierbei nahezu eine 90/90 Position in Hüft- und Kniegelenk (wie bei einer Einbeinkniebeuge). Der Patient kann sich für diese Übung auch mit beiden Armen auf dem Untergrund abstützen.

Bewegungsdurchführung

Durch Beugung und Streckung von Hüft- und Kniegelenken wird der M. tibialis anterior über die Rolle bewegt. Dabei kann die Druckrichtung während der Bewegung von distal nach proximal oder umgekehrt betont werden. Auch sollte die Bewegungslinie des Unterschenkels über die Rolle durch rotatorische Vorpositionierung variiert werden. So können die Therapie- bzw. Trainingsreize an verschiedenen Bereichen des M. tibialis anterior appliziert werden.

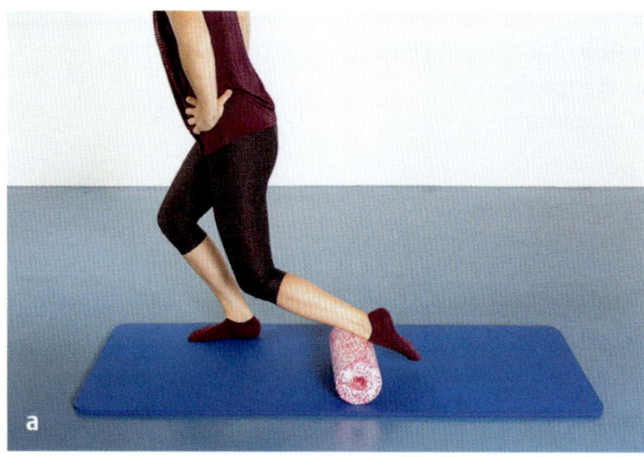

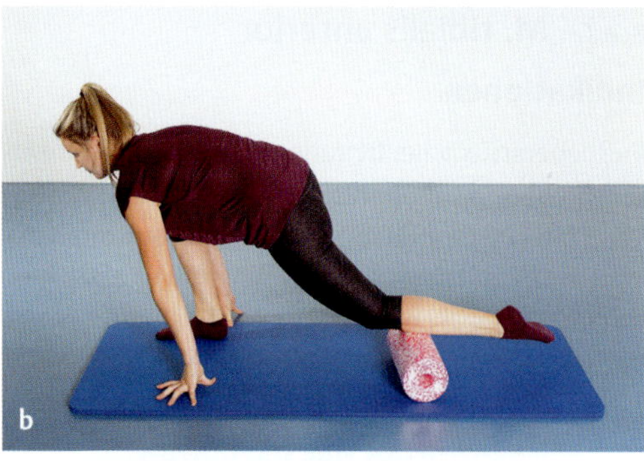

▶ **Abb. 8.9** Globales Rollout M. tibialis anterior.
a Startposition.
b Endposition.

Progressionen

Der Druck kann durch verstärktes Abstützen auf den Armen von der Rolle genommen und durch Abheben der Arme entsprechend gesteigert werden. Auch das Anheben des Stützbeins (oder das Auflegen des Stützbeins auf dem Rollbein) kann zu einer Intensitätssteigerung eingesetzt werden.

Zu beachten

Das Abrollen der Tibiakante kann sehr schmerzhaft sein. Der Patient ist dahingehend zu instruieren, dass er mit der Rollbewegung v. a. den Muskelbauch des M. tibialis anterior trifft.

8.2.3 M. quadriceps (v. a. M. rectus femoris)

Indikationen

Knie- und Hüftgelenksdysfunktionen, Mobilitätsdefizite, schmerzhafte Zustände, Arthrose an Knie- und Hüftgelenk, Zerrungen, Tonusregulationsstörungen, Kontrakturen, Z. n. Kniebinnentraumen (vorderes Kreuzband [VKB], Meniskuspathologien)

Ausgangsposition des Patienten

In Bauchlage mit Unterarmstütz wird die Rolle knapp oberhalb der Patella unter dem Oberschenkel positioniert (▶ Abb. 8.10). Das kontralaterale Bein kann mit Knie und Oberschenkel auf dem Boden abgestützt werden. Für diese Übung ist eine gute Kontrolle der Bauchmuskelspannung erforderlich. Das zu beübende Bein kann sowohl im Kniegelenk flektiert oder extendiert als auch im Hüftgelenk mit mehr Extension oder einer flektierten Position vorpositioniert werden. Der M. quadriceps kann also entweder in einer kontrahierten Ausgangsposition bearbeitet werden oder in einer gedehnten, was die Intensität der Übung signifikant verändert.

Bewegungsdurchführung

Mit den aufgestellten Unterarmen schiebt der Patient seinen Oberschenkel über die Rolle. Dabei kann der Oberschenkel abwechselnd nach innen oder außen rotiert werden, um jeweils andere Anteile (M. vastus medialis oder M. vastus lateralis)

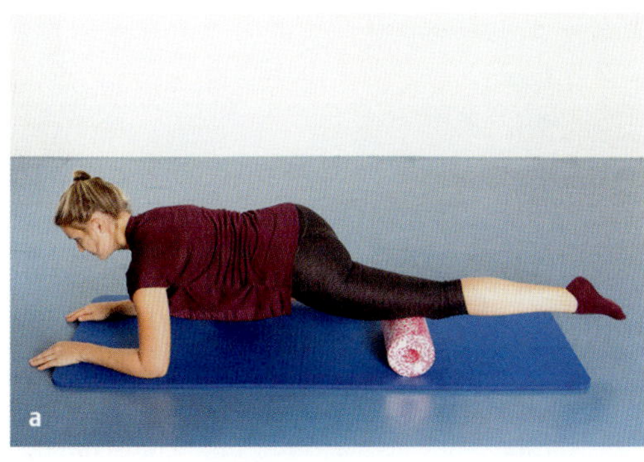

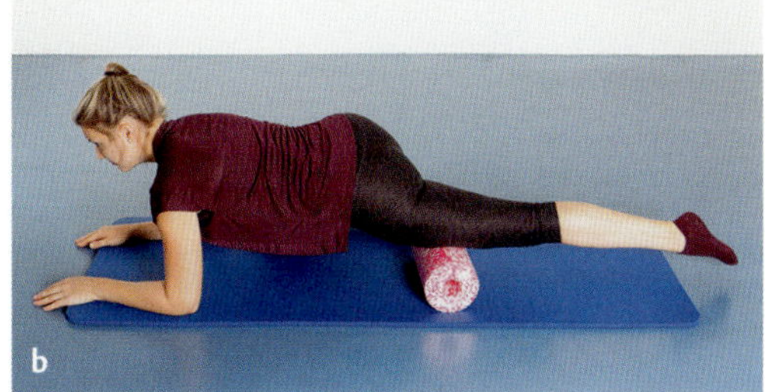

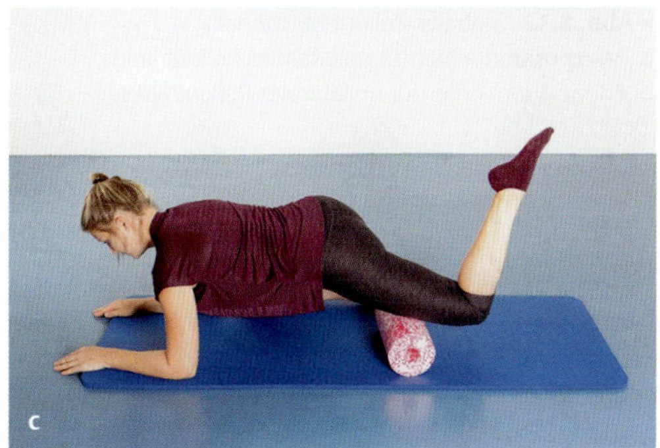

▸ **Abb. 8.10** Globales Rollout M. quadriceps femoris.
a Startposition unilaterale Durchführung.
b Endposition unilaterale Durchführung.
c Variante mit vermehrter Knieflexion.

des M. quadriceps mit den Therapiereizen zu bearbeiten.

Progressionen

In erster Linie kann der Patient die Druckintensität auf der Rolle durch Gewichtsentlastung über einen aktiven Gegendruck an den Armen und dem kontralateralen Bein beeinflussen und an die aktuelle Symptomreproduktion anpassen. Für intensivere Therapiereize wird zunächst das kontralaterale Bein vom Boden abgehoben und dann für mehr Druckintensität auf dem Rollbein aufgelegt. Auch durch einen aktiven Gegendruck des Oberschenkels gegen die Rolle kann die Intensität zusätzlich gesteigert werden.

Zu beachten

Eine kontrollierte, durch Bauchmuskelspannung gesicherte Körpermitte ist für die Durchführung dieser Übung überaus wichtig, um Fehlbelastungen zu vermeiden.

8.2.4 M. rectus abdominus

Indikationen

Tonusregulationsstörungen, verändertes Muskelaktivierungsschema, insuffiziente Bauchmuskulatur, lumbale Dysfunktionen, Iliosakralgelenk(ISG)-Problematik

Ausgangsposition des Patienten

In Bauchlage mit aufgestellten Unterarmen wird die Rolle an der Oberkante der Symphyse positioniert. So kann der Insertionsbereich des M. rectus abdominus bis zum Ursprung am Rippenbogen und am Sternum effektiv bearbeitet werden (▸ **Abb. 8.11**). Auch die Knie können auf dem Boden abgelegt werden, um die Druckintensität zu kontrollieren.

Bewegungsdurchführung

Durch den Druck über die Arme kommt es zur Rollbewegung des Oberkörpers gegen die Faszienrolle. Der Patient drückt den Oberkörper mit den Armen nach kaudalwärts. So bewegt sich die Rolle unter dem M. rectus abdominus nach kranial auf den Ursprungsbereich zu. Durch eine leichte Rotation des Oberkörpers können die rechten und linken Anteile des Muskels verstärkt bearbeitet werden.

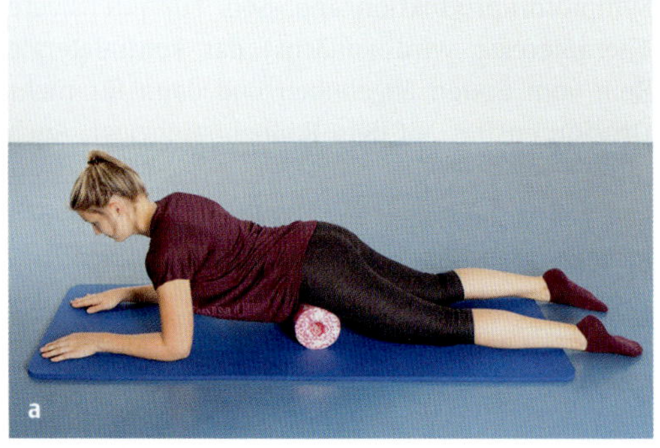

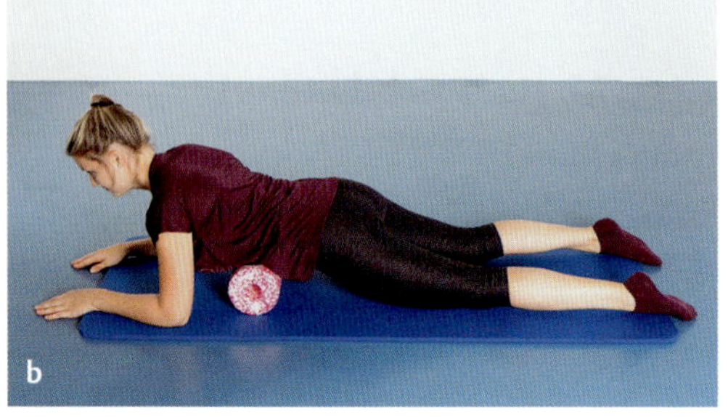

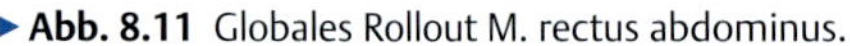

▶ **Abb. 8.11** Globales Rollout M. rectus abdominus.
a Startposition.
b Endposition.

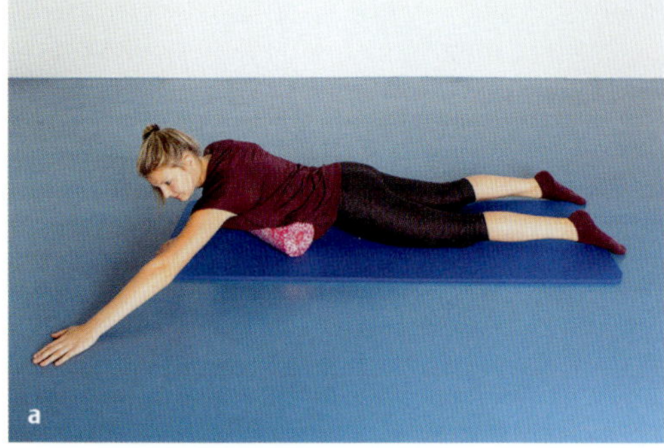

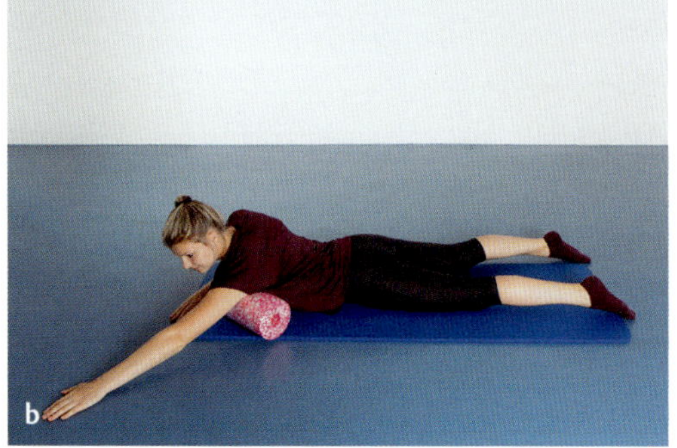

▶ **Abb. 8.12** Globales Rollout M. sternalis.
a Startposition – hier für unilaterales Rollout links.
b Endposition – hier für unilaterales Rollout links.

Progressionen

Das Anheben der unteren oder oberen Extremität verstärkt durch die Hebelkraft die Intensität der Druckwirkung. Dabei können für noch mehr Intensität die Extremitäten unilateral oder auch bilateral in der Übung angehoben werden. Auch das Anheben des gesamten Oberkörpers steigert die Druckintensität. Diese Steigerung sollte jedoch nur von geübten Patienten angewandt werden. Auch über einen variablen Einsatz von Aus- bzw. Einatmung kann auf die Druckverhältnisse und damit auf die Intensität Einfluss genommen werden.

Zu beachten

Kontraindikation: starke Regelblutung, Schwangerschaft, Erkrankung der Bauchorgane (Reizdarm, Reflux etc.), Schmerzverstärkung durch intraabdominale Druckerhöhung

8.2.5 M. sternalis

Der M. sternalis zieht faserig in die Hüllfaszie des M. rectus abdominus ein, bildet die vordere Achselschlinge mit und überzieht das Sternum an der Ventralseite. Er kennzeichnet sich vor allem durch einen variablen Verlauf aus und hat multidirektionale Faserverläufe zur optimierten Kraftübertragung bei Bewegungen zwischen der oberen Extremität und dem Rumpf.

Indikationen

Impingement der Schulter, Rotatorenmanschettenprobleme (auch Verletzungen), Omarthrose, gestörte Atemmechanik, kostosternaler Engpass, Schulterschmerzen

Ausgangsposition des Patienten

In Bauchlage wird die Rolle in vertikaler Ausrichtung, mit ca. 30° Kippung des unteren Endes nach lateral, unter das Sternum gebracht (▶ **Abb. 8.12**).

So verläuft die Rollrichtung nach schräg außen und nach oben in Richtung Axilla und der M. sternalis kann in seinem Verlauf bearbeitet werden.

Bewegungsdurchführung

Die Übungsbewegung wird durch die Arme und den Oberkörper gegen die Rolle unterstützt. Auch mit einem aktiven Druck der Beine gegen die Unterlage kann der Druck auf der Rolle variiert und angepasst werden.

Progressionen

Druck über die Beine und Arme in den Untergrund können zur Reduktion der Intensität eingesetzt werden. Für eine Steigerung der Intensität können untere und obere Extremität (unilateral oder bilateral) angehoben werden.

Zu beachten

Bei einer Ateminsuffizienz ist die Dosierung des Druckes während der Übung zu kontrollieren. Bestehende Herzinsuffizienzen oder signifikante Kreislaufschwächen sind relative Kontraindikationen für diese Übung, da der Druck auf den Thorax zu Komplikationen führen kann. Dies bedarf eventuell einer ärztlichen Abklärung.

8.2.6 M. sternocleidomastoideus

Indikationen

Kopf- und Gesichtsschmerzen, Schwindel, vegetative Symptome (z. B. Übelkeit, gesteigerte Schweißsekretion), Kiefergelenkdysfunktionen, Nackenstörungen, Bewegungseinschränkung der zervikalen Wirbelsäule

Ausgangsposition des Patienten

Den M. sternocleidomastoideus kann der Patient am sichersten in einer stehenden Position bearbeiten (▸ Abb. 8.13). So können die Druckintensitäten und die Hebelkräfte über die Rolle optimal kontrolliert und angepasst werden. Die Rolle wird zwischen der Wand und dem M. sternocleidomastoideus positioniert. Dabei wird der Kopf etwas zur Seite gedreht, um den Muskel besser gegen die Rolle pressen zu können.

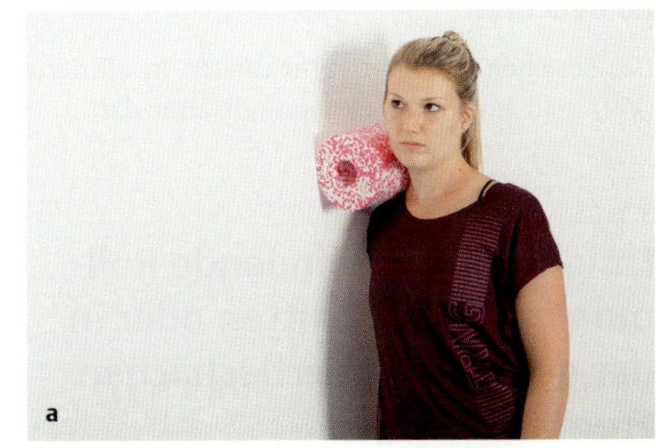

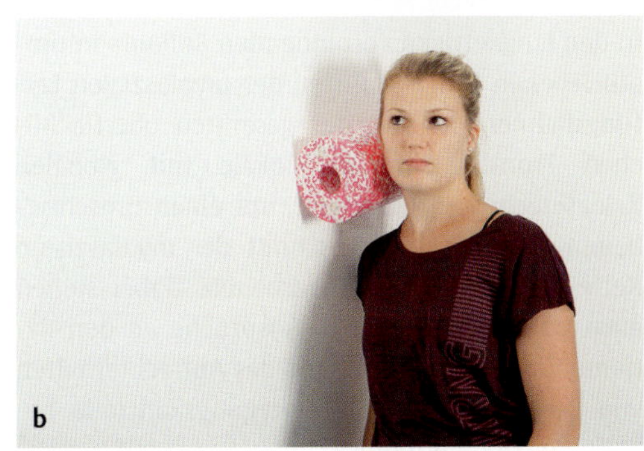

▸ **Abb. 8.13** Globales Rollout M. sternocleidomastoideus
a Startposition.
b Endposition.

Bewegungsdurchführung

Die Übung kann durch den gesamten Körper (Kniebeugen durch Knie- und Hüftflexion) oder auch nur durch eine rotatorische Bewegungskomponente der zervikalen Wirbelsäulenabschnitte durchgeführt werden. Für eine größere Bewegungsamplitude sollte die Variante mit Knie- und Hüftbewegung genutzt werden.

Progressionen

Der Abstand der Füße reguliert die Druckintensität in die Rolle: Je weiter die Füße von der Wand entfernt sind, desto größer ist der Druck in die Rolle. Über ein aktives Abstützen des Patienten mit den Armen an der Wand kann die Intensität ebenfalls moduliert werden.

Zu beachten

Das Bestehen einer vertebrobasilären Insuffizienz (VBI) stellt eine relative Kontraindikation dar.

8.3 Langkettige verbindende Rollouts in Teilabschnitten oder in der gesamten oberflächlichen Frontline

In den langkettigen verbindenden Rollouts in umschriebenen Teilabschnitten der myofaszialen Leitungsbahnen oder in der gesamten oberflächlichen Frontline werden lokale mit globalen Releasetechniken gekoppelt, um einen umschriebenen anatomischen Abschnitt der myofaszialen Kette als Gesamtes zu bearbeiten. Dabei stehen auch höhere koordinative Ansprüche an den Patienten im Vordergrund, was das Aufrechterhalten von Gleichgewicht und Bewegungskontrolle betrifft (sowohl auf motorischer als auch auf mechanischer Ebene). Dabei kann die Bewegung an einem Stück durchgeführt oder einzelne Punkte in der myofaszialen Kette können vom Patienten verstärkt bearbeitet werden. Daraus ergeben sich vielfältige variable Übungsausführungen, die dazu beitragen, die Übungen immer wieder neu zu gestalten.

8.3.1 Rollout Fuß bis Patella

Indikationen

Zustand nach Fraktur, Mobilitätseinschränkungen der Zehengelenke, Arthrose, Hallux-Veränderungen, Überlastungsprobleme der unteren Extremität, Shin Splints, Runner's Knee, Jumper'Knee, Tonusregulationsstörungen der ventralen Unterschenkelmuskulatur, Mobilitätsverlust Kniegelenk und Sprunggelenke, Patellarsehnenprobleme

Ausgangsposition des Patienten

In einer stehenden Ausgangsposition wird die Rolle unter den Zehen positioniert (▶ Abb. 8.14). Eine leichte Schrittposition der Beine ist effektiv, um das Gleichgewicht besser herstellen und beibehalten zu können. Alternativ kann sich der Patient auch mit den Händen auf dem Boden abstützen, um eine sichere Bewegungsdurchführung zu gewährleisten.

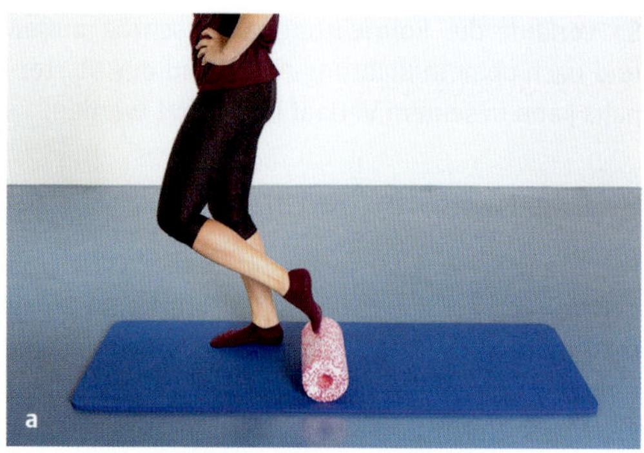

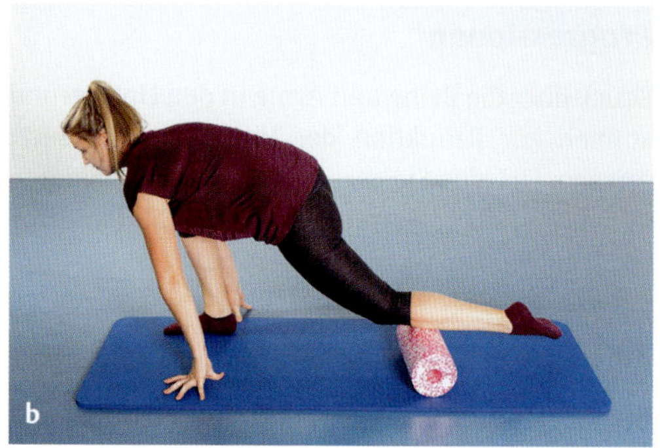

▶ **Abb. 8.14** Langkettiges Rollout Fuß bis Patella.
a Startposition Fuß.
b Endposition am unteren Patellapol.

Bewegungsdurchführung

Der Patient schiebt das Bein auf der Rolle nach hinten. Diese Bewegung wird über die gesamte Strecke von den Zehen bis zur Patella durchgeführt. Auf dem Bewegungsweg sollen vom Patienten Veränderungen wie z. B. erhöhte Spannung oder Druck, lokaler Schmerz, Widerstand gegen die eigentliche Bewegung, Bewegungssteifigkeiten oder eine ausstrahlende Schmerzempfindung wahrgenommen werden. Während der Übung kann der Patient das Bein auch nach innen oder nach außen drehen, um die Übung auf andere Körperbereiche (lateral oder medial am Unterschenkel) wirken zu lassen und um die fasziale Struktur in ihrer multidirektionalen Ausrichtung zu erfassen.

Progressionen

Bei der einfachen Version der Übung hat der Patient mit beiden Händen Bodenkontakt. Eine koordinative Steigerung der Übung besteht im Abheben einer Hand oder beider Hände vom Boden. Zudem kann der Druck auf der Rolle durch Verlagerung des Körpergewichts gesteigert werden. Ebenfalls kann durch eine voreingestellte Dorsalextension oder Plantarflexion die Muskulatur in eine kontrahierte oder gedehnte Vorposition gebracht werden, um neue Effekte durch die Übung auszulösen.

Zu beachten

Die motorische Kontrolle muss für diese Übung zunächst erarbeitet werden.

8.3.2 Rollout Patella bis Tuberculum pubicum

Indikationen

Retropatellare Dysfunktionen (auch retropatellare Arthrose), Tonusregulationsprobleme der ventralen Oberschenkelmuskulatur (auch Kontrakturen), Z. n. Meniskusläsionen, artikuläre Störungen des Kniegelenks, Z. n. Kniebinnentrauma, Gonarthrose, Adduktorenbeschwerden, Leistenschmerzen, Koxarthrose

Ausgangsposition des Patienten

Der Patient nimmt eine auf den Unterarmen gestützte Bauchlage ein. Die Rolle wird unter der Patella (Oberkante oder Unterkante) gelagert (► **Abb. 8.15**).

Bewegungsdurchführung

Der gesamte Oberschenkel wird über der Rolle nach unten geschoben. Durch diese Körpermechanik ausgelöst, bewegt sich die Rolle von der Patella bis zum Leistenkanal und dem Tuberculum pubicum. Während der Übung kann der Patient den Femur über das Hüftgelenk in einer Innen- oder Außenrotation halten. So können wiederum andere Faserbereiche und Verlaufsrichtungen der myofaszialen Struktur bearbeitet werden.

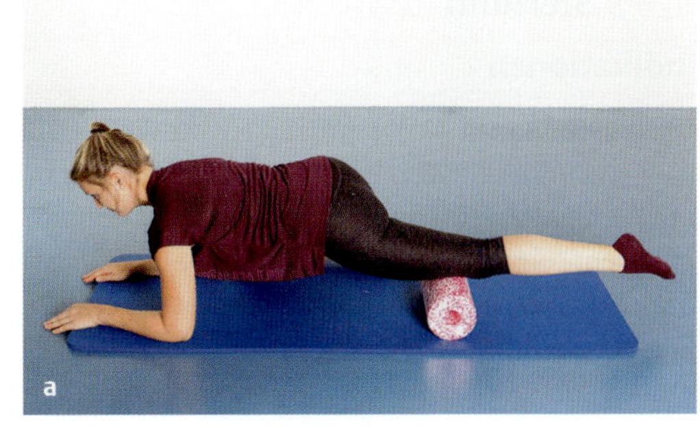

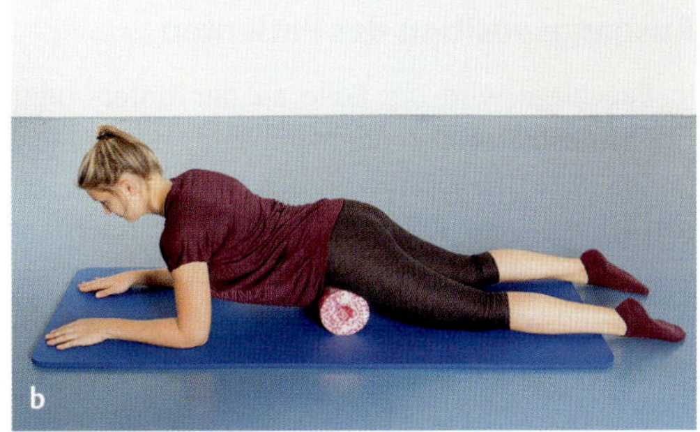

► **Abb. 8.15** Langkettiges Rollout Patella bis Tuberculum pubicum.
a Startposition Patella.
b Endposition Tuberculum pubicum, hier: Oberkante.

Progressionen

Eine koordinative Steigerung der Übung besteht im Anheben eines Armes vom Boden, womit auch gleichzeitig der Druck auf die Rolle erhöht wird. Zudem kann der Druck auf der Rolle auch noch durch Verlagerung des Körpergewichts und ein aktives Andrücken an die Rolle gesteigert werden. Auch rotatorische Verlagerungen des Beckens verändern die Druckzone im Bereich des Tuberculum pubicum.

Zu beachten

Auch bei diesem langkettigen Rollout geht es primär um das Erlernen der Bewegungskontrolle.

8.3.3 Rollout Tuberculum pubicum bis Sternum

Indikationen

Leistenschmerzen, Koxarthrose, Z. n. Muskelverletzungen, Adhäsionen, entzündliche Dysregulationen, Impingement der Schulter, Rotatorenmanschettenprobleme (auch Verletzungen), Omarthrose, gestörte Atemmechanik, kostosternaler Engpass, Schulterschmerzen, insuffiziente Bauchmuskulatur, lumbale Dysfunktionen, ISG-Problematik

Ausgangsposition des Patienten

In Bauchlage wird die Rolle an der Unter- oder Oberkante des Tuberculum pubicum positioniert (▶ **Abb. 8.16**). Dabei stützen sich die Patienten mit den Unterarmen, Ellbogen oder den Händen auf dem Boden ab, um die Druckintensität zu kontrollieren und während der Übung immer wieder anpassen zu können.

Bewegungsdurchführung

Unter permanenter Kontrolle der Druckintensität wird nun der gesamte Oberkörper über der Rolle nach unten bewegt. Dazu drückt sich der Patient mit den Armen ab. So bewegt sich die Rolle unter dem Oberkörper nach oben bis zu Sternum und vorderer Achselfalte. Im Bereich des Sternums kann der Bewegungsweg der Rolle nach rechts oder links, in Richtung der jeweiligen Schulter/Achselfalte, variiert werden. Dies kann anhand der symptomatischen Seite gewählt werden oder auch aus dem Bestreben nach einem symmetrischen Training, abwechselnd in beide Richtungen, vorgenommen werden.

Progressionen

Eine koordinative Steigerung der Übung besteht im Anheben eines Armes vom Boden, womit auch gleichzeitig der Druck auf die Rolle erhöht wird. Zudem kann der Druck auf der Rolle auch noch durch Verlagerung des Körpergewichts und ein aktives Andrücken an die Rolle gesteigert werden. Auch rotatorische Verlagerungen des Beckens verändern die Druckzone im Bereich des Tuberculum pubicum.

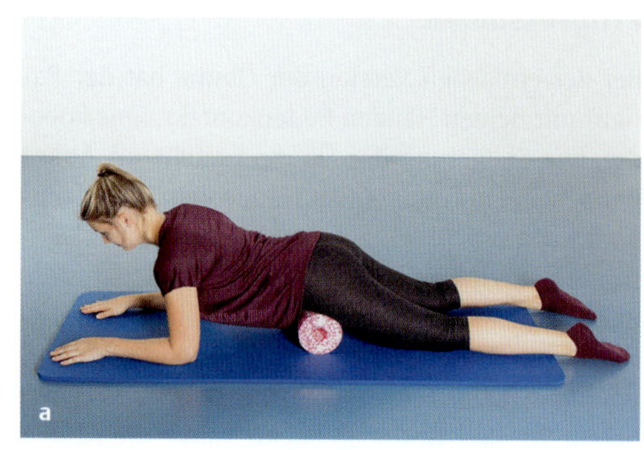

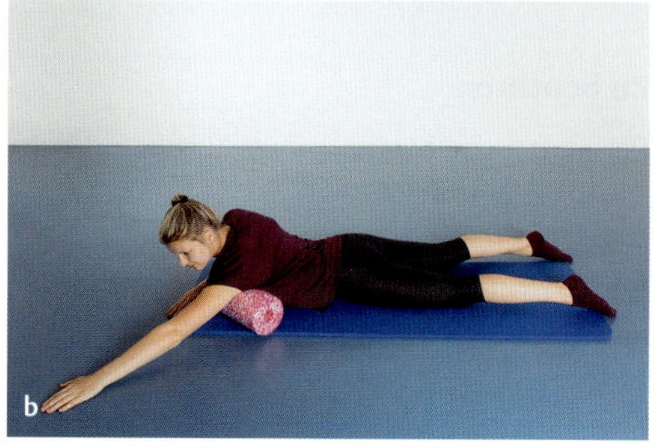

▶ **Abb. 8.16** Langkettiges Rollout Tuberculum pubicum bis Sternum.
a Startposition Tuberculum Pubicum.
b Endposition Sternum/M. sternalis.

Zu beachten

Auch bei diesem langkettigen Rollout geht es primär um das Erlernen der Bewegungskontrolle. Besteht ein sehr starker Schmerz im Schambeinbereich, kann dort die Intensität durch verstärktes Abstützen mit den Armen reduziert werden.

8.4 Tiefe Frontline – lokale Releasetechniken an den knöchernen Befestigungen

Für die Übungen an den knöchernen Punkten (▶ **Tab. 8.3**) werden v. a. wieder lokale Bewegungen mit kleiner Amplitude (2–4 cm) eingesetzt. Dabei ist darauf zu achten, dass die Bewegungsrichtungen möglichst variabel gehalten werden. Damit kann dem multidirektionalen Charakter der Faserverläufe des Fasziensystems Rechnung getra-

▶ **Tab. 8.3** Myofasziale Strukturen an den knöchernen Befestigungen der tiefen Frontline mit klinisch relevanten Pathologien.

Anatomische Strukturen entlang der myofaszialen Kette	Häufige Pathologien
• Tarsus • Condylus medialis femoris • Wirbelkörper LWS mit Processus transversi • Querfortsätze der BWS • Manubrium sterni • Os hyoideum • Cranium (Gesichtsschädel bis Orbita) • Mandibula	• Sprunggelenkprobleme • Shin Splints • Kniestörungen (Arthrose, Binnentrauma) • Hüftstörungen • Rückenleiden (BSV/BSP, Blockierung) • Kopf-, Gesichtsschmerz • Zahnschmerz • CMD

BSP: Bandscheibenprolaps, BSV: Bandscheibenvorfall; CMD: kraniomandibuläre Dysfunktion

gen werden. Auch tragen diese vielseitigen Trainingsreize zu einer höheren Effektivität der Übungen bei und verhindern zudem noch eine früh einetzende Trainingsmonotonie. Das reine Rollout bei den Übungen kann durch variable Vorpositionierung der muskulären Anteile (kontrahierter oder gedehnter Zustand des Muskels) und durch Bewegungen quer zur Faserverlaufsrichtung (Rotation) während der eigentlichen Übungsbewegung ergänzt werden.

8.4.1 Tarsus

Indikationen

Zustand nach Frakturen, Gelenkblockaden, Z. n. ligamentärer Verletzung, Z. n. Sprunggelenk- oder Unterschenkelverletzungen, Kapselverletzungen, Supinations- bzw. Pronationstrauma

Ausgangsposition des Patienten

In stehender Ausgangsposition (eine Schrittstellung bietet hier ausreichend Stabilität) wird die Rolle unter den Fußwurzelknochen positioniert (▶ Abb. 8.17). Die Rolle liegt dabei in der Übergangszone zwischen den Ossa cuneiformia und der distalen Fußwurzelreihe (Os cuboideum und Os naviculare). Der Patient kann sich in der Ausgangsposition auch mit den Händen auf dem Boden abstützen.

Bewegungsdurchführung

Das aufgelegte Bein wird vom Patienten aktiv nach unten (fußwärts) bewegt. Dazu streckt der Patient

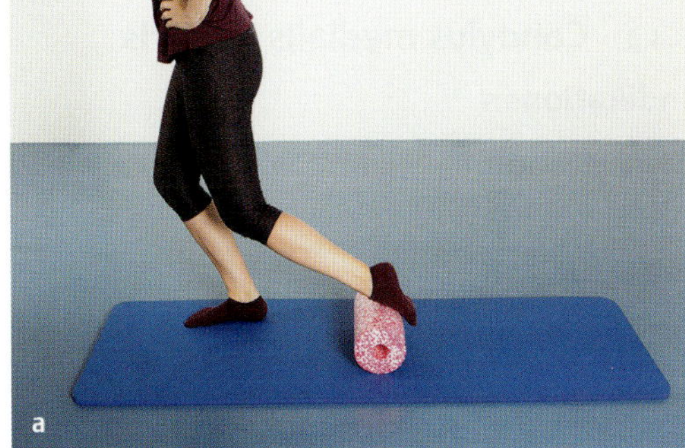

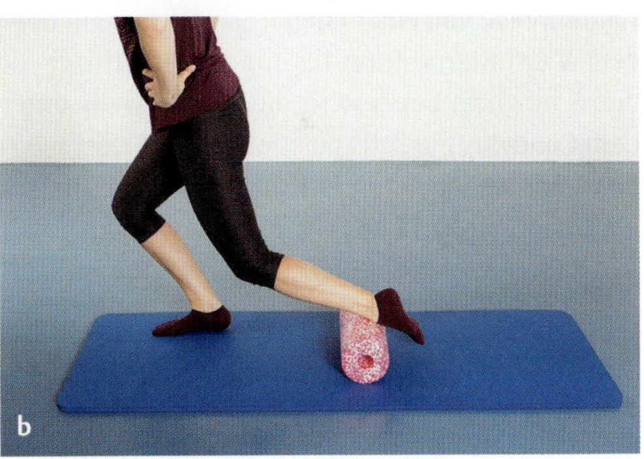

▶ **Abb. 8.17** Lokales Rollout des Tarsus.
a Startposition.
b Endposition.

sowohl das Knie- als auch das Hüftgelenk. So bewegt sich die Rolle über den Tarsalbereich nach proximal, bis an die Malleolengabel heran.

Progressionen

Durch den Druck der Arme in die Unterlage kann die Intensität der Übung geregelt und angepasst werden. Alternativ kann die Übung auch in einer Bauchlage durchgeführt werden. Dann kann das 2. Bein zur Intensitätssteigerung von der Unterlage angehoben und noch zusätzlich auf das bearbeitete Bein aufgelegt werden. Auch der längere Hebel in Bauchlage kann zur Intensitätsregulation benutzt werden.

Zu beachten

Bei größeren Gleichgewichtsproblemen kann den Patienten auch eine Stützhilfe (wie z. B. Stuhllehne, Therapiebank, Sprossenwand) angeboten werden, an der sie sich festhalten können.

8.4.2 Condylus medialis femoris

Indikationen

Zustand nach Kniebinnentrauma, Gonarthrose, Kapsel-Band-Läsionen, Adduktorenprobleme, Bewegungseinschränkung, Schmerzzustände an Knie-, Sprung- oder Hüftgelenk

Ausgangsposition des Patienten

Die Ausgangsposition für diese Übung ist recht variantenreich. Von einer langen Schrittposition über eine Vierfüßlerposition bis hin zur Bauchlage ist vieles möglich. Dabei wird die Rolle jeweils unter dem Condylus medialis positioniert und dort möglichst an der untersten Kontur, also genau im Gelenkspalt (▶ **Abb. 8.18**). In dieser Position erhält der Patient einen direkten Druck auf die Kollateralbandstruktur (Ligamentum collaterale tibiale [LCT]) und die Gelenkkapsel. In einer Bauchlagenposition kann das Bein auch in eine Außenrotation vorpositioniert und auf der Rolle gelagert werden. So entsteht ein direkter und höherer Druck auf die Außenfläche des Condylus medialis.

Bewegungsdurchführung

Beginnend vom Gelenkspalt wird die Rolle unter dem Bein bis an die Oberkante des Condylus medialis bewegt. Dazu schiebt sich der Patient auf der Rolle nach distal. Auch durch kleine Bewegungen aus der Hüfte (Flexion/Extension) kann diese Übung sanft moduliert durchgeführt werden.

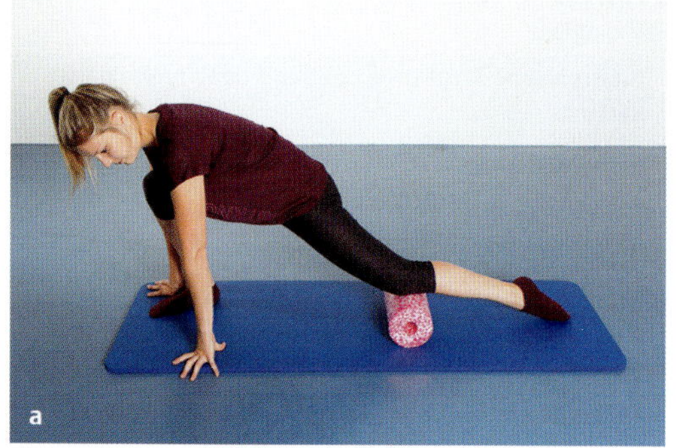
a

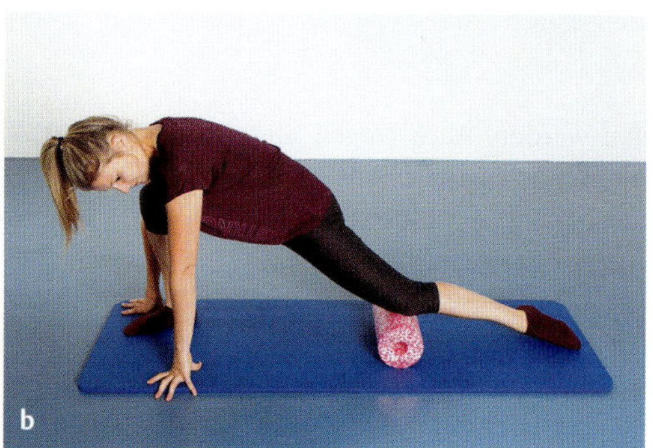
b

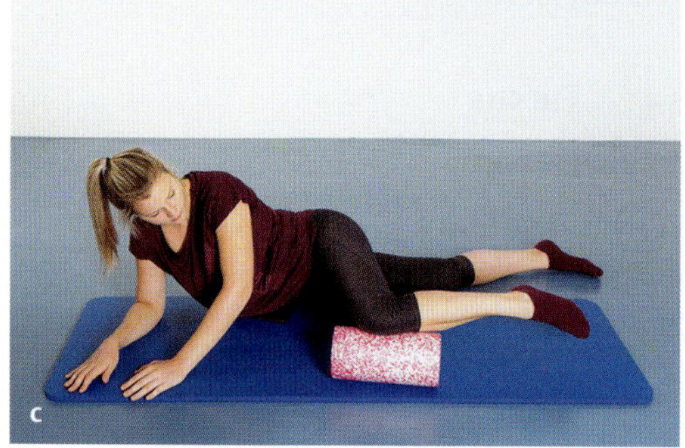
c

▶ **Abb. 8.18** Lokales Rollout Condylus medialis femoris.
a Startposition.
b Endposition.
c Variante nach lateral für mehr Druck auf den Condylus.

Progressionen

Der Druck am Condylus medialis kann von der Vorderkante bis zur Hinterkante variiert werden. Durch komplettes Anheben des kontralateralen Beines vom Boden kann ein punktuell wirkender hoher Druck erzeugt werden, der auch in der Bewegung haltbar ist. Ein direkter aktiver Gegendruck in die Rolle ist ebenfalls gut geeignet, die Intensität lokal zu steigern.

Zu beachten

Eine zu hohe Schmerzintensität während der Übung lässt den Patienten in eine Ausweichbewegung abdriften. Diese muss korrigiert werden.

8.4.3 Wirbelkörper der LWS mit Processi transversi

Indikationen

Allgemeine LWS-Beschwerden, LWS-Schmerzen oder Bewegungseinschränkungen, lumbale Dysfunktionen der Facettengelenke, Blockierungen, muskuläre Dysbalancen, Hüftprobleme, ISG-Störungen

Ausgangsposition des Patienten

Die lumbalen Wirbel und deren knöcherne Anhangsstrukturen können am einfachsten in einer leicht rotierten Bauchlage bearbeitet werden (► **Abb. 8.19**). Die Rolle wird dabei unter der Bauchdecke positioniert. Durch eine rotatorische Vorlagerung des Oberkörpers oder des Beckens nach rechts oder links können die Wirbelabschnitte (v. a. im Trigonum lumbale) besser an die Rolle „anmodelliert" werden und der Druck verteilt sich dabei auf eine größere Fläche.

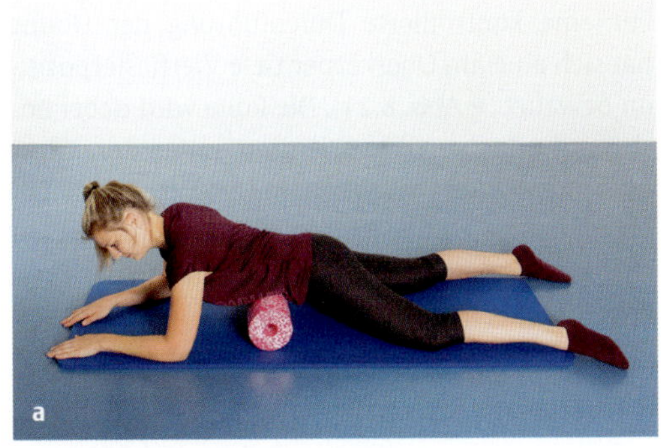

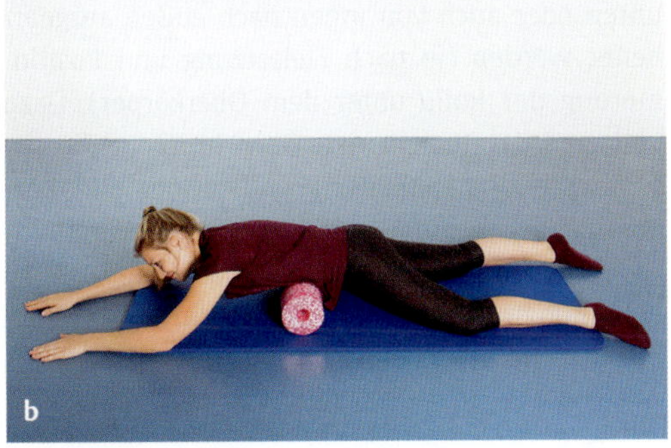

► **Abb. 8.19** Lokaler Release der lumbalen Wirbelsäulenabschnitte.
a Startposition.
b Endposition.

Bewegungsdurchführung

Durch Entspannen der Bauchmuskulatur lässt der Patient die Rolle langsam in die Bauchdecke in Richtung Wirbelsäule einsinken. Dann wird der Oberkörper über die Rolle nach unten geschoben und wieder in die Ausgangsstellung zurückgebracht. Bei leicht eingestellter und gehaltener Rotation (von Becken oder Oberkörper) kommt die Rolle dichter an die Wirbelkörper heran und die Druckwirkung ist direkter.

Progressionen

Aktives Andrücken des Oberkörpers an die Rolle oder unilaterales Anheben von Arm oder Bein (auch diagonal möglich) verstärken die Druckwirkung der Rolle.

Zu beachten

Auch hier gilt: Erkrankungen der Bauchorgane (Magen, Darm), Refluxneigung, Regelblutung oder Schwangerschaft sind als Kontraindikationen zu betrachten.

8.4.4 Querfortsätze der BWS

Indikationen

Interkostalneuralgien, Bewegungsstörungen der kostovertebralen Gelenke, gestörte Atemmechanik, lumbale Dysfunktionen, Schulterbeschwerden

Ausgangsposition des Patienten

In einer abgestützten Seitenlage kann die Rolle unter den kostovertebralen Gelenken und unter den Rippen positioniert werden (► **Abb. 8.20**). In den meisten Etagen der thorakalen Wirbelsäule sind die Processi transversi nicht direkt zu erreichen. Jedoch lässt sich die Druckübertragung über den kleinen Umweg der kostovertebralen Gelenke auf die Querfortsätze bringen. Zur besseren Positio-

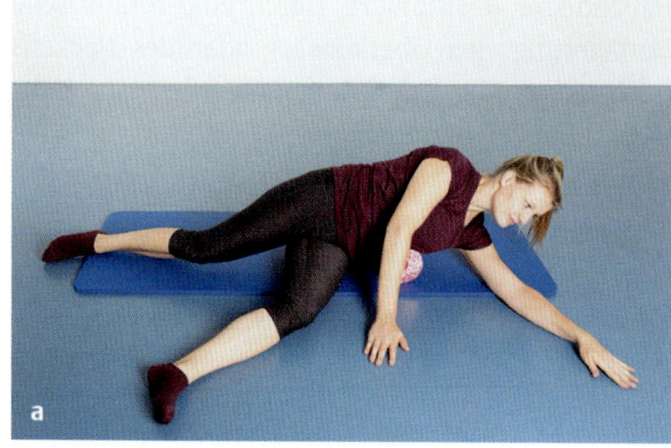

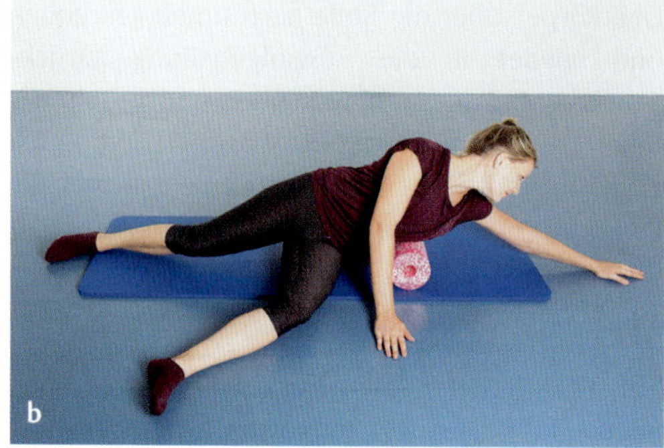

▶ **Abb. 8.20** Lokaler Release der thorakalen Wirbelsäulenabschnitte.
a Startposition.
b Endposition.

nierung der Rolle rotiert der Patient seinen Oberkörper nach rechts oder links vor. So kann der Druck während der Rollbewegung besser gesteuert und angepasst werden.

Bewegungsdurchführung

Der Patient bewegt den vorpositionierten Oberkörper auf der Rolle nach kaudal und kranial. An einzelnen Gelenkstellen kann die Bewegung auch für 2–3 Atemzüge zur Intensivierung gehalten werden. Durch die Bewegung des Oberkörpers gegen die Rolle nach oben und unten können größere Regionen bearbeitet werden. Alternativ kann auch der Oberkörper in einer rotatorischen Bewegung über die Rolle bewegt werden. So ergibt sich eine sehr lokal begrenzte Wirkung der Übung.

Progressionen

Aktives Andrücken des Oberkörpers an die Rolle oder unilaterales Anheben von Arm oder Bein (auch diagonal möglich) verstärken die Druckwirkung der Rolle.

Zu beachten

Diese Übung kann auch in der Atemtherapie zur Verbesserung der Atemmechanik und zur Aktivierung der Atemhilfsmuskulatur eingesetzt werden.

8.4.5 Manubrium sterni

Indikationen

Störung der mechanischen Atembewegungen, Gelenkdysfunktionen kostosternal, Tonusregulationsstörungen thorakal, Irritationen in die Arme, bestehender kostoklavikulärer Engpass, Mobilitätseinschränkungen der Schulterregion

Ausgangsposition des Patienten

Für eine kontrollierte Durchführung der Übung hat sich eine am Oberkörper tiefe Vierfüßlerposition bewährt (▶ **Abb. 8.21**). Die Rolle wird dabei horizontal oder vertikal orientiert unter dem Sternum positioniert. Mit Armen, Unterarm oder Ellbogen kann sich der Patient auf der Unterlage abstützen, um somit die Druckintensität an der Rolle besser kontrollieren zu können.

Bewegungsdurchführung

Das Sternum kann grundlegend von oben nach unten oder auch von innen nach außen ausgearbeitet werden (je nach Zielsetzung und Positionierung der Rolle unter dem Oberkörper). Dazu verlagert der Patient den Oberkörper in die gewünschte Übungsrichtung und erhöht den Körpereigendruck auf die Rolle je nach Symptomreproduktion. Zudem können die Arme seitlich abgespreizt werden, um andere Strukturgebiete mit den Therapiereizen zu bearbeiten.

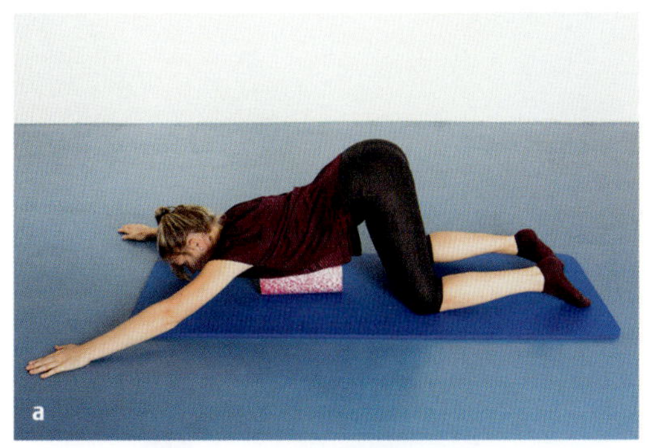

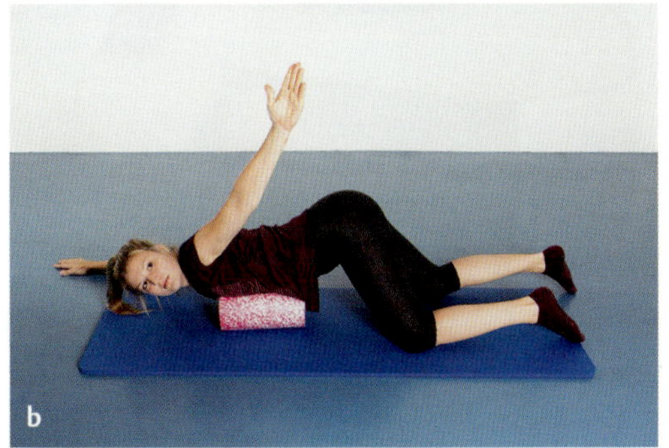

▶ **Abb. 8.21** Lokales Rollout Manubrium sterni.
a Startposition.
b Endposition mit Druckverlagerung.

Progressionen

Das unilaterale Anheben der unteren Extremität verlagert das Körpergewicht verstärkt auf die Rolle und steigert damit die Intensität der Übung. Für eine weitere Steigerung kann zusätzlich der dazu diagonale Arm angehoben werden. Auch ein aktives Anpressen des Oberkörpers an die Rolle kann die Intensität anheben.

Zu beachten

Bei einer Ateminsuffizienz ist die Dosierung des Druckes während der Übung zu kontrollieren. Bestehende Herzinsuffizienzen oder signifikante Kreislaufschwächen sind relative Kontraindikationen für diese Übung, da der Druck auf den Thorax zu Komplikationen führen kann. Eventuell sollte diese Übung dann mit dem behandelnden Arzt abgeklärt werden.

8.4.6 Os hyoideum

Indikationen

Schluckbeschwerden, Kloßgefühl, raues Gefühl im Hals, CMD, Knackphänomene des Kiefergelenks, Kopfschmerzen, Gesichtsschmerzen, Nackenbeschwerden, vegetative Symptome (Übelkeit, verstärkte Schweißsekretion etc.)

Ausgangsposition des Patienten

Das Os hyoideum kann sowohl in sitzender als auch in stehender oder liegender Ausgangsposition vom Patienten bearbeitet werden (▶ **Abb. 8.22**). Dazu sind lediglich die palpatorische Fähigkeit, das Os hyoideum zu finden und greifen zu können, und die gewünschte Mobilisationsrichtung erforderlich. Diese Kenntnisse sollten vom Therapeuten an den Patienten vermittelt werden. In sitzender Ausgangsposition (eventuell auch mit optischer Kontrollmöglichkeit über einen Spiegel) lokalisiert der Patient das Os hyoideum im Mundboden und greift es mit Zeigefinger und Daumen.

Bewegungsdurchführung

Der Patient bewegt das Os hyoideum mit Zeigefinger und Daumen nach rechts und links. Dabei vergleicht der Patient die Beweglichkeit, das Bewegungsgefühl (Reibung, Bremsen etc.) und v. a. auftretende Symptome (Steifigkeit, Schmerz etc.).

Progressionen

Die Bewegung kann auch intensiver über den 2. Arm, der am Handgelenk der greifenden Hand mitbewegt, geführt werden. Dabei kann die Bewegung mit größerer Kraft durchgeführt werden. Endgradige Mobilisationsbewegungen können die Intensität ebenfalls steigern.

Zu beachten

Die Palpation und die Bewegungsdurchführung sollten sorgfältig instruiert werden.

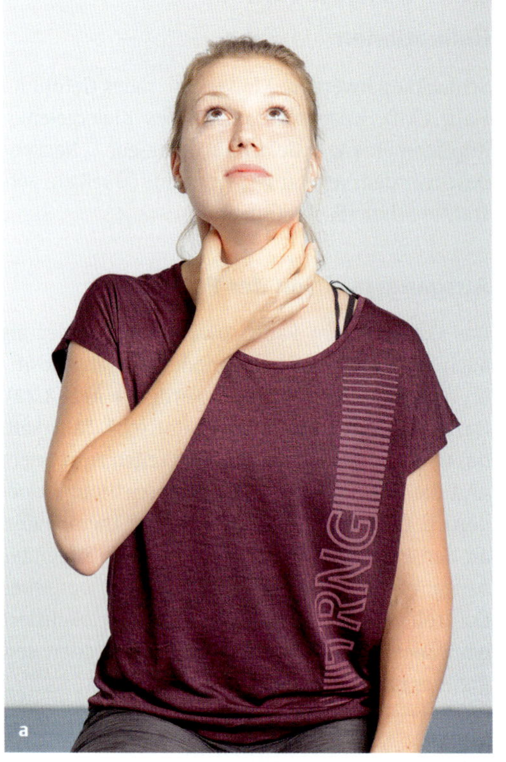

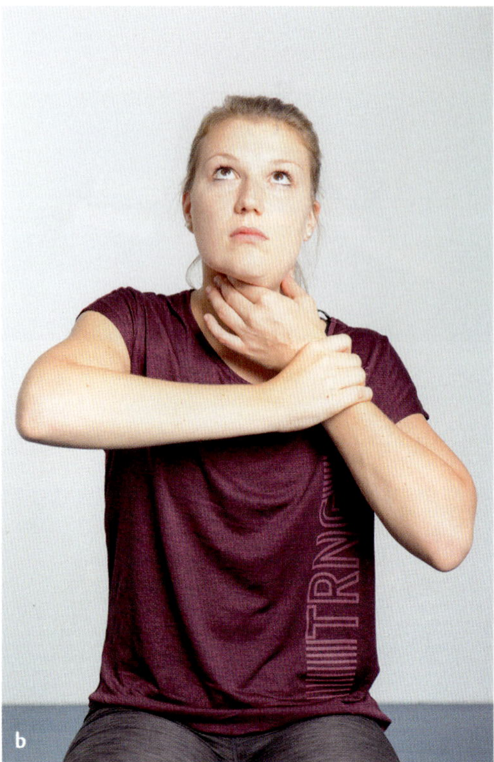

▶ **Abb. 8.22** Release Os hyoideum.
a Startposition: Fixationsgriff von lateral.
b Release der rechten Seite durch Zug nach links.

8.4.7 Cranium (Gesichtsschädel bis Orbita)

Indikationen

Gesichtsschmerzen, Kopfschmerzen, CMD, Sehstörungen, Tinnitus, Nackenbeschwerden

Ausgangsposition des Patienten

Diese Übung kann vom Patienten einfach im Stehen ausgeführt werden. Dabei wird die Rolle zwischen Wand und Gesicht des Patienten gehalten und an der Unterkante der Mandibula positioniert (▶ **Abb. 8.23**). So ergibt sich für den Patienten der größte Bewegungsweg bis zur Orbita. Über die Rotation des Kopfes kann die Rolle an die einzelnen Gesichtsschädelknochen positioniert und angepasst werden. Auch über eine zervikale Lateralflexion, Flexion oder Extension können kleine Anpassungen in der Positionierung der Rolle durchgeführt werden.

Bewegungsdurchführung

Durch eine zervikale Flexion/Extension kann der Patient die Rolle über die Gesichtsbereiche von der Mandibula bis zur Orbita bewegen. Auch aus Hüft- und Kniegelenken kann diese Bewegung gesteuert und moduliert werden. So können einzelne Gesichtsschädelknochen bearbeitet und mobilisiert werden.

Progressionen

Der Abstand der Füße zur Wand steuert die Druckintensität, mit der der Gesichtsbereich auf die Rolle trifft. Je weiter der Patient von der Wand entfernt steht, desto größer ist die Intensität des Druckes. Umgekehrt: Je dichter der Patient an der Wand steht, desto geringer ist die Druckintensität.

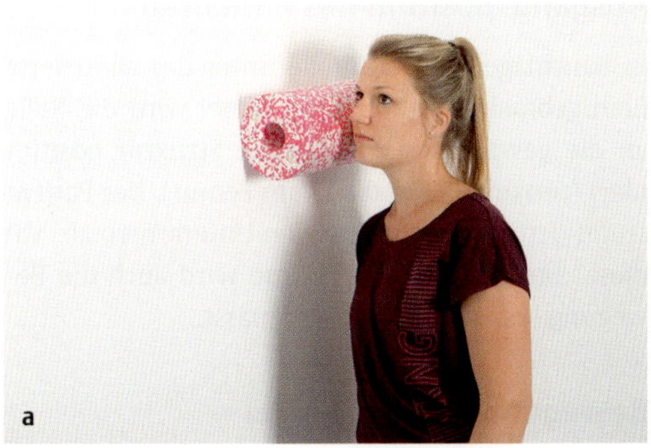

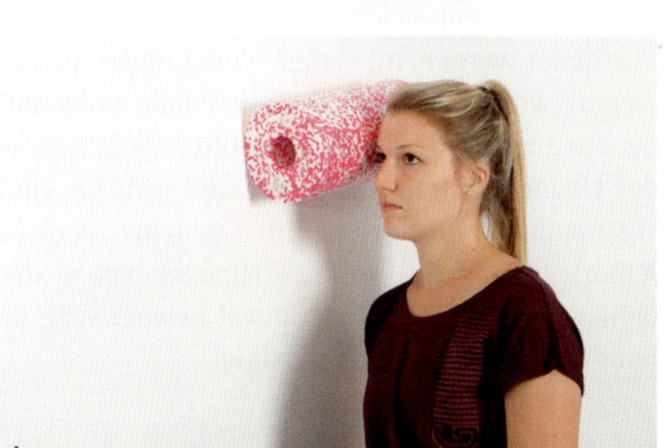

▶ **Abb. 8.23** Rollout des Gesichtsschädels.
a Startposition kaudal der Orbita.
b Endposition kranial der Orbita.

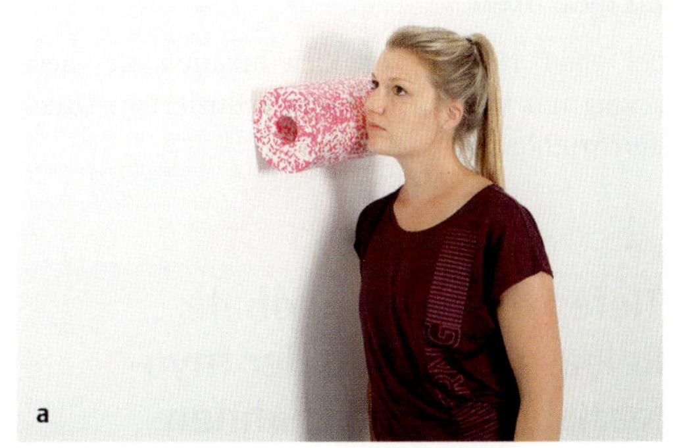

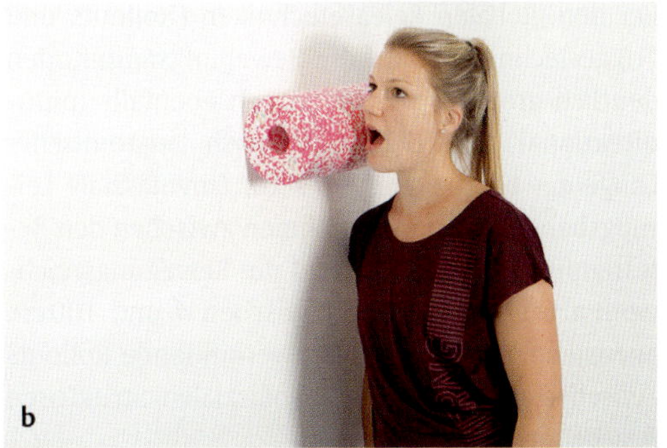

▶ **Abb. 8.24** Lokales Rollout Mandibula.
a Startposition.
b Endposition mit Mundöffnung.

Zu beachten

Bei dieser Übung ist es empfehlenswert, dass der Patient sie auch auf der kontralateralen Seite durchführt.

8.4.8 Mandibula

Indikationen

CMD, Tinnitus, Gelenkgeräusche am Kiefergelenk, Kopfschmerz, Zahnschmerzen, Gesichtsschmerz, Schluckbeschwerden, Kloßgefühl, Schulterbeschwerden

Ausgangsposition des Patienten

Auch diese Übung kann vom Patienten wieder sehr sicher und kontrollierbar im Stehen ausgeführt werden. Der Patient bringt die Rolle zwischen Wand und Gesicht an die Unterkante der Mandibula (▶ **Abb. 8.24**). Dort wird die Rolle positioniert und durch Gegendruck gehalten.

Bewegungsdurchführung

Das Abrollen der Mandibula kann durch eine Flexions-/Extensionsbewegung der Hüft- und Kniegelenke durchgeführt werden (im weiten Sinne also über eine Kniebeuge). Auch eine Bewegungsführung über die Flexion/Extension der zervikalen Wirbelsäule ist zur Bearbeitung der Mandibula gut möglich.

Eine weitere gut kontrollierbare Variante der Übung besteht in der einfachen Mundöffnungs- und Mundschlussbewegung. So kann die Übung lokal sehr begrenzt durchgeführt werden.

Progressionen

Der Abstand des Patienten zur Wand ist ausschlaggebend für die Druckintensität. Der Patient kann diesen Druck noch zusätzlich, durch aktives Andrücken der Mandibula an die Rolle, verstärken.

Zu beachten

Bei einer Neigung zu Kieferluxation ist diese Übung mit viel Vorsicht und reduziertem Druck durchzuführen.

8.5 Tiefe Frontline – globale Releasetechniken der myofaszialen Leitungsbahnen

Bei den globalen Releasetechniken (Rollouts und Triggertechniken) sind die Bewegungsamplituden deutlich größer angelegt, jedoch ebenfalls multidirektional ausgerichtet. Je nach anatomischer Länge der bearbeiteten Struktur (myofasziale Leitungsbahnen, Verbindungslinien zwischen den Befestigungen; ▶ **Tab. 8.4**) sind die Bewegungsreichweiten bei den Übungen zwischen 4 und 100 cm anzusiedeln, v. a. wenn auch verbindende Rollouts zwischen den einzelnen myofaszialen Strukturen bearbeitet werden sollen.

8.5.1 Mm. adductores

Indikationen

Adduktorenzerrung, Leistenbeschwerden, Hüftgelenkschmerzen, Koxarthrose, Gonarthrose, Knieschmerzen, Z. n. Kniebinnentrauma, lumbale Wirbelsäulenbeschwerden

Ausgangsposition des Patienten

In Bauchlage wird die Rolle unter das abduzierte Bein gebracht (▶ **Abb. 8.25**). Dabei wird die Rolle an die gewünschte myofasziale Struktur positioniert (proximal oder distal am Femur). Der Patient stützt den Oberkörper auf den Unterarmen ab. Mit dieser Stützfunktion der Arme wird auch die Bewegung kontrolliert und angepasst.

Bewegungsdurchführung

Der Adduktorenbereich kann effektiv in 2 Etappen bearbeitet werden. Im ersten Schritt findet die Bewegung vom Leistenkanal (Tuberculum pubicum) bis etwa zur Mitte des Femur statt. Der 2. Schritt der Übung beginnt genau hier und geht bis zum Tuberculum adductorium am Condylus medialis femoris. Durch das seitliche Hinausschieben des Beines über die Rolle nach distal bewegt sich die Rolle entsprechend nach proximal.

Progressionen

Durch aktiven Gegendruck des Beines auf der Rolle kann die Intensität der Übung gesteigert werden. Auch das Anheben eines Armes oder des kontralateralen Beines bewirken eine progressive Belastung für die bearbeiteten Strukturen.

Zu beachten

Die Intensität, v. a. in Leistennähe, sollte bei dieser Übung langsam und kontrolliert gesteigert werden.

▶ **Tab. 8.4** Myofasziale Strukturen an den myofaszialen Leitungsbahnen der tiefen Frontline mit klinisch relevanten Pathologien.

Anatomische Strukturen entlang der myofaszialen Kette	Häufige Pathologien
• Mm. adductores • Beckenbodenmuskeln • M. psoas major et minor • M. iliacus • M. quadratus lumborum • Zwerchfell • infrahyoidale Muskelgruppe • Kiefergelenkmuskeln (Kaumuskeln – M. masseter/ M. temporalis)	• Hüftbeschwerden • Koxarthrose • lumbale Wirbelsäulenbeschwerden • ISG-Störungen • Störungen der Atemmechanik • Kopfschmerz • Gesichtsschmerz • Kieferstörungen (CMD) • Schluckbeschwerden

CMD: kraniomandibuläre Dysfunktion; ISG: Iliosakralgelenk

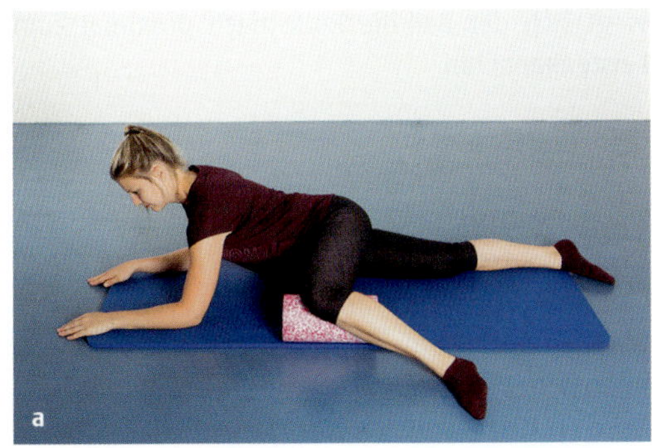

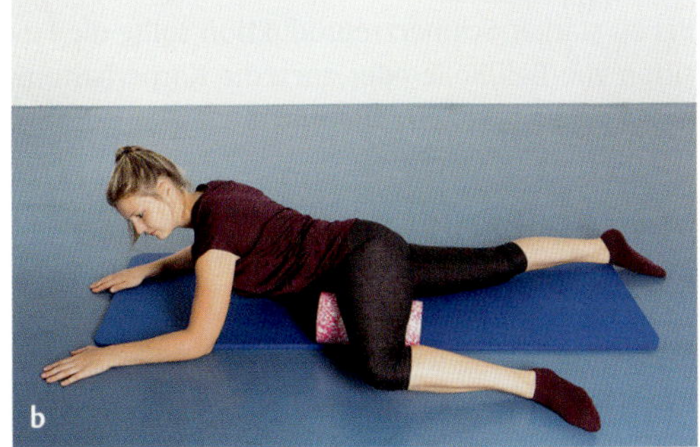

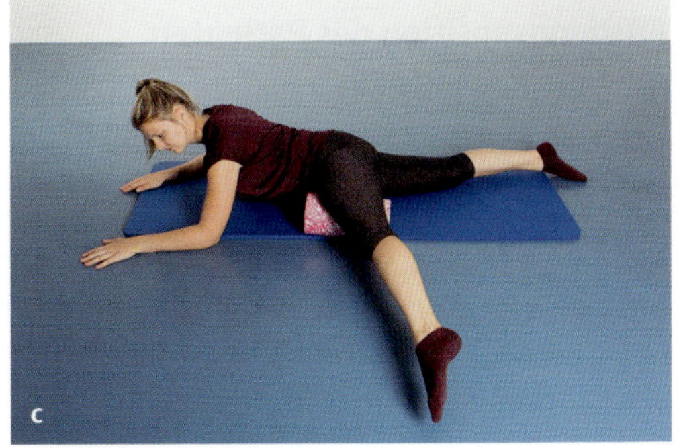

► **Abb. 8.25** Globales Rollout Mm. adductores.
a Startposition.
b Endposition.
c Variante mit extendiertem Knie.

8.5.2 Aktivierung/Wahrnehmung Release der Beckenbodenmuskeln

Indikationen

lumbale Wirbelsäulenbeschwerden, ISG-Problematiken, Beckeninstabilitäten, Inkontinenz, Ateminsuffizienzen

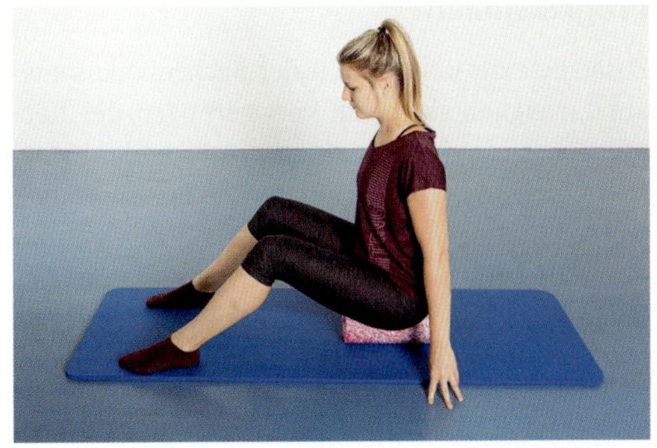

► **Abb. 8.26** Release/Wahrnehmung Beckenbodenmuskulatur.

Ausgangsposition des Patienten

Zu dieser Übung sitzt der Patient auf der Faszienrolle (► **Abb. 8.26**). Dabei wird die Rolle im Verlauf der Rima ani positioniert und verläuft so zwischen den Sitzbeinhöckern. Bei männlichen Patienten liegt die Rolle dann zwischen Hoden und Anus, bei weiblichen Patienten zwischen Vagina und Anus (unter dem Damm).

Bewegungsdurchführung

Primär geht es bei dieser Übung zunächst um die Druck- und Kontraktionswahrnehmung (Rolle/Beckenbodenmuskulatur) zwischen Vagina/Hoden und Anus. So kann der Patient lernen, die Kontraktion der Beckenbodenmuskulatur bewusst wahrzunehmen und bewusst zu steuern, anzupassen und zu verändern. Meist wird die Kontraktion der Beckenbodenmuskulatur an die vorherrschenden Druckverhältnisse (Blasendruck, intraabdominaler Druck, Druck der Rückenmuskeln, Bewegungsdruck etc.) angepasst und moduliert. Um genau diese Fähigkeiten der Kontraktionsanpassung zu verbessern, fühlt der Patient die Kontraktion durch den Gegendruck auf der Rolle und kann lernen, diese Kontraktion bewusst zu beeinflussen. Es können kurze und kleine Kontraktionen schnell hintereinander durchgeführt oder stärkere Kontraktionen länger gehalten werden. In der Variation dieser Parameter liegen die größten Effekte dieser Übung.

Progressionen

Zusätzlich zur Kontraktion der Beckenbodenmuskulatur eignen sich auch Verlagerungen des Körpergewichts auf der Rolle als Druckänderungen. Diese müssen vom Patienten wahrgenommen werden und beeinflussen dann auch die Kontraktionsfähigkeit der Beckenbodenmuskulatur. Der Druck kann dabei von rechts nach links verlagert werden oder auch von vorne nach hinten.

Zu beachten

Bei stark ausgeprägter Inkontinenz ist mit spontanem Urinabgang zu rechnen.

8.5.3 Mm. psoas major et minor

Indikationen

Leistenbeschwerden, ISG-Probleme, lumbale Rückenprobleme, Koxarthrose, Spondylarthrose

Ausgangsposition des Patienten

In einer vorrotierten Bauchlage mit abduziertem Bein wird die Rolle oder der Triggerball unter den Trochanter minor (Ansatz des M. psoas major et minor) gebracht (▶ **Abb. 8.27**).

Bewegungsdurchführung

Im Verlauf zum Leistenkanal kann die myofasziale Struktur der Mm. psoas major et minor bearbeitet werden. Dazu schiebt der Patient das Bein über den Ball oder die Rolle nach distal. Dadurch bewegt sich der Ball/die Rolle nach proximal zum Leistenkanal hin.

Progressionen

Durch Abstützen mit den Armen kann der direkte Druck kontrolliert und angepasst werden. Auch das Anheben des kontralateralen Beines (oder eines Armes) kann zur Steigerung der Intensität herangezogen werden.

Zu beachten

Bei zu starker Schmerzreproduktion sollte die Position von Ball/Rolle oder auch die Körperhaltung entsprechend schmerzlindernd angepasst werden.

8.5.4 M. iliacus

Indikationen

Mobilitätsdefizite des Hüftgelenks, lumbale Wirbelsäulenbeschwerden, Koxarthrose, Hüftgelenkschmerzen

Ausgangsposition des Patienten

Der Druck der Rolle sollte an der Oberkante der Crista iliaca angebracht werden (▶ **Abb. 8.28**). Dazu nimmt der Patient eine Bauchlage auf der Rolle ein. Das Becken und der Oberkörper können leicht vorrotiert werden, um die Rolle bestmöglich an den M. iliacus anzupassen. Auch der Druck auf die Crista iliaca wirkt bereits reaktiv auf den M. iliacus.

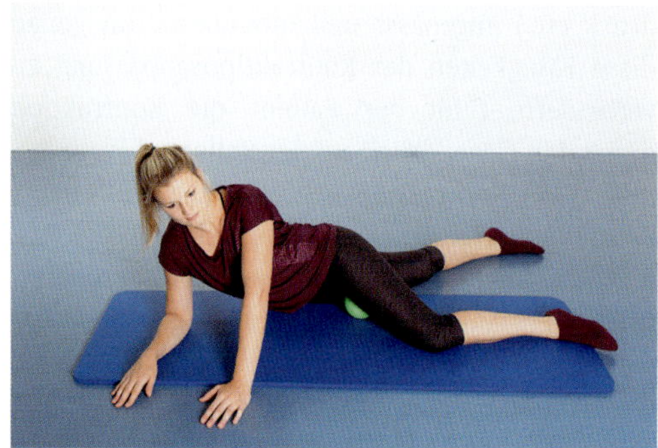

▶ **Abb. 8.27** Triggertechnik an den Mm. psoas major et minor, Start am Trochanter minor.

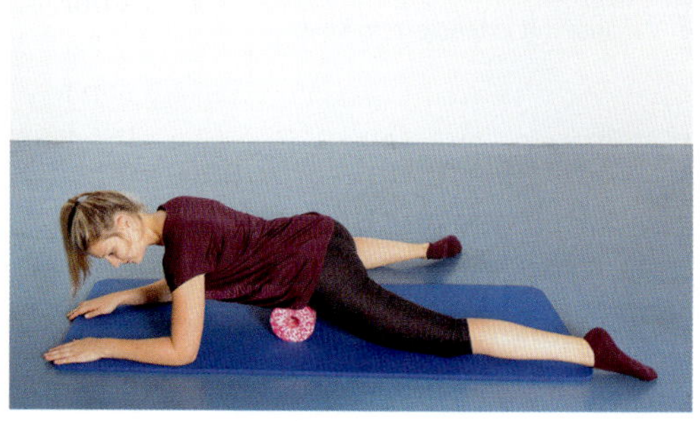

▶ **Abb. 8.28** Druckvolles Rollout M. iliacus über das Ilium.

Bewegungsdurchführung

Mit kleinen Amplituden wird das Becken gegen die Rolle bewegt und der Druck in den M. iliacus gelenkt. Auch Drehbewegungen von Becken oder Oberkörper können dabei helfen, die Übung zielgerichtet zu gestalten.

Progressionen

Mit den Armen (Unterarm/Ellbogen) und Knien kann sich der Patient abstützen und so die Druckintensität anpassen. Wiederum können auch Arme oder das kontralaterale Bein angehoben werden, um die Intensität zu steigern.

Zu beachten

Auch hier gilt: Erkrankungen der Bauchorgane (Magen, Darm), Refluxneigung, Regelblutung oder Schwangerschaft sind als Kontraindikationen zu betrachten.

8.5.5 M. quadratus lumborum

Der M. quadratus lumborum verläuft zwischen der Crista iliaca und der 12. Rippe. So bildet er mit den Psoasmuskeln eine breite Fläche, die von lateral gut zu erreichen ist.

Indikationen

Mobilitätsdefizite des Hüftgelenks und der lumbalen Wirbelsäule, lumbale Wirbelsäulenbeschwerden, Koxarthrose, Hüftgelenkschmerzen

Ausgangsposition des Patienten

In Bauchlage wir die Rolle zwischen der Crista iliaca und dem unteren Rippenbogen positioniert (▶ Abb. 8.29). Das ist einfacher, wenn der Patient den Oberkörper rotiert, so dass das Trigonum lumbale geweitet wird. Der kontralaterale Arm kann angehoben werden.

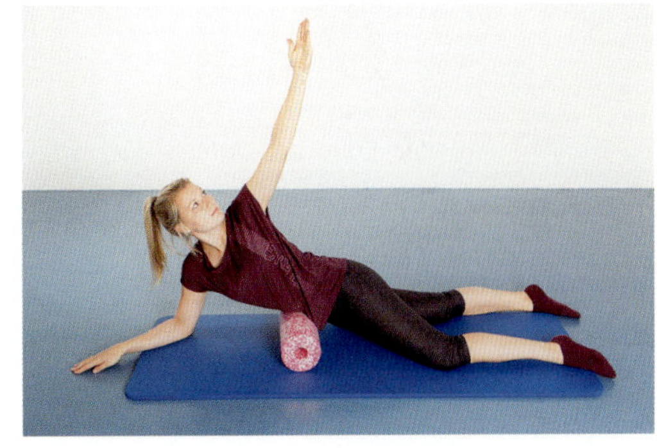

▶ **Abb. 8.29** Release M. quadratus lumborum, rotatorische Einstellung.

Bewegungsdurchführung

Der Patient schiebt den Oberkörper aus der Ausgangsposition heraus über die Rolle nach unten und wieder zurück in die Startposition. Diese Bewegung kann auch mit angehobenem Arm durchgeführt werden.

Progressionen

Kleine Bewegungsamplituden mit nahezu horizontalem Oberkörper stellen die einfachste Form dieser Übung dar. Ein angehobener Oberkörper und ein angehobener Arm sind die ersten Schritte der Progression. Aktiver Gegendruck mit dem Oberkörper in die Rolle steigert die Intensität weiter.

Zu beachten

Erkrankungen der Bauchorgane (Magen, Darm), Refluxneigung, Regelblutung oder Schwangerschaft sind als Kontraindikationen zu betrachten.

8.5.6 Zwerchfell

Indikationen

Gestörte Atemmechanik, Exkursionsstörung der Rippen, lumbale Wirbelsäulenstörungen, ISG-Problematik, Schluckauf

Ausgangsposition des Patienten

Der Patient positioniert den Triggerball in Bauchlage unter dem Rippenbogen (▶ Abb. 8.30). Durch gezieltes Entspannen der Bauchmuskeln kann der Ball tiefer in das Gewebe eindringen. Der Patient stützt sich mit den Unterarmen oder den Ellbogen auf dem Boden ab.

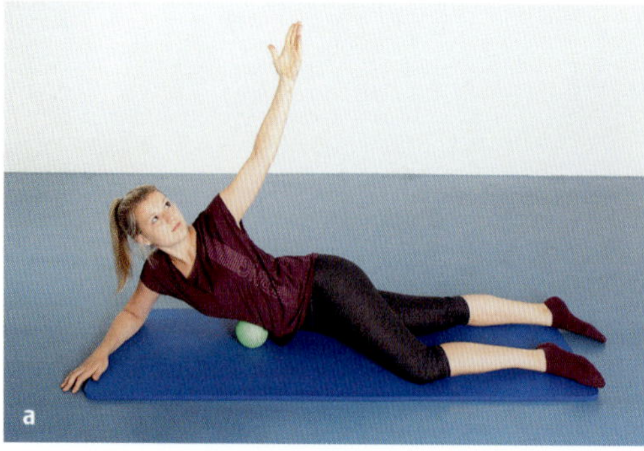

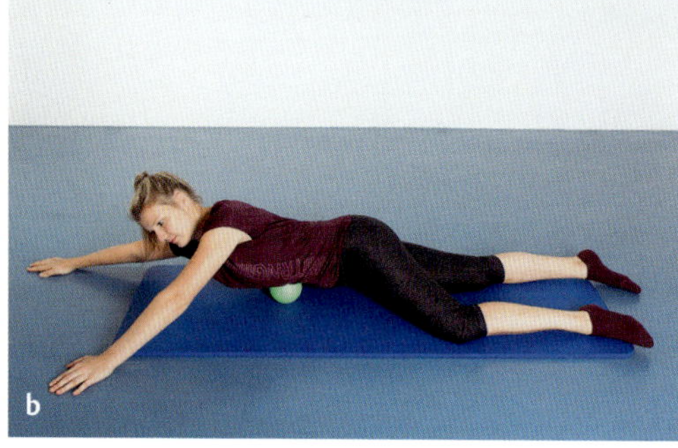

▶ **Abb. 8.30** Releasetechniken am Zwerchfell.
a Ausgangsstellung
b Endstellung

Bewegungsdurchführung

Zu Beginn sollten kleine Bewegungen des Oberkörpers nach rechts und links durchgeführt werden. So wird der Triggerball am Zwerchfell entlang nach rechts und links bewegt und kann unzweckmäßige Tonussituationen oder auch Adhäsionen in den myofaszialen Hüllschichten lösen. Auch Extensions- bzw. Flexionsbewegungen der Wirbelsäule führen zu kranial-kaudal gerichteten Bewegungen des Triggerballs am Zwerchfell.

Progressionen

Anheben eines Armes oder Beines verstärken die Druckwirkung ebenso zweckmäßig wie eine forcierte Ein- bzw. Ausatemtechnik während der Durchführung dieser Übung.

Zu beachten

Erkrankungen der Bauchorgane (Magen, Darm), Refluxneigung, Regelblutung oder Schwangerschaft sind als Kontraindikationen zu betrachten.

8.5.7 Infrahyoidale Muskelgruppe/ M. longus colli

Indikationen

Kopf-, Gesichtsschmerzen, CMD, Kiefergelenkschmerzen, Knackphänomen der Kiefergelenke, Nackenproblematiken (zervikale Dysfunktionen, BSV, BSP etc.), Schulterbeschwerden (Omarthrose, Impingement, Rotatorenmanschettenprobleme)

Ausgangsposition des Patienten

Um die infrahyoidale Muskelgruppe, die sich zwischen dem Os hyoideum und dem Sternum befindet, zu bearbeiten, hat sich eine stehende Ausgangsposition bewährt. Dabei wird die Rolle zwischen Hals und Wand positioniert (▶ **Abb. 8.31**). So kann die Rolle an der Wand und die ventrale Halsregion über Bewegungen der zervikalen Wirbelsäule gegen die Rolle bewegt werden.

Bewegungsdurchführung

Durch „Kniebeugen“ (Flexion in Knie und Hüftgelenken) kann der Patient den gesamten Körper gegen die Rolle nach unten bewegen. So läuft die Rolle am Hals entlang nach kranial. Zudem kann der Patient die zervikale Wirbelsäule rotieren und lateralflektieren, um zusätzliche Bewegungsreize

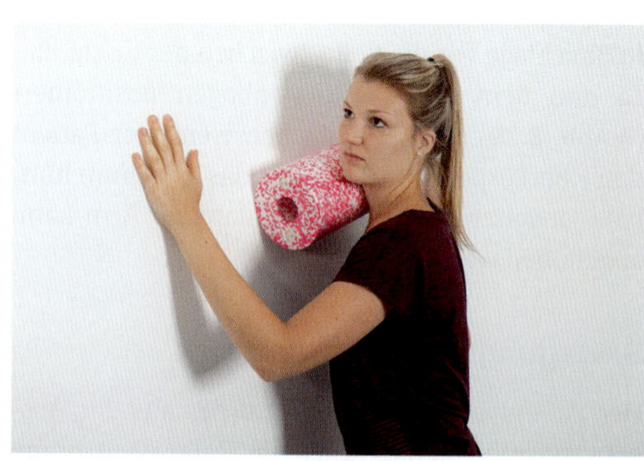

▶ **Abb. 8.31** Releasetechniken an der infrahyoidalen Muskelgruppe/M. longus colli.

über die Rolle an die ventrale Halsregion auszulösen. Durch eine leichte Oberkörperrotation kann die Rolle den gesamten Bewegungsweg vom Sternum an das Os hyoideum abdecken.

Progressionen

Je weiter der Patient von der Wand entfernt steht, desto höher ist die Druckintensität der Rolle. Auch ein aktives Andrücken an die Rolle steigert die Intensität dieser Übung.

Zu beachten

Im Bereich des Kehlkopfs ist die Rollbewegung sorgfältig zu dosieren.

8.5.8 Kiefergelenkmuskeln (Kaumuskeln, M. masseter/ M. temporalis)

Indikationen

CMD, Kiefergelenkknacken, Bruxismus, Mobilitätsdefizite des Temporomandibulargelenks (TMG), Kopfschmerzen, Gesichtsschmerzen, Nackenprobleme

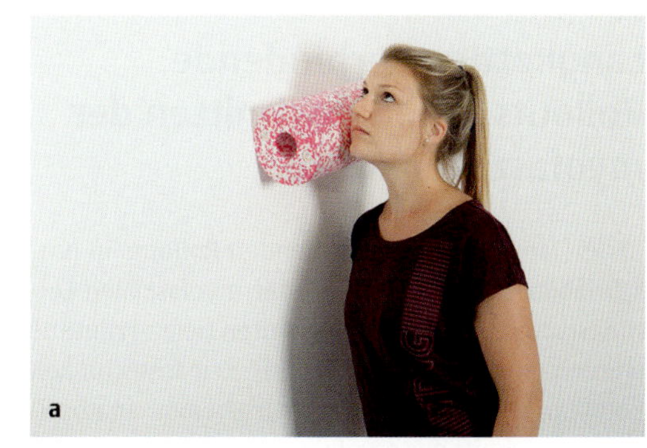

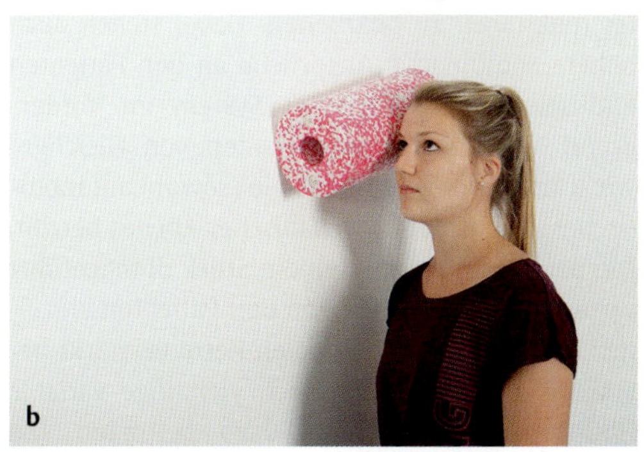

▸ **Abb. 8.32** Releasetechniken an Kiefergelenkmuskeln.
a Am M. masseter.
b Am M. temporalis.

Ausgangsposition des Patienten

Auch die folgenden Übungen für die Kaumuskulatur kann hervorragend in einer stehenden Ausgangsposition vom Patienten durchgeführt, fein abgestuft dosiert und kontrolliert werden. Dabei wird die Rolle zwischen dem Os temporale und der Wand, oder der lateralen Mandibula auf Masseterhöhe und der Wand positioniert (▸ **Abb. 8.32**).

Bewegungsdurchführung

M. masseter: Die Übung kann durch Bewegung der Mandibula (Mundöffnung/Mundschluss) sehr lokal durchgeführt werden oder über Nackenextension/-flexion mit etwas größerer Amplitude durchgeführt werden.

M. temporalis: Auch hier kann die Übung durch Nackenextension/-flexion moduliert werden. Zudem verhilft eine rotatorische Bewegungskomponente dazu, die Bewegung auf alle Faseranteile des M. temporalis zu verteilen und so wieder dem multidirektionalen Verlaufscharakter der myofaszialen Struktur gerecht zu werden.

Progressionen

Der Abstand des Patienten zur Wand ist das Schlüsselkriterium für die Druckintensität der Übung. Auch aktives Anpressen an die Rolle kann zur Steigerung der Intensität genutzt werden. Ebenso kann über das Bewegungstempo oder einfach die Wiederholungszahl Einfluss auf die Intensität genommen werden.

Zu beachten

Bei größerem Abstand und damit vermehrter Druckintensität ist auf eine stabile Position der HWS zu achten.

8.6 Langkettige verbindende Rollouts in Teilabschnitten der myofaszialen Kette

In den langkettigen verbindenden Rollouts in umschriebenen Teilabschnitten der myofaszialen Leitungsbahnen oder in der gesamten tiefen Frontline werden lokale mit globalen Releasetechniken kombiniert, um einen umschriebenen anatomischen Abschnitt der myofaszialen Kette als Gesamtes funktionell zu bearbeiten. Dabei stehen auch höhere koordinative Ansprüche an den Patienten und sein sensomotorisches System im Vordergrund, was das Aufrechterhalten von Gleichgewicht und Bewegungskontrolle (sowohl auf motorischer als auch auf mechanischer Ebene) betrifft. Die Bewegung kann an einem Stück durchgeführt werden oder es werden von den Patienten einzelne Punkte in der myofaszialen Kette verstärkt bearbeitet. Daraus ergeben sich vielfältige variable Übungsausführungen, die dazu beitragen, die Übungen immer wieder neu zu gestalten.

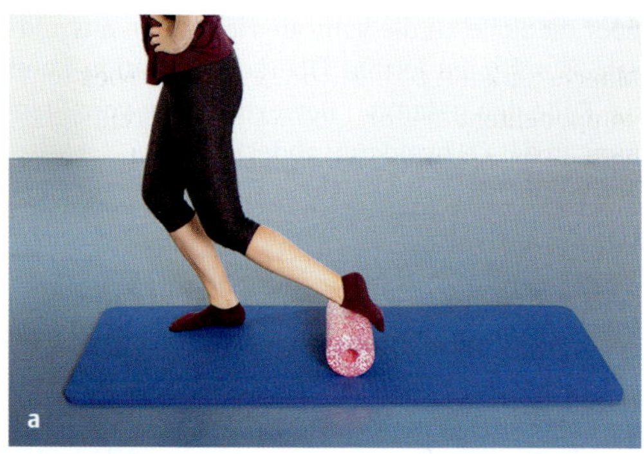

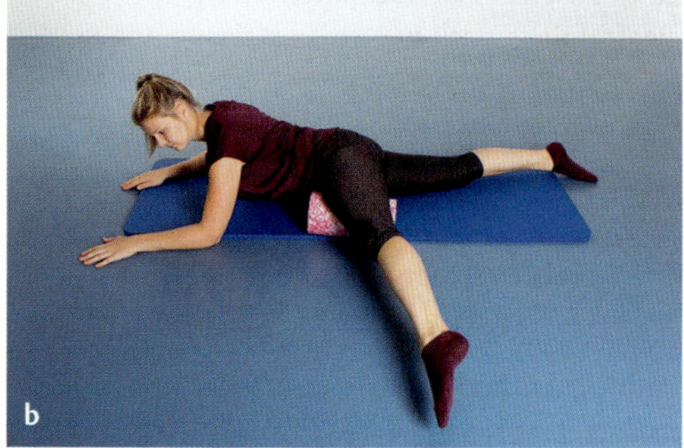

▶ **Abb. 8.33** Rollout Tarsus bis Adduktorenbereich.
a Startposition mit der Rolle im Tarsalbereich.
b Endposition mit der Rolle im Adduktorenbereich.

8.6.1 Rollout Tarsus – Condylus medialis femoris – Adduktorengruppe

Indikationen

Langkettige myofasziale Rolloutübung sind v. a. dazu einzusetzen, die koordinativen Aspekte des Faszientrainings noch weiter zu steigern und die Patienten in einen intensiven Kontrollkontext zu bringen. Hier müssen Teilkörperbewegungen mit Rollbewegungen synchronisiert und zu einem harmonischen Gesamtablauf zusammengesetzt werden. Dies fordert von den Patienten ein hohes Maß an Bewegungssteuerung, Koordination von motorischen Einheiten (Rekrutierung, Frequenzierung und Synchronisation) sowie ein optimales Zusammenspiel zwischen Mobilität und Kraft.

Ausgangsposition des Patienten

Die komplexe Bewegung startet in einer stehenden Ausgangsstellung, wobei die Rolle unter dem Tarsus positioniert wird (▶ Abb. 8.33). In Schrittposition hat der Patient die optimale Kontrolle über die Rollbewegung und die folgenden Teilkörperbewegungen.

Bewegungsdurchführung

Der Patient lässt die Rolle über den Tarsalbereich an der ventralen Tibia bis zum Condylus medialis femoris laufen. Dazu vergrößert der Patient einfach die Schrittstellung und kontrolliert den Übergang bis zur Bauchlage. Am Condylus medialis femoris angekommen ändert die Rolle die Verlaufsrichtung und der Patient bringt das Übungsbein in eine Abduktion mit Außenrotation. So kann die Rolle in den Adduktorenbereich weiter laufen und bis an den Leistenkanal herankommen.

Progressionen

Durch die Verlagerung des Körpergewichts auf die Rolle oder aktives Andrücken an die Rolle kann die Intensität dieser Übung jederzeit angepasst und variiert werden.

Zu beachten

Manchmal kann es hilfreich sein, die Bewegungskomponenten einzeln zu perfektionieren, bevor dann alles zusammen in einer fließenden Bewegung ablaufen kann.

8.6.2 Rollout Psoas – LWS – BWS – Zwerchfell – Sternum

Indikationen

Langkettige myofasziale Rolloutübung sind v. a. dazu einzusetzen, die koordinativen Aspekte des Faszientrainings noch weiter zu steigern und die Patienten in einen intensiven Kontrollkontext zu bringen. Hier müssen Teilkörperbewegungen mit Rollbewegungen synchronisiert und zu einem harmonischen Gesamtablauf zusammengesetzt werden. Dies fordert von den Patienten ein hohes Maß an Bewegungssteuerung, Koordination von motorischen Einheiten (Rekrutierung, Frequenzierung und Synchronisation) sowie ein optimales Zusammenspiel zwischen Mobilität und Kraft.

Ausgangsposition des Patienten

In Bauchlage ist die Rolle knapp unterhalb der Leiste vorpositioniert (kann auch mit einem Triggerball durchgeführt werden). Dabei können Oberschenkel, Knie und Fuß des Übungsbeins Bodenkontakt haben. Mit den Armen (Unterarm bis Ellbogen) stützt sich der Patient auf der Unterlage/dem Boden ab (► **Abb. 8.34**).

Bewegungsdurchführung

Beginnend in der Leiste schiebt der Patient seinen Körper auf der Rolle nach unten. So kann der Rollendruck von der Leiste über den lumbalen und thorakalen Wirbelsäulenbereich bis zum Zwerchfell und letztlich an das Sternum gebracht werden. Auf dem Weg durch die lumbale und thorakale Region ist eine rotatorische Mitbewegung des Oberkörpers und des Beckens hilfreich. Im Zwerchfellbereich kann die Druckwirkung der Übung durch Flexion/Extension des Rumpfes optimiert werden. Am Sternum können auch die lateralen Verbindungsregionen zur Axilla mitbearbeitet werden.

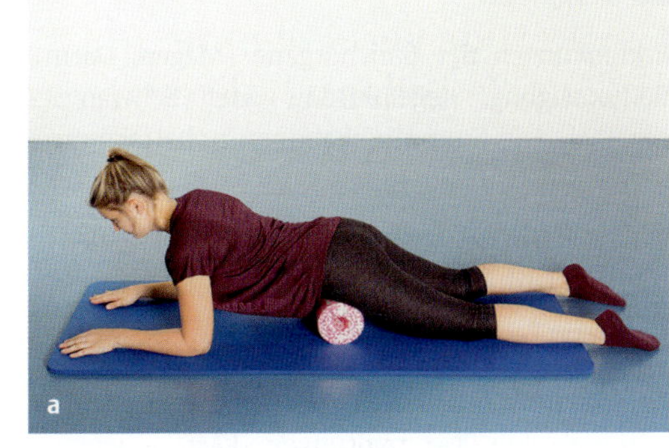

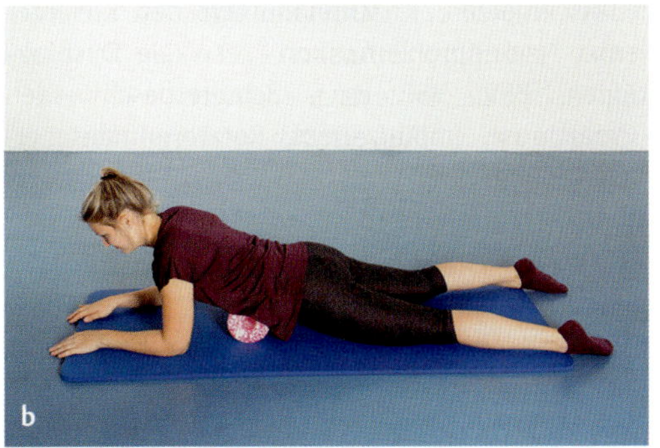

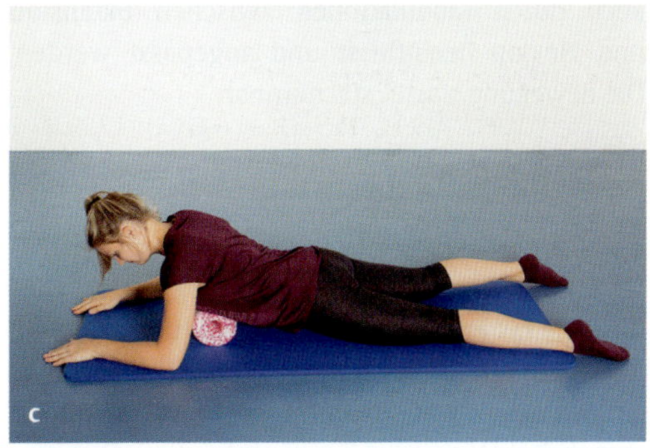

► **Abb. 8.34** Rollout Psoas – LWS – BWS – Zwerchfell – Sternum.
a Startposition mit der Rolle unter dem Leistenkanal, M. iliopsoas.
b Zwischenstation lumbale/thorakale Wirbelsäule/Zwerchfell.
c Endposition Sternum.

Progressionen

Durch die Verlagerung des Körpergewichts auf die Rolle oder durch aktives Andrücken an die Rolle kann die Intensität dieser Übung jederzeit angepasst und variiert werden.

Zu beachten

Erkrankungen der Bauchorgane (Magen, Darm), Refluxneigung, Regelblutung oder Schwangerschaft sind als Kontraindikationen zu betrachten.

8.6.3 Rollout infrahyoidal – Longus colli – Kaumuskeln – Cranium

Indikationen

Kopfschmerzen, Tinnitus, Gesichtsschmerzen, Nackenprobleme, Kieferstörungen (CMD), Kiefergelenksschmerzen, Knackphänomen der Kiefergelenke, Nackenproblematiken (zervikale Dysfunktionen, BSV, BSP etc.), Schulterbeschwerden (Omarthrose, Impingement, Rotatorenmanschettenprobleme).

Ausgangsposition des Patienten

Im Stehen wird die Rolle zwischen ventraler Halsregion und der Wand positioniert (► **Abb. 8.35**). Dabei kann die Position der Rolle durch eine zervikale Rotation, Lateralflexion und nicht zuletzt auch durch Modulationen zwischen Extension und Flexion beeinflusst und angepasst werden. Die Bewegung startet sternumnah.

Bewegungsdurchführung

Der Patient bewegt die Rolle vom sternalen Bereich der infrahyoidalen Muskulatur über die Kaumuskeln bis an die knöcherne Struktur von Orbita und OS temporale/Os frontale. Dabei sind vielfältige Bewegungskomponenten der zervikalen und thorakalen Wirbelsäule in verschiedene Richtungen hilfreich.

Progressionen

Durch die Verlagerung des Körpergewichts auf die Rolle oder durch aktives Andrücken an die Rolle kann die Intensität dieser Übung jederzeit angepasst und variiert werden.

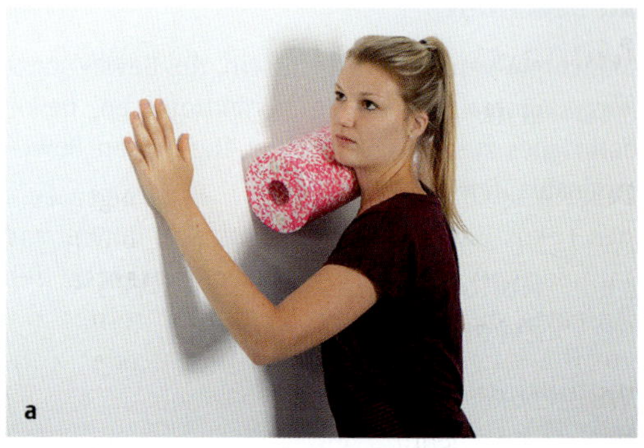

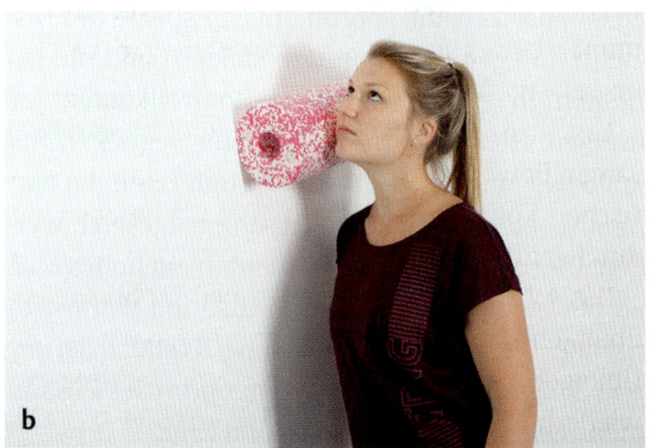

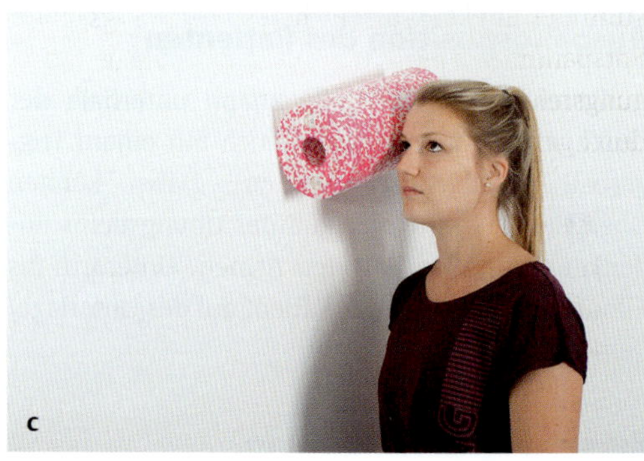

► **Abb. 8.35** Rollout infrahyoidal – Longus colli – Kaumuskeln – Cranium.
a Startposition in der infrahyoidalen Muskulatur/M. longus colli.
b Zwischenstation an der Kaumuskulatur/Temporomandibulargelenk (TMG).
c Endposition Cranium.

Zu beachten

Durch variable Bewegungswege von der Ausgangsposition bis zur Endstellung können unterschiedliche Aspekte der myofaszialen Strukturen bearbeitet werden.

8.7 Mobilisation der myofaszialen Frontline

Bei den myofaszialen Mobilisationsübungen liegt der Fokus zunächst auf einer angenehmen und sanften Bewegungsdurchführung. Lassen sie den Patienten die Übung zunächst kennenlernen, bevor die Intensität über mehr Tempo oder mehr Wiederholungen/Sätze gesteigert wird. Es sollte sich ein angenehmes Bewegungsgefühl einstellen, bei dem der Patient das Gefühl bekommt: „Es wird immer beweglicher – das Gewebe wird weicher und elastischer".

Lassen sie den Patienten stets mit kleinen, langsamen Bewegungen beginnen, die bei guter motorischer Kontrolle auch größer und beschleunigt durchgeführt werden können.

Die Wiederholungszahl ist bei Mobilisationsübungen eher größer anzusetzen. Lassen sie die Übungen zu Beginn 30- bis 40-mal in 2–4 Sätzen wiederholen. Die Übungen können auch auf eine gewisse Zeit (z. B. 1–3 min) oder bis sich ein bestimmter Effekt (z. B. weicheres Bewegungsgefühl, Entspannung eines Muskels, vergrößerte Bewegungsreichweite, mehr Elastizität) eingestellt hat, durchgeführt werden.

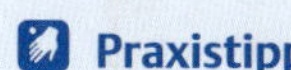

Praxistipp

Die Mobilisationsübungen für die Frontline können auch als tonisierende Übungen für die Backline eingesetzt werden.

8.7.1 Übung 1

Ausgangsstellung des Patienten

Der Patient nimmt eine Rückenlage mit aufgestellten Beinen ein (▶ Abb. 8.36). Dabei stehen die Füße eng beieinander und die Knie werden nach außen abgelegt (in eine endgradige Hüftabduktion). Beide Arme werden vom Patienten etwa in einem 45°-Winkel neben dem Kopf und möglichst auf dem Boden abgelegt (Flexion/Abduktion/Außenrotation).

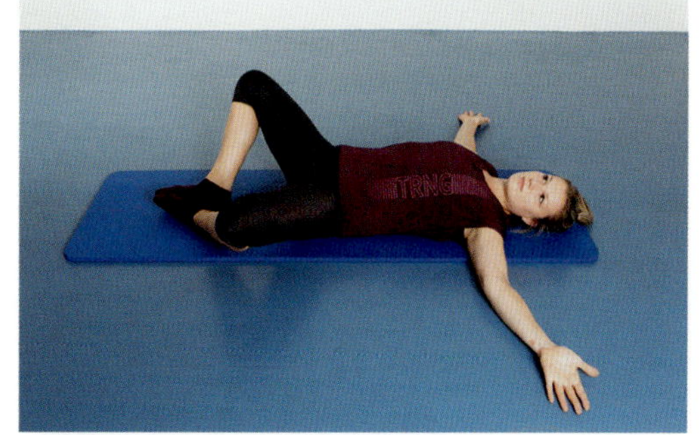

▶ **Abb. 8.36** Mobilisation der Frontline, v. a. rumpfbetont.

Bewegungsdurchführung

In dieser Position bleiben die Beine im selben Winkel (Füße aneinander, Knie abduziert). Der Patient lässt die Beine nun hin und her schaukeln und überträgt die Bewegung mit zunehmendem Bewegungstempo auch auf das Becken und den Rumpf. Zeitgleich schiebt der Patient mit jeder Beinbewegung den kontralateralen Arm am Boden entlang weiter nach oben außen. So ergibt sich eine gegengleiche Bewegung von Bein/Becken gegen den Rumpf, bei der die Frontline jedes Mal einen Verlängerungszug erfährt.

Variante: Zudem kann aus der Ausgangsstellung heraus auch eine globale Wirbelsäulenextension durchgeführt werden. Dazu streckt der Patient den gesamten Rücken (vom Becken bis zum Okziput) in Extension durch und hält die Position für mehrere Sekunden. Der Oberkörper hebt dabei vom Boden ab. Zusätzlich können in extendierter Position auch die Arme wieder nach oben außen auf dem Boden verschoben werden.

8.7.2 Übung 2

Ausgangsstellung des Patienten

In einer gestreckten Rückenlage positioniert der Patient die Rolle unter dem Sakrum. Dabei liegt die Rolle auf der Linie SIPS–S 2/3. Die Beine sind gestreckt mit leichter Abduktion abgelegt. Auch die Arme sind in abduzierter Position (ca. 45°) neben dem Kopf auf dem Boden abgelegt (▶ Abb. 8.37).

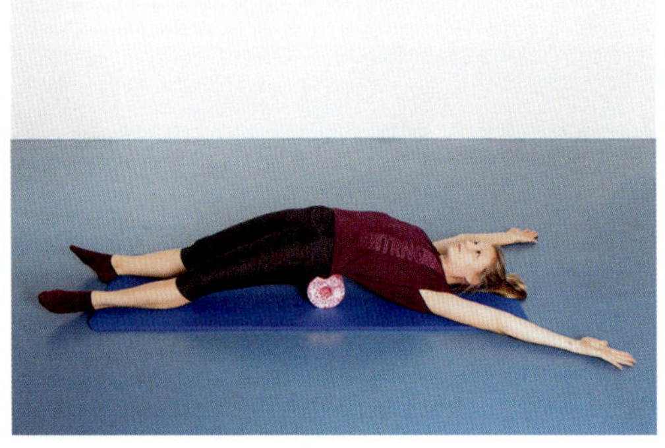

▶ **Abb. 8.37** Länge kreieren in der Frontline.

Bewegungsdurchführung

In der Ausgangsstellung ergeben sich vielfältige Bewegungsmöglichkeiten für das Becken, die lumbale und thorakale Wirbelsäule, die Gelenke der Beine und der Arme.

Variante 1: Der Patient schiebt abwechselnd ein Bein oder einen Arm auf dem Boden entlang weiter vom Körper weg. Dadurch ergeben sich variable Zugbelastungen auf die peripheren Gelenke und die gesamte Frontline.

Variante 2: Der Patient schiebt diagonal Arm und Bein weiter nach distal und verlängert damit die Frontline durch einen effektiven Längszug.

Variante 3: Diagonal werden nun Knie und Ellbogen vom Boden angehoben und vor dem Körper des Patienten zusammengebracht. Danach lässt der Patient Arm und Bein wieder langsam in die Ausgangsstellung zurück absinken. Nach jeder Bewegung versucht der Patient, Arm und Bein tiefer abzulegen und weiter nach außen zu schieben.

Variante 4: Der Patient bewegt das Becken in Aufrichtung und Kippung und lässt diese Bewegung auch in die lumbalen und thorakalen Wirbelsäulenbereiche weiterlaufen.

8.7.3 Übung 3

Ausgangsstellung des Patienten

Der Patient befindet sich in Bauchlage mit Unterarmstütz. In dieser Position kann die Frontline am Oberschenkel bis zum Becken getriggert werden. Dazu wird ein Ball (Tennisball, BLACKROLL-Ball, Golfball etc.) unter den zu triggernden Muskel positioniert. In diesem Beispiel wird der Ball unter den M. rectus femoris gelegt (▶ **Abb. 8.38**).

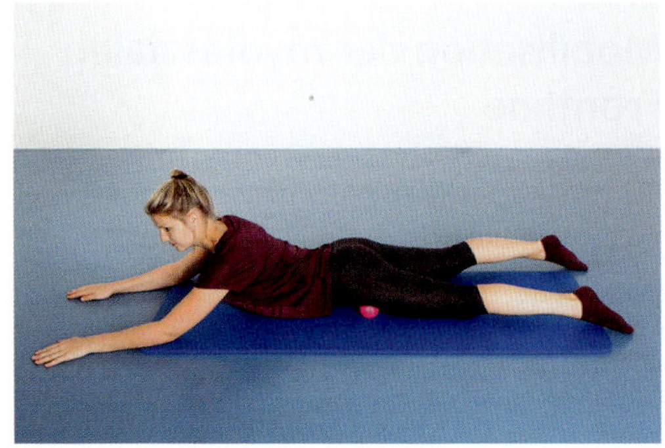

▶ **Abb. 8.38** Triggertechniken für mehr Bewegungsweg.

Bewegungsdurchführung

Mit dem Triggerball unter der myofaszialen Struktur des M. rectus femoris ergeben sich wieder mehrere Bewegungsmöglichkeiten für die Mobilisation der Frontline.

Variante 1: Triggerball positionieren und entspannen. Der Ball wird an der positionierten Stelle belassen, bis die aufgetretenen Symptome (lokaler Schmerz, ausstrahlender Schmerz) nachgelassen haben – bis zu 120 s.

Variante 2: Durch das aktive Anheben und Strecken des Oberkörpers (vermehrter Druck in die Aufrichtung des Oberkörpers über die aufgestellten Unterarme) wird die Frontline verlängert. Hier kann mit einer thorakalen Mobilisation in Extension/Flexion gespielt werden. Kleine Amplituden dieser Bewegung sorgen für mehr Elastizität und Bewegungsfreiraum.

Variante 3: Durch eine zusätzliche Knieflexion (auch in Kombination mit einer Hüftextension) kann der Druck und der Verlängerungszug auf die Frontline intensiviert werden. Dabei können Knieflexion und Hüftextension dynamisch repetitiv oder auch statisch durchgeführt werden.

8.7.4 Übung 4

Ausgangsstellung des Patienten

Der Patient nimmt eine Liegestützposition ein, wobei die Hände auf der Rolle abgestützt werden. Die Füße sind beckenbreit auf dem Boden aufgestellt. Die Rolle mit den gestützten Armen ist zwischen Schultern und Brustbein auf dem Boden positioniert (▶ **Abb. 8.39**).

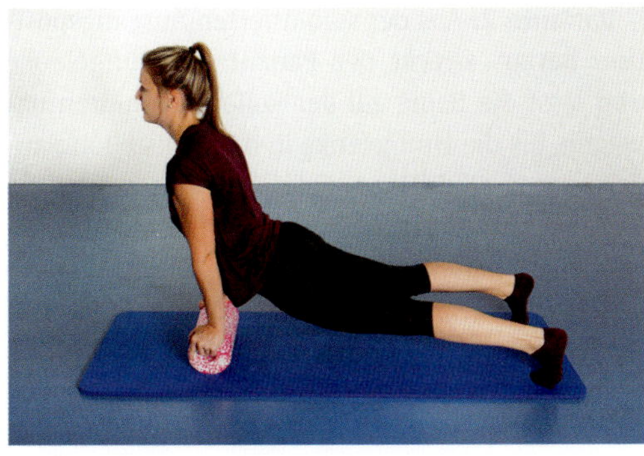

▶ **Abb. 8.39** Mobilisation Frontline im Stütz.

Bewegungsdurchführung

In der gestützten Position lässt der Patient das Becken nach unten absinken, sodass sich das Becken der Rolle annähert. Kurz bevor das Becken die Rolle berührt, geht es zurück in die Ausgangsposition. Diese Bewegung kann zu Beginn langsam und mit zunehmender motorischer Kontrolle auch schneller durchgeführt werden. Vor allem die Bewegung nach unten, mit der Verlängerung der Frontline, ist hier im Übungsfokus. Der Patient soll lernen, der Frontline zunehmend mehr Bewegungsweg zu verschaffen und sich so entlang der vorderen Körperkette bewusst lang zu machen und elastischer zu werden.

8.7.5 Übung 5

Ausgangsstellung des Patienten

Der Patient stellt sich frontal zu einer Wand, wobei die Unterarme an der Rolle abgestützt werden. Die Ellbogen sind dabei auf Schulterhöhe positioniert und werden in ca. 90°-Flexion gehalten (▶ Abb. 8.40).

Bewegungsdurchführung

Variante 1: Hinter dem Körper bringt der Patient eine Hand und den kontralateralen Fuß zusammen. Dazu muss das Kniegelenk gebeugt und der kontralaterale Arm nach hinten gestreckt werden, sodass sich Hand und Zehenspitzen finden.

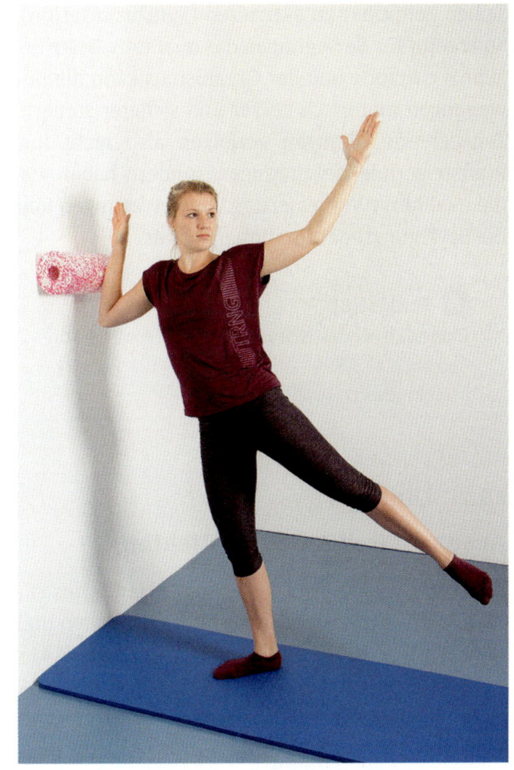

▶ **Abb. 8.40** Aufdrehen der Frontline.

Variante 2: Der Patient bewegt Arm, Bein oder beides (unilateral oder diagonal) nach hinten. Dabei bleibt der Körper frontal der Wand zugewandt und der Patient versucht, die Frontline elastisch zu verlängern.

8.8 Tonisierung der myofaszialen Frontline

Tonisierende Übungen haben stets neurophysiologisch ausgerichtete Ziele. Das heißt, es sollen mehr motorische Einheiten für eine Bewegung oder eine komplexe Aktivität rekrutiert werden **(Rekrutierung)**. Zudem sollen Synapsen die efferenten Aktionspotenziale gebündelt und schneller an das Zielorgan transportieren **(Frequenzierung)**. Und nicht zuletzt soll der Bewegungsapparat lernen, die benötigten motorischen Einheiten möglichst zum selben Zeitpunkt zu aktivieren **(Synchronisation)**. So kommt für Bewegungen das qualitativ beste Ergebnis zustande und der Organismus kann die Bewegungen motorisch besser und sicherer steuern. Tonisierende Übungen verfolgen also nicht nur kraftsteigernde Zielsetzungen, sondern haben v. a. die qualitative Verbesserung von Bewegungen und die Bewegungskoordination im Fokus.

Praxistipp

Die tonisierenden Übungen für die Frontline können auch als Mobilisationsübungen für die Backline eingesetzt werden.

8.8.1 Übung 1

Ausgangsstellung des Patienten

In der Vierfüßlerposition stehen die Hände des Patienten knapp vor der Schulter auf dem Boden und die Knie sind auf der Rolle platziert (► **Abb. 8.41**). Dabei haben sowohl Knie- als auch Hüftgelenk etwa 90°-Flexion (90/90-Position). Hier ergeben sich mehrere Bewegungsmöglichkeiten für tonisierende Übungen.

Bewegungsdurchführung

Variante 1: Unter Beibehalten der 90/90-Position in Hüft- und Kniegelenken führt der Patient Liegestützbewegungen aus. Er lässt den Oberkörper nach unten bis an den Boden absinken und drückt sich wieder in die Ausgangsposition zurück nach oben.

Variante 2: Aus der stabilisierten Ausgangsposition heraus streckt der Patient die Hüftgelenke und lässt die Beine auf der Rolle nach hinten bewegen, bis die Hüftgelenke in der Nullstellung angekommen sind. Dann zieht der Patient die Knie wieder unter den Oberkörper und kommt in die Ausgangsposition zurück.

Variante 3: Kombination aus Liegestütz und Hüftstreckung: Der Patient lässt zunächst den Oberkörper nach unten absinken (Liegestütz Teil 1). In der tiefen Position streckt der Patient nun die Hüftgelenke in die Nullstellung. Dann wird der Oberkörper wieder nach oben gedrückt (Liegestütz Teil 2) und die Knie werden wieder unter den Oberkörper herangezogen.

8.8.2 Übung 2

Ausgangsstellung des Patienten

In der Liegestützposition sind die Hände des Patienten knapp vor der Schulter auf dem Boden aufgestellt (► **Abb. 8.42**). Die Füße stehen mit den Zehenspitzen auf der Rolle und die Knie sind nicht ganz gestreckt (minimal flektierte Gelenkstellung der Kniegelenke).

Bewegungsdurchführung

Variante 1: Der Patient zieht beide Beine, bei beibehaltener Kniestellung, etwas nach vorne unter den Oberkörper. Diese Bewegung wird komplett über die Hüftgelenke (und die Bauchmuskeln, Frontline) moduliert und kontrolliert. Mit kleiner Amplitude wird diese Bewegung wiederholt durchgeführt.

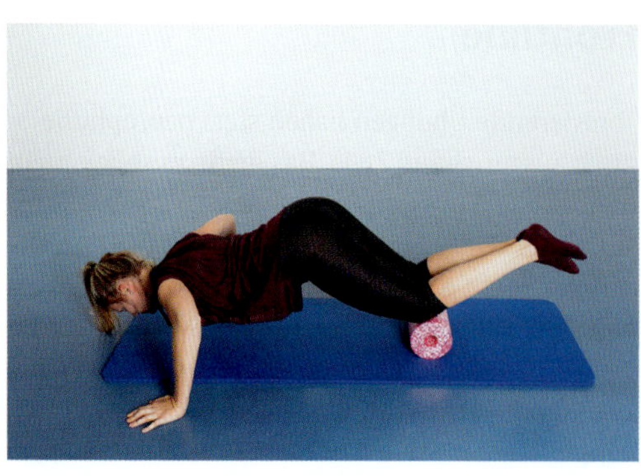

► **Abb. 8.41** Vierfüßler auf der Rolle.

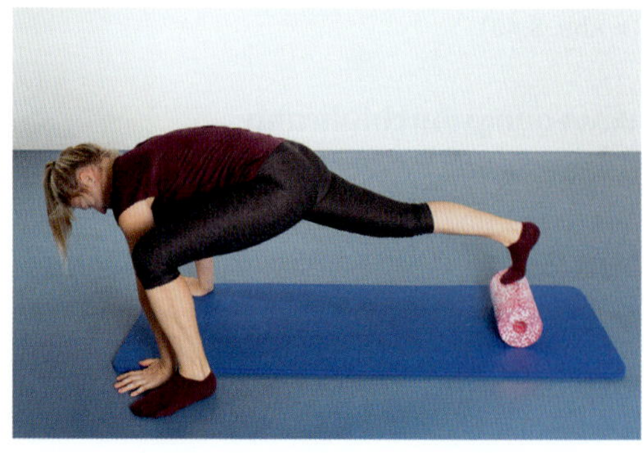

► **Abb. 8.42** Step-up in der Liegestützposition.

Variante 2: Der Patient hebt abwechselnd ein Bein von der Rolle an und stellt den Fuß neben den Händen (dem Schultergelenk) auf dem Boden auf.

8.8.3 Übung 3

Ausgangsstellung des Patienten

In Rückenlage positioniert der Patient die Rolle unter dem Sakrum (▶ **Abb. 8.43**). Die Beine liegen gestreckt auf dem Boden und die Fersen stehen auf dem Boden auf. Die Hüftgelenke sind in Extension, während die Knie dabei leicht flektiert bleiben dürfen. Mit den Armen stützt sich der Patient seitlich auf dem Boden ab, um die weiteren Bewegungen effektiv unterstützen zu können.

Bewegungsdurchführung

Variante 1: Der Patient schiebt beide Beine über die Fersen am Boden entlang weiter nach unten und zieht sie auf demselben Bewegungsweg wieder zurück in die Ausgangsstellung.

Variante 2: Der Patient hebt wechselseitig ein Bein vom Boden ab. Dabei kann die Beinbewegung anfangs mit einer kleinen Amplitude begonnen werden. So hebt sich gerade mal die Ferse vom Boden ab. Später kann die Amplitude so weit vergrößert werden, dass der Oberschenkel an den Oberkörper herangeführt wird.

8.8.4 Übung 4

Ausgangsstellung des Patienten

In Rückenlage sind Arme und Beine vom Boden abgehoben und werden frei gehalten. Die Beine sind leicht gespreizt und die Fußsohlen zeigen zur Decke. Der Patient hält die Rolle (oder einen Ball) in den Händen (▶ **Abb. 8.44**).

Bewegungsdurchführung

In 8er Touren bringt der Patient die Rolle durch die Beine hindurch. Dabei können der Kopf und der Oberkörper zu Beginn noch auf dem Boden abgelegt bleiben, während die Bewegung aus den Beinen heraus (Hüft- und Kniegelenke) geführt wird. Später wird der Oberkörper mitangehoben und die Bewegung mehr aus dem Rumpf koordiniert und geführt.

8.8.5 Übung 5

Ausgangsstellung des Patienten

Der Patient sitzt auf der Rolle, die Füße stehen auf dem Boden und er stützt sich mit beiden Händen hinter dem Oberkörper auf dem Boden ab.

Bewegungsdurchführung

Variante 1: Abwechselnd wird ein Bein vom Boden angehoben und, soweit es die motorische Kontrolle – bei kontrollierter Stabilität lumbal und im Hüftgelenk – erlaubt, nach vorne gestreckt.

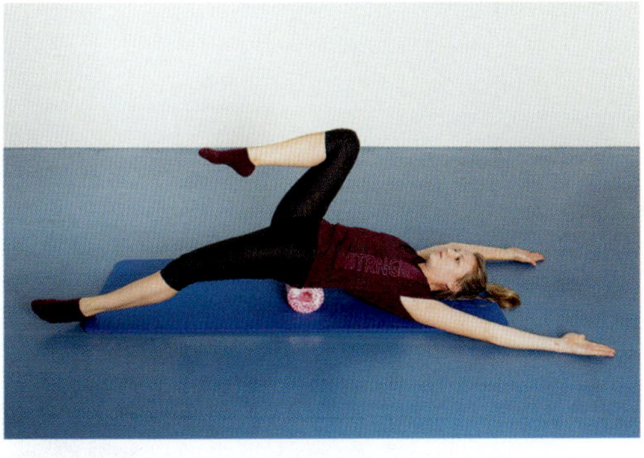

▶ **Abb. 8.43** Zentrale Kontrolle – Core-Stabilität.

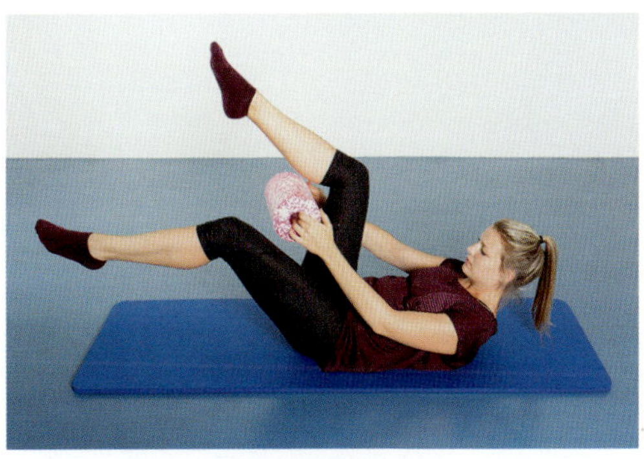

▶ **Abb. 8.44** 8er Touren mit der Rolle.

Variante 2: Beide Beine werden vom Boden angehoben und kontrolliert wieder abgesetzt (▶ Abb. 8.45).

Variante 3: Die angehobenen Beine werden so weit wie möglich nach vorne gestreckt – motorische Kontrolle und Gelenkstabilität der lumbalen Wirbelsäule und der Hüftgelenke vorausgesetzt.

Variante 4: Die angehobenen Beine werden abwechselnd nach rechts und links bewegt und kurz auf dem Boden aufgesetzt, bevor sie wieder zur Gegenseite bewegt werden.

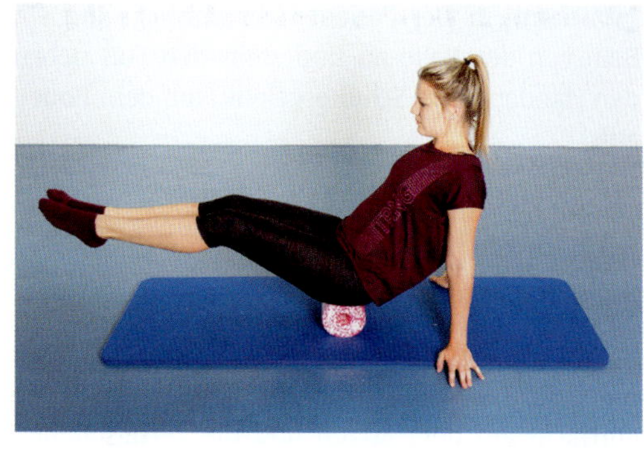

▶ **Abb. 8.45** Langsitz auf der Rolle – Core-Zentralisation.

9 Übungssammlung Backline

9.1 Oberflächliche Backline – lokale Releasetechniken an den knöchernen Befestigungen

An den knöchernen Punkten, also den Befestigungsstellen der myofaszialen Leitungsbahnen und Ketten, wird bevorzugt mit lokalen Releasetechniken (Triggertechniken, Minirollout) gearbeitet (▶ **Tab. 9.1**). Dabei sollte besonderer Wert auf die multidirektionale Ausführung der Übungsbewegungen gelegt werden. Es gibt für alle Übungen also nicht die eine Bewegungsrichtung, sondern vielmehr viele Varianten in einer Übung. Aber genau dieser Umstand macht dieses fasziale Übungskonzept so vielfältig in der Anwendung, dass unzählige Problemstellungen der Patienten damit behandelt werden können.

9.1.1 Zehen auf der Fußsohlenseite

Indikationen

Zehenverletzungen (Fraktur, Kontusion), Probleme des oberen Sprunggelenks (OSG), Kapsel-Band-Verletzungen, Mobilisationsdefizite, Kraftverlust, Sensibilitätsstörungen

Ausgangsposition des Patienten

Im Stand sind die Zehen des Patienten auf der Rolle positioniert. Eine Schrittstellung erleichtert das Beibehalten des Gleichgewichts auch während der Durchführung der kleinen Rollbewegung (▶ **Abb. 9.1**). Bei Koordinationsproblemen oder Gleichgewichtsstörungen des Patienten kann auch eine Hilfe zum Festhalten (Stuhllehne, Sprossenwand etc.) bereitgestellt werden.

Bewegungsdurchführung

Der Patient beginnt mit einem Druckaufbau der Zehen auf der Rolle. Dann wird der Fuß nach vorne geschoben und die Zehen werden nach proximal abgerollt. Während der Rollbewegung kann der Druck variabel verändert werden.

Progressionen

Die Intensität der Übung kann über den aktiven Druck des Fußes/der Zehen gegen die Rolle verän-

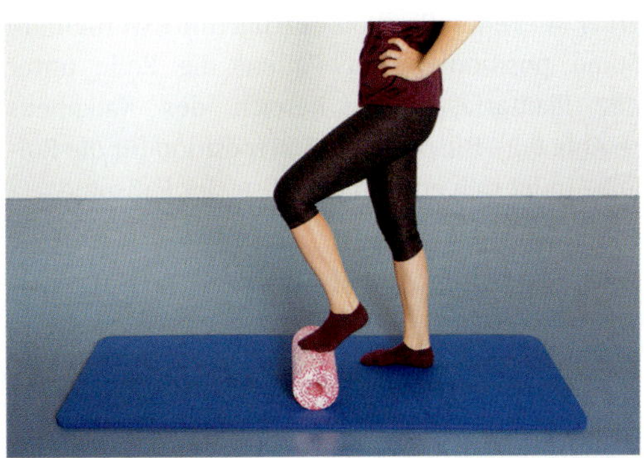

▶ **Abb. 9.1** Lokale Releasetechniken an den Zehen – Flexorenseite.

▶ **Tab. 9.1** Myofasziale Strukturen an den knöchernen Befestigungen der oberflächlichen Backline mit klinisch relevanten Pathologien.

Anatomische Strukturen entlang der myofaszialen Kette	Häufige Pathologien
• Zehen auf der Fußsohlenseite • Kalkaneus • Femurkondylen medial und lateral • Tuber ischiadicum • Sakrum • Linea nuchae • Arcus superciliaris (Augenbrauenbogen)	• Plantarfasziitis • Achillodynie • muskuläre Dysbalancen • Gon- bzw. Koxarthrose • Wirbelsäulendysfunktionen • Kopfschmerz • Gesichtsschmerz, CMD

CMD: kraniomandibuläre Dysfunktion

dert werden. Zudem kann über das Bewegungstempo und die Bewegungsamplitude ebenfalls die Intensität beeinflusst und angepasst werden.

Zu beachten

Vor allem muss die Rolle während der gesamten Bewegungsdurchführung vom Patienten kontrolliert werden können.

9.1.2 Kalkaneus

Indikationen

OSG-Probleme, Kapsel-Band-Verletzungen oberes Sprunggelenk (OSG) bzw. unteres Sprunggelenk (USG), Mobilisationsdefizite, Kraftverlust, Sensibilitätsstörungen, Blockierungen der Fußwurzelknochen, Achillessehnenprobleme, Achillodynie, Fersensporn

Ausgangsposition des Patienten

Diese Übung kann sowohl im Stehen als auch in einer sitzenden Position durchgeführt werden. Im Stand positioniert der Patient die Rolle unter der Plantarfaszie im Bereich des Kalkaneus (► **Abb. 9.2**). Die optimale Startposition für die Rolle befindet sich etwa in der Mitte der Fußsohle.

Bewegungsdurchführung

Wiederum startet die Übung mit einer dosierten Drucksteigerung des Fußes in die Rolle. Dieser Druck sollte während der gesamten Übung möglichst konstant beibehalten werden. Die Bewegung wird dann von der Startposition bis an die hinterste Kalkaneuskontur durchgeführt: Der Fuß wird also so lange auf der Rolle nach vorne bewegt, bis die Rolle an der hintersten Kalkaneuskontur angekommen ist. An dieser Stelle kann bereits Druck auf die Achillessehne gebracht werden. Während der Bewegung kann der Druck auch vermehrt auf die mediale oder laterale Kante des Kalkaneus gebracht werden, um so eventuell vorhandene Schmerzzonen bearbeiten zu können.

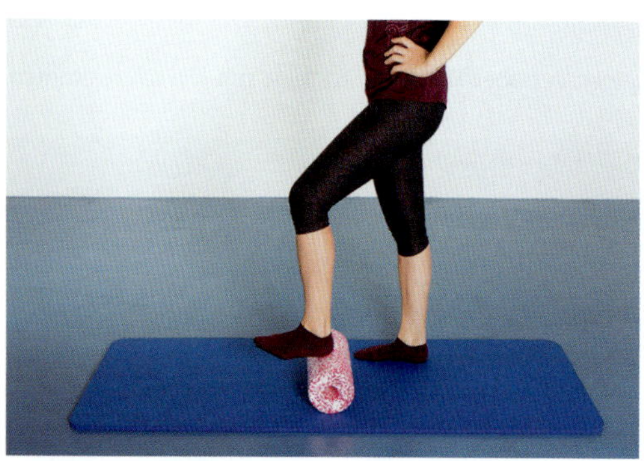

► **Abb. 9.2** Lokale Releasetechniken am Kalkaneus.

Progressionen

Die Intensität der Übung kann über den aktiven Druck des Fußes/der Zehen gegen die Rolle verändert werden. Zudem kann über das Bewegungstempo und die Bewegungsamplitude ebenfalls die Intensität beeinflusst und angepasst werden.

Zu beachten

Der Patient sollte viel Sorgfalt auf die Bewegungskontrolle verwenden. Vor allem gilt es, ein Abrutschen der Ferse von der Rolle zu verhindern.

9.1.3 Femurkondylen medial und lateral

Indikationen

Gonarthrose, Kniebeschwerden, Z. n. Kniebinnentrauma, Wadenprobleme, Kapsel-Band-Verletzungen Knie/OSG, neurale Beschwerden, Mobilitätsdefizite, Adduktorenbeschwerden, Hüftprobleme

Ausgangsposition des Patienten

Im Sitzen wird die Rolle unter den beiden Wadenköpfen dicht an der Kniekehle positioniert (► **Abb. 9.3**). Der Patient schiebt nun das Bein langsam nach distal, bis die Rolle gegen die Femurkondylen drückt. Hier beginnt die Übung.

Bewegungsdurchführung

Mit Rollenkontakt an den Femurkondylen wird das Bein langsam und kontrolliert nach innen und außen gedreht. So verlagert sich die Kontaktzone zwischen der Rolle und der kondylären Fläche, was ein effektives Ausrollen der myofaszialen

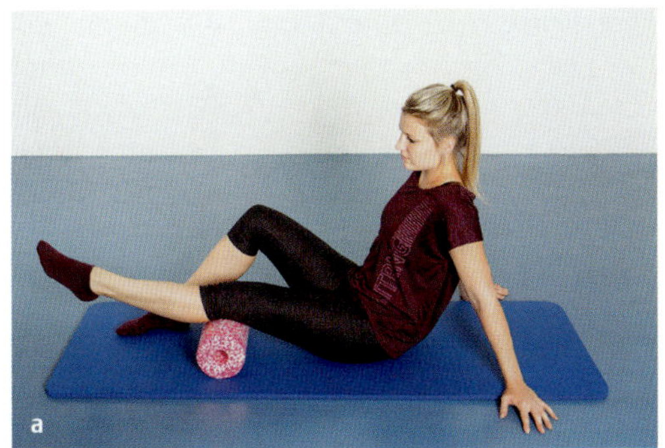

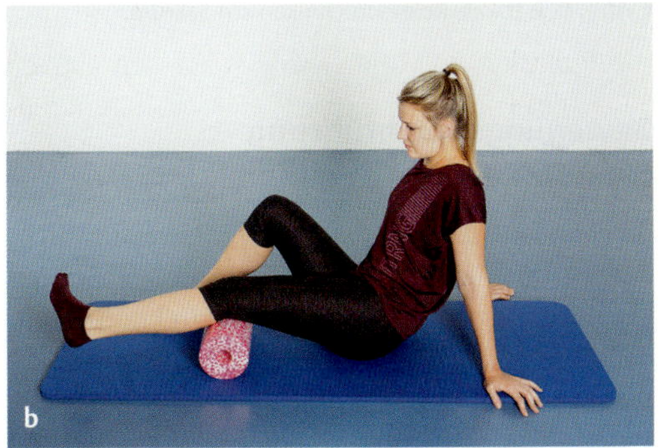

▶ **Abb. 9.3** Femurkondylen.
a Lokale Releasetechniken am medialen Femurkondylus.
b Alternative: lokale Releasetechniken am medialen Femurkondylus mit innenrotiertem Hüftgelenk für mehr Druck auf dem Kondylus.

Struktur an den Femurkondylen erlaubt. Die 2. Bewegungskomponente der Übung besteht in einer Flexion/Extensionsbewegung des Kniegelenks. So verlagert sich die Kontaktzone auch in proximaler und distaler Richtung.

Progressionen

Das Anheben des kontralateralen Beines oder des Beckens sind die ersten einfachen Maßnahmen, um die Druckintensität auf der Rolle zu steigern. Die Intensität der Übung kann auch noch über den aktiven Druck des Fußes/der Zehen gegen die Rolle verändert werden. Zudem kann wiederum über das Bewegungstempo und die Bewegungsamplitude die Intensität beeinflusst und angepasst werden.

Zu beachten

Treten während der Übung starke Schmerzen auf, sollte die Intensität etwas nach unten angepasst werden.

9.1.4 Tuber ischiadicum

Indikationen

Affektionen des N. ischiadicus, Hüftarthrose, muskuläre Dysbalancen der Hüft-Knie-Region, Gonarthrose, lumbale Wirbelsäulenbeschwerden (BSV, BSP), Muskelverletzungen

Ausgangsposition des Patienten

In einer sitzenden Position wird die Rolle unter der Unterkante des Tuber ischiadicum positioniert (der Patient sitzt auf der Rolle). Mit beiden Händen kann sich der Patient hinter dem Oberkörper auf dem Boden abstützen. Mit beiden Füßen sollte der Patient einen rutschsicheren Kontakt zum Boden haben (▶ **Abb. 9.4**).

Bewegungsdurchführung

Nun bewegt sich der Patient fußwärts über die Rolle. Dabei bewegt sich die Rolle unter dem Tuber ischiadicum nach kranial. So können die unterschiedlichen Aspekte des Tuber ischiadicum (medial, lateral, kaudal, kranial) abgearbeitet werden.

Progressionen

Das Verlagern des Körpergewichts auf eine Seite des Sitzbeinhöckers sowie das aktive Anheben und Halten des kontralateralen Beines steigern die Druckintensität auf der Rolle. Diese Druckvarianten können während der Übung auch variabel eingesetzt werden.

Zu beachten

Treten während der Übung starke Schmerzen oder neurologische Symptome auf, sollte die Intensität etwas nach unten angepasst oder die Position der Rolle verändert werden.

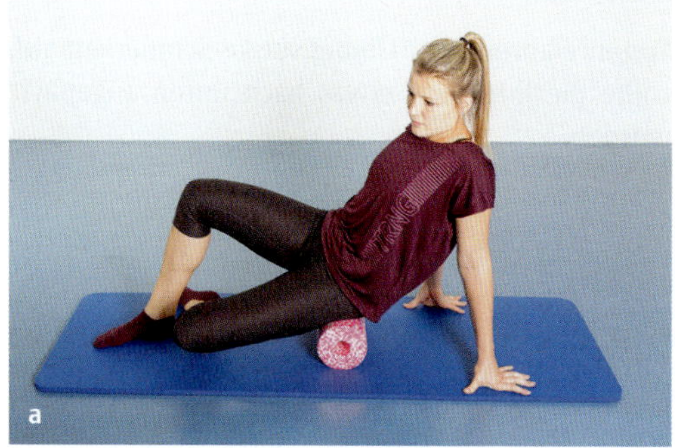

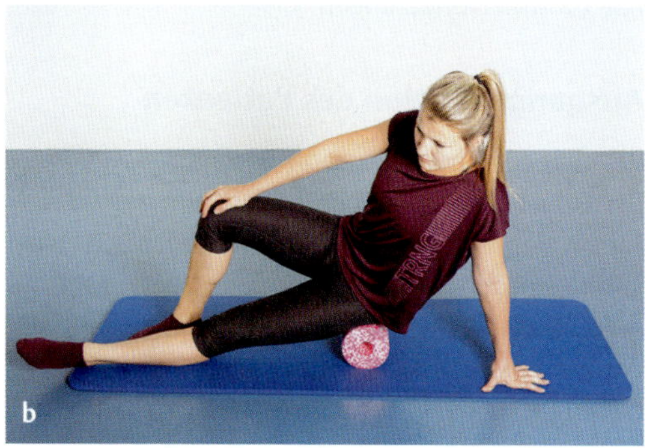

▸ **Abb. 9.4** Tuber ischiadicum.

a Lokale Releasetechniken am Tuber ischiadicum.

b Lokale Releasetechniken am Tuber ischiadicum – forcierter Druck auf der rechten Seite durch Vorposition.

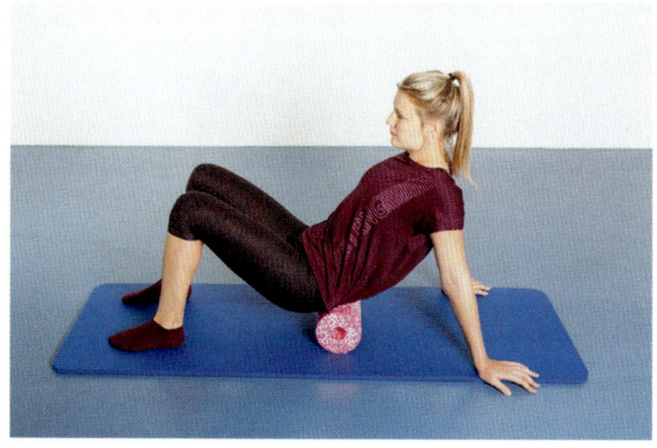

▸ **Abb. 9.5** Lokale Releasetechniken am Sakrum.

9.1.5 Sakrum

Indikationen

ISG-Beschwerden (Steifigkeit, Schmerz), lumbale Wirbelsäulenbeschwerden, Hüftprobleme, thorakale Wirbelsäulenbeschwerden, neurodynamische Störungen im Bereich des Plexus lumbalis/sacralis

Ausgangsposition des Patienten

Der Patient setzt sich mit Steißbein/Kreuzbein auf die Rolle (▸ **Abb. 9.5**). Dabei kann die Rolle sowohl längs als auch quer unter dem Kreuzbein positioniert werden. Mit den Händen sollte sich der Patient hinter dem Oberkörper abstützen. Auch die Füße sollten beide rutschsicher auf dem Boden aufgestellt werden.

Bewegungsdurchführung

Je nach Ausrichtung der Rolle unter dem Sakrum (längs oder quer) können andere Bewegungsrichtungen mit der Rolle vollzogen werden. Bei der Querausrichtung kann das Sakrum in kranial-kaudaler Richtung bewegt werden. Ist die Rolle längs ausgerichtet, kann das Becken – und damit das Sakrum – von rechts nach links bewegt werden. So kann auch das ISG verstärkt in die Übung einbezogen und einfach und effektiv eine unilaterale Problematik bearbeitet werden. Diese Übung eignet sich für den Patienten auch als Eigenmobilisationsübung bei einer ISG-Steifigkeit.

Progressionen

Durch das Verlagern des Körpergewichts nach rechts oder links kann die Druckintensität auf einer Seite forciert werden. Diese Verlagerung kann sowohl über den Oberkörper als auch über das Becken eingeleitet werden. Auch das Anheben eines Beines verstärkt die Druckwirkung.

Zu beachten

Treten während der Übung starke Schmerzen oder neurologische Symptome auf, sollte die Intensität etwas nach unten angepasst oder die Position der Rolle verändert werden.

9.1.6 Linea nuchae

Indikationen

Kopfschmerzen, zervikale Wirbelsäulenbeschwerden, Schwindel, Tinnitus, Kiefergelenkstörungen (CMD), Gesichtsschmerzen, Augendruck, Kloßgefühl im Hals

Ausgangsposition des Patienten

In Rückenlage wird die Rolle unter dem Hinterkopf positioniert. Dabei liegt die Rolle an der Unterkante des Okziput und hat noch Kontakt zu den Processi spinosi der oberen zervikalen Wirbelsäule (▶ **Abb. 9.6**). Der Patient kann beide Beine auf dem Boden aufstellen und sich mit den Armen seitlich, in einem Winkel von ca. 45°, auf dem Boden abstützen. So können die folgenden Kopfbewegungen optimal kontrolliert und angepasst werden.

Bewegungsdurchführung

Durch Anheben des Oberkörpers (Extension/Flexion der thorakalen Wirbelsäulenabschnitte) kann der zervikale Anteil über die Rolle bewegt werden. Das Okziput kann quer zum Faserverlauf der myofaszialen Nackenstrukturen durch eine einfache Rotation der HWS/des Kopfes bewegt werden. Durch die Kombination dieser Flexions-/Extensions- und Rotationsbewegungen können alle Aspekte der Linea nuchae bearbeitet werden.

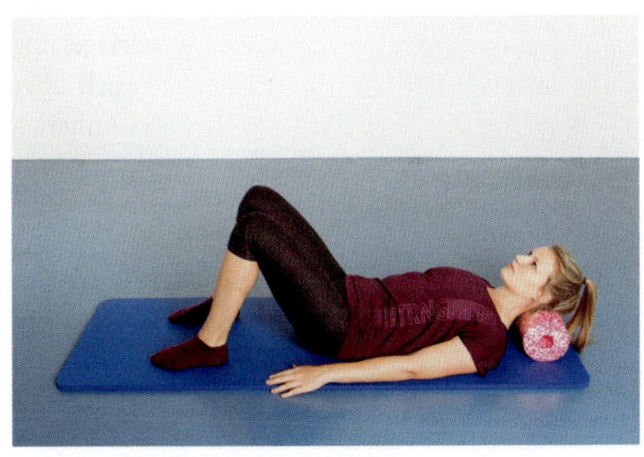

▶ **Abb. 9.6** Lokale Releasetechniken an der Linea nuchae.

Progressionen

Das Anheben von Armen und Beinen (unilateral, bilateral, diagonal, ipsilateral) kann dazu genutzt werden, die Intensität des Rollendruckes zu variieren.

Zu beachten

Treten während der Übung starke Schmerzen oder neurologische Symptome auf, sollte die Intensität etwas nach unten angepasst oder die Position der Rolle verändert werden.

9.1.7 Arcus superciliaris (Augenbrauenbogen)

Indikationen

Kopf- Gesichtsschmerzen, Schwindel, Tinnitus, CMD, Sehstörungen, Migräne, neurodynamische Störungen des N. trigeminus/N. facialis

Ausgangsposition des Patienten

Diese Übung kann sowohl in einer sitzenden als auch in einer stehenden Position durchgeführt werden. Für die Bearbeitung des Arcus superciliaris eignet sich eine normale Faszienrolle oder auch die kleinere Version (Minirolle). Die Rollen können zwischen einer Wand und dem Augenbrauenbogen positioniert und gehalten werden oder mit einem Stab durch das Loch in der Mitte der Rolle vom Patienten geführt werden (▶ **Abb. 9.7**).

Bewegungsdurchführung

Die Rolle wird vom Patienten von der Unterkante des Augenbrauenbogens bis zur Oberkante bewegt. Dabei kann jeder Anteil speziell mit mehr oder weniger Druck oder mit mehr oder weniger Wiederholungen bearbeitet werden. Auch eine Abweichung der Rolle nach lateral oder medial ist hilfreich, um diese Bogenanteile ebenfalls zu bearbeiten.

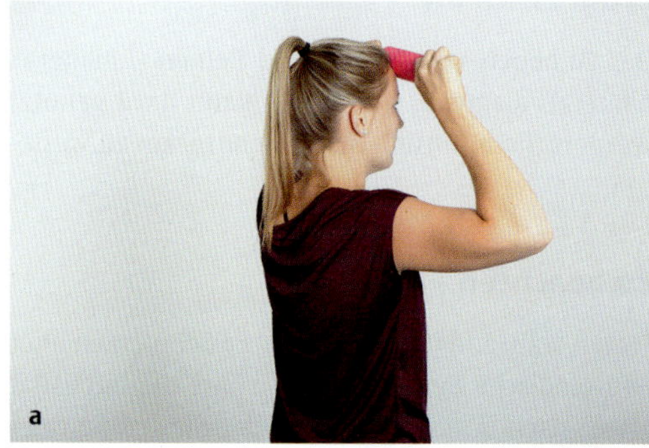

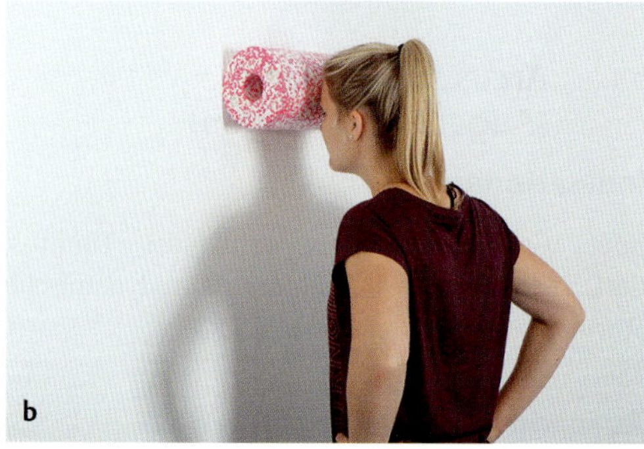

▶ **Abb. 9.7** Arcus superciliaris.
a Lokale Releasetechniken am Augenbrauenbogen.
b Lokale Releasetechniken am Augenbrauenbogen – alternativ mit großer Rolle.

Progressionen

Wird mit einem Stab durch die Rolle gearbeitet, kann die Intensität durch den aktiven Druck mittels der Rolle kontrolliert und angepasst werden. In einer stehenden Position vor der Wand ist der Abstand des Körpers zur Wand ein Kriterium für die Intensität (je weiter der Patient von der Wand entfernt steht, desto größer ist der Druck auf die Rolle).

Zu beachten

Treten während der Übung starke Schmerzen oder neurologische Symptome auf (verstärken sich die Symptome des Patienten), sollte die Intensität etwas nach unten angepasst oder die Position der Rolle so verändert werden, dass die Symptome wieder nachlassen.

9.2 Oberflächliche Backline – globale Releasetechniken der myofaszialen Leitungsbahnen

Zu den globalen Releasetechniken entlang der myofaszialen Strukturen (▶ **Tab. 9.2**) zählen v. a. Rollouts, die durch lokale Triggertechniken ergänzt werden können. Die Rollouts können durch vielfältige Bewegungen und Vorpositionierungen der Gelenke oberhalb und unterhalb der ausgerollten Strukturen ergänzt und erweitert werden. So kann ein Rollout der Oberschenkelrückseite durch zusätzliche Bewegungen von Hüft- und Kniegelenk optimiert und variiert werden. Auch wird ein Rollout, das auf eine vorkontrahierte Struktur angewandt wird, eine andere Wirkung erzielen als ein Rollout auf eine vorgedehnte Struktur. Auch die multidirektionale Ausrichtung der myofaszialen Faserstruktur gibt keine einzig mögliche Bewegungsrichtung vor, sondern lässt viel Spielraum für Variationen in der Bewegungsführung und der Intensität.

▶ **Tab. 9.2** Myofasziale Strukturen an den myofaszialen Leitungsbahnen der oberflächlichen Backline mit klinisch relevanten Pathologien.

Anatomische Strukturen entlang der myofaszialen Kette	Häufige Pathologien
• kurze Zehenflexoren • M. gastrocnemius • M. biceps femoris • Mm. semitendinosus et semimembranosus • M. erector spinae	• Plantarfasziitis • Achillodynie • muskuläre Dysbalancen • Gon-, Koxarthrose • lumbale Wirbelsäulenbeschwerden

9.2.1 Kurze Zehenflexoren

Indikationen

Plantarfasziitis, Achillessehnenprobleme (Achillodynie), Fersensporn, Sprunggelenkbeschwerden, Distorsionen, Kapsel-Band-Verletzungen

Ausgangsposition des Patienten

Der Patient positioniert die Rolle im Stand in Schrittstellung unter der plantaren Faszie und unter den Zehenflexoren (▶ **Abb. 9.8**). Dabei ist die Rolle im Bereich der Zehengrundgelenke platziert. Diese Übung kann auch in einer sitzenden Ausgangsstellung durchgeführt werden.

Bewegungsdurchführung

Mit gezielt angewandtem Druck des Fußes auf die Rolle wird der Fuß über der Rolle nach vorne geschoben. Dabei bewegt sich die Rolle durch das Gewebe der Plantarfaszie nach hinten in Richtung auf den Kalkaneus zu. In der Endstellung kann die Rolle bis an die hinterste (aufsteigende) Kontur des Kalkaneus bewegt werden. Während der Übung kann der Patient den Druck auch auf den medialen oder lateralen Fußrand fokussieren und so einen anderen Aspekt der Plantarfaszie bearbeiten.

Progressionen

Die Intensität der Übung kann über den aktiven Druck des Fußes/der Zehen gegen die Rolle verändert werden. Zudem kann über das Bewegungstempo und die Bewegungsamplitude ebenfalls die Intensität beeinflusst und angepasst werden.

Zu beachten

Der Patient sollte einen sicheren Stand einnehmen. Bei auftretenden Symptomen muss die Rolle umpositioniert werden, bis diese in der Intensität nachlassen.

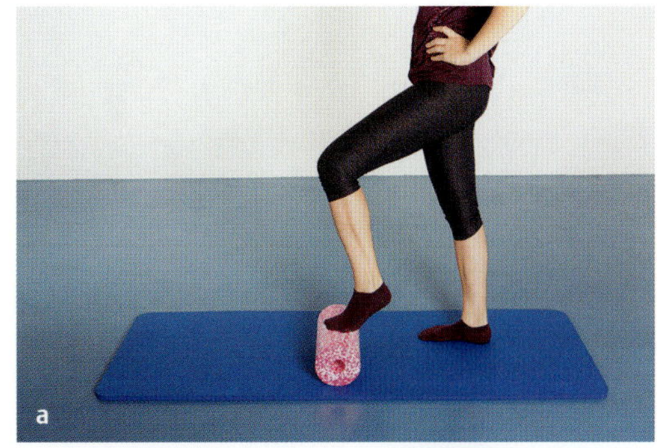

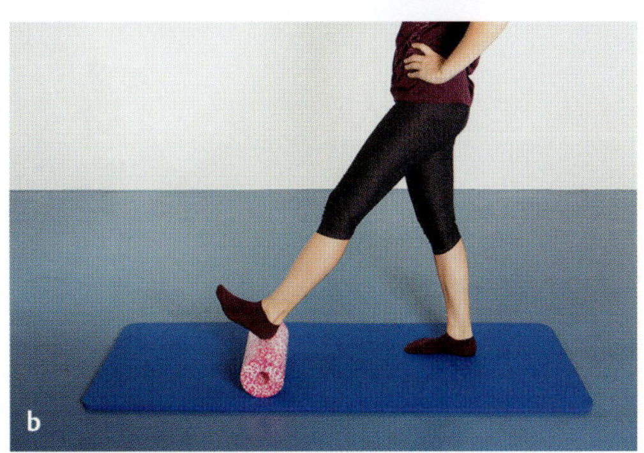

▶ **Abb. 9.8** Globale Releasetechniken an den kurzen Zehenflexoren.
a Startposition.
b Endposition.

9.2.2 M. gastrocnemius

Indikationen

Achillodynie, Fersensporn, Sprunggelenkbeschwerden, Kapsel-Band-Verletzungen OSG/Knie, muskuläre Dysbalancen, Krampfneigung des M. gastrocnemius, Gonarthrose

Ausgangsposition des Patienten

Im Sitzen stützt sich der Patient mit beiden Armen hinter dem Oberkörper auf dem Boden ab und positioniert die Rolle dabei auf einer Seite unter der Achillessehne, dicht am Kalkaneus (▶ **Abb. 9.9**). Das andere Bein wird zur Stabilität und für eine bessere Bewegungskontrolle auf dem Boden aufgestellt. Dort startet die Bewegung der Rolle nach proximal.

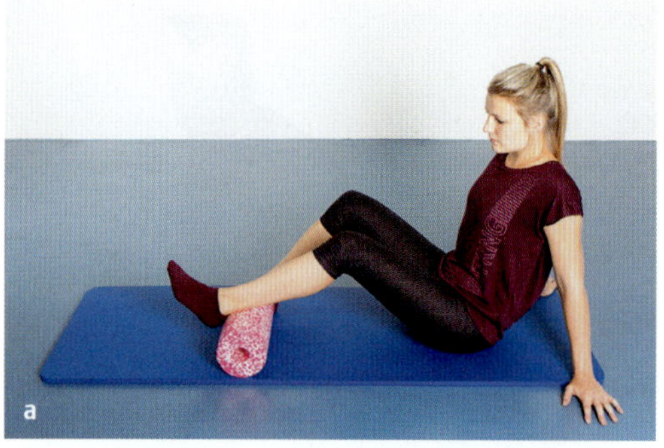

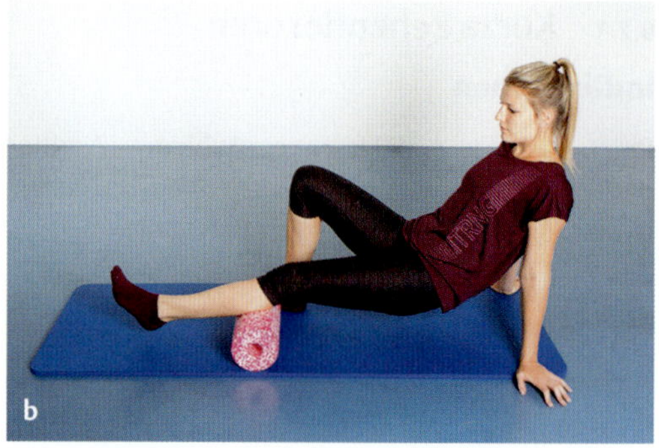

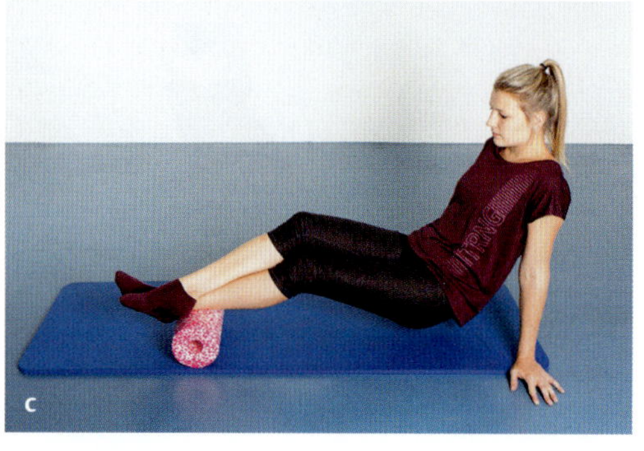

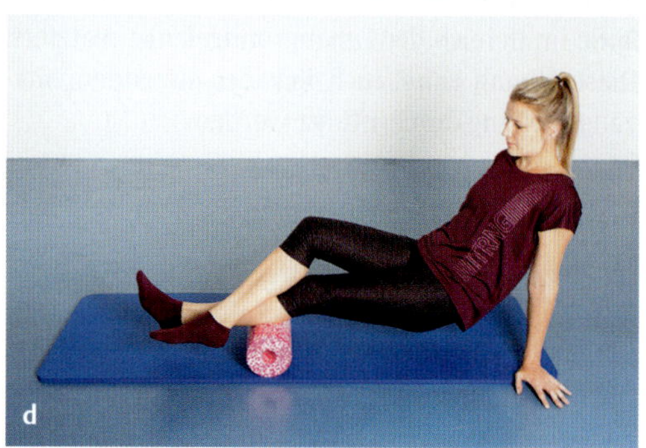

▸ **Abb. 9.9** Globale Releasetechniken am M. gastrocnemius.
a Startposition.
b Endposition.
c Progressive Variante, Start.
d Progressive Variante, Ende.

Bewegungsdurchführung und Progression

Die einfachste Version dieser Übung besteht im Ausrollen der Wadenmuskulatur mit auf dem Boden abgelegtem Becken, also in einer sitzenden Position. Dazu führt der Patient lediglich eine Flexion/Extension des Kniegelenks durch und rutscht auf dem Boden mit dem Becken mit in die Übungsrichtung. So kann die Rolle in einer fließenden Bewegung vom Kalkaneus bis zur Kniekehle bewegt werden. Eine 1. Steigerung der Übungsintensität besteht im Anheben des Beckens vom Boden. Dadurch erhöht sich zum 1. Mal der Druck in die Rolle und die allgemeine Körperspannung. Zeitgleich vergrößert sich dadurch allerdings auch die Bewegungsfreiheit für den Patienten während der Übung. Die 2. Progression besteht im Anheben des kontralateralen Beines, das nun vom Patienten während der Übung parallel zum aufgelegten Bein in der Luft frei gehalten wird. Dies erfordert zudem eine vermehrte Bauchmuskelanspannung vom Patienten. Legt der Patient das angehobene Bein nun auf dem Rollenbein ab, kann dadurch die Druckintensität nochmals gesteigert werden.

Zu beachten

In einer weiteren Variante der Übung kann der Patient auch beide Beine gleichzeitig auf der Rolle ablegen. Auch mit einer rotatorischen Variante (Innen- bzw. Außenrotation des Beines) kann der Übungsschwerpunkt auf den medialen oder lateralen Anteil des M. gastrocnemius verlagert werden.

9.2.3 M. biceps femoris

Indikationen

Kniebinnenverletzungen, Kapsel-Band-Verletzungen, Gonarthrose, muskuläre Dysbalancen, Hüftbeschwerden, Koxarthrose, lumbale Wirbelsäulenbeschwerden

Ausgangsposition des Patienten

Im Sitzen auf dem Boden positioniert der Patient die Rolle vor dem sehnigen Ansatz des M. biceps femoris am Caput fibulae (▶ **Abb. 9.10**). Mit den Händen kann sich der Patient hinter dem Oberkörper auf dem Boden abstützen. Um den M. biceps femoris in seinem Verlauf besser zu treffen, ist eine Außenrotation des Beines hilfreich. Dadurch wird der M. biceps femoris besser auf der Rolle positioniert und ist dem Druck der Rolle direkter ausgesetzt.

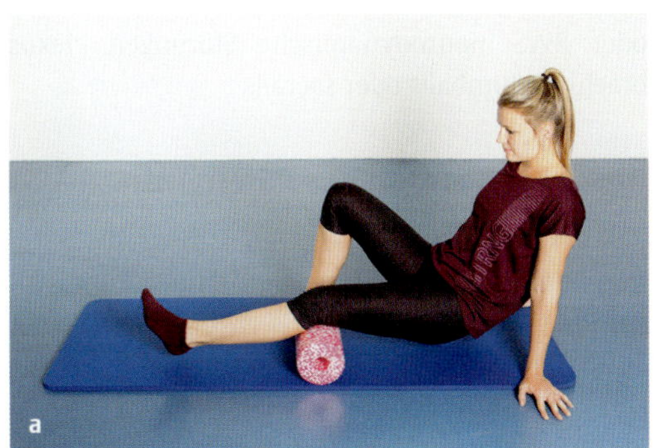

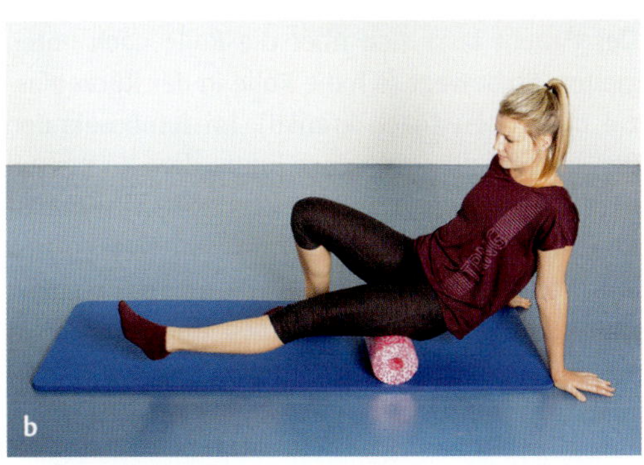

▶ **Abb. 9.10** Globale Releasetechniken M. biceps femoris.
a Startposition.
b Endposition.

Bewegungsdurchführung

Über die stützenden Arme schiebt der Patient seinen Körper über die Rolle nach unten. So wandert die Rolle während der Übungsbewegung nach oben auf den Tuber ischiadicum zu und kann den gesamten Muskelverlauf bearbeiten.

Progressionen

In der einfachsten Variante liegen beide Beine in einer leichten Außenrotation auf der Rolle. Bei einer unilateralen Übungsdurchführung kann das kontralaterale Bein mit aktivem Stützen (verstärkter Druck in den Boden) die Druckbelastung auf der Rolle verstärken oder reduzieren. Das kontralaterale Bein kann auch wieder vom Boden angehoben werden, was die Intensität am Rollenbein verstärkt. Eine weitere Möglichkeit zur Progression besteht im Auflegen des angehobenen Beines auf das Rollenbein.

Zu beachten

Beim Abrollen des M. biceps femoris kann auch der N. ischiadicus belastet werden. Treten entsprechende neurologische Symptome auf, wie z. B. Kribbeln, Taubheit oder ausstrahlende Schmerzen, muss die Rolle umpositioniert und die Bewegung symptomreduzierend angepasst werden.

9.2.4 Mm. semitendinosus et semimembranosus

Indikationen

Kniebinnenverletzungen, Kapsel-Band-Verletzungen, Gonarthrose, muskuläre Dysbalancen, Hüftbeschwerden, Koxarthrose, lumbale Wirbelsäulenbeschwerden

Ausgangsposition des Patienten

Auf dem Boden sitzend positioniert der Patient die Rolle vor dem sehnigen Ansatz der Semi-Muskeln am Pes anserinus (▶ **Abb. 9.11**). Mit den Händen kann sich der Patient hinter dem Oberkörper auf dem Boden abstützen. Um die Semi-Muskeln in ihrem Verlauf besser zu treffen, ist eine Innenrotation des Beines hilfreich. Dadurch können die Semi-Muskeln im Verlauf besser unter der Rolle

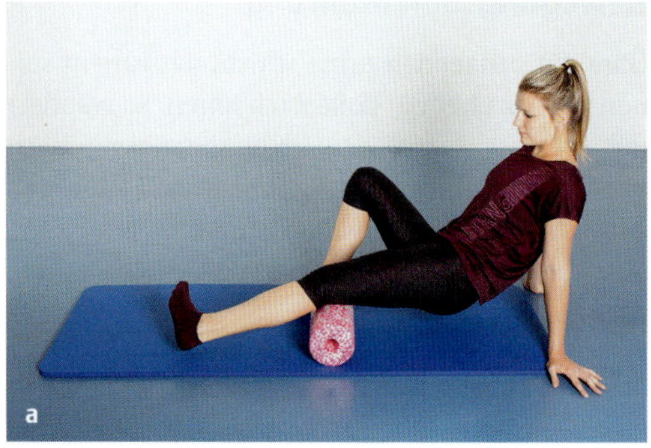

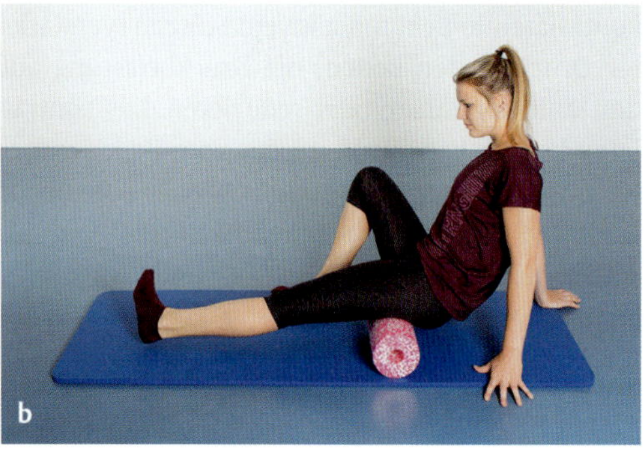

▶ **Abb. 9.11** Globale Releasetechniken Mm. semimembranosus et semitendinosus.
a Startposition.
b Endposition.

positioniert und somit auch während der Übung deutlicher belastet und deformiert werden.

Bewegungsdurchführung

Über die stützenden Arme schiebt sich der Patient über die Rolle nach unten. So wandert die Rolle während der Übungsbewegung immer weiter nach oben auf den Tuber ischiadicum zu und kann den gesamten Muskelverlauf der Semi-Muskeln bearbeiten.

Progressionen

In der einfachsten Variante liegen beide Beine in einer leichten Innenrotation auf der Rolle. Bei einer unilateralen Übungsdurchführung kann das kontralaterale Bein mit aktivem Stützen (verstärkter Druck in den Boden) die Druckbelastung auf der Rolle verstärken oder reduzieren. Das kontralaterale Bein kann später wieder vom Boden angehoben werden, was die Druckintensität am Rollenbein verstärkt. Eine weitere Möglichkeit zur Progression besteht im Auflegen des angehobenen Beines auf das Rollenbein.

Zu beachten

Auch bei dieser Übung kann der N. ischiadicus irritiert werden. Treten entsprechende neurologische Symptome wie z. B. Kribbeln, Taubheit oder ausstrahlende Schmerzen auf, muss die Rolle umpositioniert und die Bewegung symptomreduzierend angepasst werden.

9.2.5 M. erector spinae

Indikationen

ISG-Beschwerden, lumbale Wirbelsäulenbeschwerden (BSV, BSP), muskuläre Dysbalancen (unteres gekreuztes Syndrom), thorakale Wirbelsäulenbeschwerden, Koxarthrose, Hüftbeschwerden, Bewegungseinschränkungen von Hüfte/LWS oder BWS, neurodynamische Störungen Plexus brachialis/lumbalis oder sacralis

Ausgangsposition des Patienten

In Rückenlage positioniert der Patient die Rolle unter dem Sakrum. Mit beiden Händen kann sich der Patient hinter dem Oberkörper auf dem Boden abstützen (▶ **Abb. 9.12**).

Bewegungsdurchführung

Der Patient lässt sich über die Rolle nach unten gleiten. So bewegt sich die Rolle in der Rückenfaszie nach oben (nach kranial). Im lumbosakralen Bereich sind die Arme noch hinter dem Körper auf dem Boden aufgestellt, während sie im thorakolumbalen Übergang schon mit den Unterarmen aufgestellt werden können. Die Arme können beim Bearbeiten des höher gelegenen thorakalen Wirbelsäulenabschnitts auch auf dem Oberkörper abgelegt werden.

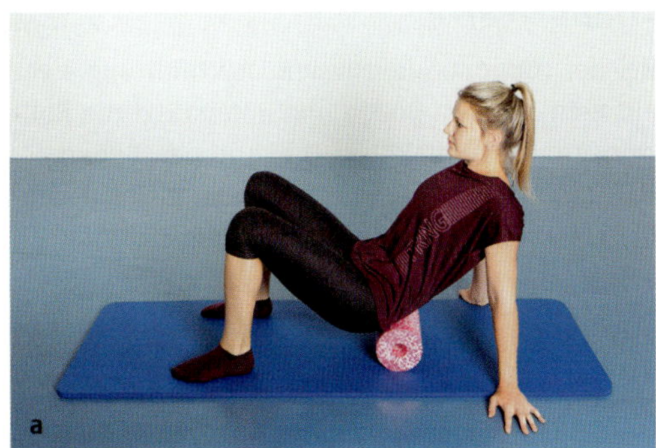

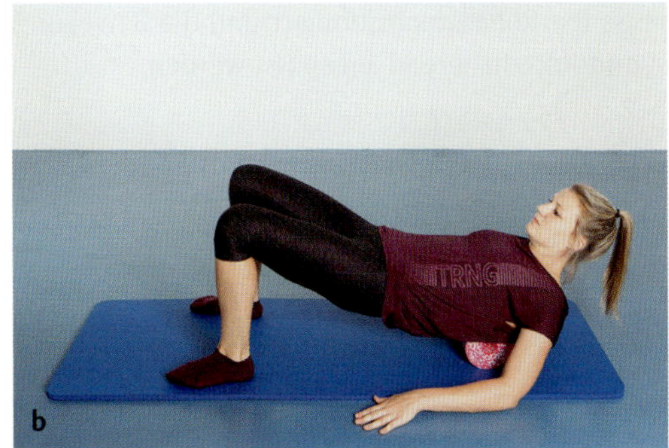

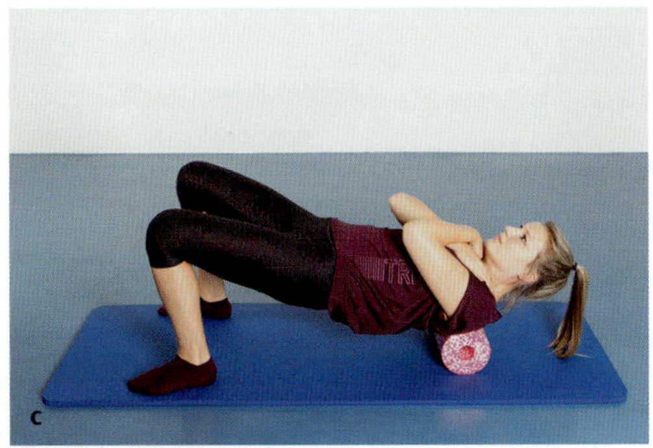

▸ **Abb. 9.12** Globale Releasetechniken M. erector spinae.
a Startposition lumbosakral.
b Übergang thorakolumbal.
c Endposition hochthorakal.

Progressionen

Durch unilaterales Anheben eines Beines kann der Druck in die Rolle während der Übung verstärkt werden. Durch eine Rotation des Oberkörpers oder auch des Beckens kann der Rollendruck verstärkt auf eine Seite der myofaszialen Struktur fokussiert werden.

Zu beachten

Bei dieser Übung können u. a. Spinalnerven am Austritt aus den intervertebralen Foraminae (IVF) irritiert werden. Treten entsprechende neurologische Symptome auf, wie z. B. Kribbeln, Taubheit oder ausstrahlende Schmerzen, muss die Rolle umpositioniert und die Bewegung symptomreduzierend angepasst werden.

9.3 Langkettige verbindende Rollouts in umschriebenen Teilabschnitten oder in der gesamten oberflächlichen Backline

In langkettigen verbindenden Rollouts für die Backline in umschriebenen Teilabschnitten der myofaszialen Leitungsbahnen oder in der gesamten oberflächlichen Backline werden die lokalen mit globalen Releasetechniken kombiniert. Damit kann der Patient einen umschriebenen anatomischen Abschnitt der myofaszialen Kette als Gesamtes funktionell bearbeiten. Dabei stehen höhere koordinative Ansprüche an den Patienten und sein sensomotorisches System im Vordergrund, was das Aufrechterhalten von Gleichgewicht und Bewegungskontrolle (sowohl auf motorischer als auch auf mechanischer Ebene) betrifft. So kann die Bewegung an einem Stück durchgeführt werden oder es können einzelne Punkte in der myofaszialen Kette von den Patienten fokussiert intensiver bearbeitet werden. Daraus ergeben sich vielfältige variable Übungsausführungen, die dazu beitragen, die Übungen immer wieder neu zu gestalten.

9.3.1 Rollout Zehen – Kalkaneus – Wade – Kniekehle

Indikationen

Koordinationsstörungen, Gangunsicherheit, Plantarfasziitis, Achillessehnenprobleme (Achillodynie), Fersensporn, Sprunggelenkbeschwerden, Distorsionen, Kapsel-Band-Verletzungen, muskuläre Dysbalancen, Tonusregulationsstörungen, Gonarthrose

Ausgangsposition des Patienten

Im Sitzen positioniert der Patient die Fußsohle mit den Zehen auf der Rolle. Dabei sind Knie- und Hüftgelenk gebeugt. Die gesamte Rollbewegung führt von den Zehen über Fußsohle und Kalkaneus bis zur Kniekehle und wird von einer angepassten Körpermechanik während des gesamten Übungsablaufs unterstützt (▶ **Abb. 9.13**).

Bewegungsdurchführung

Mit der Modulation zwischen Flexion und Extension kann der Fußbereich (Zehen bis Kalkaneus) abgerollt werden. Bis zur Mitte der Wadenmuskulatur kann die Übung durchgeführt werden, ohne das Becken vom Boden abzuheben. Für die vollständige Bewegung in die oberen Regionen der Wadenmuskulatur und bis zur Kniekehle muss das Becken vom Boden angehoben werden.

Progressionen

Bei der minimal intensivsten Durchführung steht ein Bein auf dem Boden und unterstützt die Rollbewegung durch aktiven Druck in den Boden. Ist das kontralaterale Bein angehoben oder auf dem Rollenbein aufgelegt, steigt die Intensität deutlich an.

Zu beachten

Treten neurologische Symptome auf, wie z. B. Kribbeln, Taubheit oder ausstrahlende Schmerzen, muss die Rolle umpositioniert und die Bewegung symptomreduzierend angepasst werden.

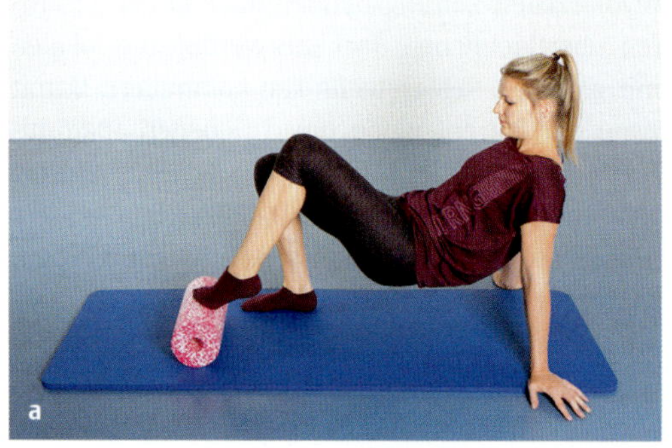

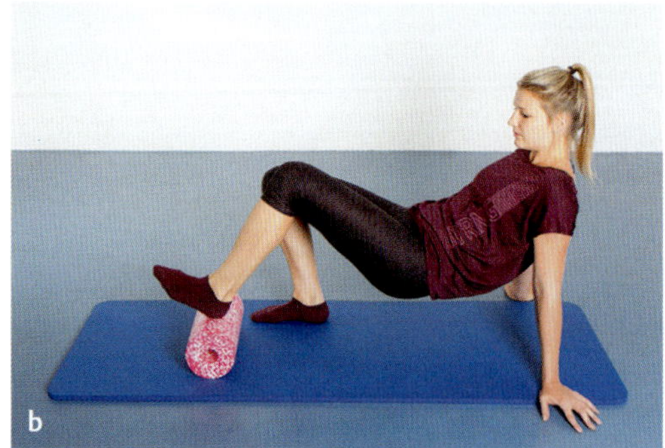

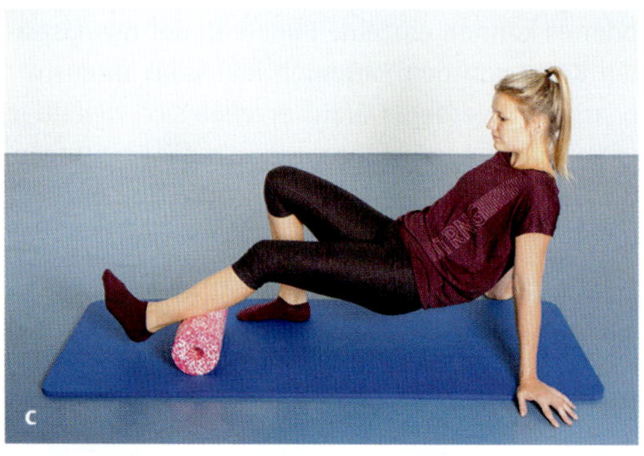

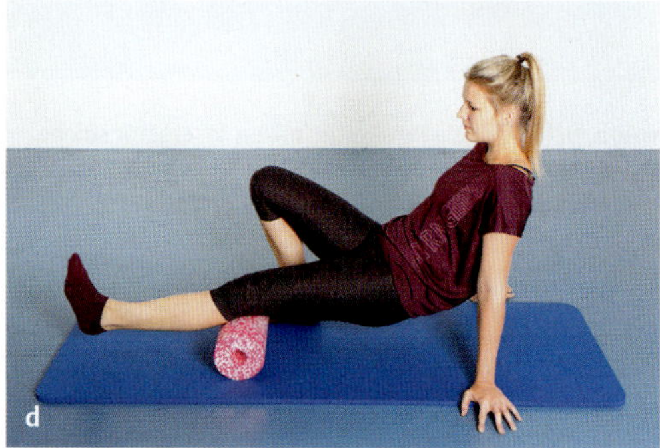

▶ **Abb. 9.13** Langkettiges Rollout von Zehenflexoren bis Kniekehle.

a Zehenflexoren.

b Kalkaneus.

c M. gastrocnemius.

d Kniekehle.

9.3.2 Rollout ischiokrurale Muskulatur – Tuber ischiadicum

Indikationen

Kapsel-Band-Verletzungen, muskuläre Dysbalancen, Tonusregulationsstörungen, Gonarthrose, Koxarthrose, lumbale Wirbelsäulenbeschwerden

Ausgangsposition des Patienten

Im Sitzen auf dem Boden wird die Kniekehle (Condylus medialis und lateralis) auf der Rolle positioniert (▶ **Abb. 9.14**). Durch verstärkte Innen- oder Außenrotation des Beines kann eine Muskelreihe (M. biceps femoris oder Mm. semitendinosus und -membranosus) in der Übungsdurchführung besonders betont werden.

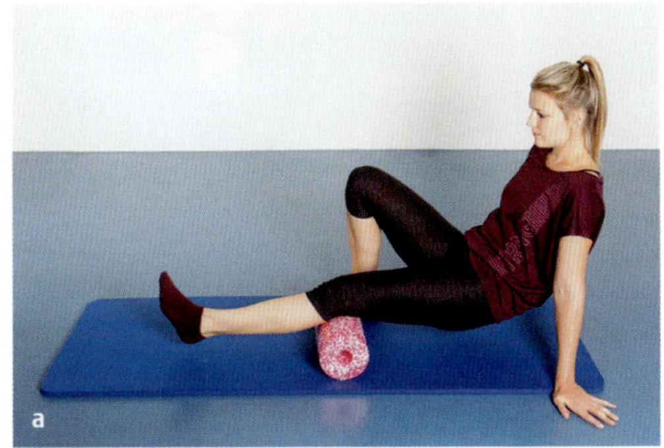

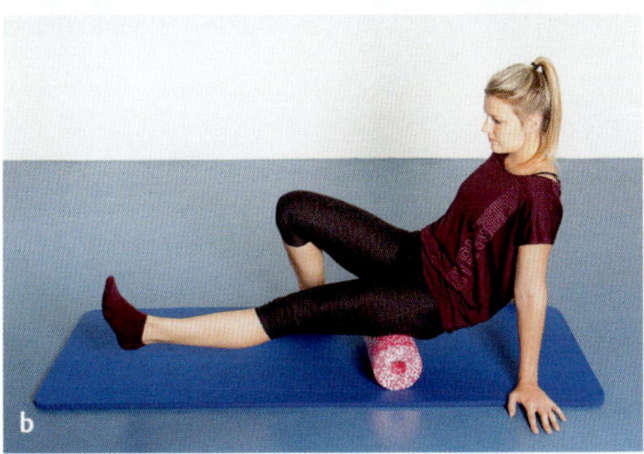

▶ **Abb. 9.14** Langkettiges Rollout ischiokrurale Muskulatur bis Tuber ischiadicum.
a Kniekehle/Ischios.
b Tuber ischiadicum.

Bewegungsdurchführung

Der Patient schiebt seinen Körper über der Rolle nach unten (fußwärts). So bewegt sich die Rolle von der Kniekehle nach proximal bis zum Tuber ischiadicum. Diese Übung kann zu Beginn bilateral (beide Beine sind auf der Rolle positioniert) durchgeführt werden. Mit der unilateralen Übungsanwendung wird die Intensität für das Rollenbein verstärkt.

Progressionen

Zu einer unilateralen Übungsdurchführung kann auch noch das kontralaterale Bein angehoben und frei gehalten werden. Für noch mehr Druckintensität kann das angehobene Bein auch noch zusätzlich auf das Rollenbein aufgelegt werden.

Zu beachten

Auch bei dieser Übung kann der N. ischiadicus irritiert werden. Treten entsprechende neurologische Symptome auf, wie z. B. Kribbeln, Taubheit oder ausstrahlende Schmerzen, muss die Rolle umpositioniert und die Bewegung symptomreduzierend angepasst werden.

9.3.3 Rollout Sakrum – Erector spinae – Linea nuchae

Indikationen

Wirbelsäulensyndrome, Mobilitätsdefizite der Wirbelgelenke, neurodynamische Störungen des Plexus lumbalis/sacralis oder brachialis, Bewegungseinschränkungen der kostovertebralen Gelenke, Störungen der Atemmechanik, Schulterbeschwerden

Ausgangsposition des Patienten

Der Patient beginnt die Übung im Sitzen auf der Rolle. Dabei ist die Rolle unter den Sitzbeinhöckern am Übergang zum Sakrum positioniert (▶ **Abb. 9.15**). Mit der Bewegung auf der Rolle kann sich der Patient jederzeit angemessen mit den Armen abstützen und die Übungsbewegung damit unterstützen.

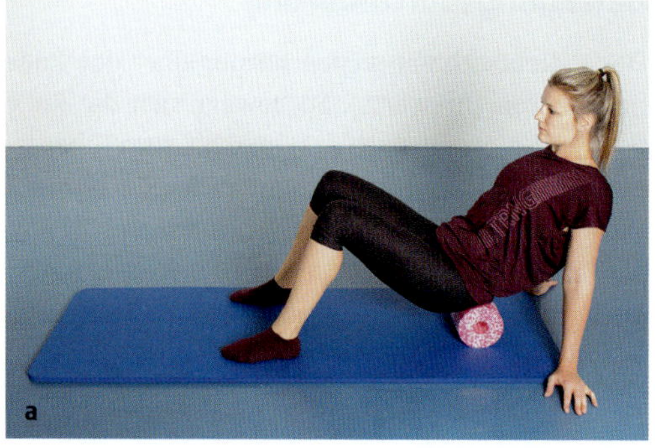
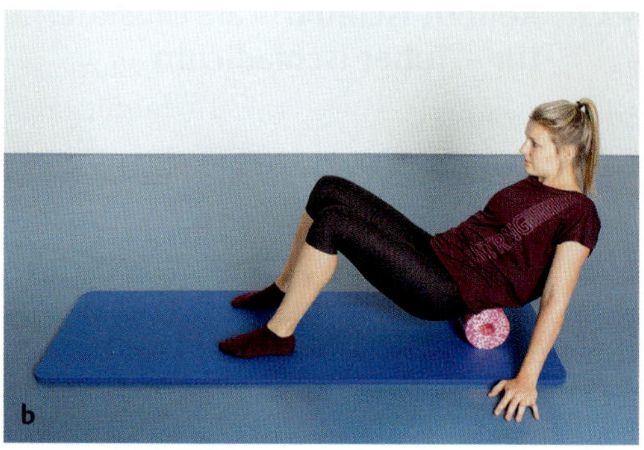
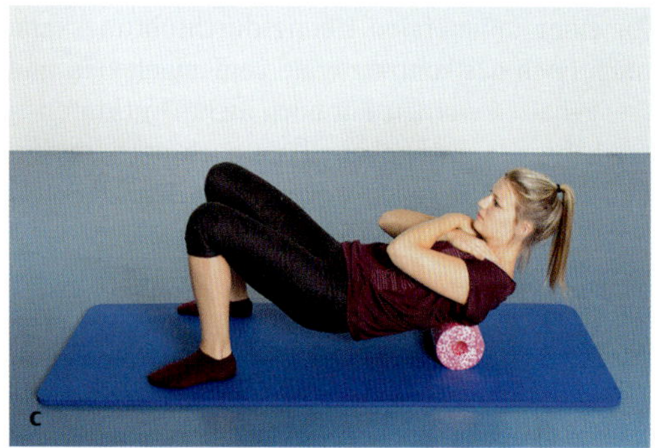
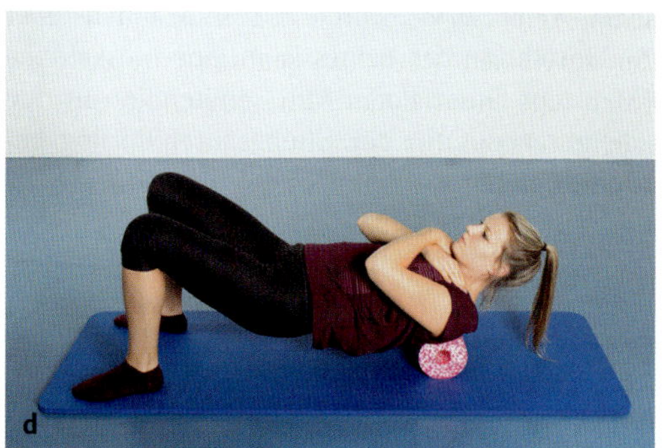
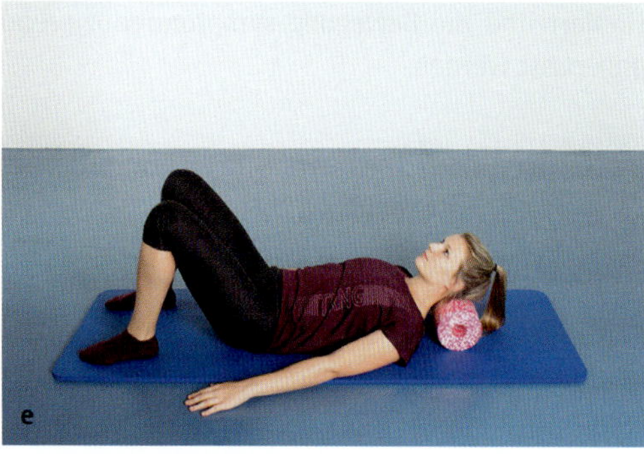

▶ **Abb. 9.15** Langkettiges Rollout vom Sakrum bis Linea nuchae.
a Sakrum.
b lumbaler Anteil des M. erector spinae
c thorakaler Anteil des M. erector spinae.
d zervikothorakaler Anteil des M. erector spinae.
e zervikaler Anteil des M. erector spinae.

Bewegungsdurchführung

Der Patient läuft mit den Füßen nach unten. So kann die Rolle unter dem Körper des Patienten nach oben durch die myofaszialen Ketten der Backline gelangen. Je nach Kraft in der Körpermitte sollte sich der Patient ausreichend mit den Armen abstützen, um die Bewegung fließend und ohne zu stocken durchführen zu können.

Progressionen

Eine rotatorische Einstellung des Oberkörpers oder des Beckens lassen die Druckintensität verstärkt auf einer Seite (rechts/links) der myofaszialen Strukturen einwirken.

Zu beachten

Bei zu starken lokalen Symptomreproduktionen sollte die Bewegung entsprechend unterstützt und erleichtert werden.

9.3.4 Rollout Linea nuchae – Galea aponeurotica – Augenbrauenbogen

Indikationen

Kopfschmerzen, Kieferstörungen (CMD), Gesichtsschmerzen, Nackenschmerzen, Mobilitätsdefizite der zervikalen Wirbelsäulenabschnitte, Zervikobrachialgie, neurodynamische Störungen im Bereich des Plexus brachialis und cervicalis

Ausgangsposition des Patienten

Diese Übung kann vom Patienten sowohl im Stehen als auch in einer sitzenden Position durchgeführt werden. Die Rolle kann zwischen der Wand und dem Nacken/Kopf des Patienten gehalten werden. Oder die Rolle befindet sich in einer besseren, weil flexibleren Variante am Stab und wird vom Patienten wie ein Nudelholz eingesetzt (► **Abb. 9.16**).

Bewegungsdurchführung

Von der hochzervikalen Nackenregion über das Okziput und die Galea aponeurotica wird die Rolle bis zum Arcus superciliaris (Augenbrauenbogen) nach vorne gerollt. Dabei kann der Patient den aktiven Druck in das Gewebe selbst regulieren und kontinuierlich anpassen.

Progressionen

Der Patient steuert die Intensität durch den aktiven Druck der Rolle in das bearbeitete Gewebe.

Zu beachten

Gerade an den knöchernen Austrittsstellen der neuralen Strukturen (N. occipitalis major et minor, N. auricularis magnus et posterior, N. supraorbitalis) kann es durch das intensive Bearbeiten mit der Rolle zum Auftreten von lokalen Symptomen kommen. Dann ist die Intensität entsprechend anzupassen, bis die Symptome wieder auf einem akzeptablen Niveau angekommen sind.

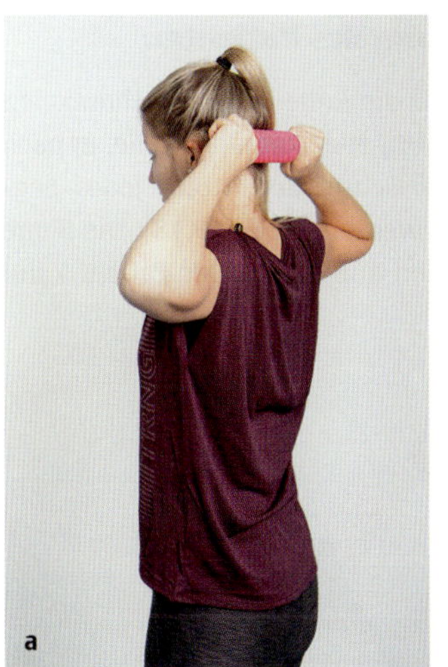

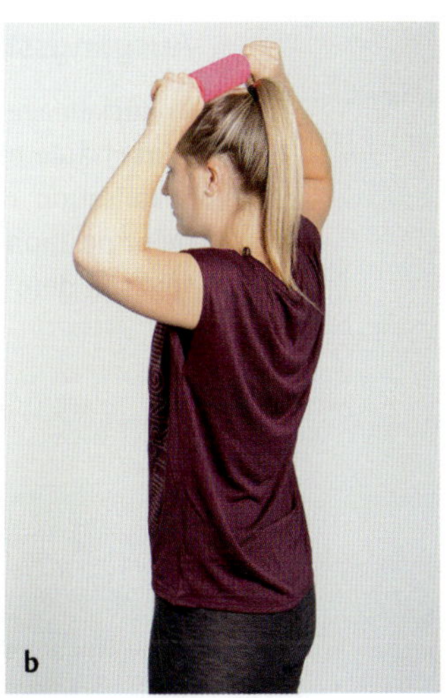

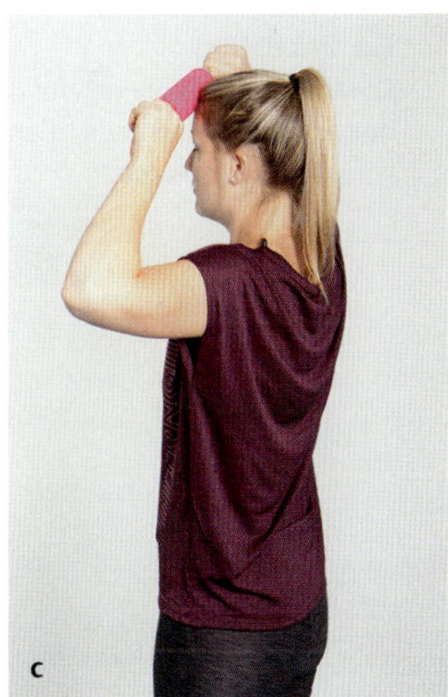

► **Abb. 9.16** Langkettiges Rollout Linea nuchae – Galea aponeurotica – Augenbrauenbogen.
a Linea nuchae.
b Galea aponeurotica.
c Augenbrauenbogen.

9.4 Mobilisation der myofaszialen Backline

Bei den myofaszialen Mobilisationsübungen liegt der Fokus zunächst auf einer angenehmen und sanften Bewegungsdurchführung. Der Patient sollte die Übung zunächst kennenlernen, bevor die Intensität über mehr Tempo oder mehr Wiederholungen/Sätze gesteigert wird. Es sollte sich ein angenehmes Bewegungsgefühl einstellen, bei dem der Patient das Gefühl bekommt: „Es wird immer beweglicher – das Gewebe wird weicher und elastischer“.

Lassen sie den Patienten stets mit kleinen, langsamen Bewegungen beginnen, die bei guter motorischer Kontrolle auch größer und beschleunigt durchgeführt werden können.

Die Wiederholungszahl ist bei Mobilisationsübungen eher größer anzusetzen. Lassen sie die Übungen zu Beginn 30- bis 40-mal in 2–4 Sätzen wiederholen. Die Übungen können auch auf eine gewisse Zeit (z. B. 1–3 min) oder bis sich ein bestimmter Effekt (z. B. weicheres Bewegungsgefühl, Entspannung eines Muskels, vergrößerte Bewegungsreichweite, mehr Elastizität) eingestellt hat, durchgeführt werden.

Praxistipp
Die Mobilisationsübungen für die Backline können auch als tonisierende Übungen für die Frontline eingesetzt werden.

9.4.1 Übung 1

Ausgangsstellung des Patienten

Im Vierfüßler positioniert der Patient die Unterschenkel an der Tuberositas tibiae auf der Rolle (▶ **Abb. 9.17**). In dieser Ausgangsposition ergeben sich vielfältige Bewegungsmöglichkeiten zur Mobilisation der Backline.

Bewegungsdurchführung

Variante 1: Der Patient hebt abwechselnd ein Bein von der Rolle an und führt den Oberschenkel unter dem Körper weit nach vorne.

Variante 2: Beide Beine werden vom Patienten auf der Rolle weit nach vorne gerollt. So kommen beide Beine unter den Oberkörper des Patienten und die Backline muss sich entsprechend lang machen.

Variante 3: Bevor ein Bein nach vorne bewegt wird, streckt der Patient das Bein lang nach hinten aus und generiert so eine größere Bewegungsamplitude. Dadurch werden v. a. elastische Rückstellkräfte (Gegenbewegung – Wechselwirkungsprinzip) für einen entgegengesetzten Bewegungsausschlag genutzt.

9.4.2 Übung 2

Ausgangsstellung des Patienten

In Rückenlage wird die Rolle unter der thorakalen Wirbelsäule platziert. Hier kann die Rolle, je nach Lokalisation der Beschwerden, unter jedes Segment positioniert werden (▶ **Abb. 9.18**). Die Beine sind auf dem Boden aufgestellt. Der Patient kann

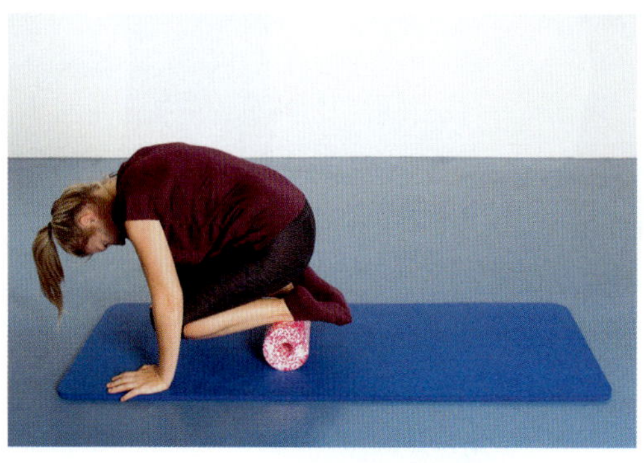

▶ **Abb. 9.17** Langmachen der Backline.

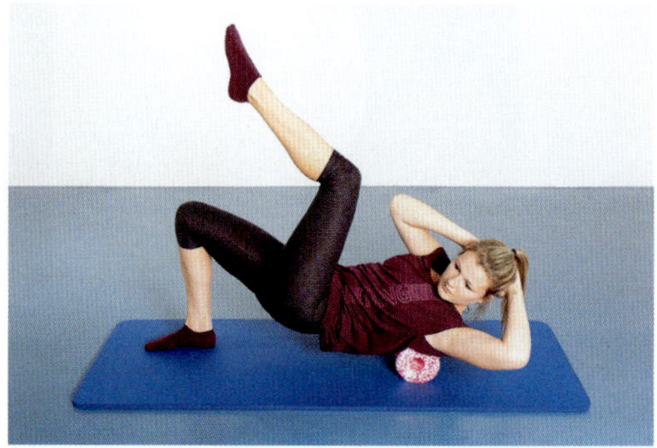

▶ **Abb. 9.18** Backline auch segmental mobilisieren.

sich mit den Armen zusätzlich abstützen oder die Arme frei halten (z. B. Hände hinter den Nacken oder über Kreuz auf den Schultern ablegen). Das Becken wird angehoben und frei schwebend gehalten.

Bewegungsdurchführung

Variante 1: Der Patient lässt langsam und kontrolliert das Becken auf den Boden absinken und hebt es wieder in die Ausgangsstellung an. Der Rückweg (das Anheben des Beckens) kann auch schneller (explosionsartig) durchgeführt werden. Durch das Absenken und die schnelle Kopplung der Rückbewegung werden v. a. elastische Kräfte aus dem myofaszialen System generiert, die zur Ökonomisierung von Bewegungsabläufen besonders wertvoll sind.

Variante 2: Dasselbe Prinzip: Der Patient lässt nun den Oberkörper (die Schultern) über die Rolle nach unten auf den Boden absinken. Das erneute Anheben des Oberkörpers in die Ausgangsposition kann wieder mit mehr Tempo (Beschleunigung) durchgeführt werden.

Variante 3: Der Patient hebt ein Bein vom Boden ab und bringt den kontralateralen Ellbogen an das angehobene Knie heran. Zu Beginn sollte diese Übung eher mit kleiner Amplitude durchgeführt werden, die mit zunehmender motorischer Kontrolle beschleunigt und vergrößert werden kann.

9.4.3 Übung 3

Ausgangsstellung des Patienten

In Rückenlage positioniert sich der Patient mit den Füßen zu einer Wand. Der Abstand des Beckens zur Wand beträgt etwa eine Unterschenkellänge. So kann die Rolle bequem zwischen den Füßen und der Wand positioniert und gehalten werden (► **Abb. 9.19**). Mit den Armen stützt sich der Patient auf dem Boden ab (ca. 45° Abduktion).

Bewegungsdurchführung

Variante 1: Der Patient läuft auf der Rolle langsam und mit kleinen Schritten die Wand entlang nach oben. Dabei heben sich Becken, Wirbelsäule und Rumpf langsam vom Boden ab. Die Backline macht sich lang.

Variante 2: Die Füße stehen höher in der Wand auf der Rolle. Das Becken und der Rumpf sind angehoben und der Patient löst abwechselnd ein Bein von der Rolle und bewegt den Oberschenkel dabei auf den Oberkörper und die Schultern zu.

9.4.4 Übung 4

Ausgangsstellung des Patienten

In Rückenlage positioniert der Patient die Rolle unter dem Sakrum. Nun werden beide Beine vom Boden angehoben und gehalten. Die Beine können in Hüft- und Kniegelenken leicht flektiert gehalten werden (► **Abb. 9.20**).

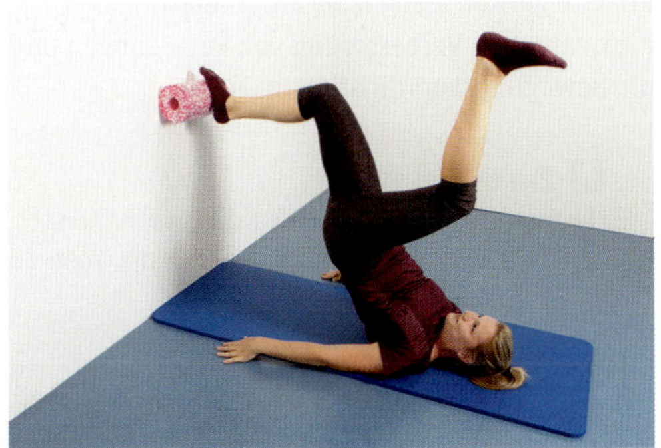

► **Abb. 9.19** Verlängerung der Backline.

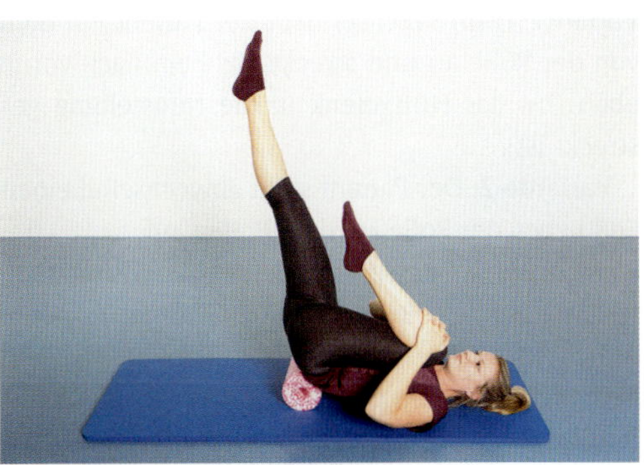

► **Abb. 9.20** Backline-Mobilisation über maximale Hüftflexion.

Bewegungsdurchführung

Variante 1: Im Wechsel beugt der Patient ein Bein weiter an, bis der Oberschenkel auf dem Oberkörper ankommt oder aufliegt.

Variante 2: Der Patient streckt abwechselnd ein Bein im Knie komplett durch und streckt es damit nach oben in Richtung Decke. In gestreckter Position können die Füße zur weiteren Mobilisation der Backline in Dorsalextension (DE) und Plantarflexion (PF) bewegt werden.

Variante 3: Während ein Bein zum Oberkörper herangezogen wird, streckt der Patient das andere Bein nach oben, Richtung Decke, aus.

Variante 4: Der Patient stützt sich mit beiden Armen seitlich am Boden ab und bewegt abwechselnd je ein Bein weit nach hinten, bis die Zehenspitzen auf dem Boden aufkommen. Je nach Mobilität des Patienten können auch beide Beine hinter/über dem Kopf auf dem Boden abgestellt werden. Der Patient kann in der Progression mit den aufgestellten Füßen auch nach rechts und links laufen.

9.4.5 Übung 5

Ausgangsstellung des Patienten

In Rückenlage stellt der Patient beide Füße hintereinander auf die längs ausgerichtete Rolle auf. Die Arme stützen neben dem Körper auf dem Boden und das Becken wird vom Boden angehoben).

Bewegungsdurchführung

Variante 1: Im Wechsel hebt der Patient ein Bein von der Rolle an und streckt das Bein nach vorne oben (bis das Hüftgelenk in die Nullstellung gestreckt ist).

Variante 2: Der Patient stellt abwechselnd einen Fuß neben der Rolle auf dem Boden auf.

Variante 3: Das Becken bleibt in der Ausgangsstellung auf dem Boden abgelegt. Immer mit dem Anheben des Beckens hebt der Patient auch ein Bein an und streckt dieses lang nach oben in Richtung Decke (SLR-Position; ▸ **Abb. 9.21**).

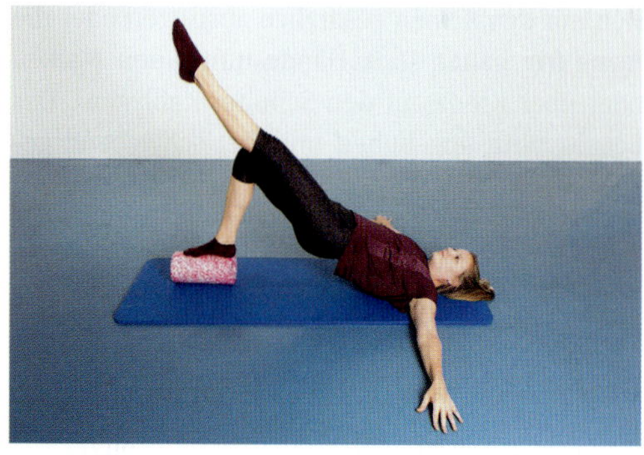

▸ **Abb. 9.21** Backline im Straight-Leg-Raise (SLR) zur Mobilisation.

9.5 Tonisierung der myofaszialen Backline

Tonisierende Übungen haben stets neurophysiologisch ausgerichtete Ziele. Das heißt, es sollen mehr motorische Einheiten für eine Bewegung oder eine komplexe Aktivität rekrutiert werden **(Rekrutierung)**. Zudem sollen Synapsen die efferenten Aktionspotenziale gebündelt und schneller an das Zielorgan transportieren **(Frequenzierung)**. Und nicht zuletzt soll der Bewegungsapparat lernen, die benötigten motorischen Einheiten möglichst zum selben Zeitpunkt zu aktivieren **(Synchronisation)**. So kommt für Bewegungen das qualitativ beste Ergebnis zustande und der Organismus kann die Bewegungen motorisch besser und sicherer steuern. Tonisierende Übungen verfolgen also nicht nur kraftsteigernde Zielsetzungen, sondern haben v. a. die qualitative Verbesserung von Bewegungen und die Bewegungskoordination im Fokus.

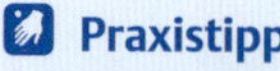

Praxistipp

Die tonisierenden Übungen für die Backline können auch als Mobilisationsübungen für die Frontline eingesetzt werden.

9.5.1 Übung 1

Ausgangsstellung des Patienten

Im Vierfüßlerstand positioniert der Patient ein Knie auf der Rolle. Das andere Bein wird gestreckt angehoben und frei gehalten. Die Hände sind vor der Schulter des Patienten auf dem Boden abgestützt (▸ Abb. 9.22).

Bewegungsdurchführung

Variante 1: Der Patient stellt die Zehenspitzen des angehobenen Beines abwechselnd rechts und links der Rolle auf dem Boden auf.

Variante 2: Der Patient streckt abwechselnd einen Arm nach vorne und stellt kurz die Fingerspitzen auf dem Boden auf.

Variante 3: Der Patient läuft mit beiden Armen langsam, mit kleinen „Schritten", nach vorne, bis die Arme nahezu gestreckt sind.

9.5.2 Übung 2

Ausgangsstellung des Patienten

Im breiten Stand hält der Patient eine Kettlebell oder eine Hantel mit beiden Händen fest (▸ Abb. 9.23).

Bewegungsdurchführung

Die Kettlebell wird zwischen den Beinen hindurch geschwungen und unter Ausnutzen dieses Schwunges wieder nach oben, über den Kopf bewegt und dort kurz gehalten. Wichtig dabei sind eine stabile Haltung der Körperlängsachse (KLA) während der gesamten Schwungbewegung und eine aktive Spannungskontrolle der Bauchmuskulatur. Beim Anheben der Kettlebell bringt der Patient das Becken aktiv mit nach vorne und unterstützt so den Schwung und die Aufwärtsbewegung des Gewichts.

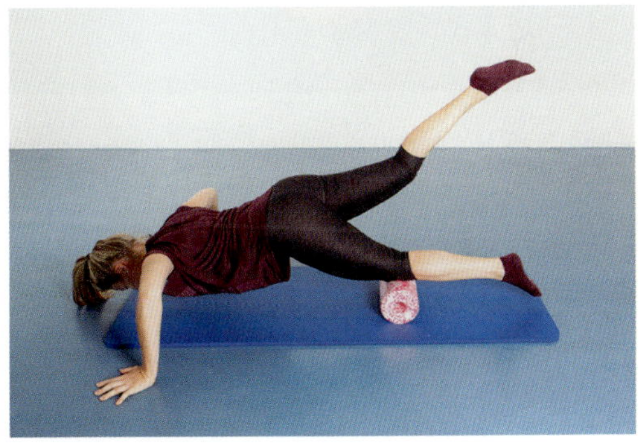

▸ **Abb. 9.22** Instabile Liegestützposition.

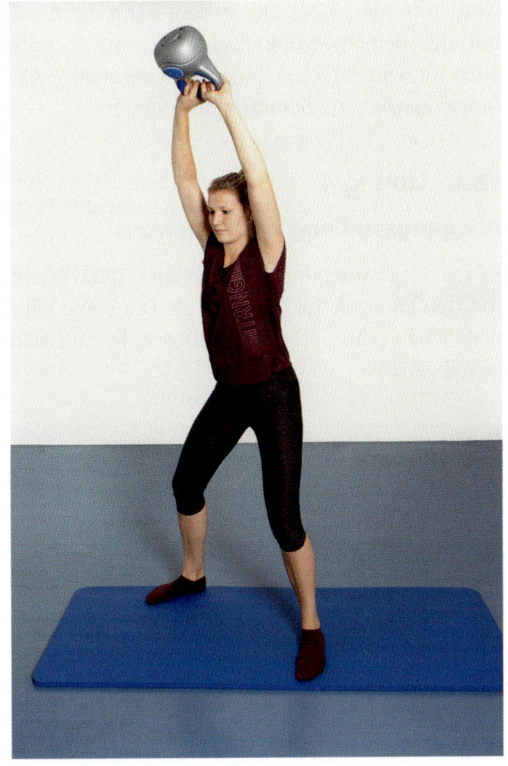

▸ **Abb. 9.23** Kettlebell Swing zur Tonisierung der Körperlängsachse (KLA).

9.5.3 Übung 3

Ausgangsstellung des Patienten

Im Stand (Schrittstellung) legt der Patient den hinteren Fuß (mit dem Fußrücken) auf der Rolle ab.

Bewegungsdurchführung

Das auf der Rolle abgelegte Bein wird nun nach hinten, in eine vergrößerte Schrittstellung, gerollt. Dabei schiebt das hintere Bein in eine vergrößerte Hüftextension, fordert dadurch vermehrt posturale Kontrolle und stabilisiert so die Backline.

Variante: Armbewegungen können zur Unterstützung der Aktivierung/Tonisierung eingesetzt werden (▶ Abb. 9.24). Der Patient kann die Arme mit der Beinbewegung nach oben, vorne oder auch zur Seite strecken. So werden vermehrte Aktionspotenziale zur Stabilisation generiert.

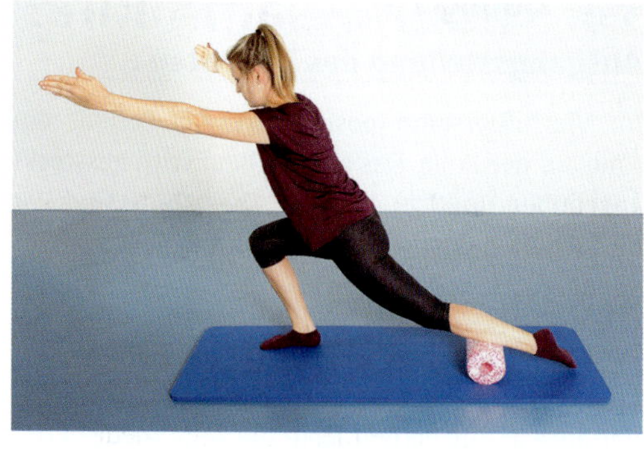

▶ **Abb. 9.24** Aktivierung der Backline in Schrittposition.

9.5.4 Übung 4

Ausgangsstellung des Patienten

In der Liegestützposition stützt sich der Patient mit den Ellbogen auf der Rolle ab. Die Beine können eng (Fuß an Fuß) aufgestellt werden (▶ Abb. 9.25).

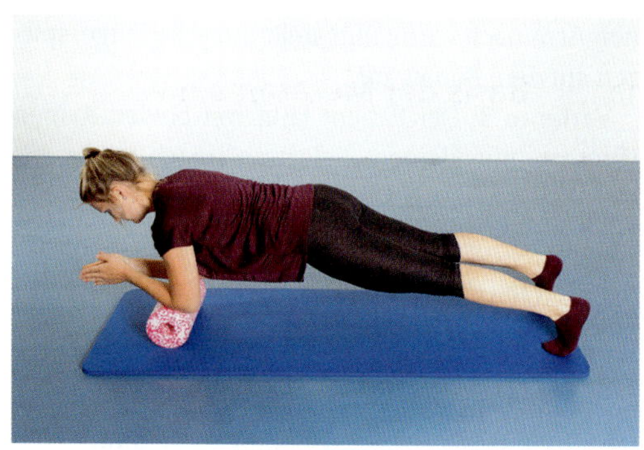

▶ **Abb. 9.25** Liegestützposition klassisch.

Bewegungsdurchführung

Variante 1: Im Wechsel (rechts – links) hebt der Patient ein Bein vom Boden an, zieht das Bein unter den Oberkörper nach vorne und stellt die Zehenspitzen kurz auf dem Boden ab, bevor das Bein wieder in die Ausgangsposition zurückgestellt wird.

Variante 2: Der Patient stellt im Wechsel ein Bein seitlich nach außen auf den Boden. Hierbei können verschiedene Bewegungsrhythmen benutzt werden: auf – auf – zu – zu (rechtes Bein auf – linkes Bein auf – rechtes Bein zu – linkes Bein zu); auf – zu – auf – zu (rechtes Bein auf – rechtes Bein zu – linkes Bein auf – linkes Bein zu).

Variante 3: Der Patient hebt diagonal Arm und Bein an.

Variante 4: Der Patient stellt abwechselnd ein Bein neben der Rolle auf.

9.5.5 Übung 5

Ausgangsstellung des Patienten

Im Vierfüßlerstand sind die Knie des Patienten auf einem Pezziball positioniert. Die Arme werden vor dem Ball auf dem Boden abgestützt (▶ Abb. 9.26).

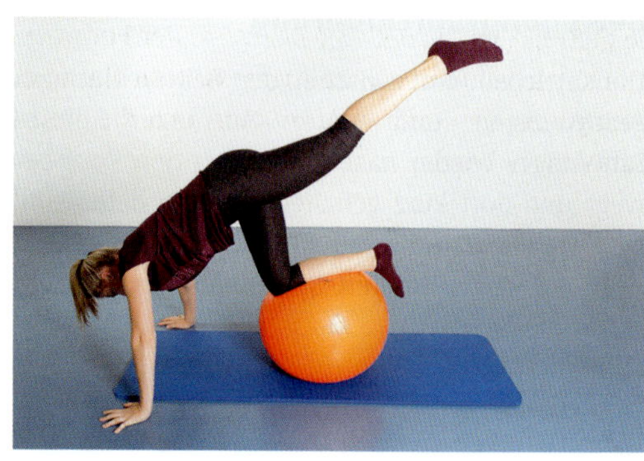

▶ **Abb. 9.26** Mobile Unterstützungsfläche zur maximalen Tonisierung.

Bewegungsdurchführung

Variante 1: Abwechselnd hebt der Patient ein Knie vom Ball ab und streckt das Bein nach hinten aus.

Variante 2: Das angehobene Bein wird nach hinten auf die Gegenseite gestreckt.

Variante 3: Im Wechsel wird ein Arm vom Boden angehoben – der angehobene Arm kann auch nach vorne oder zur Seite gestreckt werden.

Variante 4: Der Patient hebt diagonal Arm und Bein an.

10 Übungssammlung Laterallinie

10.1 Laterallinie – lokale Releasetechniken an den knöchernen Befestigungen

Effektive lokale Releasetechniken an den knöchernen Befestigungen (► Tab. 10.1) sind wieder Triggertechniken oder Minirollouts, die durch Gelenkbewegungen (Vorpositionierung) und Muskelaktivität bestmöglich unterstützt werden können.

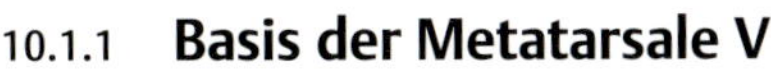

10.1.1 Basis der Metatarsale V

Indikationen

Mittelfußstörungen, Mobilitätsdefizite, OSG-Störungen, Kapsel-Band-Verletzungen, Fersensporn, Achillodynie, Tonusregulationsstörungen

Ausgangsposition des Patienten

Im Sitzen positioniert der Patient die laterale Fußkante mit dem Zehengrundgelenk V auf der Rolle (► Abb. 10.1). Dabei ist das Bein in einer leicht außenrotierten Stellung. So kann der gesamte laterale Fußrand bearbeitet werden. Wird der Fuß rotationsneutral auf der Rolle abgestellt (mit flächiger Anlage der Plantarfaszie), können auch die Metatarsale I–IV bearbeitet werden.

Bewegungsdurchführung

Durch eine aktive Knieflexion/-extension kann der laterale Fußrand oder die Metatarsale gegen die Rolle bewegt werden. Diese Bewegung kann sowohl mit auf dem Boden abgelegtem Becken als auch mit angehobenem Becken durchgeführt werden.

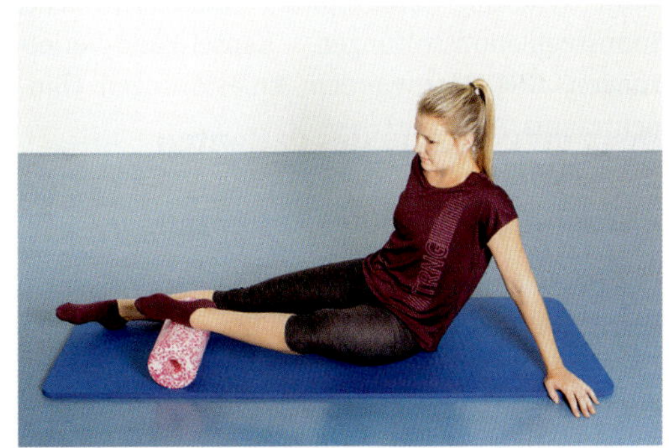

► **Abb. 10.1** Releasetechniken an der Basis Metatarsale V.

Progressionen

Der aktive Druck des Fußes in die Rolle ist neben dem Bewegungstempo und der Wiederholungszahl das Maß für die Intensität. Auch das Anheben des Beckens oder des kontralateralen Beines steigern die Intensität der Übung deutlich. Zudem fordert die Verkleinerung der Unterstützungsfläche auch koordinative Fähigkeiten des Patienten.

Zu beachten

Bei zu starker Schmerzempfindlichkeit sollte die Intensität nach unten angepasst werden.

► **Tab. 10.1** Myofasziale Strukturen an den knöchernen Befestigungen der Laterallinie mit klinisch relevanten Pathologien.

Anatomische Strukturen entlang der myofaszialen Kette	Häufige Pathologien
• Basis der Metatarsale I–V • Caput fibulae • Tuberculum tractus iliotibialis • Crista iliaca • Rippen • Processus mastoideus	• Blockierungen • Z. n. Verletzung (OSG, USG, Tarsus) • Kapsel-Band-Verletzungen • Läuferbeschwerden am Knie/Fuß • lumbale Rückenbeschwerden • ISG-Problematiken

ISG: Iliosakralgelenk; OSG: oberes Sprunggelenk; USG: unteres Sprunggelenk

10.1.2 Caput fibulae

Indikationen

Nervenreizung des N. peroneus communis, Tibiakantensyndrom (Shin Splint), Muskelschwäche, Tonusregulationsstörungen, Kapsel-Band-Verletzungen, OSG-Beschwerden, Kniestörungen (Binnentrauma, Arthrose)

Ausgangsposition des Patienten

Der Patient nimmt eine seitliche Sitzposition ein und positioniert das Caput fibulae auf der Rolle. Dabei stützt sich der Patient mit beiden Armen auf dem Boden ab, um die Bewegungen am Caput fibulae mit dem ganzen Körper zu unterstützen (▶ **Abb. 10.2**). In einer geraden Sitzposition muss das Bein in eine Außenrotation gebracht und gehalten werden.

Bewegungsdurchführung

Der Patient kann eine einfache Druckvariabilität als Übung nutzen, indem das Becken etwas von der Unterlage angehoben wird. Diese Druckerhöhung am Caput fibulae sorgt bereits für Trainingsreize. Zudem kann das Bein nach innen oder außen rotiert werden, um den Druckpunkt am Caput fibulae nach ventral oder dorsal zu verlagern. So können variable Reize an das Caput fibulae gebracht werden. Minirollouts von 1–2 cm können um das Caput fibulae herum durchgeführt werden. Dabei wird die Rolle von der Unterkante des Caput fibulae bis an die Oberkante gebracht.

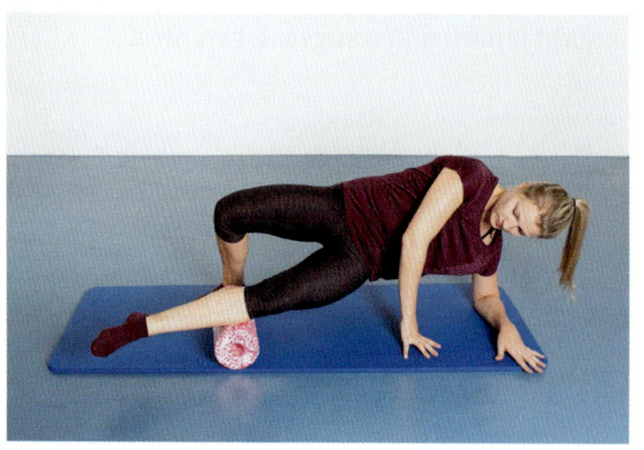

▶ **Abb. 10.2** Releasetechniken am Caput fibulae.

Progressionen

Minirollouts in Kombination mit einem angehobenen Becken oder verstärktem lokalen Gegendruck in die Rolle steigern die Intensität.

Zu beachten

Eine starke Neurosensitivität des N. peroneus communis reproduziert lokale neurale Symptome, die durch Anpassung der Intensität oder der Ausgangsposition wieder reduziert werden sollten, um Exazerbationen zu verhindern.

10.1.3 Tuberculum tractus iliotibialis

Indikationen

Läuferknie, Springerknie, Gonarthrose, Kapsel-Band-Verletzungen, Z. n. Totalendoprothese (TEP), Tonusregulationsstörungen, Z. n. Kniebinnentrauma

Ausgangsposition des Patienten

In einer seitlichen Stützposition bringt der Patient das Tuberculum tractus iliotibialis auf die Rolle. Dazu wird das Bein in einer leichten Außenrotation gehalten – so dreht sich das Tuberculum tractus iliotibialis direkt auf die Rolle (▶ **Abb. 10.3**).

Bewegungsdurchführung

Mit kleinen Rollamplituden in kranial-kaudaler Richtung, während das Bein rotiert wird, kann die Rolle um den knöchernen Punkt herum bewegt

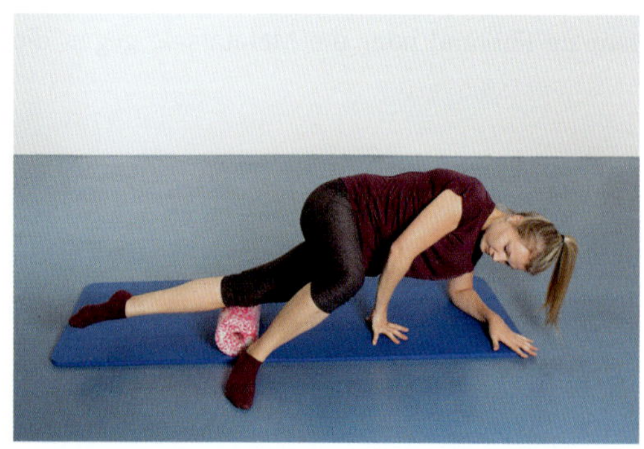

▶ **Abb. 10.3** Releasetechniken am Tuberculum tractus iliotibialis.

werden. So kommen die Deformationsreize an allen Stellen des Tuberculum tractus iliotibialis an.

Progressionen

Während der Übung kann der Druck an der Rolle durch vermehrtes Abstützen mit den Händen oder dem kontralateralen Bein variiert und angepasst werden. Wird das kontralaterale Bein komplett vom Boden angehoben, erhöht sich der Druck an der Rolle.

Zu beachten

Bei zu starker Schmerzempfindlichkeit (Periostschmerz) sollte die Intensität nach unten angepasst werden.

10.1.4 Crista iliaca

Indikationen

Lumbale Wirbelsäulenbeschwerden (BSV, BSP, Blockierungen), ISG-Problematiken, Tonusregulationsstörungen, Nervenwurzelreizungen Plexus lumbalis/sacralis, Hüftbeschwerden

Ausgangsposition des Patienten

In einer Seitstützposition wird die Rolle unter dem Beckenkamm, der Crista iliaca platziert. Dabei stützt sich der Patient mit der Hand oder dem Ellbogen auf dem Boden ab. Der Oberkörper muss stabil in der Mitte gehalten werden können, ohne während der Bewegung rotatorisch abzuweichen (► **Abb. 10.4**).

Bewegungsdurchführung

Die Modulation der lokalen Releasereize kann durch eine Beckendrehung oder Beckenkippung erfolgen. Dabei werden kleinste Bewegungen dazu benutzt, den Druck der Rolle an möglichst viele Stellen der knöchernen Struktur der Crista iliaca zu bringen. Der Patient kann seinen Oberkörper auch auf der Rolle nach unten und oben bewegen, um den Minirollout-Effekt (Rollen von der Unterkante der Crista iliaca bis an die Oberkante) an der knöchernen Struktur zu nutzen.

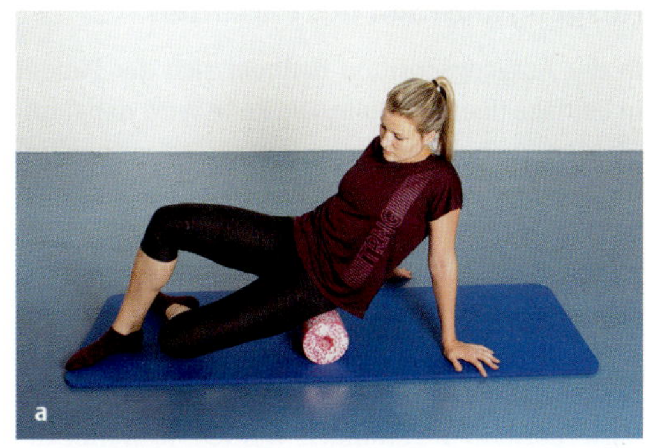

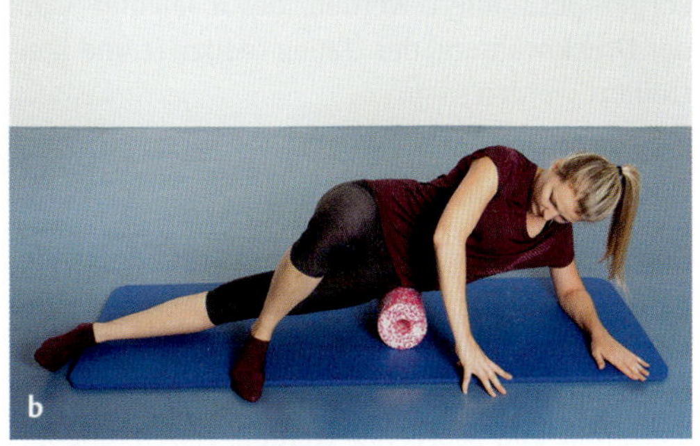

► **Abb. 10.4** Releasetechniken an der Crista iliaca.
a Positionierung in Rückenlage.
b Positionierung in Seitlage.

Progressionen

Durch das Anheben des kontralateralen Beines und durch Oberkörperbewegungen auf der Rolle kann die Intensität der Übung direkt beeinflusst werden.

Zu beachten

Bei zu starker Symptomreproduktion sollte die Intensität nach unten angepasst werden.

10.1.5 Rippen

Indikationen

Störungen der mechanischen Atembewegungen, Mobilitätseinschränkung thorakal und kostovertebral, Tonusregulationsstörungen der interkostalen Muskulatur, rotatorische Bewegungsstörung der thorakalen Wirbelsäule, Irritation der interkostalen neuralen Strukturen (neurale Kompressionsproblematik – gestörte Neurodynamik)

Ausgangsposition des Patienten

In der Ausgangsposition befindet sich der Patient in Seitlage über der Rolle. Die Rolle wird dabei unter den zu bearbeitenden Rippen so vorpositioniert, dass eine Bewegung über die Rolle machbar ist (▶ **Abb. 10.5**). Durch eine Rumpfbewegung (Flexion/Extension mit Rotation) kann der Patient die bearbeitete Rippenregion durch vermehrten Druck während der Rollbewegung bearbeiten. Die Ausgangsposition kann auch alternativ in eine Vierfüßlerposition abgewandelt werden. Je weiter die Hüften dabei angebeugt, die Knie unter dem Oberkörper positioniert werden, desto leichter kann der Druck während der Übung reduziert und kontrolliert werden.

Bewegungsdurchführung

Der Patient bewegt nun den Oberkörper durch Flexion mit Rotation sowie durch Extension mit Rotation über die Rolle nach oben und unten. So kann der gesamte Rippenbereich gezielt und effektiv ausgerollt und bearbeitet werden. Durch eine Rotation des Oberkörpers kann der Druck in verschiedene Regionen der Rippen (ventral, intermediär, dorsal) verlagert werden und die Therapieeffekte der Übung lassen sich damit auf die kostovertebralen oder kostosternalen Gelenkregionen fokussieren. Der Druck verändert auch die Lagebeziehung der Strukturen in den Interkostalräumen und kann so auch für eine verbesserte Mobilität während der Atembewegungen eingesetzt werden.

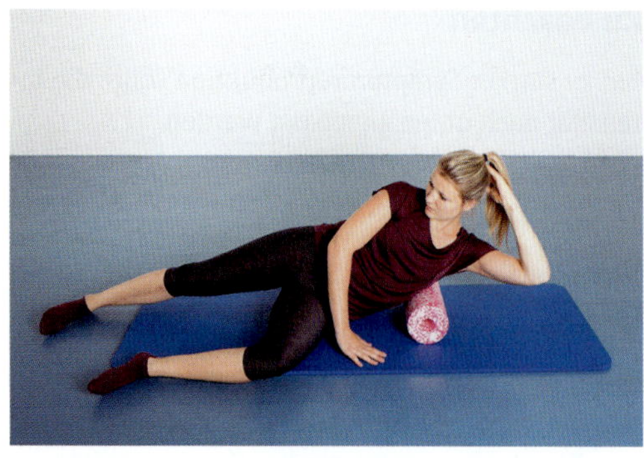

▶ **Abb. 10.5** Releasetechniken an den Rippen.

Progressionen

Wechselseitiges Bewegen der oberen oder unteren Extremitäten (unilateral, bilateral oder diagonal) verändern den therapeutischen Druck auf die Rolle und bringen somit auch andere Anpassungseffekte. Auch durch eine extensorische bzw. flexorische Bewegungsmodulation des Oberkörpers während der Übung lässt sich der Druck variieren.

Zu beachten

Osteoporose stellt eine Kontraindikation für diese Übung dar. Bei einer Ateminsuffizienz ist die Dosierung des Druckes während der Übung zu kontrollieren. Bestehende Herzinsuffizienzen oder signifikante Kreislaufschwächen sind relative Kontraindikationen für diese Übung, da der Druck auf den Thorax zu Komplikationen führen kann. In diesen Fällen sollte diese Übung mit dem behandelnden Arzt abgeklärt werden.

10.1.6 Processus mastoideus

Indikationen

Kopfschmerz, Gesichtsschmerz, Kiefergelenkschmerzen, Nackenschmerzen, Tonusregulationsstörungen zervikal und temporomandibulär, Schwindel, Tinnitus, Mobilitätseinschränkungen der zervikalen Wirbelsäule und des temporomandibulären Gelenkkomplexes

Ausgangsposition des Patienten

Die Übung kann sowohl im Stehen als auch in einer liegenden Position durchgeführt werden (▶ **Abb. 10.6**). Im Stehen wird die Rolle zwischen Wand und Processus mastoideus positioniert. In einer liegenden Position wird die Rolle unter den Processus mastoideus platziert (in Seitlage oder Rückenlage möglich).

Bewegungsdurchführung

Eine rotatorische Vorpositionierung des Kopfes kann dabei helfen, den Druckeffekt auf verschiedene Bereiche des Processus mastoideus zu verlagern. Auch Extension oder Flexion der zervikalen Wirbelsäule helfen bei der Modulation der Bewegungsreize.

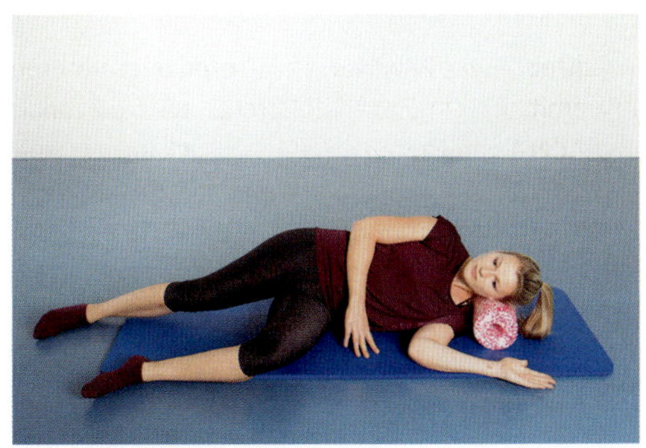

► **Abb. 10.6** Releasetechniken am Processus mastoideus.

Progressionen

Im Stehen kann die Druckintensität durch einen größeren Abstand der Füße von der Wand gesteigert werden. Je dichter der Patient an der Wand steht, desto geringer ist die Druckwirkung des Körpers auf die Rolle. Auch durch aktives Andrücken des Kopfes gegen die Rolle kann die Druckintensität gesteigert werden. Im Liegen ist diese Drucksteigerung auch durch Anheben einer Extremität möglich.

Zu beachten

Die Stabilität der Kopf- und Wirbelgelenke muss vom Patienten während der gesamten Bewegungsdurchführung sichergestellt werden können. Bei entsprechenden Dysfunktionen der zervikalen Wirbelsäulenstabilität ist die Druckintensität ausreichend zu reduzierten.

10.2 Laterallinie – globale Releasetechniken der myofaszialen Leitungsbahnen

Effektive globale Releasetechniken an den myofaszialen Leitungsbahnen als Verbindungslinien zwischen den Befestigungen sind Rollouts und Triggertechniken. Klinisch relevante Strukturen sind in ► **Tab. 10.2** aufgeführt.

10.2.1 M. peroneus longus et brevis

Indikationen

Mobilitätsdefizite der Fuß- und Kniegelenke, Tonusregulationsstörungen, Innervationsdefizite, Gonarthrose, Arthrose der Sprunggelenke, neurodynamische Störungen

Ausgangsposition des Patienten

In einer seitlichen Ausgangsstellung positioniert der Patient die Rolle unter dem Malleolus lateralis – am Sehnenfach der Peronäusmuskulatur (► **Abb. 10.7**). Diese Ausgangsposition kann mit abgehobenem Becken oder auch mit auf dem Boden abgelegten Becken eingenommen werden.

Bewegungsdurchführung

Allein schon das Anheben des Beckens erhöht den Druck auf die Muskulatur und liefert somit trainingswirksame Reize. Mit den abgestützten Ar-

► **Tab. 10.2** Myofasziale Strukturen an den myofaszialen Leitungsbahnen der Laterallinie mit klinisch relevanten Pathologien.

Anatomische Strukturen entlang der myofaszialen Kette	Häufige Pathologien
• M. peroneus longus et brevis • Tractus iliotibialis • M. gluteus maximus et medius • M. obliquus externus et internus abdominis • Mm. intercostales externus et internus • M. sternocleidomastoideus • M. splenius capitis et cervicis	• Sprunggelenkproblematiken • Kapsel-Band-Verletzungen • Gonarthrose/Koxarthrose • lumbale Wirbelsäulenbeschwerden • mechanische Störung der Atembewegung • Kopfschmerz/Gesichtsschmerz • CMD
CMD: kraniomandibuläre Dysfunktion	

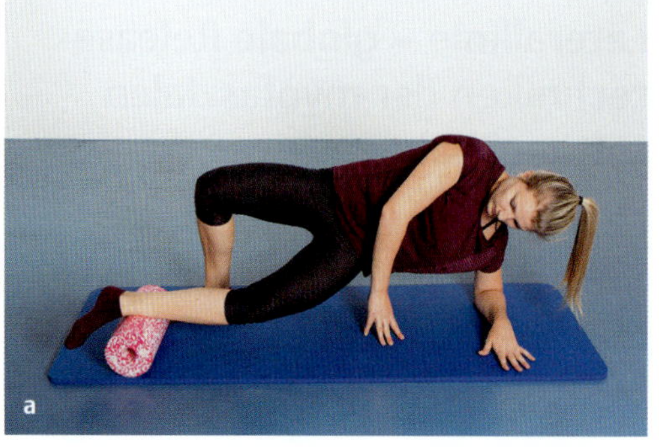

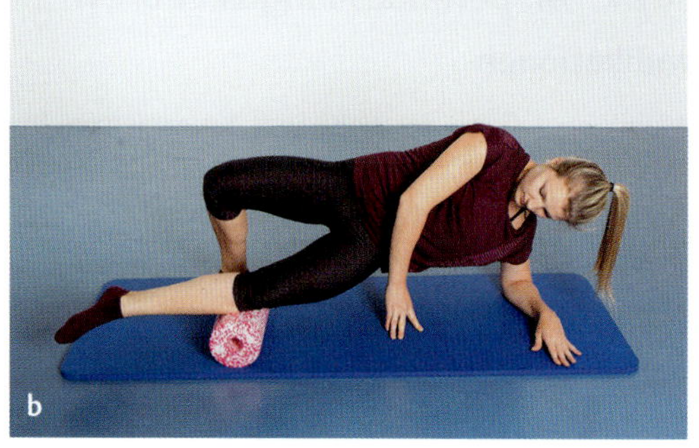

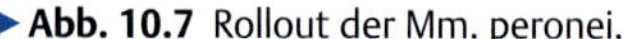

▸ **Abb. 10.7** Rollout der Mm. peronei.
a Startposition.
b Endposition.

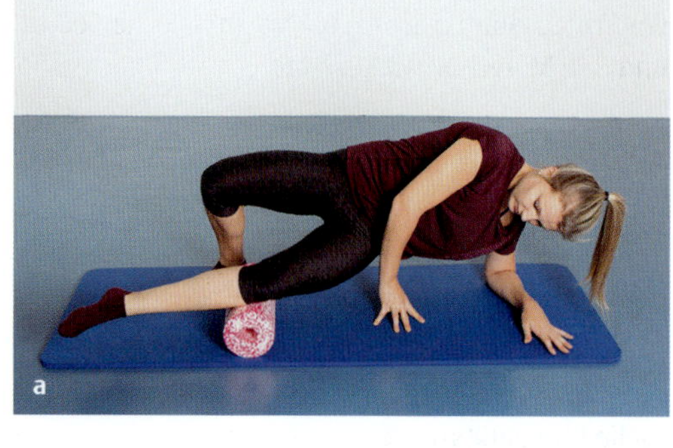

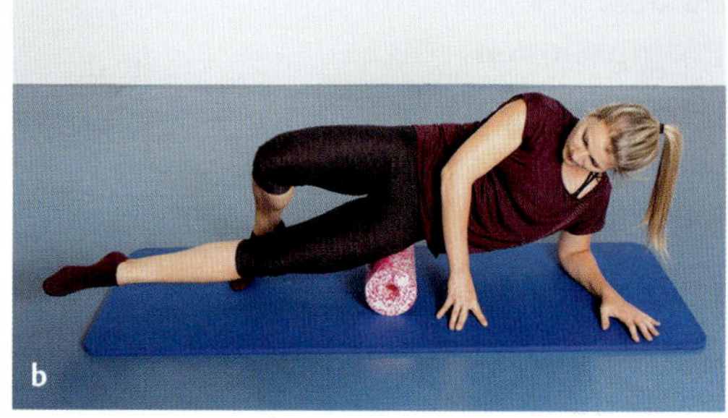

▸ **Abb. 10.8** Rollout des Tractus iliotibialis.
a Startposition.
b Endposition.

men schiebt der Patient sein Bein über der Rolle nach unten (fußwärts), bis die Rolle die Endposition am Caput fibulae erreicht hat. So kann der gesamte Muskelverlauf bearbeitet werden.

Progressionen

Die Intensität kann durch das Anheben des kontralateralen Beines und durch einen aktiven Gegendruck in die Rolle gesteigert werden.

Zu beachten

Eine starke Neurosensitivität des N. peroneus communis kann lokale neurale Symptome reproduzieren, die durch Anpassung der Intensität oder der Ausgangsposition wieder reduziert werden sollten.

10.2.2 Tractus iliotibialis

Indikationen

Hüftproblematiken, Koxarthrose, Gonarthrose, Sehnenreizungen am Kniegelenk, Kapsel-Band-Verletzungen am Knie, Überlastungssyndrome

Ausgangsposition des Patienten

In seitlich gestützter Ausgangsstellung positioniert der Patient die Rolle unter dem Tuberculum tractus iliotibialis (▸ **Abb. 10.8**). So ist der gesamte Bewegungsweg nach oben zum Becken frei. Mit den Armen und dem kontralateralen Bein stützt sich der Patient auf dem Boden ab, um den gesamten Bewegungsablauf zu unterstützen und zu kontrollieren.

Bewegungsdurchführung

Mit Hilfe der gestützten Arme schiebt sich der Patient auf der Rolle fußwärts über die Rolle. Dabei bewegt sich die Rolle durch den gesamten Verlauf des Tractus iliotibialis bis an das knöcherne Becken und den M. tensor fasciae latae.

Progressionen

Das Anheben des kontralateralen Beines verstärkt die Druckintensität der Rolle sofort. Auch durch eine Rotation des Beines auf der Rolle können die Druckreize an verschiedene Bereiche des Tractus iliotibialis verlagert werden und so für eine punktuelle Intensitätssteigerung sorgen.

Zu beachten

Bei zu starker Symptomreproduktion sollte die Intensität nach unten angepasst werden.

10.2.3 M. gluteus maximus et medius

Indikationen

Hüftbeschwerden, lumbale Wirbelsäulenbeschwerden, ISG-Störungen (Schmerz, Mobilitätsdefizit), neurodynamische Störungen des N. ischiadicus, Koxarthrose

Ausgangsposition des Patienten

Der Patient befindet sich in einer seitlichen Sitzposition auf der Rolle, die knapp unter der Gesäßfalte positioniert wird (▶ **Abb. 10.9**). Dabei kann sich der Patient mit den Armen am Boden abstützen.

Bewegungsdurchführung

Der Patient schiebt sich auf der Rolle nach unten. So bewegt sich die Rolle durch die Gesamtheit der Gesäßmuskulatur und kann vom Faserverlauf (Kraftwirkungslinie der Rollbewegung) auf den M. gluteus maximus et medius fokussiert werden. Dazu wird die Rolle leicht schräg über das Gesäß positioniert (in der Linie zwischen Trochanter major und Sakrum). Die Rolle sollte während der Übung allerdings auch variabel positioniert werden, um dem multidirektionalen Faserverlauf der myofaszialen Struktur gerecht zu werden.

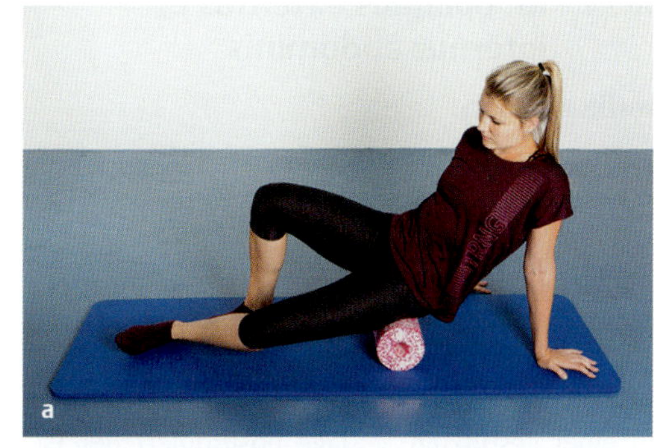

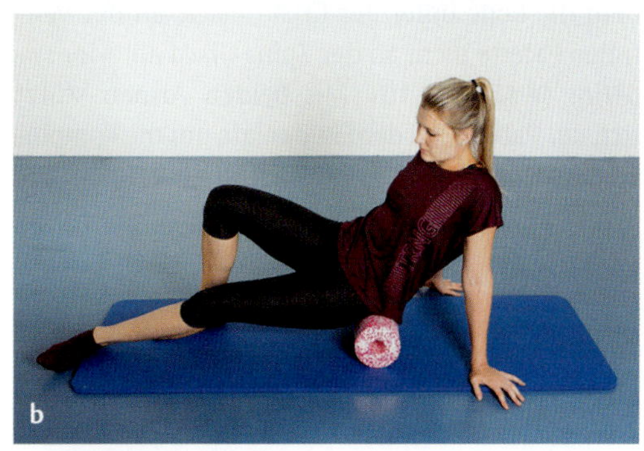

▶ **Abb. 10.9** Rollout Mm. gluteus maximus et medius.
a Startposition.
b Endposition.

Progressionen

Das Anheben des kontralateralen Beines verstärkt die Druckintensität der Rolle sofort. Auch durch eine Rotation des Beines auf der Rolle können die Druckreize an verschiedene Bereiche der Glutealmuskulatur verlagert werden und so für eine punktuelle Intensitätssteigerung im Muskelverlauf sorgen.

Zu beachten

Bei zu starker Symptomreproduktion sollte die Intensität nach unten angepasst werden.

10.2.4 M. obliquus externus et internus abdominis

Indikationen

ISG-Problematiken, lumbale Wirbelsäulenbeschwerden, thorakale Wirbelsäulenbeschwerden, Hüftaffektionen, Koxarthrose, neurodynamische Problemstellungen

Ausgangsposition des Patienten

In einer gestützten Seitlage positioniert der Patient die Rolle unter der Crista iliaca, an der ventralen Facette dicht an der Spina iliaca anterior superior (▸ **Abb. 10.10**). Mit beiden Armen stützt sich der Patient auf dem Boden ab, um die komplexe Bewegung besser kontrollieren zu können. Die Beine sind in der Seitlage in Schrittposition eingestellt.

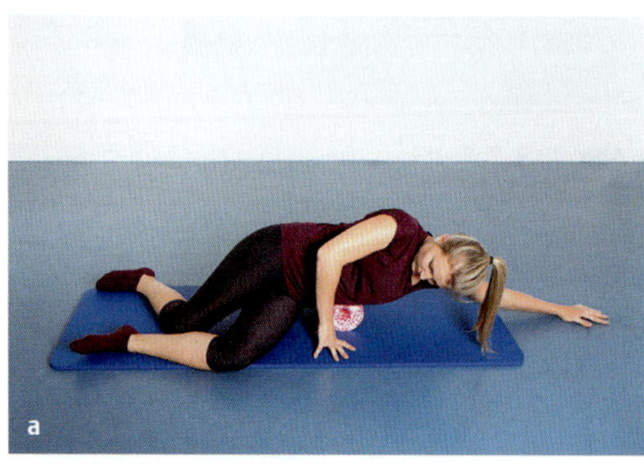

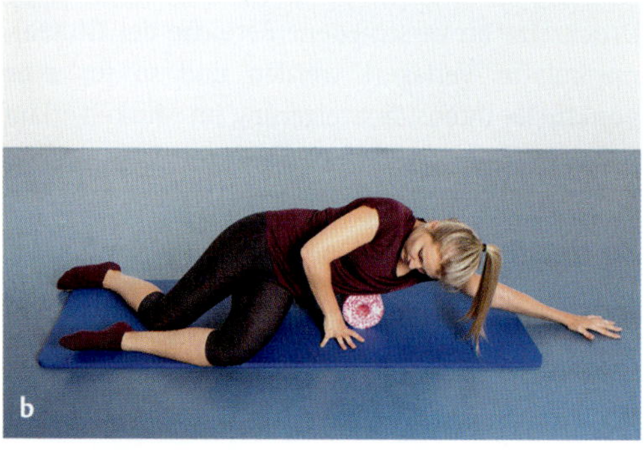

▸ **Abb. 10.10** Rollout M. obliquus externus et internus.
a Startposition.
b Endposition.

Bewegungsdurchführung

Durch eine Rotation (in Richtung Bauchlage) und eine Abwärtsbewegung des Oberkörpers auf der Rolle wird die Rolle unter den unteren Rippenbogen gebracht. Mit dieser Bewegung durchfährt die Rolle die Verlaufsrichtung der Mm. obliquii.

Progressionen

Die gesamte Drehbewegung des Oberkörpers kann auch mit geringerer Stützhilfe der Arme durchgeführt werden.

Zu beachten

Kontraindikation: starke Regelblutung, Schwangerschaft, Erkrankung der Bauchorgane (Reizdarm, Reflux etc.), Schmerzverstärkung durch intraabdominale Druckerhöhung

10.2.5 Mm. intercostales externus et internus

Indikationen

Gestörte Atemmechanik, thorakale Bewegungsstörungen, Blockierung der kostovertebralen Gelenke, Blockierung der thorakalen Wirbelgelenke

Ausgangsposition des Patienten

In der Ausgangsposition befindet sich der Patient in einer seitlichen Rückenlage über der Rolle. Die Rolle wird dabei unter den zu bearbeitenden Rippenbereichen so vorpositioniert, dass eine Bewegung über die Rolle machbar ist (▸ **Abb. 10.11**). Die Ausgangsposition kann auch alternativ in eine Vierfüßlerposition abgewandelt werden. Je weiter die Hüften dabei angebeugt, die Knie unter dem Oberkörper positioniert werden, desto leichter kann der Druck während der Übung reduziert und kontrolliert werden. Im Vierfüßler kann der Druck auch über eine verbesserte Stützposition der Arme reguliert werden.

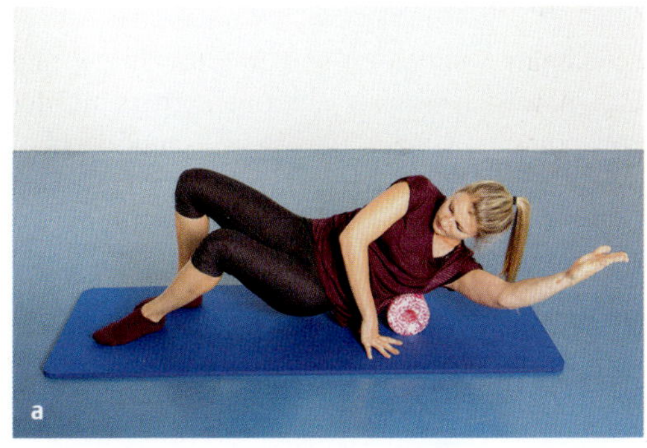

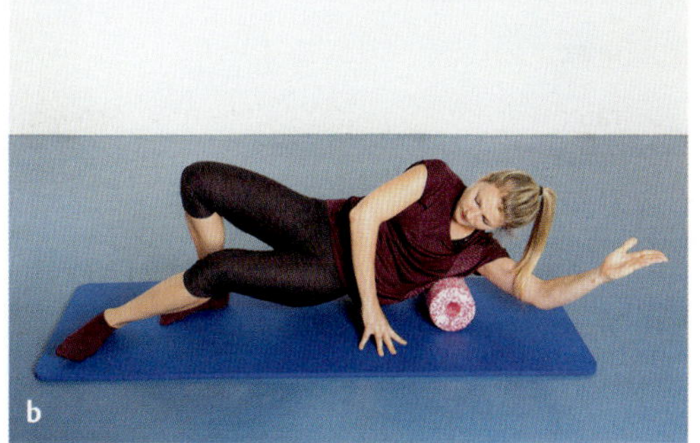

▶ **Abb. 10.11** Rollout Mm. intercostales.
a Startposition.
b Endposition.

Bewegungsdurchführung

Der Patient bewegt nun den Oberkörper über die Rolle nach oben und unten. So kann der gesamte Rippenbereich gezielt und effektiv ausgerollt und bearbeitet werden. Durch eine Rotation des Oberkörpers kann der Druck in verschiedene Regionen der Rippen (ventral, intermediär, dorsal) verlagert werden. Die Interkostalmuskulatur ist nicht direkt zugänglich für den Druck der Rolle. Der Druck verändert jedoch die Lagebeziehung der Strukturen in den Interkostalräumen, kann so auch für eine verbesserte Mobilität während der Atembewegungen eingesetzt werden und optimiert die Kontraktionsfähigkeit der Muskelstrukturen.

Progressionen

Wechselseitiges Anheben der oberen oder unteren Extremitäten (unilateral, bilateral oder diagonal) verändert den therapeutischen Druck auf der Rolle und bringt somit auch andere Anpassungseffekte. Auch durch eine extensorische Bewegungsmodulation des Oberkörpers während der Übung lässt sich der Druck variieren.

Zu beachten

Bei einer Ateminsuffizienz ist die Dosierung des Druckes während der Übung zu kontrollieren. Bestehende Herzinsuffizienzen oder signifikante Kreislaufschwächen sind relative Kontraindikationen für diese Übung, da der Druck auf den Thorax zu Komplikationen führen kann.

10.2.6 M. sternocleidomastoideus

Indikationen

Kopfschmerzen, Nackenschmerzen, Gesichtsschmerzen, Kieferschmerzen (CMD), Tinnitus, Schwindel, zervikale Wirbelsäulenbeschwerden

Ausgangsposition des Patienten

Der M. sternocleidomastoideus kann sowohl in einer Vierfüßlerposition als auch im Stehen mit zwischen Nacken und Wand eingeklemmter Rolle durchgeführt werden (▶ **Abb. 10.12**).

Bewegungsdurchführung

Der Patient schiebt den Nacken über der Rolle nach unten und oben. Die Kopfrotation während der gesamten Bewegung über der Rolle sorgt für eine gleichmäßige Druckverteilung im Muskelverlauf.

Progressionen

Der Abstand des Patienten zur Wand ist maßgeblich für die Druckintensität verantwortlich – je weiter der Patient von der Wand entfernt steht, desto höher wird der Druck in die Rolle.

Zu beachten

Bei zu intensiver Symptomreproduktion (v. a. bei Schwindel, Kopfschmerz oder Tinnitus) sollte die Intensität angepasst werden.

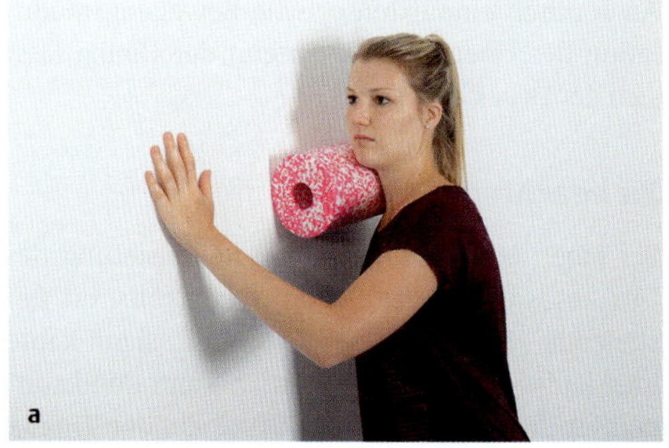

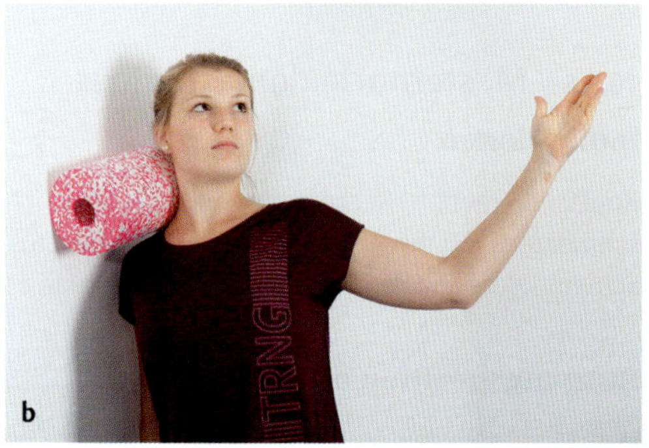

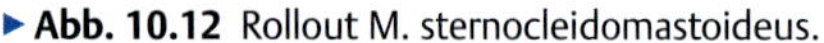

▶ **Abb. 10.12** Rollout M. sternocleidomastoideus.
a Startposition.
b Endposition.

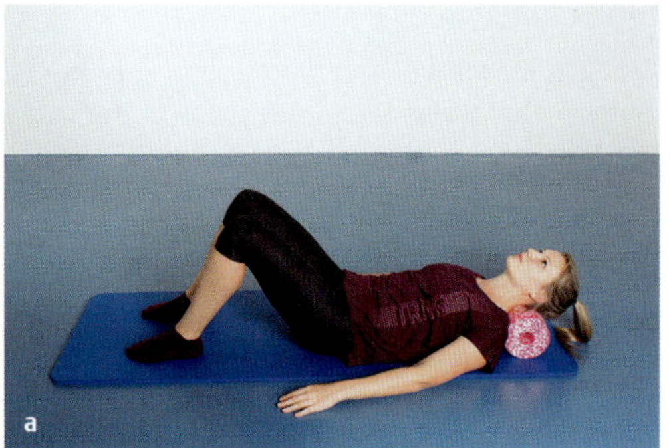

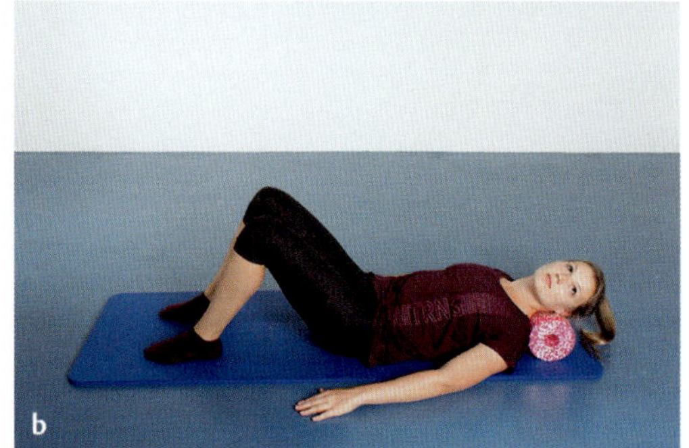

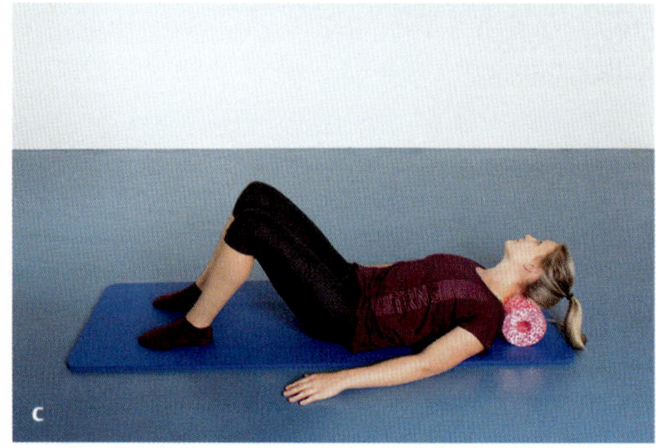

▶ **Abb. 10.13** Rollout und Triggertechniken Mm. splenius capitis et cervicis.
a Ausgangsposition.
b Querdehnung und Triggertechniken Mm. splenius capitis et cervicis, Richtungsvariante 1.
c Querdehnung und Triggertechniken Mm. splenius capitis et cervicis, Richtungsvariante 2.

10.2.7 M. splenius capitis et cervicis

Indikationen

Kopfschmerz, Nackenschmerz, zervikale Wirbelsäulenbeschwerden, Gesichtsschmerzen, CMD, Tinnitus, Schwindel, Kloßgefühl im Hals

Ausgangsposition

In Rückenlage wird die Rolle unter den Hinterkopf positioniert. Dabei liegt die Rolle an der Unterkante des Okziput und hat noch Kontakt zu den Processi spinosi der oberen zervikalen Wirbelsäule (▶ **Abb. 10.13**). Der Patient kann beide Beine auf dem Boden aufstellen und sich mit den Armen seitlich auf dem Boden abstützen. So können die folgenden Kopfbewegungen optimal kontrolliert und angepasst werden.

Bewegungsdurchführung

Durch Anheben des Oberkörpers (Extension/Flexion der thorakalen Wirbelsäulenabschnitte) kann der zervikale Anteil über die Rolle bewegt werden. Dazu schiebt sich der Patient auf der Rolle etwas nach oben (kranial). Das Okziput kann quer zum Faserverlauf der Mm. splenius capitis et cervicis durch eine einfache Rotation der HWS/des Kopfes bewegt werden. Durch die Kombination dieser Flexions-/Extensions- und Rotationsbewegungen können auch die longitudinalen Faserverläufe bearbeitet werden.

Progressionen

Das Anheben von Armen und Beinen (unilateral, bilateral, diagonal, ipsilateral) kann dazu genutzt werden, die Intensität des Rollendrucks zu variieren.

Zu beachten

Treten während der Übung starke Schmerzen oder neurologische Symptome auf, sollte die Intensität etwas nach unten angepasst oder die Position der Rolle verändert werden.

10.3 Langkettige verbindende Rollouts in umschriebenen Teilabschnitten oder in der gesamten oberflächlichen Laterallinie

In den langkettigen verbindenden Rollouts werden lokale mit globalen Releasetechniken kombiniert, um einen umschriebenen anatomischen Abschnitt der myofaszialen Kette als Gesamtes funktionell zu bearbeiten. Vor allem werden längere Bewegungssequenzen genutzt, um die motorische Kontrolle zu verbessern und die Kraftanforderung zu steigern. Dabei stehen auch höhere koordinative Ansprüche an den Patienten und sein sensomotorisches System im Vordergrund, was das Aufrechterhalten von Gleichgewicht und Bewegungskontrolle (sowohl auf motorischer als auch auf mechanischer Ebene) betrifft. Dabei kann die Bewegung an einem Stück durchgeführt werden oder es können von den Patienten einzelne Punkte in der myofaszialen Kette verstärkt bearbeitet werden. Daraus ergeben sich vielfältige variable Übungsausführungen, die dazu beitragen, die Übungen immer wieder neu zu gestalten.

10.3.1 Rollout Metatarsale – Caput fibulae – Tractus iliotibialis – M. Gluteus maximus – Crista iliaca

Indikationen

Koordinative Steigerung der motorischen Bewegungskontrolle bei neuromuskuloskelettalen Störungen der Fuß-, Knie oder Hüftgelenke. Verbesserte Interaktion aller beteiligten Funktionskomplexe.

Ausgangsposition des Patienten

Die Übung beginnt für den Patienten in einer sitzenden Position, mit auf der Rolle aufgelegtem lateralen Fußrand, auf Höhe des Metatarsale V (▶ **Abb. 10.14**).

Bewegungsdurchführung

Nachdem der Patient die Hüfte/das Becken angehoben hat, schiebt er das Bein über die Rolle nach unten. Mit den Händen, die den Patienten auf dem Boden stützen, läuft der Patient der Rollbewegung nach, bis die Rolle über das Caput fibulae, den Tractus iliotibialis und die Glutealmuskulatur am Beckenkamm angekommen ist. Während der gesamten Rollbewegung passt sich der Patient immer wieder mit der Körperposition an.

Progressionen

Ein verstärkter Anpressdruck auf die Rolle steigert die Intensität.

Zu beachten

Bei zu intensiver Symptomreproduktion sollte die Intensität angepasst werden.

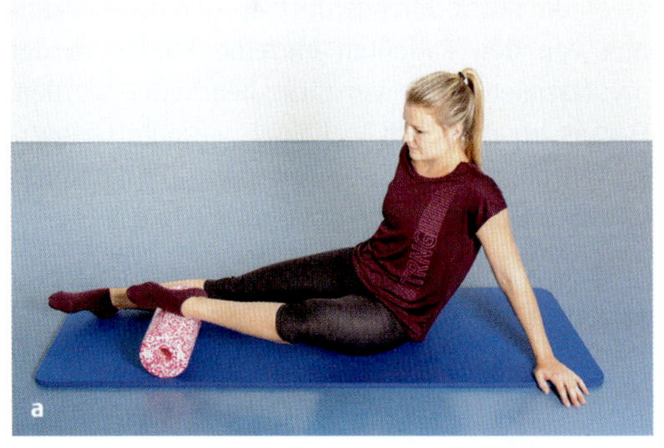

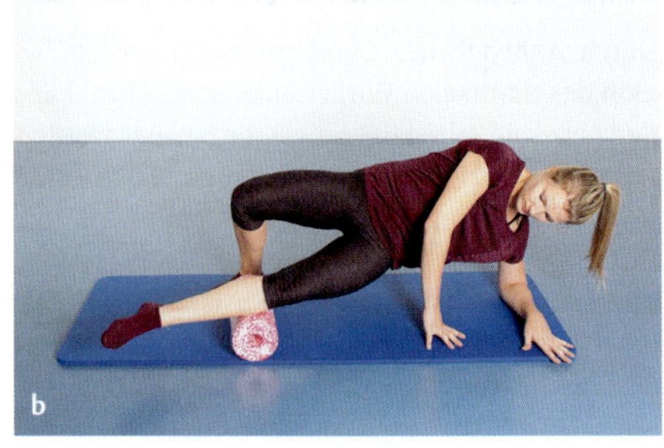

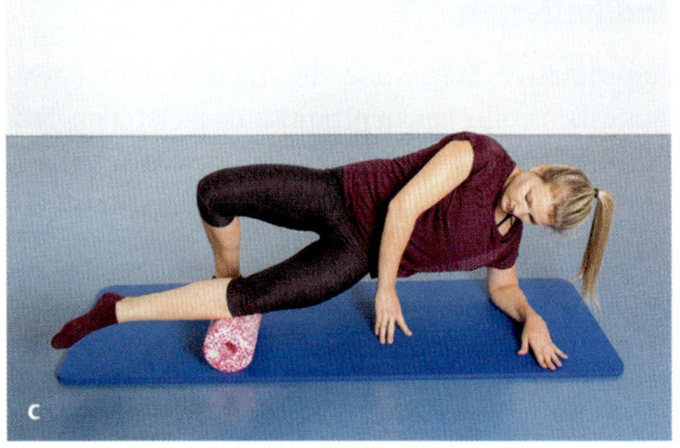

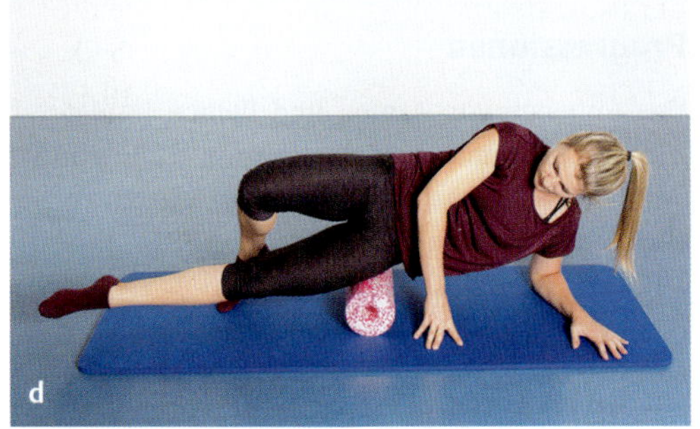

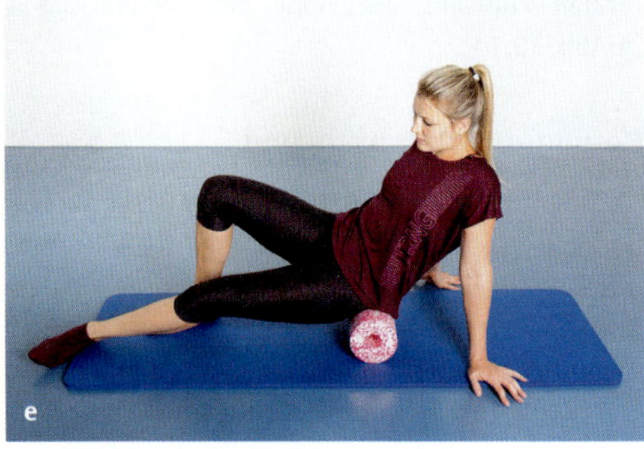

▸ **Abb. 10.14** Langkettiges Rollout.

a Metatarsale.

b Caput fibulae.

c Tractus iliotibialis.

d M. Gluteus maximus.

e Crista iliaca.

10.3.2 Rollout (Triggertechnik) Crista iliaca – Mm. obliquii – Rippen – Axilla

Indikationen

Koordinative Steigerung der motorischen Bewegungskontrolle bei neuromuskuloskelettalen Störungen der Fuß-, Knie-, Hüftgelenke und der Wirbelsäuleabschnitte. Verbesserte Interaktion aller beteiligten Funktionskomplexe.

Ausgangsposition des Patienten

Der Patient startet diese Übung in einer seitlichen Stützposition, wobei die Rolle unter der Oberkante der Crista iliaca positioniert wird (▶ **Abb. 10.15**).

Bewegungsdurchführung

Der Patient schiebt seinen Körper über der Rolle nach unten (fußwärts). Während der gesamten Bewegung kann der Patient den Druck durch Rotation des Oberkörpers oder des Beckens nach ventral oder dorsal verlagern. Während der Bewegungsdurchführung fährt die Rolle die beteiligten myofaszialen Strukturen (Crista iliaca – Mm. obliquii – Rippen – Axilla) ab.

Progressionen

Ein verstärkter Anpressdruck auf die Rolle steigert die Intensität.

Zu beachten

Bei zu intensiver Symptomreproduktion sollte die Intensität angepasst werden.

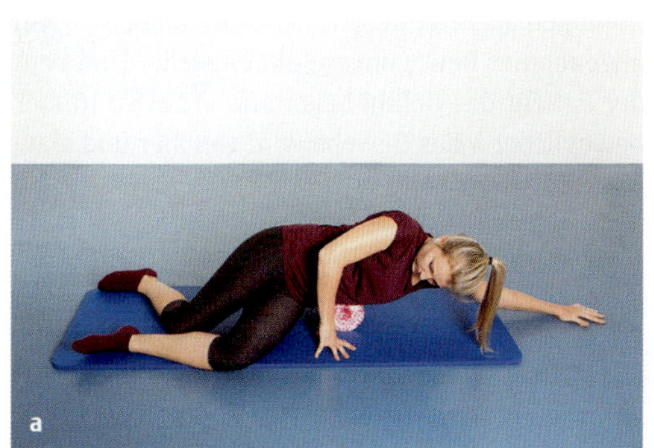

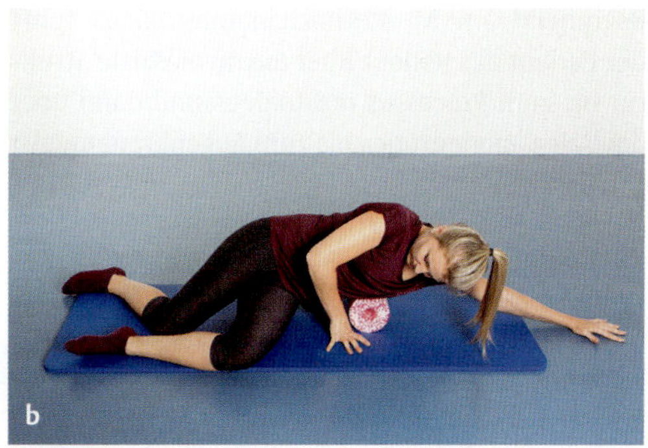

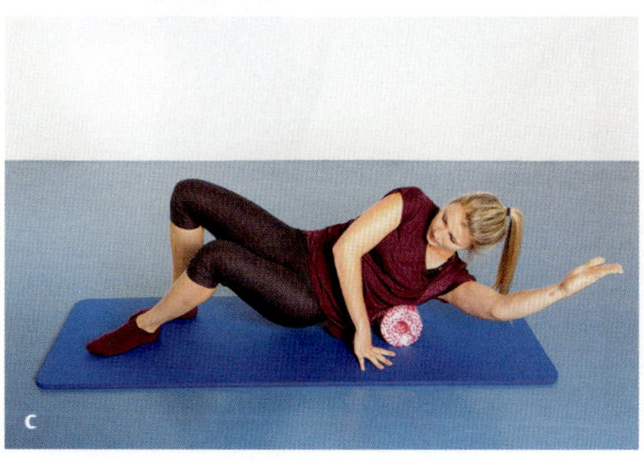

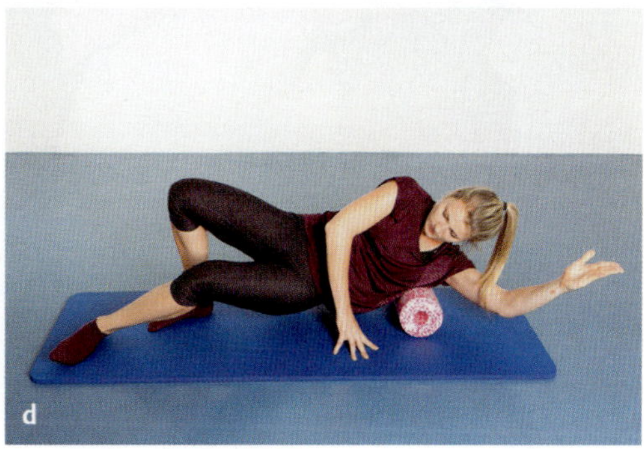

▶ **Abb. 10.15** Rollout (Triggertechnik) Crista iliaca – Mm. obliquii – Rippen – Axilla.
a Crista iliaca.
b Mm. Obliquii.
c Rippen.
d Axilla.

10.3.3 Rollout (Triggertechnik) M. sternocleidomastoideus – Processus mastoideus – Galea aponeurotica

Indikationen

Sensomotorische Steigerung der Bewegungskontrolle bei neuromuskuloskelettalen Störungen der Zervikal- und Fazialregion. Verbesserte Interaktion aller beteiligten Funktionskomplexe.

Ausgangsposition des Patienten

Dieses verbindende Rollout kann in sitzender oder einer stehenden Ausgangsposition durchgeführt werden. Dazu wird die Rolle auf einen Stab gesteckt und in der Art eines „Nudelholzes" benutzt (▸ **Abb. 10.16**).

Bewegungsdurchführung

Beginnend am M. sternocleidomastoideus führt der Patient das Rollout über die myofasziale Struktur bis zum Processus mastoideus und dann über die Galea aponeurotica bis zum Augenbrauenwulst (Arcus superciliaris).

Progressionen

Durch aktiven Gegendruck über die Rolle kann der Patient den Druck permanent anpassen und verändern.

Zu beachten

Bei zu intensiver Symptomreproduktion sollte die Intensität angepasst werden.

10.4 Mobilisation der myofaszialen Laterallinie

Bei den myofaszialen Mobilisationsübungen liegt der Fokus zunächst auf einer angenehmen und sanften Bewegungsdurchführung. Der Patient sollte die Übung zunächst kennenlernen, bevor die Intensität über mehr Tempo oder mehr Wiederholungen/Sätze gesteigert wird. Es sollte sich ein angenehmes Bewegungsgefühl einstellen, bei dem der Patient das Gefühl bekommt: „Es wird immer beweglicher – das Gewebe wird weicher und elastischer".

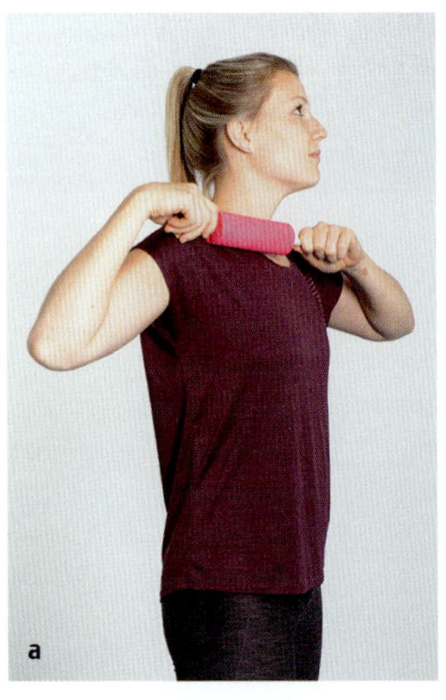

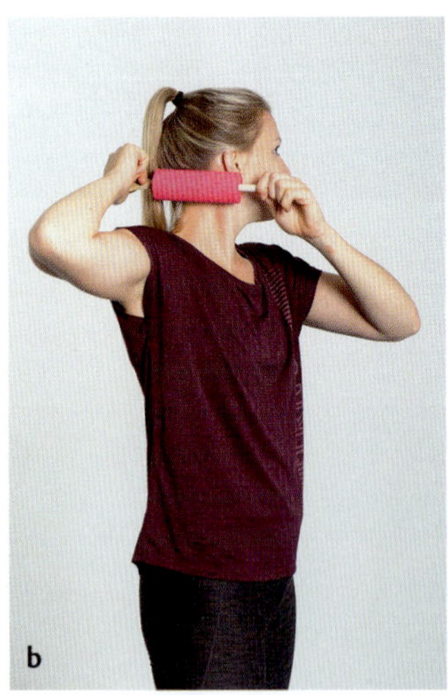

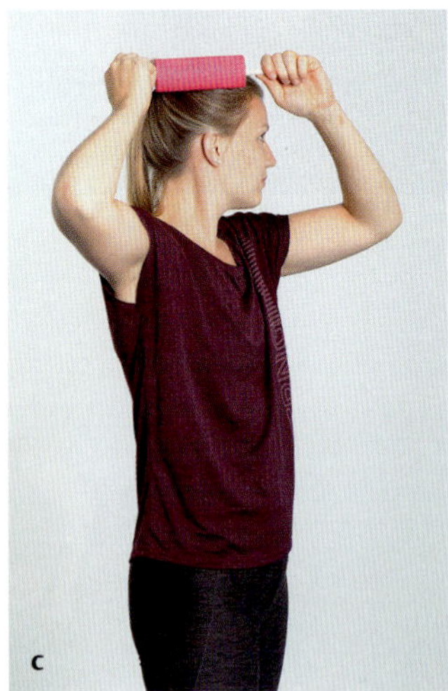

▸ **Abb. 10.16** Rollout (Triggertechnik) M. sternocleidomastoideus – Processus mastoideus – Galea aponeurotica.
a M. sternocleidomastoideus.
b Processus mastoideus.
c Galea aponeurotica.

Der Patient beginnt stets mit kleinen, langsamen Bewegungen, die bei guter motorischer Kontrolle auch größer und beschleunigt durchgeführt werden können.

Die Wiederholungszahl ist bei Mobilisationsübungen eher größer anzusetzen. Die Übungen werden zu Beginn 30- bis 40-mal in 2–4 Sätzen wiederholt. Die Übungen können auch für eine gewisse Zeit (z. B. 1–3 min) oder bis sich ein bestimmter Effekt (z. B. weicheres Bewegungsgefühl, Entspannung eines Muskels, vergrößerte Bewegungsreichweite, mehr Elastizität) eingestellt hat, durchgeführt werden.

10.4.1 Übung 1

Ausgangsstellung des Patienten

Im Seitsitz sind die Füße des Patienten so zueinander positioniert, dass der Abstand etwa einer Unterschenkellänge entspricht. Mit den Armen stützt sich der Patient auf dem Boden ab (► **Abb. 10.17**).

Bewegungsdurchführung

Variante 1: Das Knie des hinteren Beines bewegt sich in Abduktion–Adduktion auf die Ferse des vorderen Beines.

Variante 2: Das vordere und das hintere Bein drücken aktiv in die Unterlage und der Patient hebt das Becken vom Boden ab.

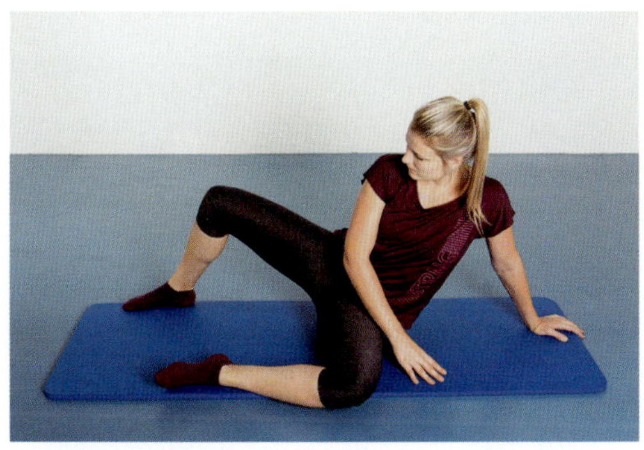

► **Abb. 10.17** Hüftabduktion aus Innenrotation zur Mobilisation der lateralen Kette.

10.4.2 Übung 2

Ausgangsstellung des Patienten

Die Ausgangsstellung für die folgenden Übungsvarianten ist die Vierfüßlerposition.

Bewegungsdurchführung

Variante 1: Der Patient bewegt einen Arm unter dem Oberkörper hindurch auf die andere Seite und stellt die Hand kurz auf dem Boden auf.

Variante 2: Ein Bein wird vom Boden angehoben und auf die Gegenseite bewegt. Dort wird ebenfalls der Fuß (die Zehenspitzen) kurz auf den Boden aufgesetzt, bevor das Bein wieder in die Ausgangsposition zurückgebracht wird (► **Abb. 10.18**).

Variante 3: Der Patient bewegt Arm und Bein derselben Körperseite gleichzeitig auf die Gegenseite.

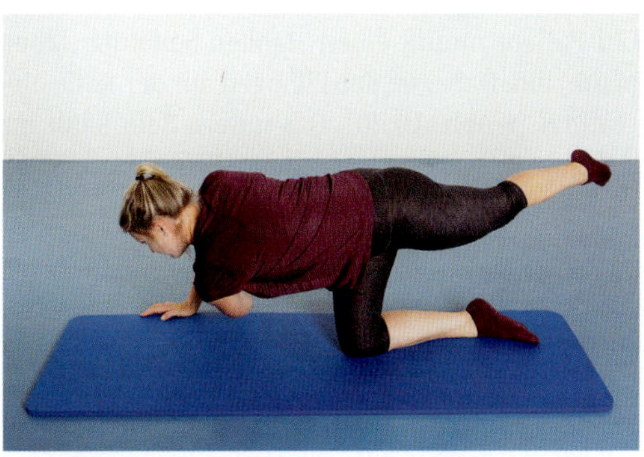

► **Abb. 10.18** Seitliche Bewegungen mit langem Hebel – Arme/Beine.

10.4.3 Übung 3

Ausgangsstellung des Patienten

Der Patient stützt sich mit den Händen und Füßen auf dem Boden ab und nimmt die Bärenposition ein.

Bewegungsdurchführung

Variante 1: Abwechselnd wird ein Bein vom Boden angehoben (▶ **Abb. 10.19**).

Variante 2: Abwechselnd hebt der Patient einen Arm vom Boden ab.

Variante 3: Das angehobene Bein wird auf die Gegenseite bewegt.

Variante 4: Arm und Bein werden diagonal angehoben.

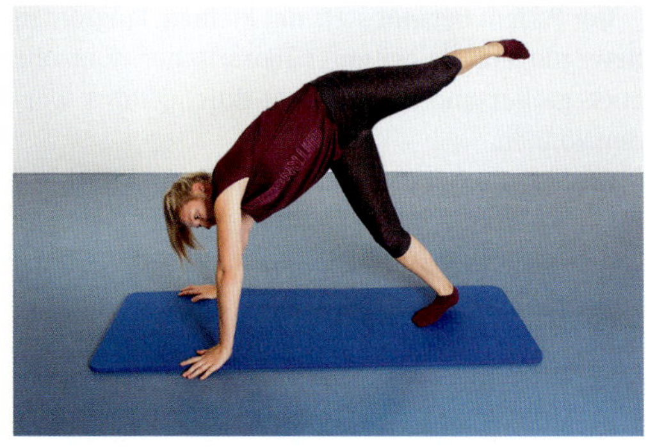

▶ **Abb. 10.19** Bärenstand mit Beinhebel zur lateralen Mobilisation.

10.4.4 Übung 4

Ausgangsstellung des Patienten

Der Patient nimmt einen stabilen Seitstütz (Sideplank) ein. Dabei ist der Ellbogen auf der Rolle abgestützt (▶ **Abb. 10.20**). Das untere Bein kann im Kniegelenk gebeugt werden. Bei progressiver Übungsauswahl kann diese Übung auch mit einem gestreckten unteren Bein durchgeführt werden.

Bewegungsdurchführung

Variante 1: Der Patient lässt das Becken nach unten absinken und hebt es wieder in die Ausgangsposition an.

Variante 2: Der Patient hebt das obere Bein nach oben an.

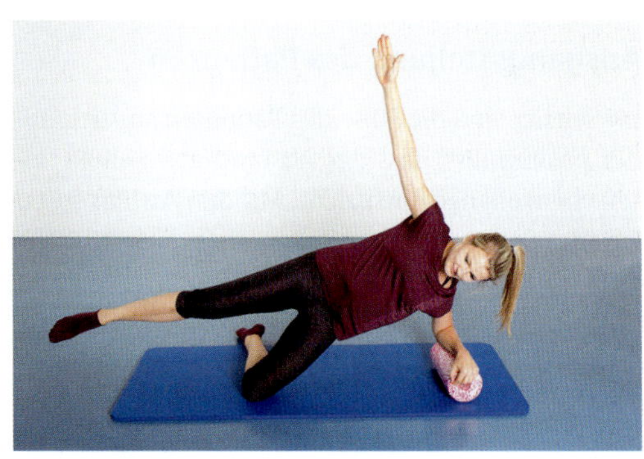

▶ **Abb. 10.20** Mobilisation aus dem Seitstütz.

10.4.5 Übung 5

Ausgangsstellung des Patienten

In Seitlage hält der Patient die Rolle zwischen den Füßen (im Fersenbereich) fest. Dabei sind die Beine im Kniegelenk gestreckt.

Bewegungsdurchführung

Die gestreckten Beine werden mit der Rolle vom Boden abgehoben (▶ **Abb. 10.21**). Dabei kann auch das Becken in Richtung zum Schultergürtel mit angehoben werden. Hier wird die untere Laterallinie lang gemacht und die elastischen Fähigkeiten sind gefordert.

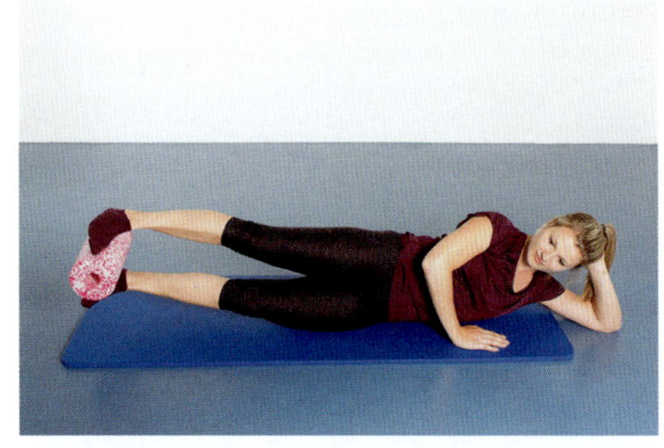

▶ **Abb. 10.21** Zwischen Mobilisation und Stabilisation.

10.5
Tonisierung der myofaszialen Laterallinie

Tonisierende Übungen haben stets neurophysiologisch ausgerichtete Ziele. Das heißt, es sollen mehr motorische Einheiten für eine Bewegung oder eine komplexe Aktivität rekrutiert werden **(Rekrutierung)**. Zudem sollen Synapsen die efferenten Aktionspotenziale gebündelt und schneller an das Zielorgan transportieren **(Frequenzierung)**. Und nicht zuletzt soll der Bewegungsapparat lernen, die benötigten motorischen Einheiten möglichst zum selben Zeitpunkt zu aktivieren **(Synchronisation)**. So kommt für Bewegungen das qualitativ beste Ergebnis zustande und der Organismus kann die Bewegungen motorisch besser und sicherer steuern. Tonisierende Übungen verfolgen also nicht nur kraftsteigernde Zielsetzungen, sondern haben v. a. die qualitative Verbesserung von Bewegungen und die Bewegungskoordination im Fokus.

10.5.1 Übung 1

Ausgangsstellung des Patienten

In Seitlage positioniert der Patient die Rolle zwischen den Füßen. Der obere Arm stützt vor dem Oberkörper auf dem Boden (▶ **Abb. 10.22**).

Bewegungsdurchführung

Der Patient hebt beide Beine mit der Rolle vom Boden ab und zieht die Beine vor den Oberkörper (Hüft- und Knieflexion).

Variante mit Progression: Um die Übung deutlich anspruchsvoller zu gestalten, kann der Patient auch beide Arme anheben und über den Kopf lang nach oben strecken (parallel zum Boden).

10.5.2 Übung 2

Ausgangsstellung des Patienten

In Rückenlage ist die Rolle unter dem thorakalen Wirbelsäulenbereich positioniert. Die Beine sind auf dem Boden aufgestellt und die Füße stehen eng beieinander.

Bewegungsdurchführung

Variante 1: Der Patient bewegt beide Beine auf eine Körperseite. Dabei geht die Bewegung so weit, bis das untere Bein Bodenkontakt hat (▶ **Abb. 10.23**). Durch die erhöhte Position des Oberkörpers auf der Rolle kann der Rumpf bei dieser Bewegung optimal mitschwingen. So bewegt der Patient die Beine abwechselnd nach rechts und links mit steigendem Bewegungstempo.

Variante 2: Der Patient legt die Beine auf eine Seite ab. Nun streckt er das obere Bein im Kniegelenk und hält das Bein nach vorne gestreckt. Hieraus lässt der Patient das Bein auf den Boden absinken und hebt es wieder in die Ausgangsposition an. Dabei kommt der Fuß immer wieder nach unten auf den Boden.

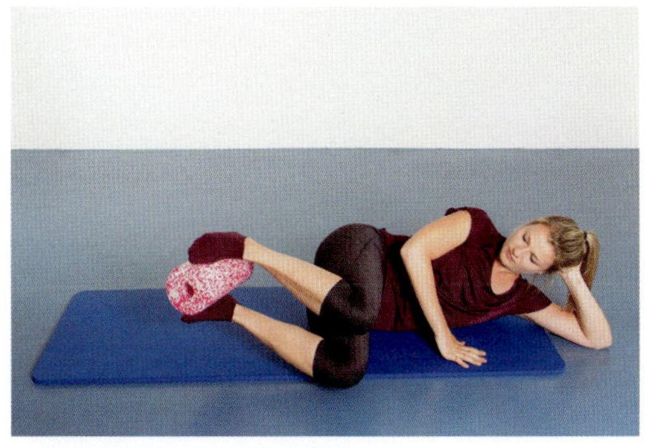

▶ **Abb. 10.22** Angehobene Beine.

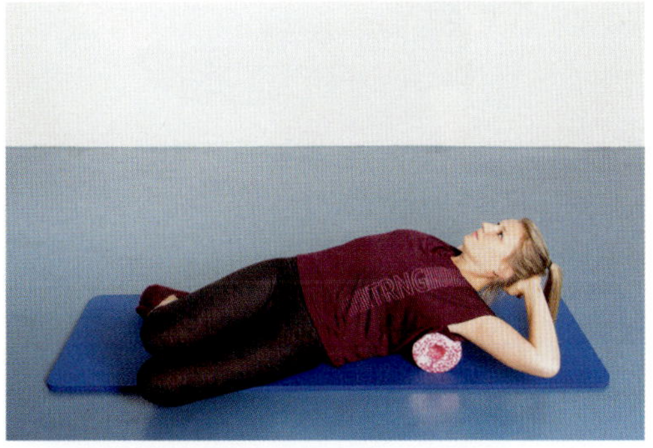

▶ **Abb. 10.23** Schwingende Beinbewegungen – kurzer Hebel/langer Hebel.

10.5.3 Übung 3

Ausgangsstellung des Patienten

Im Vierfüßlerstand sind die Arme des Patienten vor der Schulter auf dem Boden abgestützt und die Knie stehen unter den Hüftgelenken auf dem Boden. Nun hebt der Patient diagonal Arm und Bein auf Rumpfhöhe an und behält vorerst diese Position bei (▶ **Abb. 10.24**).

Bewegungsdurchführung

In der Übungsausführung bewegt der Patient nun den angehobenen Arm und das diagonal angehobene Bein in dieselbe Richtung abwechselnd nach rechts und links.

Als Variante kann die Bewegung auch nur mit dem Arm oder nur mit dem Bein durchgeführt werden.

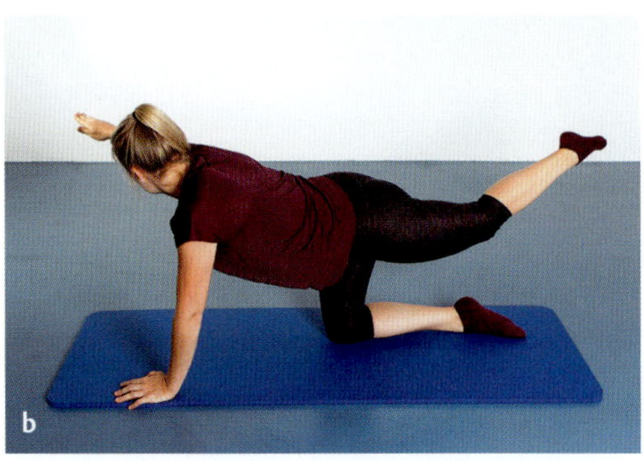

▶ **Abb. 10.24** Lateralbewegungen mit beiden Hebeln.
a Ausgangsstellung
b Endstellung

10.5.4 Übung 4

Ausgangsstellung des Patienten

In Bauchlage stellt der Patient beide Füße auf dem Boden auf. Dabei sind die Knie nicht komplett extendiert, die Patella hat jedoch keinen Bodenkontakt. Mit beiden Händen hält der Patient die Rolle angehoben vor dem Kopf. Dabei sind die Ellbogen nahezu gestreckt (▶ **Abb. 10.25**).

Bewegungsdurchführung

Mit einer Seitneigung bewegt der Patient die Rolle nach rechts und links. Dabei bleibt die Position der Ellbogen und der Knie konstant in derselben Gelenkstellung. Die Bewegung zur Seite resultiert ausschließlich aus der Lateralflexion des Rumpfes. Die Seitneigung kann dabei in variablem Tempo (sowohl auf dem Hin- als auch auf dem Rückweg) durchgeführt werden.

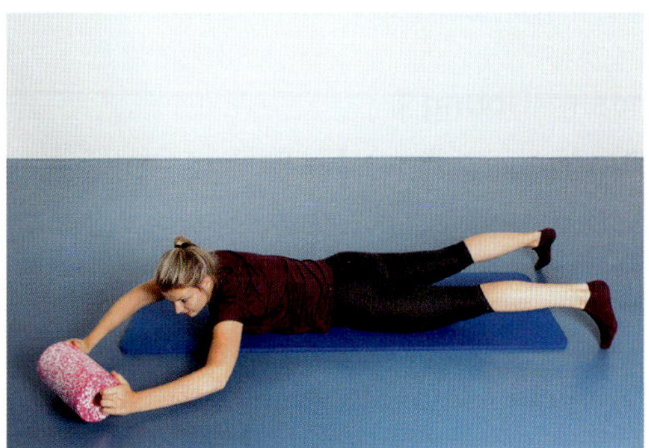

▶ **Abb. 10.25** Seitliche Rumpfbeugen mit langem Armhebel.

10.5.5 Übung 5

Ausgangsstellung des Patienten

Im Stand hält der Patient die Rolle mit beiden Händen über dem Kopf. Die Beine sind etwas mehr als beckenbreit auseinander aufgestellt.

Bewegungsdurchführung

Der Patient führt eine Lateralflexion nach rechts und links aus (▶ **Abb. 10.26**). Die über dem Kopf gehaltene Rolle dient als Bewegungshebel und als Richtungszeiger für die Bewegungsamplitude. Der Patient versucht, die Rolle durch die Lateralflexion zu beschleunigen. Nach der zur Seite geführten schnellen Bewegung kehrt der Patient wieder in die Ausgangsposition zurück.

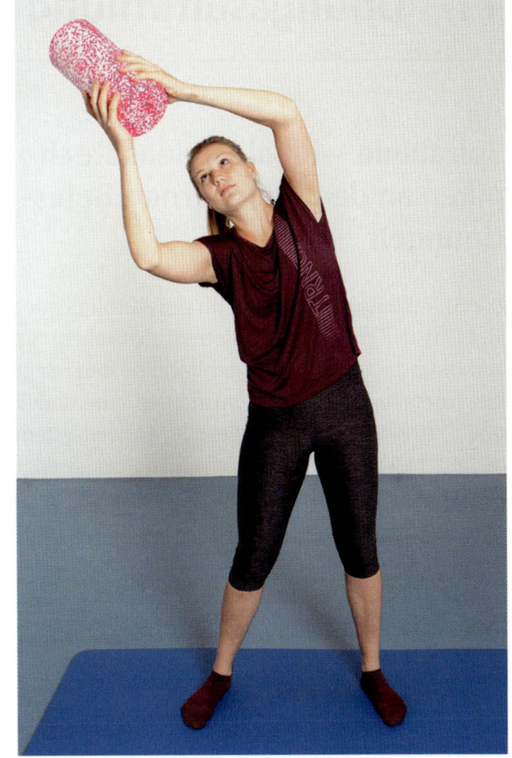

▶ **Abb. 10.26** Tonisierendes Seitwippen.

11 Übungssammlung Spirallinie

11.1 Spirallinie – lokale Releasetechniken an den knöchernen Befestigungen

Die Spirallinie ist als ein zentrales verbindendes Element der myofaszialen Ketten anzusehen. Sie verbindet die Frontline mit der Backline und hängt die Laterallinien und die Armlinien funktionell und strukturell an dieses Fasziensystem (▸ Tab. 11.1). So ergeben sich auch hier wieder vielfältige Bewegungskombinationen, die eine größere Übungsauswahl für den Therapeuten bringen. Die knöchernen Punkte entlang der myofaszialen Ketten können effektiv mit Gelenkbewegungen bearbeitet werden.

11.1.1 Processus mastoideus

Indikationen

Kopfschmerz, Gesichtsschmerz, Kiefergelenkschmerzen, Nackenschmerzen, Tonusregulationsstörungen zervikal und temporomandibulär, Schwindel, Tinnitus, Mobilitätseinschränkungen der zervikalen Wirbelsäule und des temporomandibulären Gelenkkomplexes

Ausgangsposition des Patienten

Die Übung kann sowohl im Stehen als auch in einer liegenden Position durchgeführt werden. Im Stehen wird die Rolle zwischen Wand und Processus mastoideus positioniert. In einer liegenden Position wird die Rolle unter den Processus mastoideus platziert (in Seitlage oder Rückenlage möglich; ▸ Abb. 11.1).

Bewegungsdurchführung

Eine rotatorische Vorpositionierung des Kopfes kann dabei helfen, den Druckeffekt auf verschiedene Bereiche des Processus mastoideus zu verlagern. Auch Extension oder Flexion der zervikalen Wirbelsäule helfen bei der Modulation der Bewegungsreize.

Progressionen

Im Stehen kann die Druckintensität durch einen größeren Abstand der Füße von der Wand gesteigert werden. Je dichter der Patient an der Wand steht, desto geringer ist die Druckwirkung des Körpers auf die Rolle. In einer Rückenlage kann durch aktives Andrücken des Kopfes gegen die Rolle die Druckintensität gesteigert werden. Im

▸ **Tab. 11.1** Myofasziale Strukturen an den knöchernen Befestigungen der Spirallinie mit klinisch relevanten Pathologien.

Anatomische Strukturen entlang der myofaszialen Kette	Häufige Pathologien
• Processus mastoideus • Atlas und Axis • Processi spinosi der unteren HWS • Processi spinosi der oberen BWS • Margo medialis der Skapula • Rippen • Crista iliaca – Spina iliaca anterior superior (SIAS) • Tibia – laterale Kante • Metatarsale • Caput fibulae • Tuber ischiadicum • Sakrum • Okziput	• Instabilitäten • zervikale Wirbelsäulenstörungen • thorakale Wirbelsäulenbeschwerden • Schulterprobleme • gestörte Atemmechanik • lumbale Wirbelsäulenbeschwerden • ISG-Störungen • Kniestörungen, Gonarthrose • neurodynamische Störungen • Kopfschmerzen • Gesichtsschmerzen • CMD

CMD: kraniomandibuläre Dysfunktion; ISG: Iliosakralgelenk

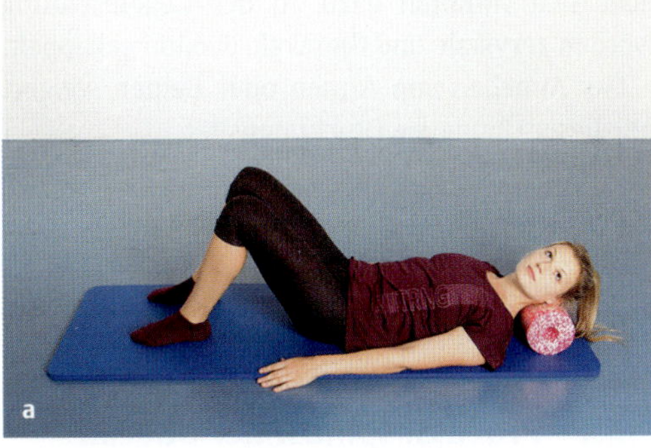

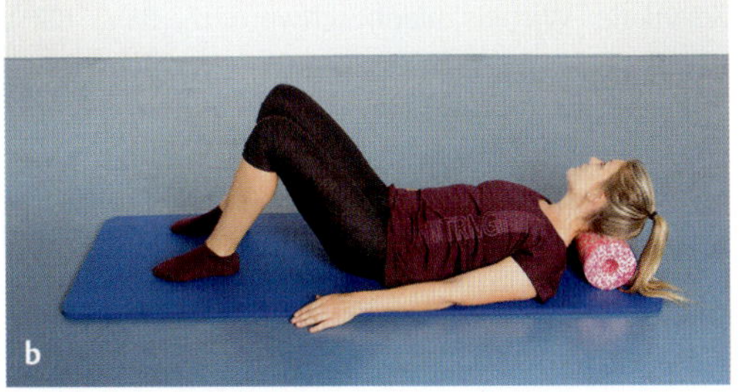

▶ **Abb. 11.1** Releasetechniken am Processus mastoideus.
a Druck auf linker Seite am Processus mastoideus.
b Druck variiert durch Rollout auf die rechte Seite.

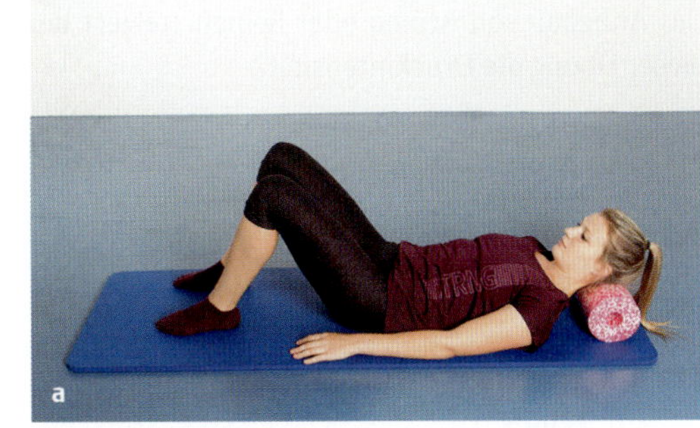

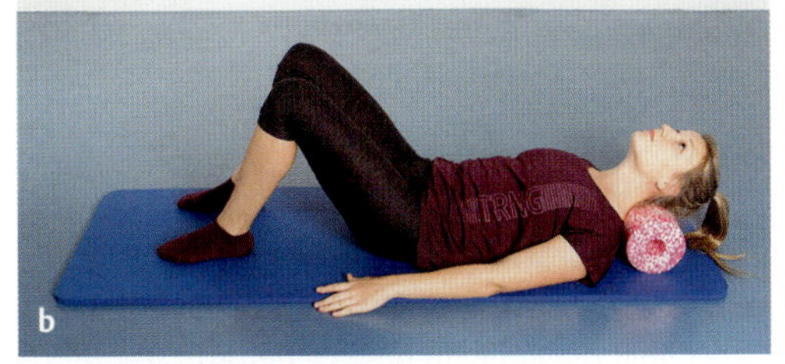

▶ **Abb. 11.2** Lokale Releasetechniken hochzervikal.
a Atlas.
b Axis.

Liegen ist diese Drucksteigerung auch durch das Anheben einer Extremität möglich.

Zu beachten

Die Stabilität der Kopf- und Wirbelgelenke muss vom Patienten während der gesamten Bewegungsdurchführung sichergestellt werden können. Bei entsprechenden Dysfunktionen der zervikalen Wirbelsäulenstabilität ist die Druckintensität ausreichend zu reduzieren.

11.1.2 Atlas und Axis

Indikationen

Zervikale Wirbelsäulenbeschwerden (BSV, BSP), zervikale Bewegungseinschränkungen, Schwindel, Tinnitus, CMD, Kopfschmerzen, Gesichtsschmerzen

Ausgangsposition des Patienten

In Rückenlage wird die Rolle unter die zervikalen Wirbelsäulenabschnitte und unter das Okziput positioniert. Der Patient kann die Beine dazu bequem auf dem Boden aufstellen und die Arme seitlich ablegen (▶ **Abb. 11.2**).

Bewegungsdurchführung

Die Übung startet über eine Flexion/Extensionsbewegung der zervikalen Wirbelsäulenabschnitte. Dazu kann der Patient den Oberkörper über die Rolle nach oben (kranial) bewegen, um die Kopfbewegung zu unterstützen. So kommen immer wieder neue Processi spinosi der zervikalen Wirbelsäule in Kontakt mit der Rolle. Auch rotatorische Bewegungen der HWS sind geeignet, die Mobilisation der myofaszialen Strukturen zu beeinflussen.

Progressionen

Das Anheben von Armen oder Beinen steigert bei dieser Übung die Druckintensität.

Zu beachten

Bei zu intensiver Symptomreproduktion sollte die Intensität angepasst werden.

11.1.3 Processi spinosi der unteren HWS

Indikationen

Zervikale Wirbelsäulenbeschwerden (BSV, BSP), zervikale Bewegungseinschränkungen, Schwindel, Tinnitus, CMD, Kopfschmerzen, Gesichtsschmerzen

Ausgangsposition des Patienten

In Rückenlage wird die Rolle unter die zervikalen Wirbelsäulenabschnitte positioniert (▸ Abb. 11.3). Dabei liegt die Rolle im Bereich der größten zervikalen Lordose (C 5–C 7). Der Patient kann die Beine bequem auf dem Boden aufstellen und die Arme seitlich ablegen.

Bewegungsdurchführung

Vorwiegend wird die Übung über eine Flexion/Extensionskomponente der HWS und der BWS durchgeführt. Dabei wird der Kopf weit in den Nacken genommen und der Thorax des Patienten hebt sich simultan dazu. In der Gegenrichtung werden zervikale und thorakale Flexion gekoppelt.

Das Anheben von Armen oder Beinen steigert bei dieser Übung die Druckintensität.

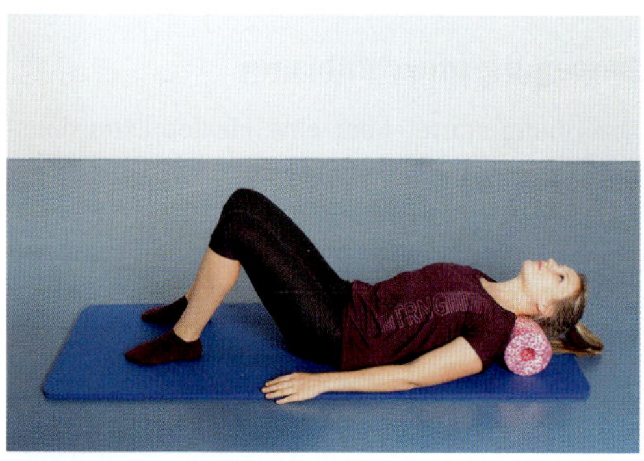

▸ **Abb. 11.3** Lokale Releasetechniken der unteren Halswirbelsäule, Processi spinosi.

Zu beachten

Bei zu intensiver Symptomreproduktion sollte die Intensität angepasst werden.

11.1.4 Processi spinosi der oberen BWS

Indikationen

Zervikale Wirbelsäulenbeschwerden (BSV, BSP), zervikale Bewegungseinschränkungen, Schwindel, Tinnitus, CMD, Kopfschmerzen, Gesichtsschmerzen, thorakale Wirbelsäulenbeschwerden, Schulterbeschwerden, ausstrahlende Beschwerden in die Arme

Ausgangsposition des Patienten

Die Rolle wird vom Patienten in Rückenlage an den oberen Rand der Skapula (Spina scapulae) positioniert. So kann der Oberkörper des Patienten noch effektiv auf der Rolle bewegt werden (▸ Abb. 11.4).

Bewegungsdurchführung

Als lokale Releasetechniken kommen v. a. kleine Bewegungen der thorakalen Wirbelsäule in die Richtungen Rotation und Flexion/Extension zum Einsatz. So werden die Mobilisationsimpulse an den Processi spinosi der BWS moduliert und in alle Bereiche lokal verteilt.

Progressionen

Das Anheben von Armen oder Beinen steigert bei dieser Übung die Druckintensität.

Zu beachten

Bei zu intensiver Symptomreproduktion sollte die Intensität angepasst werden. Bei dieser Übung kann es spontan zu einem Gelenkknacken kommen.

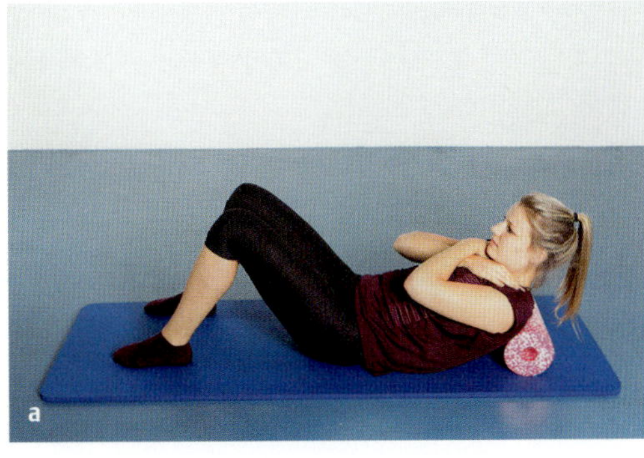

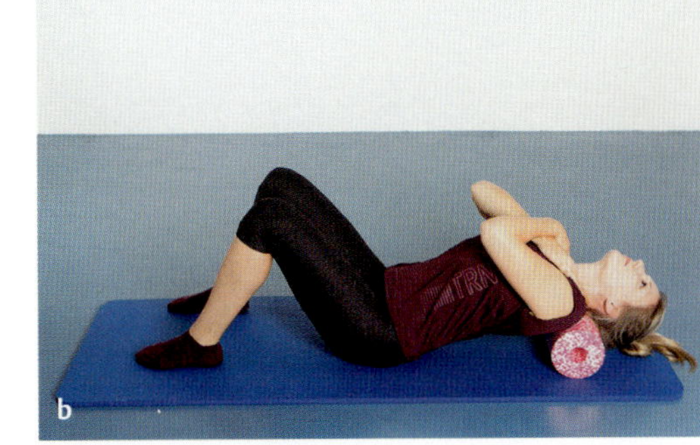

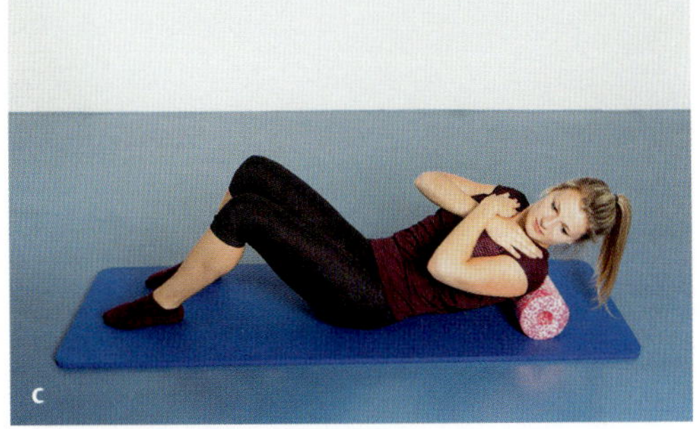

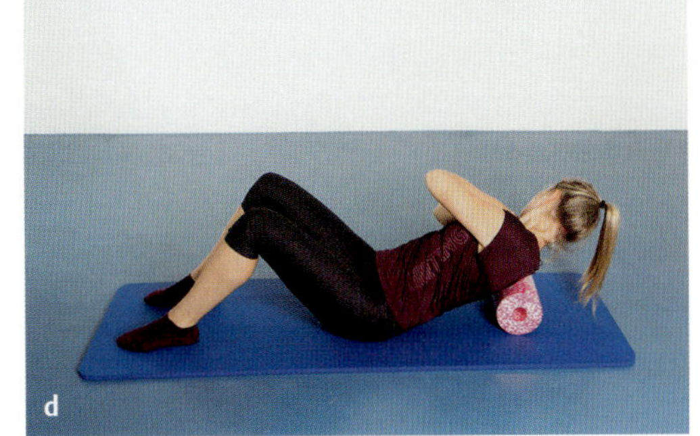

▶ **Abb. 11.4** Lokale Releasetechniken der oberen BWS.
a Processi spinosi, Extension.
b Processi spinosi, Flexion.
c Processi spinosi, Oberkörperrotation links.
d Processi spinosi, Oberkörperrotation rechts.

11.1.5 Margo medialis der Skapula

Indikationen

Schulterbeschwerden, Störungen des skapulohumeralen Rhythmus, muskuläre Dysbalancen, thorakale Wirbelsäulenbeschwerden, T4-Syndrom, ausstrahlende Beschwerden in die obere Extremität

Ausgangsposition des Patienten

In Rückenlage positioniert der Patient die Rolle parallel zur Wirbelsäule zwischen der Margo medialis der Skapula und der Dornfortsatzlinie. So liegt die Rolle auf dem paravertebralen Muskelbauch und kann, ohne zu starke knöcherne Irritation, nach lateral und medial bewegt und gerollt werden (▶ **Abb. 11.5**).

Bewegungsdurchführung

Durch eine kontrollierte kleine Rotation des Oberkörpers verlagert der Patient den Rollendruck nach medial und lateral zwischen die Dornfortsatzlinie und die Margo medialis. Vor allem der Bewegungsweg an die Margo medialis heran soll vom Patienten forciert werden.

Progressionen

Über das Anheben der Arme kann die Oberkörperrotation verstärkt und auch kontrolliert werden.

Zu beachten

Bei zu intensiver Symptomreproduktion sollte die Intensität angepasst werden. Auch bei dieser Übung kann es spontan zu einem Gelenkknacken – v. a. in den kostovertebralen Gelenken – kommen.

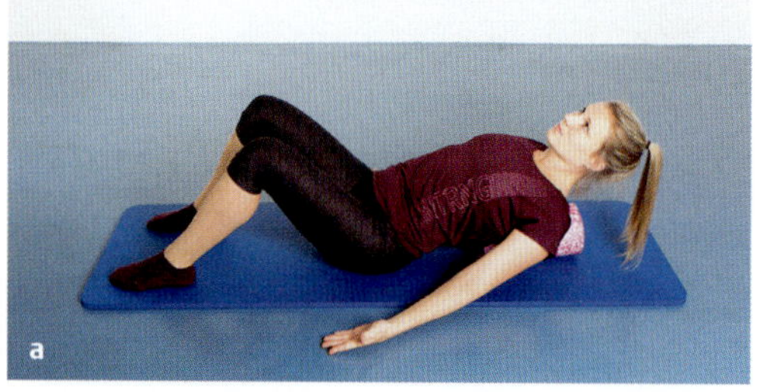

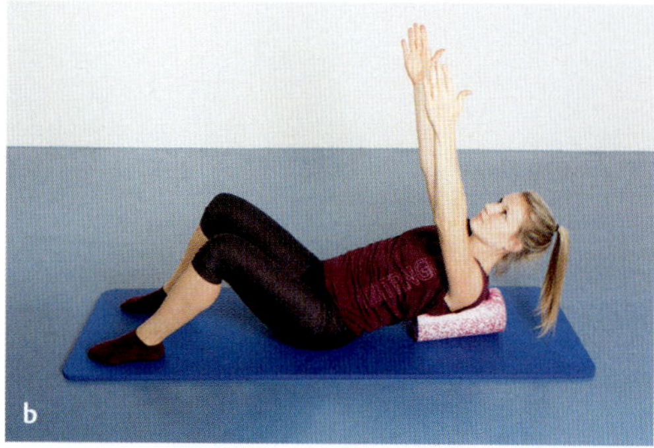

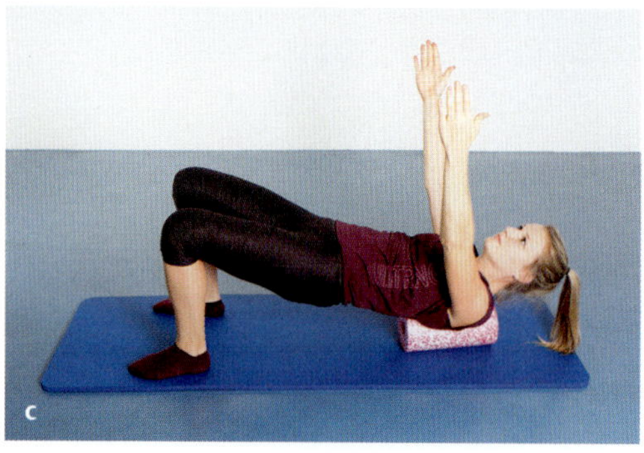

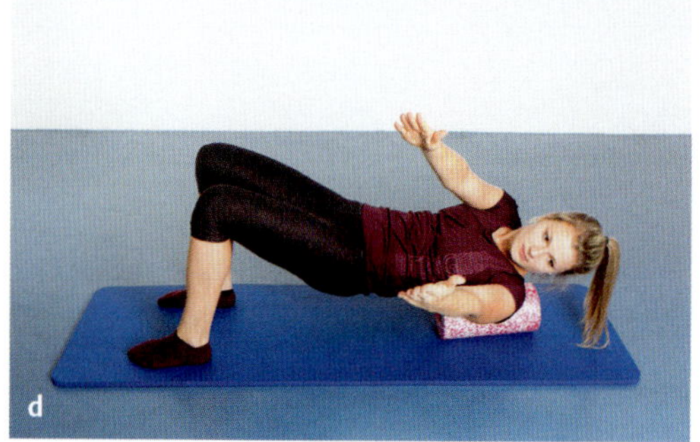

► **Abb. 11.5** Releasetechniken Margo medialis scapulae mit Armvarianten zur Druckverteilung.
a viel Unterstützung durch Becken und Arme am Boden.
b angehobene Arme.
c Arme und Becken angehoben
d Becken und Arme angehoben mit Rumpfrotation.

11.1.6 Rippen

Indikationen

Störungen der mechanischen Atembewegungen, Mobilitätseinschränkung thorakal und kostovertebral, Tonusregulationsstörungen der interkostalen Muskulatur, rotatorische Bewegungsstörung der thorakalen Wirbelsäule, Irritation der interkostalen neuralen Strukturen (neurale Kompressionsproblematik – gestörte Neurodynamik)

Ausgangsposition des Patienten

In der Ausgangsposition befindet sich der Patient in Seitlage über der Rolle. Die Rolle wird dabei unter den zu bearbeitenden Rippen so vorpositioniert, dass eine Bewegung über die Rolle machbar ist. Durch eine Rumpfbewegung (Flexion/Extension mit Rotation) kann der Patient die bearbeitete Rippenregion durch vermehrten Druck während der Rollbewegung bearbeiten (► **Abb. 11.6**). Die Ausgangsposition kann auch alternativ in eine Vierfüßlerposition abgewandelt werden. Je weiter die Hüften dabei angebeugt, die Knie unter dem Oberkörper positioniert werden, desto leichter kann der Druck während der Übung reduziert und kontrolliert werden.

Bewegungsdurchführung

Der Patient bewegt den Oberkörper durch Flexion mit Rotation und Extension mit Rotation über die Rolle nach oben und unten. So kann der gesamte Rippenbereich gezielt und effektiv ausgerollt und bearbeitet werden. Durch eine Rotation des Oberkörpers wird der Druck in verschiedene Regionen der Rippen (ventral – intermediär – dorsal) verlagert und die Therapieeffekte der Übung können so auf die kostovertebralen oder kostosternalen Gelenkregionen fokussiert werden. Der Druck ver-

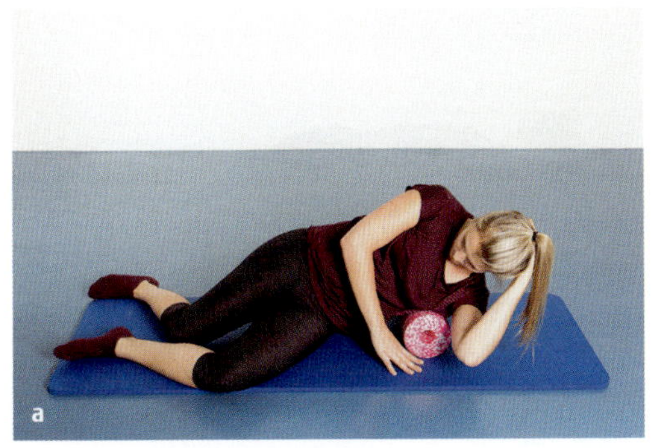

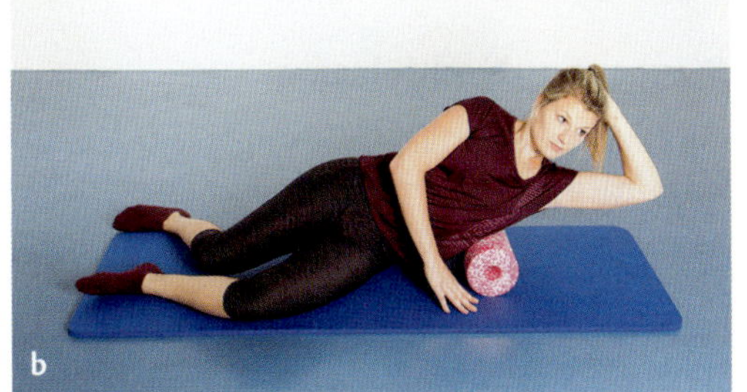

▶ **Abb. 11.6** Lokale Releasetechniken Rippen.
a Oberkörperflexion mit Rotation.
b Oberkörperextension mit Rotation.

ändert auch die Lagebeziehung der Strukturen in den Interkostalräumen und kann damit auch für eine verbesserte Mobilität während der Atembewegungen eingesetzt werden.

Progressionen

Wechselseitiges Bewegen der oberen oder unteren Extremitäten (unilateral, bilateral oder diagonal) verändern den therapeutischen Druck auf der Rolle und bringen somit auch andere Anpassungseffekte. Auch durch eine extensorische bzw. flexorische Bewegungsmodulation des Oberkörpers während der Übung lässt sich der Druck variieren.

Zu beachten

Osteoporose stellt eine Kontraindikation für diese Übung dar. Bei einer Ateminsuffizienz ist die Dosierung des Druckes während der Übung zu kontrollieren. Bestehende Herzinsuffizienzen oder signifikante Kreislaufschwächen sind relative Kontraindikationen für diese Übung, da der Druck auf den Thorax zu Komplikationen führen kann. Evemtuell sollte diese Übung dann mit dem behandelnden Arzt abgeklärt werden.

11.1.7 Crista iliaca – Spina iliaca anterior superior (SIAS)

Indikationen

Lumbale Wirbelsäulenbeschwerden (BSV, BSP, Blockierungen), ISG- Problematiken, Tonusregulationsstörungen, Nervenwurzelreizungen Plexus lumbalis/sacralis, Hüftbeschwerden

Ausgangsposition des Patienten

In einer Seitstützposition wird die Rolle unter dem Beckenkamm, der Crista iliaca platziert (▶ **Abb. 11.7a**). Dabei stützt sich der Patient mit der Hand oder dem Ellbogen auf dem Boden ab. Der Oberkörper muss stabil in der Mitte gehalten

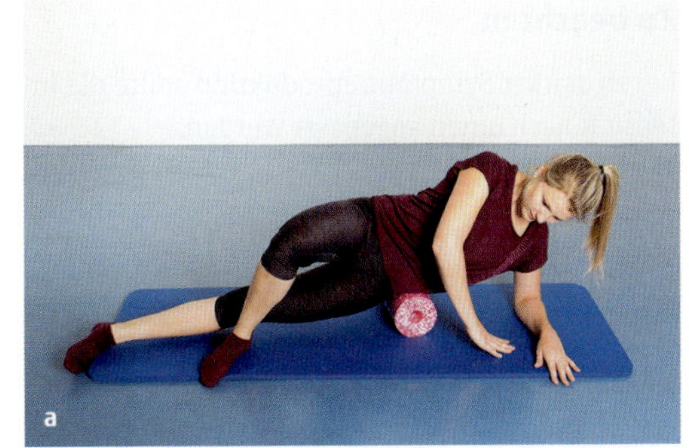

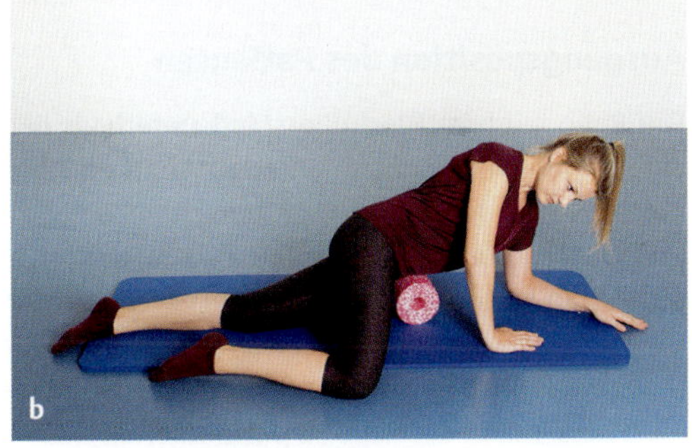

▶ **Abb. 11.7** Lokale Releasetechniken Crista iliaca und Spina iliaca anterior superior (SIAS).
a Crista iliaca, Startposition.
b Crista iliaca, Beckendrehung.

werden können, ohne während der Bewegung rotatorisch abzuweichen.

Bewegungsdurchführung

Die Modulation der lokalen Releasereize kann durch eine Beckendrehung oder Beckenkippung erfolgen (▶ **Abb. 11.7b**). Dabei werden kleinste Bewegungen dazu benutzt, den Druck der Rolle an möglichst viele Stellen der knöchernen Struktur der Crista iliaca zu bringen. Der Patient kann seinen Oberkörper auch auf der Rolle nach unten und oben bewegen, um den Minirollout-Effekt (Rollen von der Unterkante der Crista iliaca bis an die Oberkante) an der knöchernen Struktur zu nutzen.

Progressionen

Durch das Anheben des kontralateralen Beines und durch Oberkörperbewegungen auf der Rolle kann die Intensität der Übung direkt beeinflusst werden.

Zu beachten

Bei zu starker Symptomreproduktion sollte die Intensität nach unten angepasst werden.

11.1.8 Tibia – laterale Kante

Indikationen

Shin Splints, Gonarthrose, Tonusregulationsstörungen, Z. n. Fraktur, Mobilitätsdefizite Knie- oder Sprunggelenke, Patelladysfunktionen, Überlastungssyndrome am Kniegelenk

Ausgangsposition des Patienten

Die Rolle wird im Vierfüßlerstand unterhalb der Patella (Tuberositas tibiae) unter die ventrale Tibia positioniert (▶ **Abb. 11.8**). Die Übung kann unilateral oder mit beiden Unterschenkeln gleichzeitig auf der Rolle (bilateral) durchgeführt werden. Der Unterschenkel wird im Kniegelenk in eine tibiale Innenrotation gebracht, um die laterale Kante der Tibia besser über der Rolle zu positionieren.

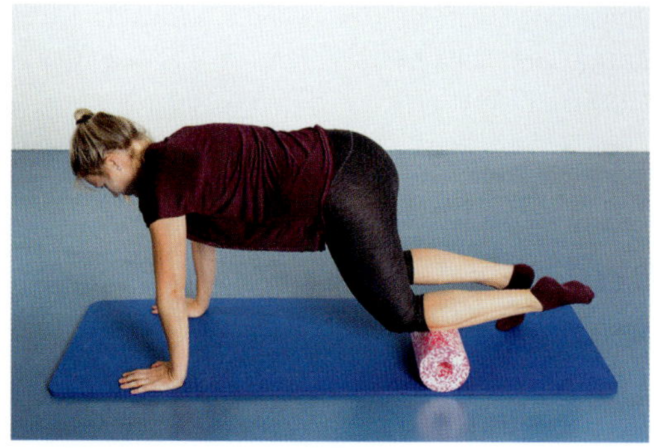

▶ **Abb. 11.8** Lokale Releasetechniken an der lateralen Tibiakante.

Bewegungsdurchführung

Der Patient schiebt die laterale Tibiakante über die Rolle nach unten/oben (proximal/distal). Dabei kann der Patient während der gesamten Bewegung auch die Rotationseinstellung des Unterschenkels variieren.

Progressionen

Durch Anheben des kontralateralen Beines wird die Intensität (Druckkraft) auf das Rollenbein verstärkt. Das angehobene Bein kann zudem auch noch auf das Rollenbein aufgelegt werden.

Zu beachten

Wird während der Übung ein zu starker Periostschmerz ausgelöst, sollte die Intensität entsprechend angepasst und die Übung entlastet werden.

11.1.9 Metatarsale

Indikationen

Mittelfußstörungen, Mobilitätsdefizite, OSG-Störungen, Kapsel-Band-Verletzungen, Fersensporn, Achillodynie, Tonusregulationsstörungen

Ausgangsposition des Patienten

Im Sitzen positioniert der Patient die laterale Fußkante mit dem Zehengrundgelenk V auf der Rolle (▶ **Abb. 11.9a**). Dabei ist das Bein in einer leicht außenrotierten Stellung. So kann der gesamte laterale Fußrand bearbeitet werden. Wird der Fuß rotationsneutral auf der Rolle abgestellt (mit flächiger Anlage der Plantarfaszie), können auch die Metatarsale I–IV bearbeitet werden.

Bewegungsdurchführung

Durch eine aktive Knieflexion/-extension kann der laterale Fußrand oder die Metatarsale gegen die Rolle bewegt werden. Diese Bewegung kann sowohl mit auf dem Boden abgelegtem Becken als auch mit angehobenem Becken durchgeführt werden (▶ **Abb. 11.9b**).

Progressionen

Der aktive Druck des Fußes in die Rolle ist neben dem Bewegungstempo und der Wiederholungszahl das Maß für die Intensität. Auch das Anheben des Beckens oder des kontralateralen Beines steigern die Intensität der Übung deutlich. Zudem fordert die Verkleinerung der Unterstützungsfläche koordinative Fähigkeiten des Patienten.

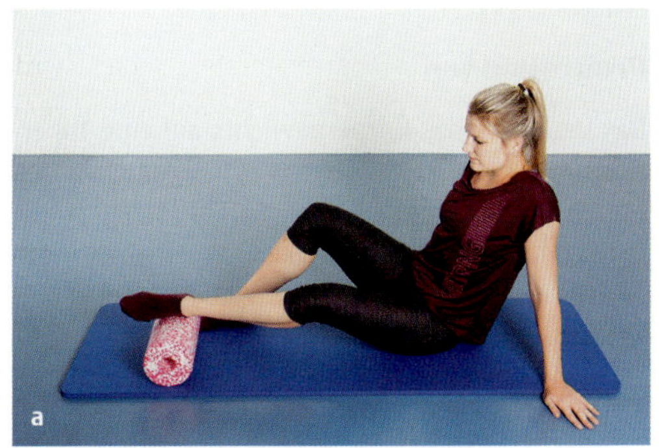

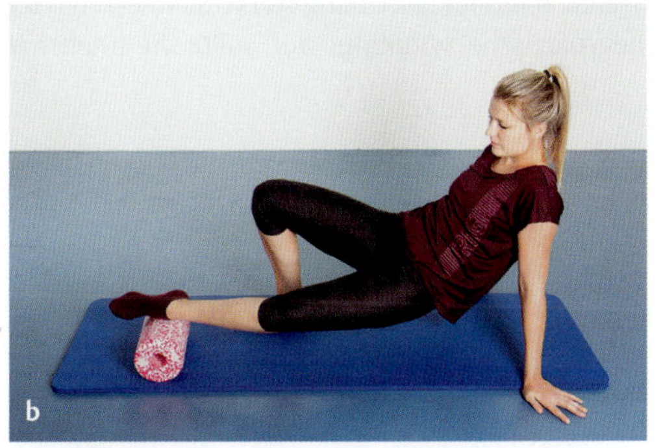

▶ **Abb. 11.9** Lokale Releasetechniken Metatarsale.
a Ausgangsposition.
b Variante mit verstärktem Druck.

Zu beachten

Bei zu starker Schmerzempfindlichkeit sollte die Intensität nach unten angepasst werden.

11.1.10 Caput fibulae

Indikationen

Nervenreizung des N. peroneus communis, Tibiakantensyndrom (Shin Splint), Muskelschwäche, Tonusregulationsstörungen, Kapsel-Band-Verletzungen, OSG-Beschwerden, Kniestörungen (Binnentrauma, Arthrose)

Ausgangsposition des Patienten

Der Patient nimmt eine seitliche Sitzposition ein und positioniert das Caput fibulae auf der Rolle (▶ **Abb. 11.10a**). Dabei stützt sich der Patient mit beiden Armen auf dem Boden ab, um die Bewegungen am Caput fibulae mit dem ganzen Körper zu unterstützen. In einer geraden Sitzposition muss das Bein in eine Außenrotation gebracht und gehalten werden.

Bewegungsdurchführung

Der Patient kann eine einfache Druckvariabilität als Übung nutzen, indem das Becken etwas von der Unterlage angehoben wird (▶ **Abb. 11.10b**). Diese Druckerhöhung am Caput fibulae sorgt bereits für Trainingsreize. Zudem kann das Bein nach innen oder außen rotiert werden, um den Druckpunkt am Caput fibulae nach ventral oder dorsal zu verlagern (▶ **Abb. 11.10c**). So können variable Reize an unterschiedliche Aspekte des Caput fibulae gebracht werden. Minirollouts von 1–2 cm können um das Caput fibulae herum durchgeführt werden. Dabei wird die Rolle von der Unterkante des Caput fibulae bis an die Oberkante gebracht.

Progressionen

Minirollouts in Kombination mit einem angehobenen Becken oder einem verstärkten lokalen Gegendruck in die Rolle steigern die Intensität.

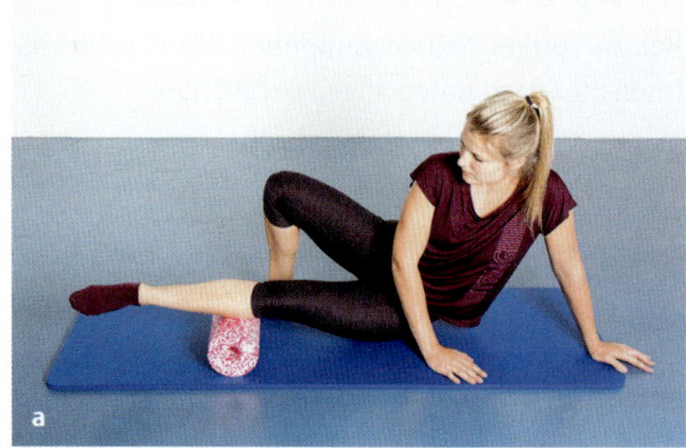

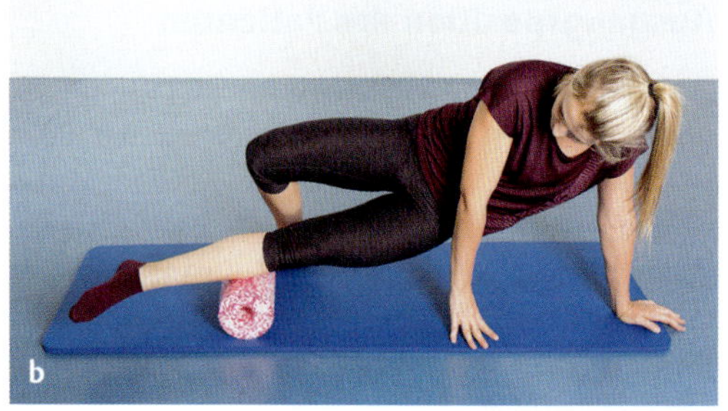

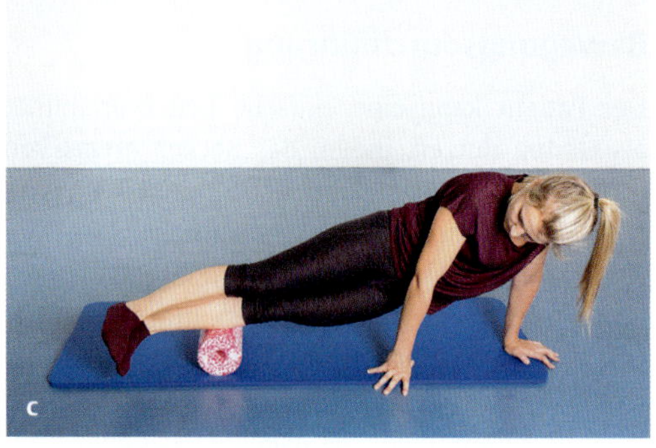

▸ **Abb. 11.10** Lokale Releasetechniken am Caput fibulae.
a Startposition.
b Druckvariabilität durch Beckenanhebung.
c Verlagerung des Druckpunkts durch Drehung.

Zu beachten

Eine starke Neurosensitivität des N. peroneus communis reproduziert lokale neurale Symptome, die durch Anpassung der Intensität oder der Ausgangsposition wieder reduziert werden sollten, um Exazerbationen zu verhindern.

11.1.11 Tuber ischiadicum

Indikationen

Affektionen des N. ischiadicus, Hüftarthrose, muskuläre Dysbalancen der Hüft-Knie-Region, Gonarthrose, lumbale Wirbelsäulenbeschwerden (BSV, BSP), Muskelverletzungen

Ausgangsposition des Patienten

In einer sitzenden Position wird die Rolle unter der Unterkante des Tuber ischiadicum positioniert (der Patient sitzt auf der Rolle). Mit beiden Händen kann sich der Patient hinter dem Oberkörper auf dem Boden abstützen. Mit beiden Füßen sollte der Patient einen rutschsicheren Kontakt zum Boden haben.

Bewegungsdurchführung

Nun bewegt sich der Patient fußwärts über die Rolle. Dabei bewegt sich die Rolle unter dem Tuber ischiadicum nach kranial. So können die unterschiedlichen Aspekte des Tuber ischiadicum (medial, lateral, kaudal, kranial) abgearbeitet werden.

Progressionen

Das Verlagern des Körpergewichts auf eine Tuber-Seite (▸ **Abb. 11.11**) sowie das aktive Anheben und Halten des kontralateralen Beines steigern die Druckintensität auf der Rolle. Diese Druckvarianten können während der Übung auch variabel eingesetzt werden.

Zu beachten

Treten während der Übung starke Schmerzen oder neurologische Symptome auf, sollte die Intensität

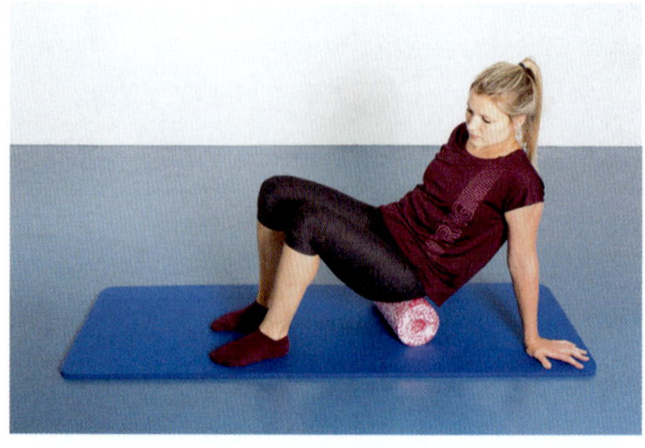

▸ **Abb. 11.11** Lokale Releasetechniken am Tuber ischiadicum.

etwas nach unten angepasst oder die Position der Rolle verändert werden.

11.1.12 Os coccygis/Os sacrum

Indikationen

ISG-Beschwerden (Steifigkeit, Schmerz), lumbale Wirbelsäulenbeschwerden, Hüftprobleme, thorakale Wirbelsäulenbeschwerden, neurodynamische Störungen im Bereich des Plexus lumbalis/sacralis

Ausgangsposition des Patienten

Der Patient setzt sich mit Steißbein/Kreuzbein auf die Rolle (▸ **Abb. 11.12a**). Dabei kann die Rolle sowohl längs als auch quer unter dem Kreuzbein

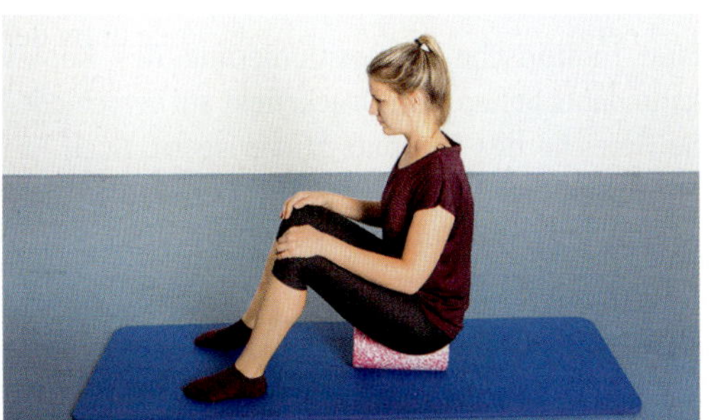

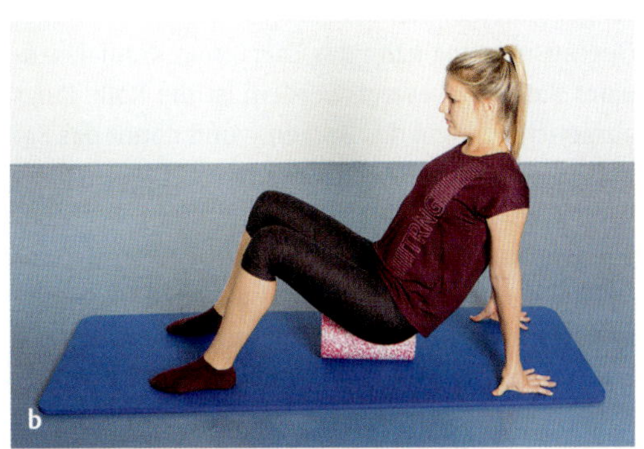

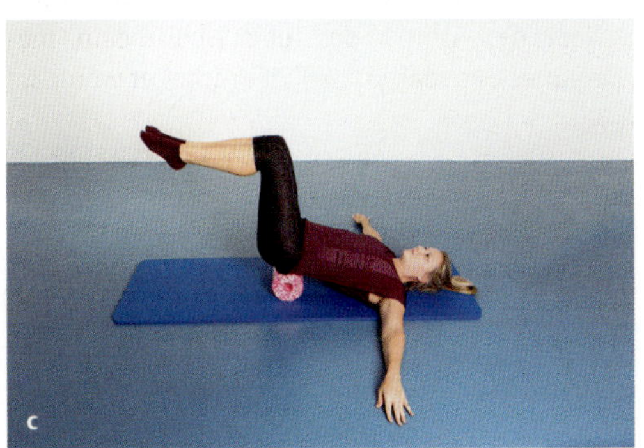

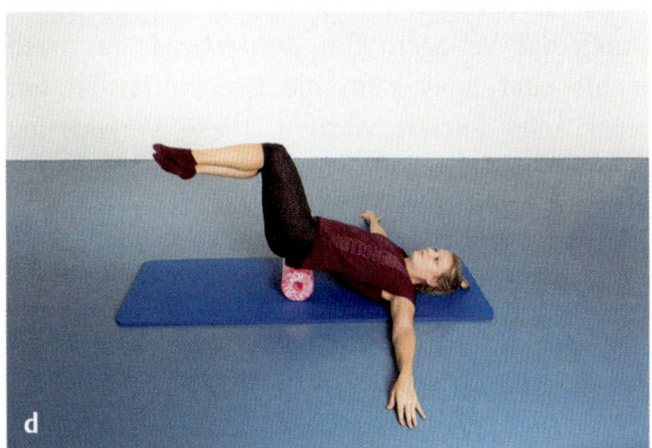

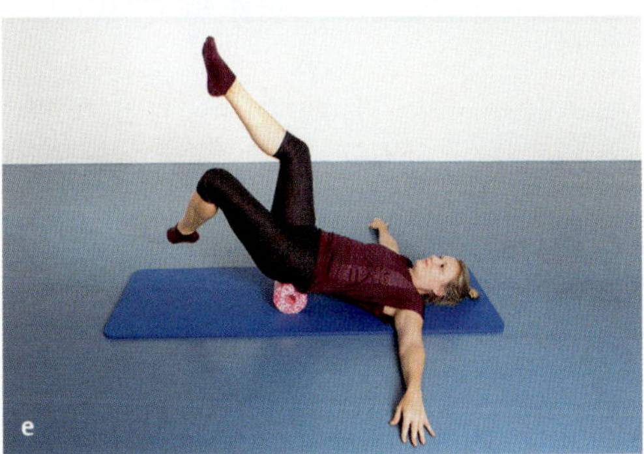

▸ **Abb. 11.12** Lokale Releasetechniken an Steißbein und Kreuzbein – variable Druckbelastung.
a Längsausrichtung der Rolle.
b Bewegung von rechts nach links durchführbar.
c Quer ausgerichtete Rolle: Bewegung in Richtung kranial-kaudal.
d Beckenrotation.
e Beine im Scherenschlag.

positioniert werden. Mit den Händen sollte sich der Patient hinter dem Oberkörper abstützen (► Abb. 11.12b). Auch die Füße sollten beide rutschsicher auf dem Boden aufgestellt werden.

Bewegungsdurchführung

Je nach Ausrichtung der Rolle unter dem Sakrum (längs oder quer) können andere Bewegungsrichtungen mit der Rolle vollzogen werden. Bei der Querausrichtung kann das Sakrum in kranial-kaudaler Richtung bewegt werden. Ist die Rolle längs ausgerichtet, kann das Becken – und damit das Sakrum – von rechts nach links bewegt werden. So kann auch das ISG verstärkt in die Übung einbezogen werden und eine unilaterale Problematik einfach und effektiv bearbeitet werden. Dies eignet sich für den Patienten auch als Eigenmobilisationsübung bei einer ISG-Steifigkeit.

Progressionen

Durch das Verlagern des Körpergewichtes nach rechts oder links kann die Druckintensität auf einer Seite forciert werden. Diese Verlagerung kann sowohl über den Oberkörper als auch über das Becken eingeleitet werden. Auch das Anheben eines oder beider Beine verstärkt diese Druckwirkung (► Abb. 11.12).

Zu beachten

Treten während der Übung starke Schmerzen oder neurologische Symptome auf, sollte die Intensität etwas nach unten angepasst oder die Position der Rolle verändert werden.

11.1.13 Okziput

Indikationen

Kopfschmerz, Gesichtsschmerz, Kiefergelenkschmerzen, Nackenschmerzen, Tonusregulationsstörungen zervikal und temporomandibulär, Schwindel, Tinnitus, Mobilitätseinschränkungen der zervikalen Wirbelsäule und des temporomandibulären Gelenkkomplexes

Ausgangsposition des Patienten

Die Übung kann sowohl im Stehen als auch in einer liegenden Position durchgeführt werden. Im Stehen wird die Rolle zwischen Wand und Processus mastoideus positioniert. In einer liegenden Position wird die Rolle unter das Okziput positioniert (► Abb. 11.13).

Bewegungsdurchführung

Eine rotatorische Vorpositionierung des Kopfes kann dabei helfen, den Druckeffekt auf verschiedene Bereiche des Okziputs zu verlagern. Auch Extension oder Flexion der zervikalen Wirbelsäule helfen bei der Modulation der Bewegungsreize.

Progressionen

Im Stehen kann die Druckintensität durch einen größeren Abstand der Füße von der Wand gesteigert werden. Je dichter der Patient an der Wand

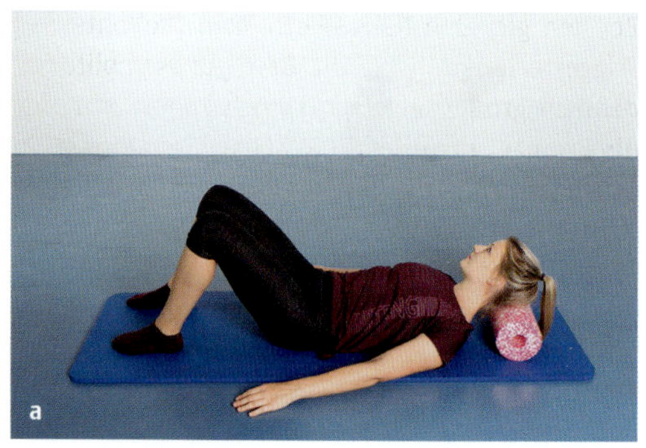

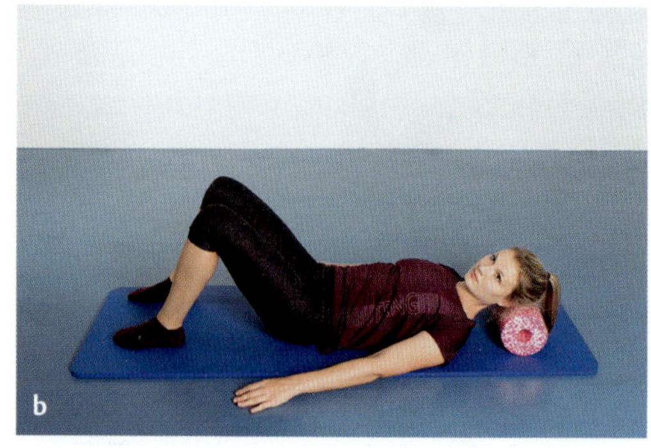

► **Abb. 11.13** Releasetechniken am Okziput – rotatorische Varianten.
a Variante 1.
b Variante 2.

steht, desto geringer ist die Druckwirkung des Körpers auf die Rolle. Auch durch aktives Andrücken des Kopfes gegen die Rolle kann die Druckintensität gesteigert werden. Im Liegen ist diese Drucksteigerung auch durch Anheben einer Extremität möglich.

Zu beachten

Die Stabilität der Kopf- und Wirbelgelenke muss vom Patienten während der gesamten Bewegungsdurchführung sichergestellt werden können. Bei entsprechenden Dysfunktionen der zervikalen Wirbelsäulenstabilität ist die Druckintensität ausreichend zu reduzieren.

11.2 Spirallinie – globale Releasetechniken der myofaszialen Leitungsbahnen

Bei den globalen Releasetechniken (Rollouts und Triggertechniken) sind die Bewegungsamplituden deutlich größer angelegt, jedoch ebenfalls multidirektional ausgerichtet. Je nach anatomischer Länge der bearbeiteten Struktur (myofasziale Leitungsbahnen, Verbindungslinien zwischen den Befestigungen) sind die Bewegungsreichweiten bei den Übungen zwischen 4 und 100 cm anzusiedeln, v. a. wenn auch verbindende Rollouts zwischen den einzelnen myofaszialen Strukturen bearbeitet werden sollen. Klinisch relevante Strukturen sind in ▸ Tab. 11.2 aufgeführt.

11.2.1 M. splenius capitis et cervicis

Indikationen

Kopfschmerz, Nackenschmerz, zervikale Wirbelsäulenbeschwerden, Gesichtsschmerzen, CMD, Tinnitus, Schwindel, Kloßgefühl im Hals

Ausgangsposition

In Rückenlage wird die Rolle unter den Hinterkopf positioniert (▸ Abb. 11.14). Dabei liegt die Rolle an der Unterkante des Okziput und hat noch Kontakt zu den Processi spinosi der oberen zervikalen Wirbelsäule. Der Patient kann beide Beine auf dem Boden aufstellen und sich mit den Armen seitlich auf dem Boden abstützen. So können die folgenden Kopfbewegungen optimal kontrolliert und angepasst werden.

Bewegungsdurchführung

Durch Anheben des Oberkörpers (Extension/Flexion der thorakalen Wirbelsäulenabschnitte) kann der zervikale Anteil über die Rolle bewegt werden. Dazu schiebt sich der Patient auf der Rolle etwas nach oben (kranial). Das Okziput kann quer zum Faserverlauf der Mm. splenius capitis et cervicis durch eine einfache Rotation der HWS/des Kopfes bewegt werden. Durch die Kombination dieser

▸ **Tab. 11.2** Myofasziale Strukturen an den myofaszialen Leitungsbahnen der Spirallinie mit klinisch relevanten Pathologien.

Anatomische Strukturen entlang der myofaszialen Kette	Häufige Pathologien
• M. splenius capitis et cervicis • Mm. Rhomboidei • M. serratus anterior • Mm. obliquii (externus et internus) • M. tensor fasciae latae (Tractus iliotibialis) • M. tibialis anterior • M. peroneus longus • M. biceps femoris • M. erector spinae	• Kopfschmerzen • Gesichtsschmerzen • CMD • lumbale Wirbelsäulenbeschwerden • Hüftstörungen • Gonarthrose

CMD: kraniomandibuläre Dysfunktion

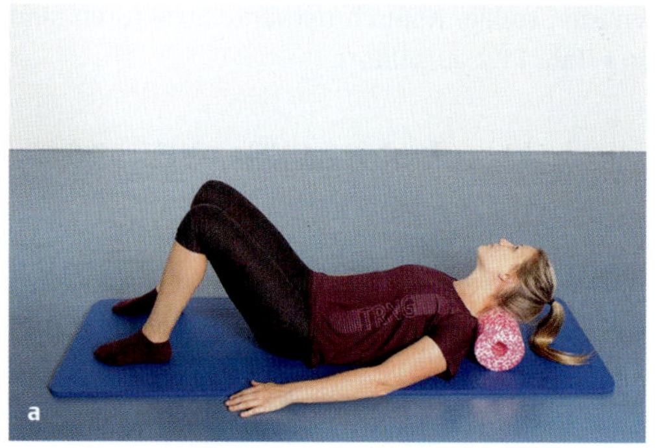

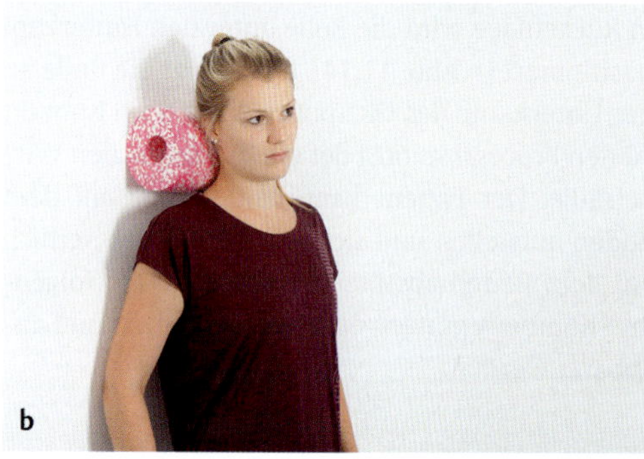

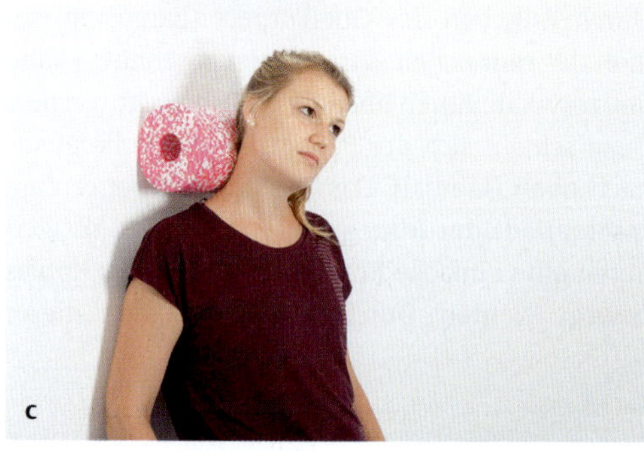

▶ **Abb. 11.14** Globale Rollouts M. splenius capitis et cervicis.
a Startposition stehend.
b Endposition stehend.
c Startposition liegend.
d Endposition liegend.

Flexions-/Extensions- und Rotationsbewegungen können auch die longitudinalen Faserverläufe bearbeitet werden.

Progressionen

Das Anheben von Armen und Beinen (unilateral, bilateral, diagonal, ipsilateral) kann dazu genutzt werden, die Intensität des Rollendrucks zu variieren.

Zu beachten

Treten während der Übung starke Schmerzen oder neurologische Symptome auf, sollte die Intensität etwas nach unten angepasst oder die Position der Rolle verändert werden.

11.2.2 Mm. rhomboidei

Indikationen

Kopfschmerz, Nackenschmerz, zervikale Wirbelsäulenbeschwerden, Schulterbeschwerden, Gesichtsschmerzen, CMD, Tinnitus, Schwindel, Störungen des skapulohumeralen Rhythmus, muskuläre Dysbalancen, thorakale Wirbelsäulenbeschwerden, T 4-Syndrom, ausstrahlende Beschwerden in die obere Extremität

Ausgangsposition des Patienten

In Rückenlage positioniert der Patient die Rolle parallel zur Wirbelsäule zwischen der Margo medialis der Skapula und der Dornfortsatzlinie (▶ **Abb. 11.15**). So liegt die Rolle auf dem paravertebralen Muskelbauch und den Mm. rhomboidei.

Bewegungsdurchführung

Durch eine kontrollierte kleine Rotation des Oberkörpers verlagert der Patient den Rollendruck nach medial und lateral zwischen der Dornfortsatzlinie und der Margo medialis. Mit dieser kleinen Bewegung kann der Muskelbereich forciert bearbeitet werden.

Progressionen

Über das Anheben der Arme kann die Oberkörperrotation verstärkt und auch kontrolliert werden.

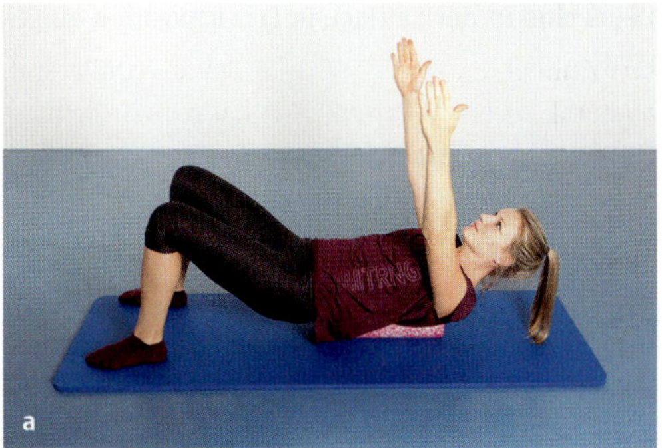

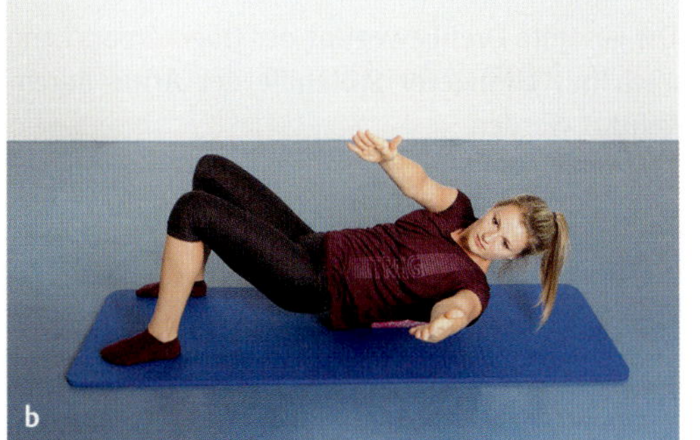

▶ **Abb. 11.15** Globales Rollout Mm. rhomboidei.
a Startposition.
b Endposition.

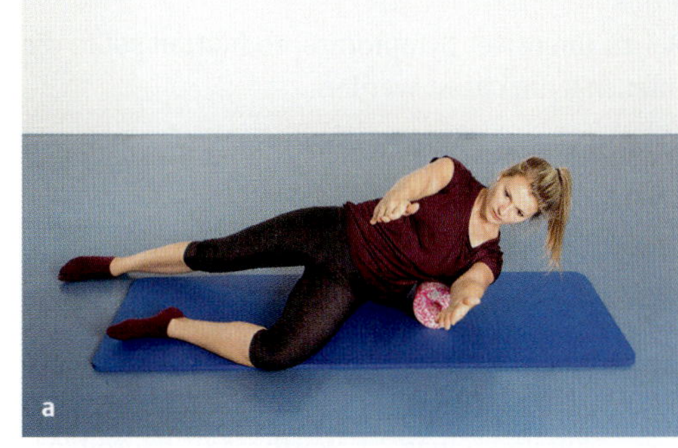

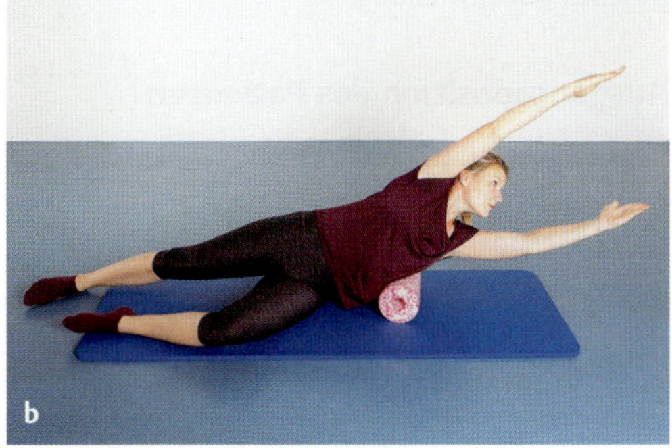

▶ **Abb. 11.16** Globales Rollout M. serratus anterior.
a Startposition.
b Endposition.

Zu beachten

Bei zu intensiver Symptomreproduktion sollte die Intensität angepasst werden. Auch bei dieser Übung kann es spontan zu einem Gelenkknacken – v. a. in den kostovertebralen Gelenken – kommen.

11.2.3 M. serratus anterior

Indikationen

Kopfschmerz, Nackenschmerz, zervikale Wirbelsäulenbeschwerden, Schulterbeschwerden, Scapula alata, Gesichtsschmerzen, CMD, Tinnitus, Schwindel

Ausgangsposition des Patienten

In Seitlage positioniert der Patient die Rolle ventrolateral unter den Rippen. Die Beine sind in einer Schrittstellung (dabei ist das untere Bein ist nach vorne positioniert) und die Arme sind nach vorne angehoben (▶ **Abb. 11.16**).

Bewegungsdurchführung

Mit einer Lateralflexion des thorakalen Oberkörpers von der Rolle weg wird die Rolle unter den Rippen verlagert und der Druck geht in den ventrolateralen Verlauf des M. serratus anterior (▶ **Abb. 11.16b**). Mit den Beinen kann sich der Patient auf der Rolle nach oben (kranial) schieben und so den Druck auf andere Areale des Muskels verlagern. Auch eine Rotation des Oberkörpers ermöglicht eine Druckverteilung auf andere Muskelregionen.

Progressionen

In der einfachsten Progressionsstufe sind die Hände des Patienten zum Stützen und zur Druckentlastung auf dem Boden. Angehobene Arme bedeuten steigende Intensität.

Zu beachten

Bei zu intensiver Symptomreproduktion sollte die Intensität angepasst werden.

11.2.4 Mm. obliquii (externus et internus)

Indikationen

ISG Problematiken, lumbale Wirbelsäulenbeschwerden, thorakale Wirbelsäulenbeschwerden, Hüftaffektionen, Koxarthrose, neurodynamische Problemstellungen

Ausgangsposition des Patienten

In einer gestützten Seitlage positioniert der Patient die Rolle unter der Crista iliaca, an der ventralen Facette dicht an der Spina iliaca anterior superior (► **Abb. 11.17**). Mit beiden Armen stützt sich der Patient auf dem Boden ab, um die komplexe Bewegung besser kontrollieren zu können. Die Beine sind in der Seitlage in Schrittposition eingestellt.

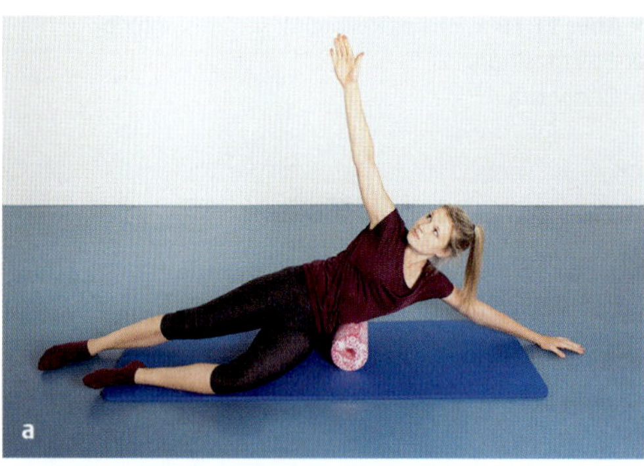

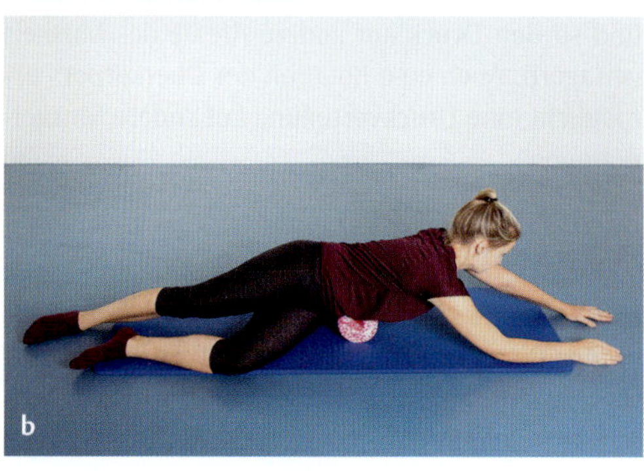

► **Abb. 11.17** Globales Rollout Mm. obliquii.
a Startposition.
b Endposition.

Bewegungsdurchführung

Durch eine Rotation (in Richtung Bauchlage) und eine Abwärtsbewegung des Oberkörpers auf der Rolle wird die Rolle unter den unteren Rippenbogen gebracht. Mit dieser Bewegung durchfährt die Rolle die Verlaufsrichtung der Mm. obliquii.

Progressionen

Die gesamte Drehbewegung des Oberkörpers kann auch mit geringerer Stützhilfe der Arme durchgeführt werden.

Zu beachten

Kontraindikation: starke Regelblutung, Schwangerschaft, Erkrankung der Bauchorgane (Reizdarm, Reflux etc.), Schmerzverstärkung durch intraabdominale Druckerhöhung

11.2.5 M. tensor fasciae latae (Tractus iliotibialis)

Indikationen

Hüftproblematiken, Koxarthrose, Gonarthrose, Sehnenreizungen am Kniegelenk, Kapsel-Band-Verletzungen am Knie, Überlastungssyndrome

Ausgangsposition des Patienten

In seitlich gestützter Ausgangsstellung positioniert der Patient die Rolle unter dem Tuberculum tractus iliotibialis. So ist der gesamte Bewegungsweg nach oben zum Becken frei. Mit den Armen und dem kontralateralen Bein stützt sich der Patient auf dem Boden ab, um den gesamten Bewegungsablauf zu unterstützen und zu kontrollieren (► **Abb. 11.18**).

Bewegungsdurchführung

Mit Hilfe der gestützten Arme schiebt sich der Patient auf der Rolle fußwärts über die Rolle (► **Abb. 11.18b**). Dabei bewegt sich die Rolle durch den gesamten Verlauf des Tractus iliotibialis bis an das knöcherne Becken und den M. tensor fasciae

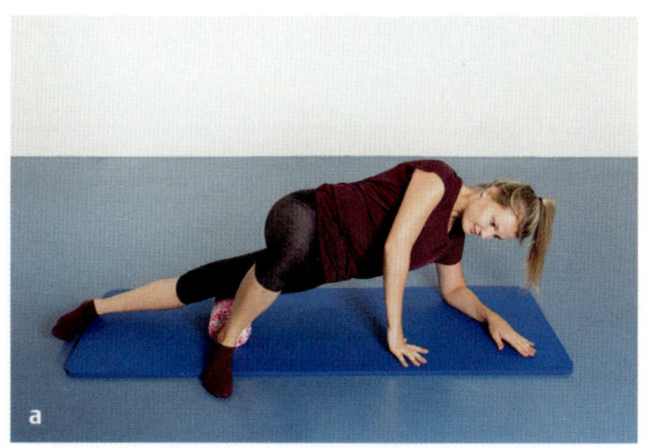

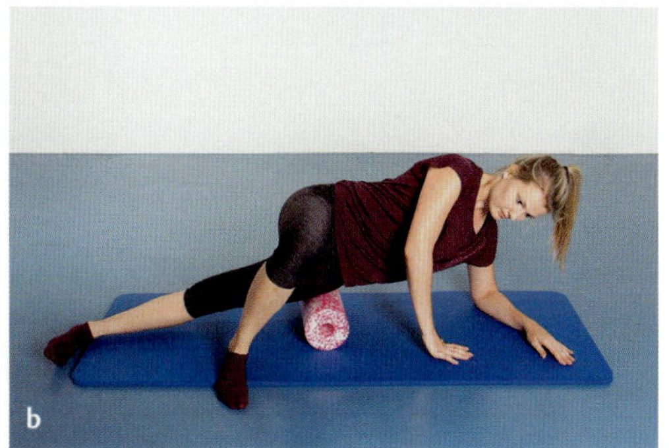

▸ **Abb. 11.18** Globales Rollout Tractus iliotibialis/M. tensor fasciae latae.
a Startposition.
b Endposition.

latae. In der proximalen Region bis zur Spina iliaca anterior superior kann der Muskelbauch des M. tensor fasciae latae bearbeitet werden.

Progressionen

Das Anheben des kontralateralen Beines verstärkt die Druckintensität der Rolle sofort. Auch durch eine Rotation des Beines auf der Rolle können die Druckreize an verschiedene Bereiche des Tractus iliotibialis verlagert werden und so für eine punktuelle Intensitätssteigerung sorgen.

Zu beachten

Bei zu starker Symptomreproduktion sollte die Intensität nach unten angepasst werden.

11.2.6 M. tibialis anterior

Indikationen

Fußheberschwäche, Irritationen am ventralen Unterschenkel, Shin Splints, Tonusregulationsstörungen, Z. n. Fraktur, Überlastungssyndrom des ventralen Unterschenkels, Z. n. Muskelverletzungen, Adhäsionen, entzündliche Dysregulationen, Sprunggelenkprobleme, Kniestörungen

Ausgangsposition des Patienten

Eine stehende Ausgangsposition erlaubt hier eine sichere und effektive Durchführung dieser Übung bei bestmöglicher koordinativer Bewegungskontrolle. Der Patient nimmt eine sichere Standposition ein. Das zu bearbeitende Bein ist mit der distalen Tibia auf der Rolle aufgelegt. Das Standbein hat hierbei nahezu eine 90/90-Position in Hüft- und Kniegelenk (wie bei einer Einbeinkniebeuge). Der Patient kann sich für diese Übung auch mit beiden Armen auf dem Untergrund abstützen (▸ **Abb. 11.19**).

Bewegungsdurchführung

Durch Beugung und Streckung von Hüft- und Kniegelenken wird der M. tibialis anterior über die Rolle bewegt. Dabei kann die Druckrichtung während der Bewegung von distal nach proximal oder umgekehrt betont werden. Auch sollte die Bewegungslinie des Unterschenkels über die Rolle durch rotatorische Vorpositionierung variiert werden. So können die Therapie- bzw. Trainingsreize an verschiedenen Bereichen des M. tibialis anterior appliziert werden.

Progressionen

Durch verstärktes Abstützen auf den Armen kann der Druck von der Rolle genommen, durch Abheben eines Armes entsprechend gesteigert werden. Auch das Anheben des Stützbeins (oder das Auflegen des Stützbeins auf dem Rollbein) kann zu einer Intensitätssteigerung eingesetzt werden.

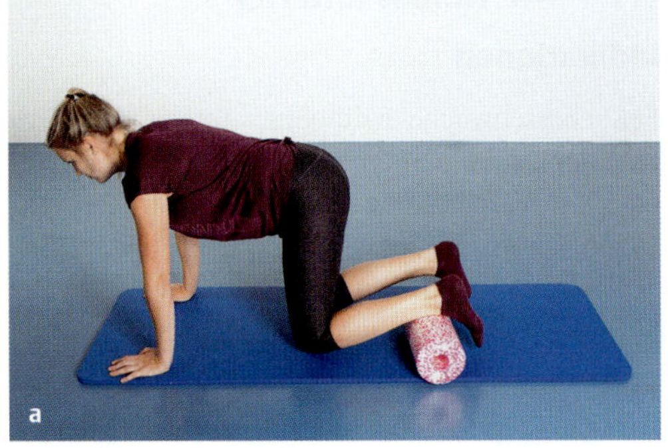

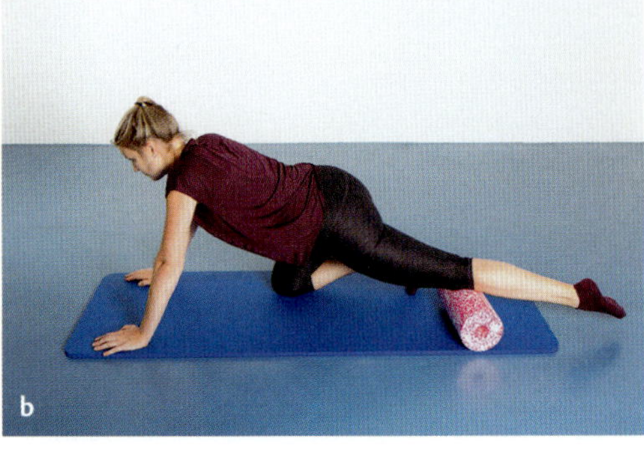

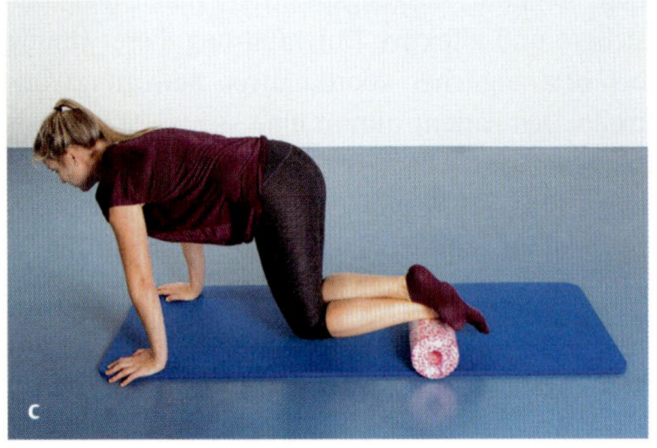

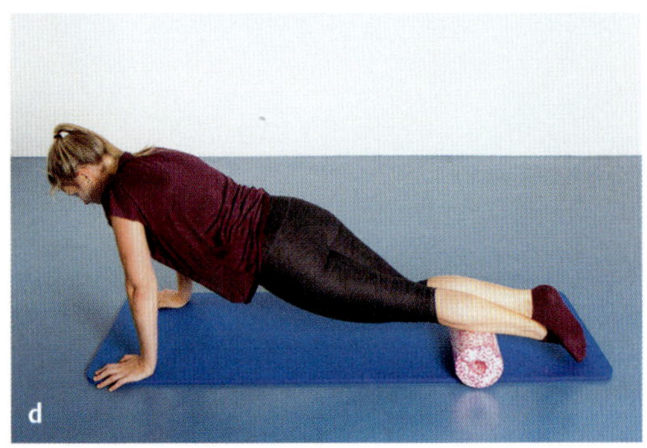

► **Abb. 11.19** Globales Rollout M. tibialis anterior.
a Startposition mit geringer Intensität.
b Endposition mit geringer Intensität.
c Startposition mit hoher Intensität.
d Endposition mit hoher Intensität.

Zu beachten

Das Abrollen der Tibiakante kann sehr schmerzhaft sein. Instruieren sie den Patienten dazu, mit der Rollbewegung v. a. den Muskelbauch des M. tibialis anterior zu treffen.

11.2.7 M. peroneus longus

Indikationen

Mobilitätsdefizite der Fuß- und Kniegelenke, Tonusregulationsstörungen, Innervationsdefizite, Gonarthrose, Arthrose der Sprunggelenke, neurodynamische Störungen

Ausgangsposition des Patienten

In einer seitlichen Ausgangsstellung positioniert der Patient die Rolle unter dem Malleolus lateralis – am Sehnenfach der Peroneusmuskulatur (► **Abb. 11.20**). Diese Ausgangsposition kann mit abgehobenem Becken oder auch mit auf dem Boden abgelegtem Becken eingenommen werden.

Bewegungsdurchführung

Allein schon das Anheben des Beckens erhöht den Druck auf die Muskulatur und liefert somit trainingswirksame Reize. Mit den abgestützten Armen schiebt der Patient sein Bein über der Rolle nach unten (fußwärts), bis die Rolle die Endposition am Caput fibulae erreicht hat. So kann der gesamte Muskelverlauf bearbeitet werden.

Progressionen

Die Intensität kann durch das Anheben des kontralateralen Beines und durch einen aktiven Gegendruck in die Rolle gesteigert werden.

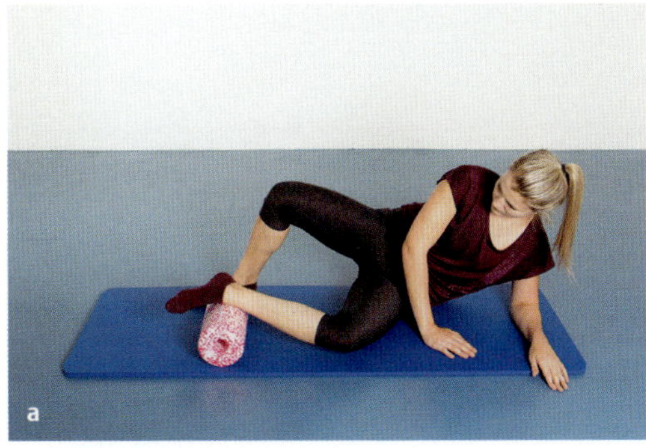

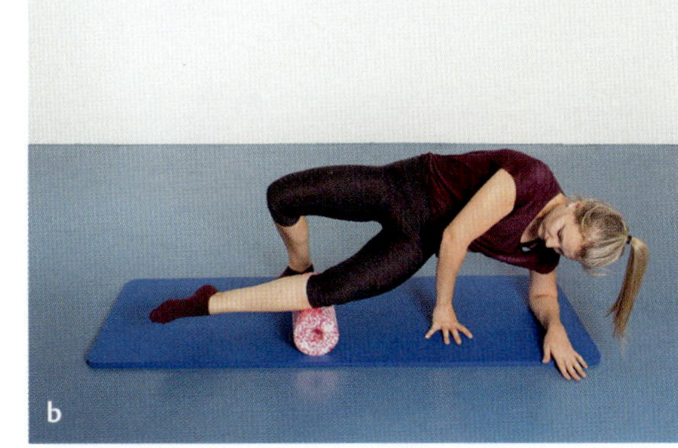

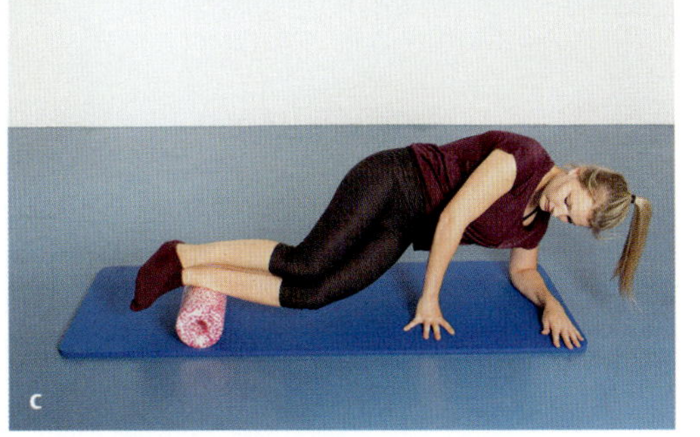

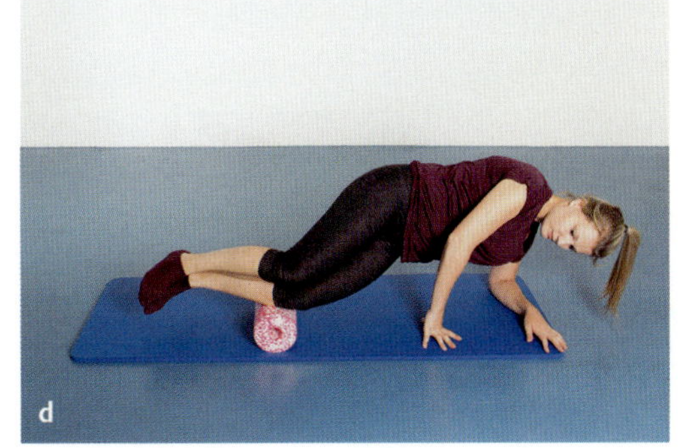

▸ **Abb. 11.20** Globales Rollout M. peroneus longus.
a Startposition mit geringer Intensität.
b Endposition mit geringer Intensität.
c Startposition mit hoher Intensität.
d Endposition mit hoher Intensität.

Zu beachten

Eine starke Neurosensitivität des N. peroneus communis kann lokale neurale Symptome reproduzieren, die durch Anpassung der Intensität oder der Ausgangsposition wieder reduziert werden sollten.

11.2.8 M. biceps femoris

Indikationen

Kniebinnenverletzungen, Kapsel-Band-Verletzungen, Gonarthrose, muskuläre Dysbalancen, Hüftbeschwerden, Koxarthrose, lumbale Wirbelsäulenbeschwerden

Ausgangsposition des Patienten

Im Sitzen auf dem Boden positioniert der Patient die Rolle vor dem sehnigen Ansatz des M. biceps femoris am Caput fibulae (▸ **Abb. 11.21**). Mit den Händen kann sich der Patient hinter dem Oberkörper auf dem Boden abstützen. Um den M. biceps femoris in seinem Verlauf besser zu treffen, ist eine Außenrotation des Beines hilfreich. Dadurch wird der M. biceps femoris besser auf der Rolle positioniert und ist dem Druck der Rolle direkter ausgesetzt.

Bewegungsdurchführung

Über die stützenden Arme schiebt der Patient seinen Körper über die Rolle nach unten. So wandert die Rolle während der Übungsbewegung nach oben auf den Tuber ischiadicum zu und kann den gesamten Muskelverlauf bearbeiten.

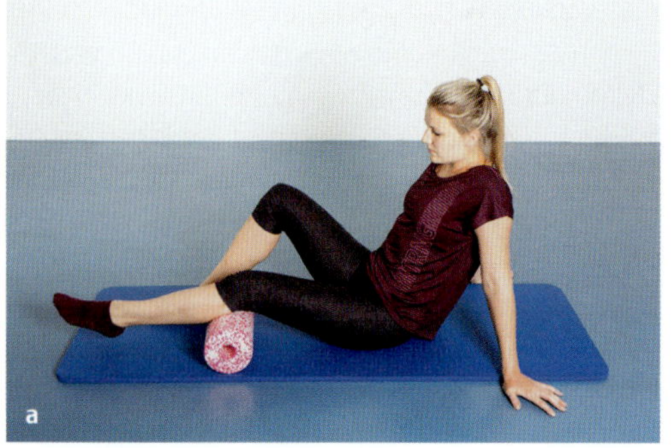

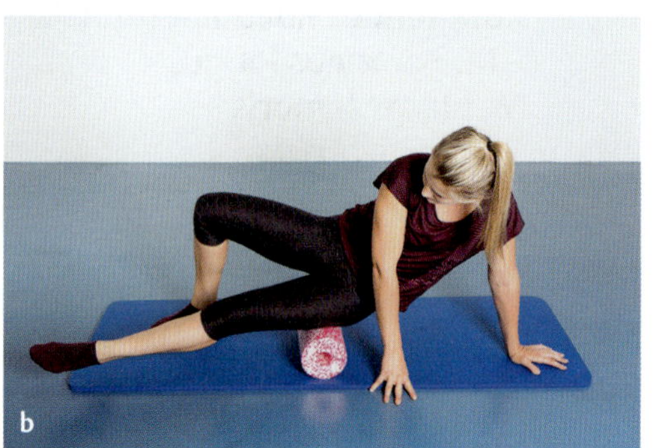

▶ **Abb. 11.21** Globales Rollout M. biceps femoris.
a Startposition.
b Endposition.

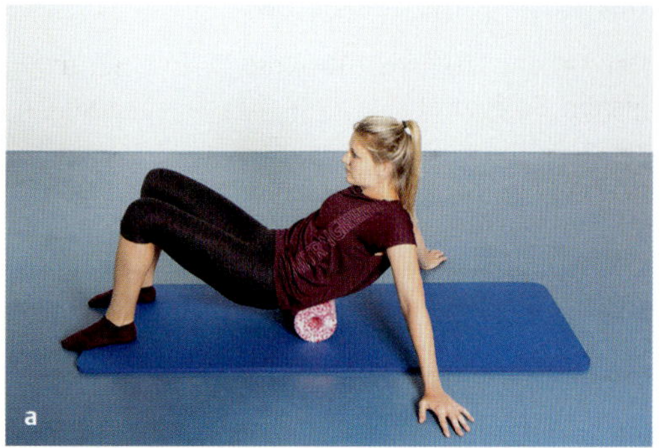

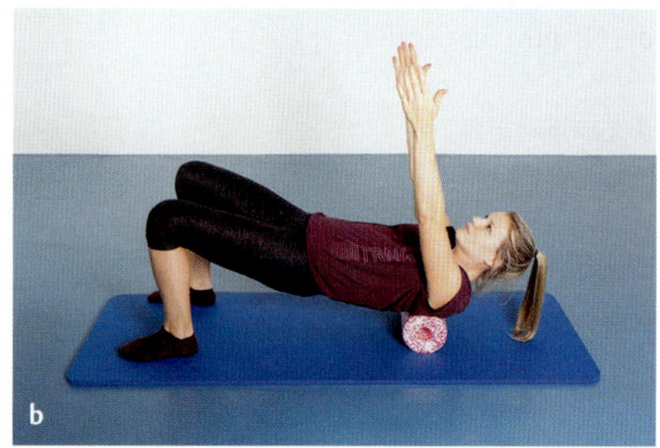

▶ **Abb. 11.22** Globales Rollout M. erector spinae, thorakolumbal.
a Lumbal.
b Thorakal.

Progressionen

In der einfachsten Variante liegen beide Beine in einer leichten Außenrotation auf der Rolle. Bei einer unilateralen Übungsdurchführung kann das kontralaterale Bein mit aktivem Stützen (verstärkter Druck in den Boden) die Druckbelastung auf der Rolle verstärken oder reduzieren. Das kontralaterale Bein kann auch wieder vom Boden angehoben werden, was die Intensität am Rollenbein verstärkt. Eine weitere Möglichkeit zur Progression besteht im Auflegen des angehobenen Beines auf das Rollenbein.

Zu beachten

Beim Abrollen des M. biceps femoris kann auch der N. ischiadicus belastet werden. Treten entsprechende neurologische Symptome wie z. B. Kribbeln, Taubheit oder ausstrahlende Schmerzen auf, muss die Rolle umpositioniert und die Bewegung symptomreduzierend angepasst werden.

11.2.9 M. erector spinae

Indikationen

ISG-Beschwerden, lumbale Wirbelsäulenbeschwerden (BSV, BSP), muskuläre Dysbalancen (unteres gekreuztes Syndrom), thorakale Wirbelsäulenbeschwerden, Koxarthrose, Hüftbeschwerden, Bewegungseinschränkungen von Hüfte/LWS oder BWS, neurodynamische Störungen Plexus brachialis/lumbalis oder sacralis

Ausgangsposition des Patienten

In Rückenlage positioniert der Patient die Rolle unter dem Sakrum. Mit beiden Händen kann sich der Patient hinter dem Oberkörper auf dem Boden abstützen (▶ **Abb. 11.22**).

Bewegungsdurchführung

Der Patient lässt sich über die Rolle nach unten gleiten. So bewegt sich die Rolle in der Rückenfaszie nach oben (nach kranial). Im lumbosakralen Bereich sind die Arme noch hinter dem Körper auf dem Boden aufgestellt, während sie im thorakolumbalen Übergang schon mit den Unterarmen aufgestellt werden können. Die Arme können beim Bearbeiten des höher gelegenen thorakalen Wirbelsäulenabschnittes auch auf dem Oberkörper abgelegt werden. Dieses Rollout kann in einer fließenden Bewegung vom Sakrum bis zur Oberkante der Skapula durchgeführt werden.

Progressionen

Durch unilaterales Anheben eines Beines kann der Druck in die Rolle während der Übung verstärkt werden. Durch eine Rotation des Oberkörpers oder auch des Beckens kann der Rollendruck verstärkt auf eine Seite der myofaszialen Struktur fokussiert werden.

Zu beachten

Bei dieser Übung können u. a. Spinalnerven am Austritt aus den intervertebralen Foraminae (IVF) irritiert werden. Treten entsprechende neurologische Symptome wie z. B. Kribbeln, Taubheit oder ausstrahlende Schmerzen auf, muss die Rolle umpositioniert und die Bewegung symptomreduzierend angepasst werden.

11.3 Langkettige verbindende Rollouts in umschriebenen Teilabschnitten oder in der gesamten oberflächlichen Spirallinie

In den langkettigen verbindenden Rollouts werden lokale mit globalen Releasetechniken kombiniert, um einen umschriebenen anatomischen Abschnitt der myofaszialen Leitungsbahnen als Gesamtes funktionell zu bearbeiten. Dabei stehen auch höhere koordinative Ansprüche an den Patienten und sein sensomotorisches System im Vordergrund, was das Aufrechterhalten von Gleichgewicht und Bewegungskontrolle (sowohl auf motorischer als auch auf mechanischer Ebene) betrifft. Dabei kann die Bewegung an einem Stück durchgeführt werden oder es werden einzelne Punkte in der myofaszialen Kette von den Patienten verstärkt bearbeitet. Vor allem die langkettigen Rollouts der Spirallinie mit den Verbindungen zwischen Front-, Lateral- und Backline stellen ganz neue Herausforderungen in der Bewegungskontrolle an den Patienten.

11.3.1 Rotierendes Rollout M. tibialis – M. peroneus longus – M. biceps femoris – M. erector spinae

Indikationen

Progression der Bewegungs- und Körperkontrolle

Ausgangsposition des Patienten

Die Übung startet für den Patienten in einer Vierfüßlerposition. Die Rolle wird dabei unter dem M. tibialis anterior unterhalb der Tuberositas tibiae positioniert (► **Abb. 11.23**).

Bewegungsdurchführung

Durch eine Kniebeugung holt der Patient das Bein über die Rolle nach oben (kranial) unter den Oberkörper. Nun folgt eine Rotation und das kontralaterale Bein wird nach hinten aufgestellt. Durch die Oberkörperdrehung liegt nun der Malleolus lateralis auf der Rolle und die nächste Bewegung, die Kniestreckung, bringt die Rolle wieder am Unterschenkel entlang über die Peroneusmuskeln nach oben an das Caput fibulae. Dort folgt wieder eine halbe Drehung des Oberkörpers in eine sitzend gestützte Position. Die Rolle liegt nun unter der Kniekehle – nach lateral verlagert unter den M. biceps femoris. Von dort aus geht es weiter nach kranial bis zum Sakrum und zu dem Beginn des M. erector spinae. Am Erector entlang kann das Rollout nun bis zur Spina scapulae gehen.

Progressionen

Die Übung in einem fließenden Bewegungsablauf zu meistern, ist hier die größte Herausforderung.

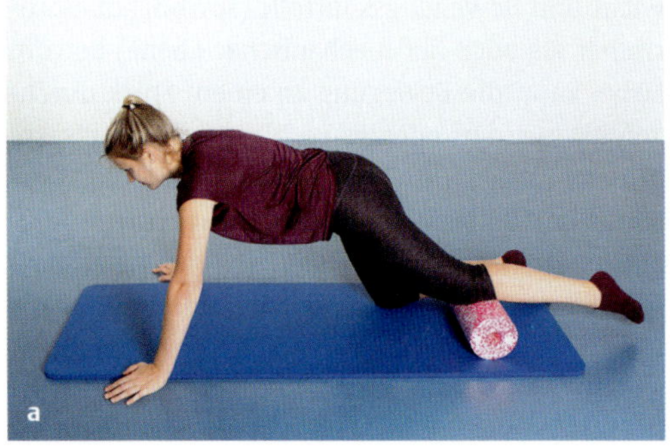

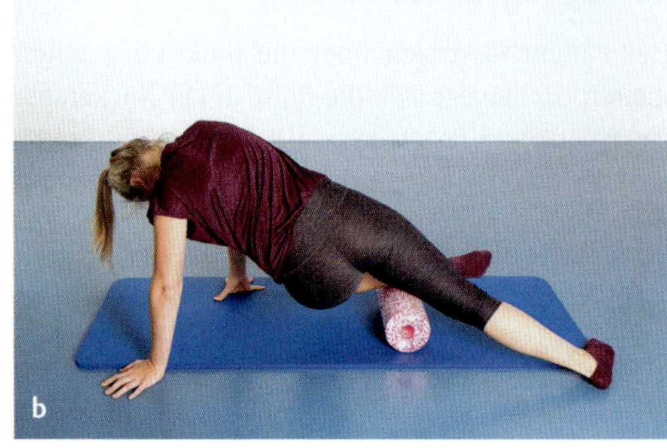

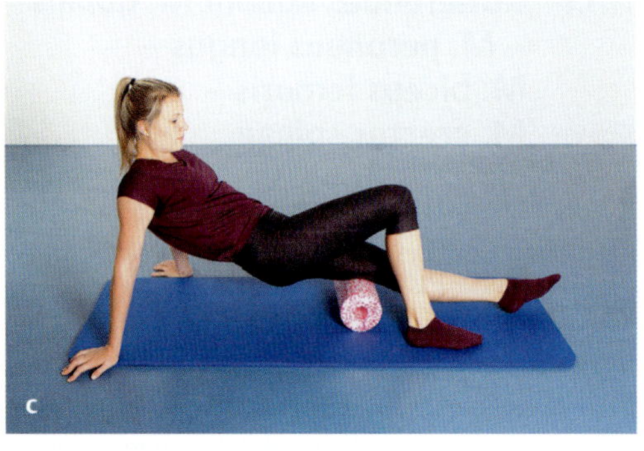

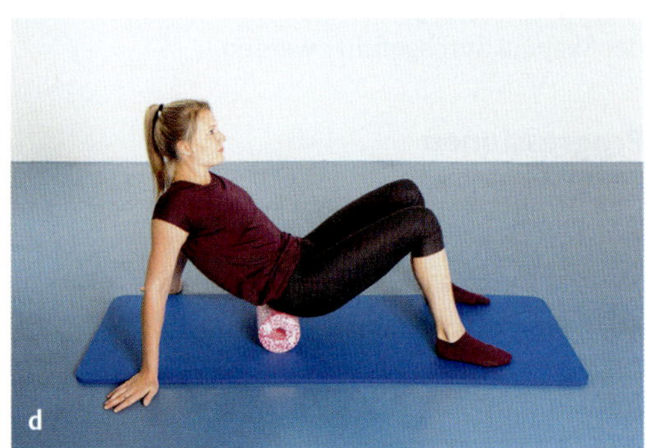

▶ **Abb. 11.23** Langkettiges verbindendes Rollout Spirallinie.
a Schritt 1: M. tibialis anterior.
b Schritt 2: M. peroneus longus.
c Schritt 3: M. biceps femoris.
d Schritt 4: M. erector spinae.

Zu beachten

Bei zu starker Symptomreproduktion sollte die Intensität nach unten angepasst werden.

11.3.2 Rotierendes Rollout SIAS – Crista iliaca – Mm. obliquii – Rippen – Skapula – Processi spinosi BWS/HWS

Indikationen

Progression der Bewegungs- und Körperkontrolle

Ausgangsposition des Patienten

In Bauchlage wird die Rolle unter dem lateralen Beckenrand (SIAS/Crista iliaca) positioniert. Mit den Armen stützt sich der Patient auf dem Boden ab.

Bewegungsdurchführung

Nach kleinen Rolloutbewegungen an der Crista iliaca folgt nun eine Drehung des Oberkörpers, mit der die Rolle in den Bereich des Trigonum lumbale gebracht wird (▶ **Abb. 11.24**). Der ventrolaterale Bereich des Beckens ist der Beginn des Rollout für die Mm. obliquii. Diesem Verlauf folgt die Rolle bis an die Rippen. Dort dreht der Oberkörper wieder in die Gegenrichtung zurück und bringt so die Rolle auf die dorsale Rumpfseite unter die Skapula. Nun geht es in die Rückenlage und die Rolle wird über die thorakale und zervikale Wirbelsäule bis an das Okziput gebracht.

Progressionen

Die Übung in einem fließenden Bewegungsablauf zu meistern, ist hier die größte Herausforderung.

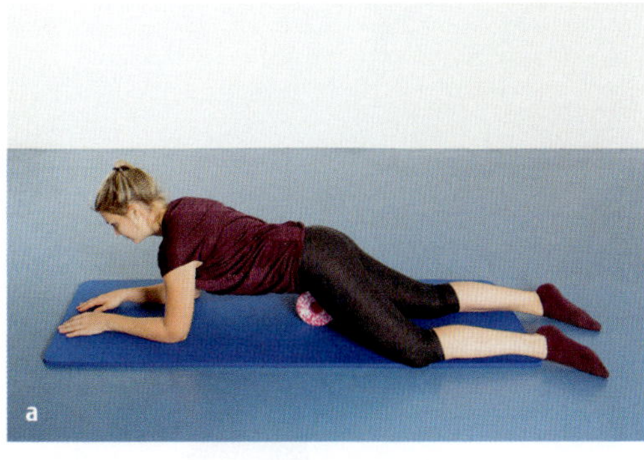
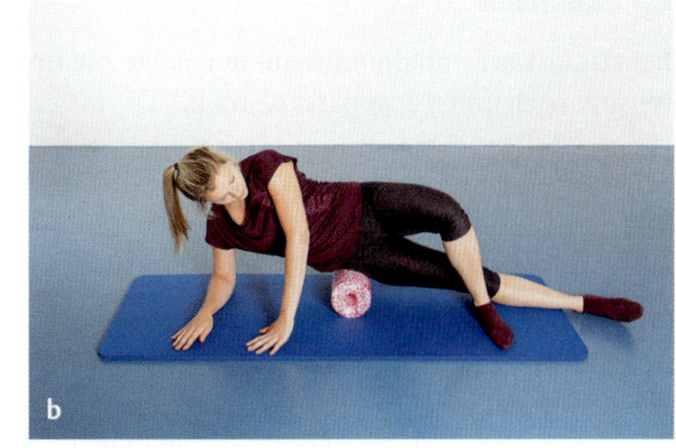
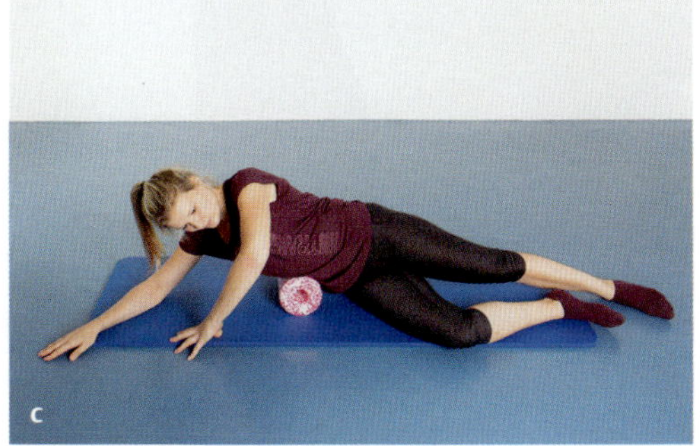
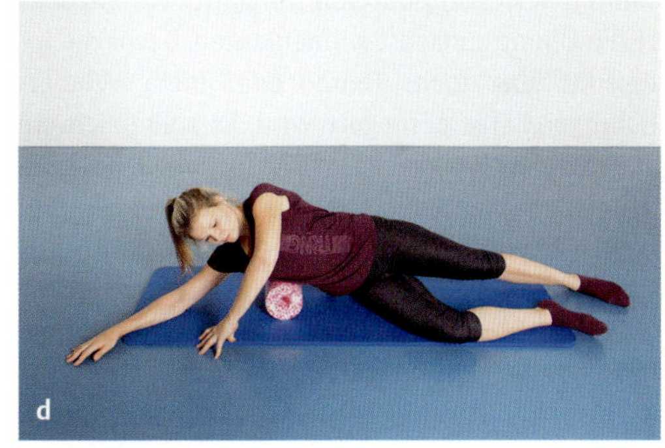
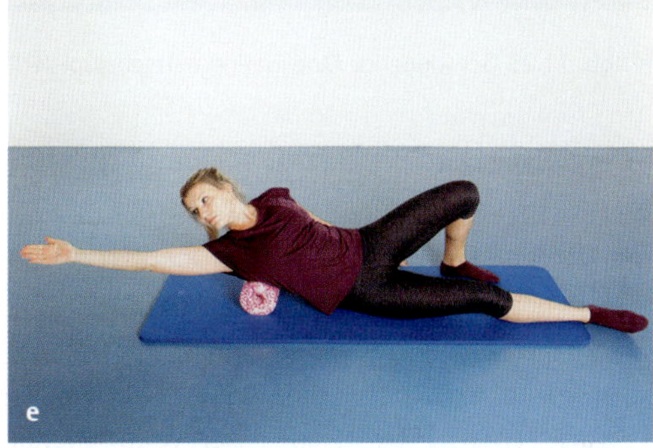
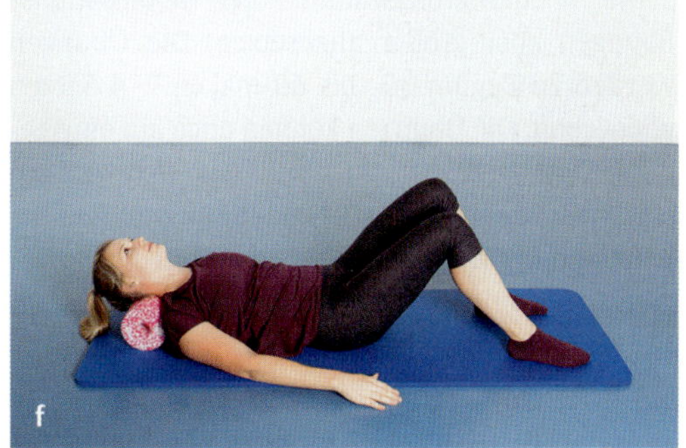

▶ **Abb. 11.24** Langkettiges rotierendes Rollout Spirallinie.
a Schritt 1: Spina iliaca anterior superior (SIAS).
b Schritt 2: Crista iliaca.
c Schritt 3: Mm. obliqui.
d Schritt 4: Rippen.
e Schritt 5: Skapula.
f Schritt 6: Processi spinosi BWS/ HWS.

Zu beachten

Bei zu starker Symptomreproduktion sollte die Intensität nach unten angepasst werden.

11.4 Mobilisation der myofaszialen Spirallinie

Bei den myofaszialen Mobilisationsübungen liegt der Fokus zunächst auf einer angenehmen und sanften Bewegungsdurchführung. Der Patient sollte die Übung zunächst kennenlernen, bevor die Intensität über mehr Tempo oder mehr Wiederholungen/Sätze gesteigert wird. Es sollte sich ein angenehmes Bewegungsgefühl einstellen, bei dem der Patient das Gefühl bekommt: „Es wird immer beweglicher – das Gewebe wird weicher und elastischer".

Der Patient beginnt stets mit kleinen, langsamen Bewegungen, die bei guter motorischer Kontrolle auch größer und beschleunigt durchgeführt werden können.

Die Wiederholungszahl ist bei Mobilisationsübungen eher größer anzusetzen. Die Übungen werden zu Beginn 30- bis 40-mal in 2–4 Sätzen wiederholt. Die Übungen können auch auf eine gewisse Zeit (z. B. 1–3 min) oder bis sich ein bestimmter Effekt (z. B. weicheres Bewegungsgefühl, Entspannung eines Muskels, vergrößerte Bewegungsreichweite, mehr Elastizität etc.) eingestellt hat, durchgeführt werden.

11.4.1 Übung 1

Ausgangsstellung des Patienten

Im Stand hält der Patient die Rolle mit beiden Händen auf Bauchnabelhöhe fest. Die Füße stehen etwas mehr als beckenbreit auseinander und die Bauchmuskulatur ist zur Stabilisation angespannt.

Bewegungsdurchführung

Mit einer Drehbewegung des Oberkörpers schwingt der Patient die Rolle von einer Körperseite auf die andere und wieder zurück in die Ausgangsposition (▶ Abb. 11.25). So schwingt der Oberkörper von rechts nach links und wieder zurück, wobei die Bewegungsakzentuierung in beide Richtungen erfolgen kann. Die Drehung des Oberkörpers bereitet die Übungsbewegung vor. Die Arme werden in die Bewegung des Oberkörpers hinein beschleunigt und verstärken die Rotation auf den Rumpf und die Spirallinie.

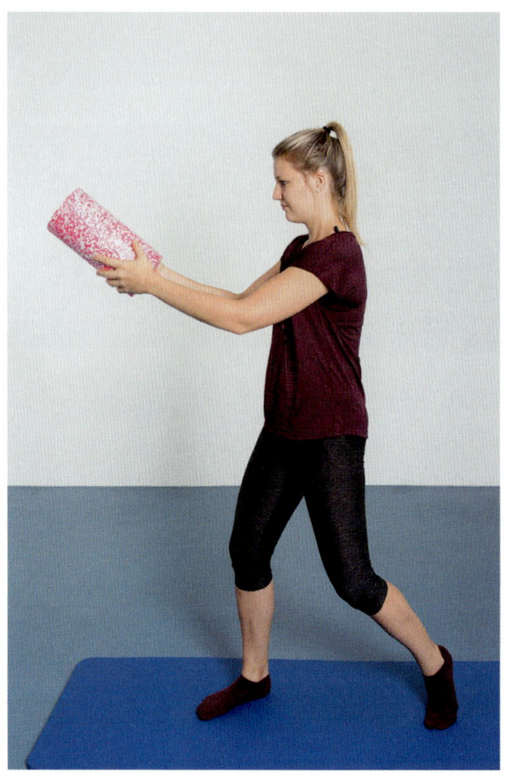

▶ **Abb. 11.25** Schwingende Mobilisation – Baseballspieler.

11.4.2 Übung 2

Ausgangsstellung des Patienten

Im Vierfüßlerstand stehen die Knie unter den Hüftgelenken. Es passt noch eine Faust des Patienten zwischen die Knie. Die Arme werden etwas vor dem Oberkörper auf dem Boden abgestützt.

Bewegungsdurchführung

Der Patient hebt einen Arm vom Boden an und führt ihn unter dem Oberkörper hindurch auf die Körpergegenseite und wieder zurück in die Ausgangsstellung (▶ Abb. 11.26). Dabei kann der Arm während der Bewegung frei in der Luft gehalten oder auch auf dem Boden abgelegt und geschoben

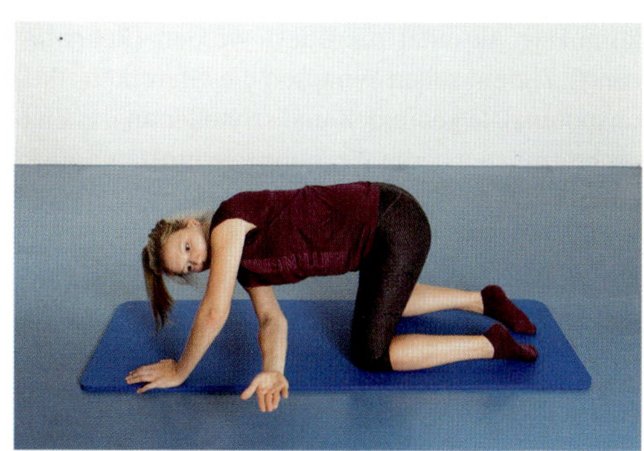

▸ **Abb. 11.26** Schwingend zur Gegenseite.

werden. Bei jeder Bewegung unter dem Oberkörper hindurch versucht der Patient, den Arm etwas weiter zu bewegen und mehr Bewegungsweg herauszuholen. Die Bewegung sollte einen federnden, elastischen Charakter haben.

Variante: Am Ende der Bewegung, wenn der Arm unter dem Oberkörper durchbewegt wurde, kann auch mit Endkontraktionen gearbeitet werden, d. h. es werden am Ende nochmals kleine Amplituden in dieselbe Bewegungsrichtung auf die Übungsbewegung aufgesetzt.

11.4.3 Übung 3

Ausgangsstellung des Patienten

Im Vierfüßlerstand stehen die Knie unter den Hüftgelenken. Dann passt noch eine Faust des Patienten zwischen die Knie. Die Arme werden etwas vor dem Oberkörper auf dem Boden abgestützt.

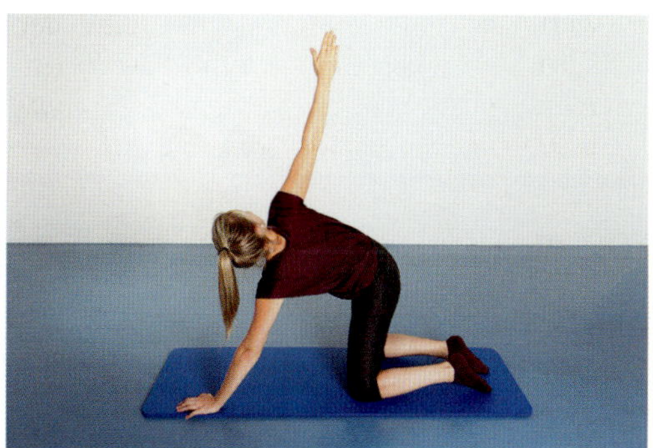

▸ **Abb. 11.27** Aufdrehen mit Spiralschwung.

Bewegungsdurchführung

Der Patient hebt einen Arm vom Boden ab und führt diesen seitlich am Körper vorbei nach außen oben, bis der Arm und die Handinnenfläche zur Decke zeigen und wieder zurück in die Ausgangsstellung (▸ **Abb. 11.28**). Diese Bewegung kann später, bei motorischer Kontrolle, auch mit Schwung durchgeführt werden.

Variante: Am Ende der Bewegung, wenn der Arm seitlich am Oberkörper vorbei bewegt wurde, kann auch mit Endkontraktionen gearbeitet werden, d. h. es werden am Ende nochmals kleine Amplituden in dieselbe Bewegungsrichtung auf die Übungsbewegung aufgesetzt.

11.4.4 Übung 4

Ausgangsstellung des Patienten

In Bauchlage liegt der Patient auf dem Pezziball, der unter dem Becken positioniert ist (▸ **Abb. 11.28**). Beide Arme stützen sich auf dem Boden ab und bleiben während der folgenden Bewegungsübung an derselben Stelle (dabei sollte der Patient nicht mit den Händen auf dem Boden mitlaufen!).

Bewegungsdurchführung

Variante 1: Auf dem Ball, aus der Bauchlage heraus, dreht sich der Patient mit dem Becken auf eine Seite und wieder zurück in die Ausgangsposition. Diese Drehbewegung muss gut kontrolliert werden, um dabei in der Wirbelsäule nicht zu überdrehen. Diese Übung sollte in beide Richtungen durchgeführt werden.

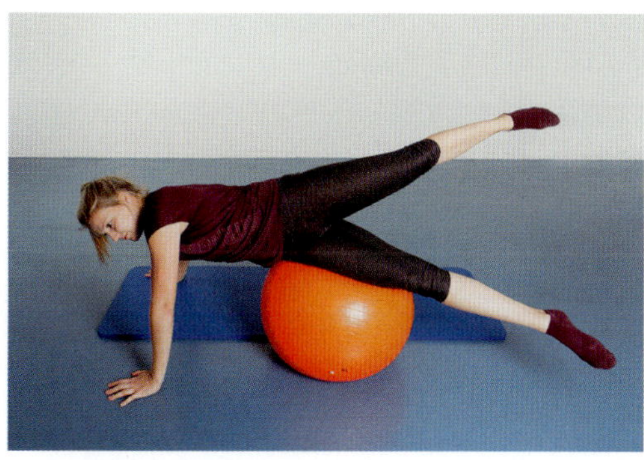

▸ **Abb. 11.28** Mobile Unterlage verstärkt die elastische Mobilisation.

Variante 2: Bewegungsbeginn wie bei Variante 1. Nach der Drehung auf eine Beckenseite wird das obere Bein nach hinten und das untere Bein nach vorne bewegt (Scherenschlag mit den Beinen – Schrittposition).

11.4.5 Übung 5

Ausgangsstellung des Patienten

Im Vierfüßlerstand stehen die Knie unter den Hüftgelenken. Dann passt noch eine Faust des Patienten zwischen die Knie. Die Arme stützen sich etwas vor dem Oberkörper auf dem Boden ab und bleiben während der gesamten Übung an derselben Stelle.

Bewegungsdurchführung

Der Patient schiebt sich mit den Armen nach hinten und streckt gleichzeitig ein Bein nach hinten aus. Dabei können die Zehenspitzen am Boden bleiben. Das gestreckte Bein bewegt sich nun auf die kontralaterale Seite, der Rumpf des Patienten folgt dieser seitlichen Bewegung.

11.5 Tonisierung der myofaszialen Spirallinie

Tonisierende Übungen haben stets neurophysiologisch ausgerichtete Ziele. Das heißt, es sollen mehr motorische Einheiten für eine Bewegung oder eine komplexe Aktivität rekrutiert werden **(Rekrutierung)**. Zudem sollen Synapsen die efferenten Aktionspotenziale gebündelt und schneller an das Zielorgan transportieren **(Frequenzierung)**. Und nicht zuletzt soll der Bewegungsapparat lernen, die benötigten motorischen Einheiten möglichst zum selben Zeitpunkt zu aktivieren **(Synchronisation)**. So kommt für Bewegungen das qualitativ beste Ergebnis zustande und der Organismus kann die Bewegungen motorisch besser und sicherer steuern. Tonisierende Übungen verfolgen also nicht nur kraftsteigernde Zielsetzungen, sondern haben v. a. die qualitative Verbesserung von Bewegungen und die Bewegungskoordination im Fokus.

11.5.1 Übung 1

Ausgangsstellung des Patienten

Der Patient befindet sich in Bauchlage auf dem Pezziball. Der Thorax ist dabei auf dem Ball abgelegt und die Füße sind auf dem Boden abgestützt.

Bewegungsdurchführung

Der Patient dreht sich nun aus der Bauchlage auf dem Ball in eine Seitenlage auf dem Ball (▶ **Abb. 11.30**). Dabei haben das Becken und der seitliche Rumpf Ballkontakt. Die Beine stehen in der Endstellung in Schrittposition für eine bessere Stabilität. Bei der Drehung auf die linke Körperseite bewegt sich das linke Bein während der Drehbewegung unter dem rechten Bein hindurch und geht in eine vordere Schrittposition.

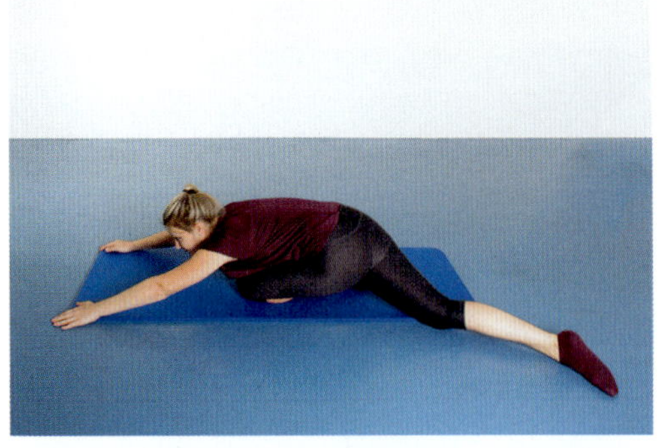

▶ **Abb. 11.29** Seitliche Schwungbewegung mit langhebligem Beineinsatz.

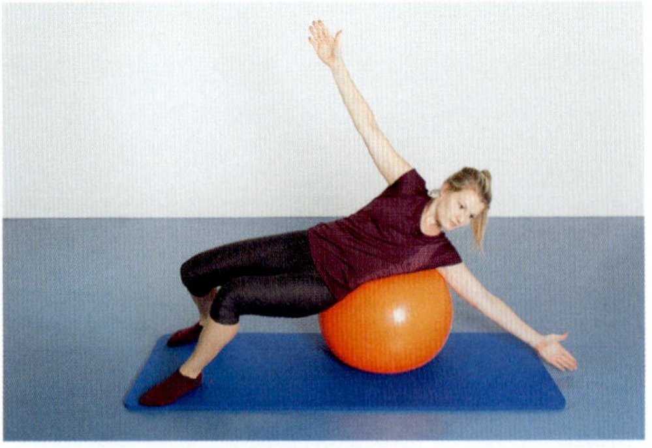

▶ **Abb. 11.30** Rotierend in die Stabilisation – Schwungkontrolle.

11.5.2 Übung 2

Ausgangsstellung des Patienten

Im Vierfüßlerstand stehen die Knie unter den Hüftgelenken. Es passt noch eine Faust des Patienten zwischen die Knie. Ein Arm stützt sich etwas vor dem Oberkörper auf dem Bodenab, der andere Arm wird auf der Rolle abgelegt.

Bewegungsdurchführung

Der Patient schiebt den auf der Rolle abgelegten Arm unter dem Oberkörper hindurch auf die Gegenseite (▸ **Abb. 11.31**). Dabei dreht der Oberkörper so weit wie möglich mit. Um zurück in die Ausgangsposition zu kommen, zieht der Patient den Arm auf der Rolle wieder zurück. Auch hier kann der Patient am Ende der Bewegungsrichtung noch mit Endkontraktionen kleine Amplituden in dieselbe Richtung durchführen. So kann die Elastizität des Bewegungsendes weiter ausgebaut und verbessert werden.

11.5.3 Übung 3

Ausgangsstellung des Patienten

Im Stehen stützt sich der Patient mit beiden Armen an einer Wand ab. Die Füße stehen etwa 2- bis 3 Fußlängen von der Wand entfernt auf dem Boden.

Bewegungsdurchführung

Der Patient löst einen Arm von der Wand, dreht den Oberkörper über eine Seite nach hinten und streckt den Arm in Bewegungsrichtung aus (▸ **Abb. 11.32**). Dabei kann der Arm tendenziell nach oben, horizontal oder auch nach unten bewegt werden. Am Ende der Bewegung können federnde Endkontraktionen hilfreich sein, die Mobilität noch zu erweitern. Der Patient sollte diese Bewegung stets in beide Richtungen (Oberkörper nach rechts und links drehen) durchführen.

Variante: Der Patient kann den Arm auch vor dem Körper (unter dem anderen, noch an der Wand stützenden Arm hindurch) zur Gegenseite bewegen. Auch hier sind wieder endgradige kleine Bewegungen möglich.

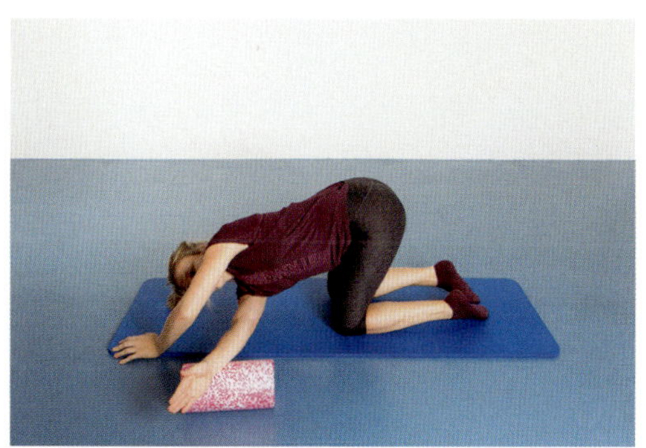

▸ **Abb. 11.31** Schwungkontrolle bei Rumpfbewegungen.

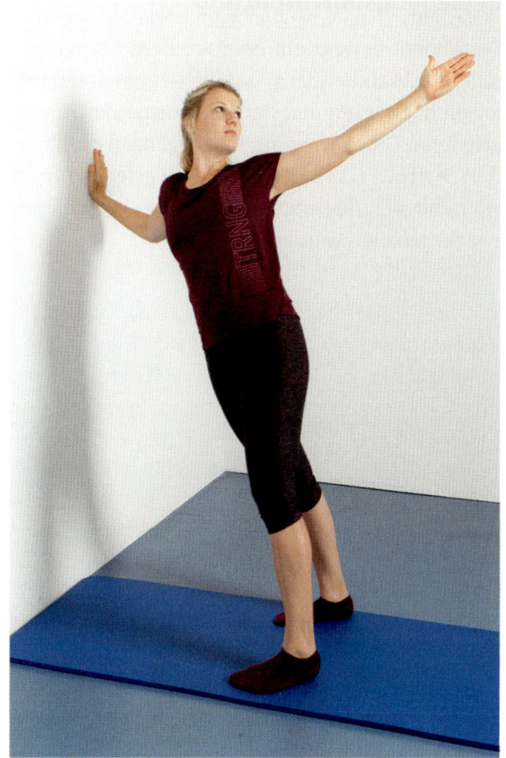

▸ **Abb. 11.32** Einfache Rotation des Rumpfes an der Wand, Arme als Hebel.

11.5.4 Übung 4

Ausgangsstellung des Patienten

Im Stehen stützt sich der Patient mit beiden Armen an einer Wand ab. Die Füße stehen etwa 2- bis 3 Fußlängen von der Wand entfernt auf dem Boden.

Bewegungsdurchführung

Der Patient bewegt ein Bein vor dem Körper, parallel zur Wand entlang, auf die Gegenseite. Dabei folgen das Becken und der Oberkörper der so eingeleiteten Drehbewegung und ergänzen die Rotation (▸ **Abb. 11.33**). Hüft- und Kniegelenk können während der Bewegung auch gebeugt oder gestreckt gehalten werden.

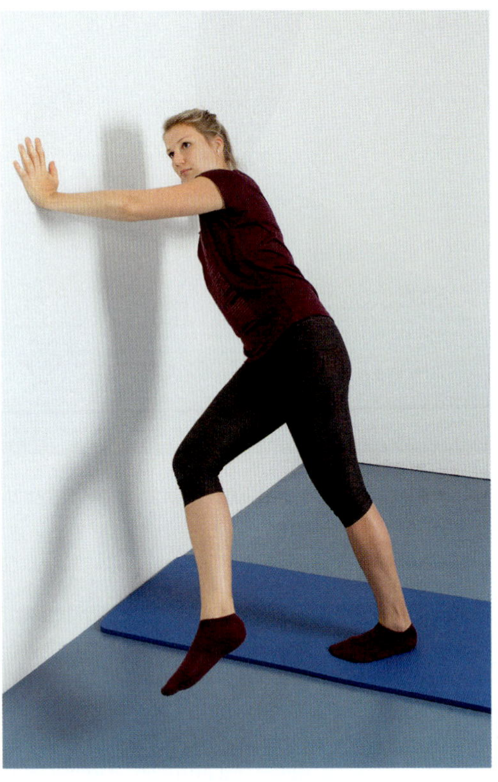

▸ **Abb. 11.33** Einfache Rotation des Rumpfes an der Wand, Beine als Hebel.

11.5.5 Übung 5

Ausgangsstellung des Patienten

Der Patient beginnt im Bärenstand. Füße und Hände haben Bodenkontakt.

Bewegungsdurchführung

Der Patient löst ein Bein vom Boden und schiebt dieses unter dem Oberkörper hindurch auf die Gegenseite. Dort stellt der Patient das Bein auf dem Boden auf, löst den kontralateralen Arm vom Boden und streckt diesen über den Kopf in Verlängerung des Oberkörpers (▸ **Abb. 11.34**). So kommt der Patient in einen umgekehrten Vierfüßlerstand, der die Endposition darstellt. Auch hier können kleine Bewegungen mit dem angehobenen Arm in Streckung durchgeführt werden.

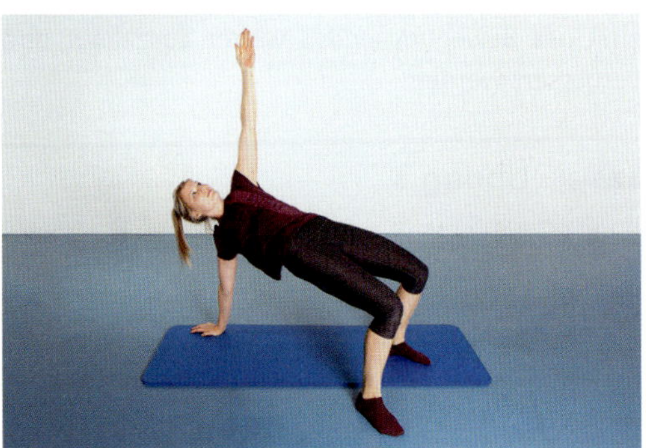

▸ **Abb. 11.34** Twist und Breakdance zu besserer Tonuskontrolle.

12 Übungssammlung vordere Armlinie

12.1

Vordere Armlinie – lokale Releasetechniken an den knöchernen Befestigungen

Lokale Triggertechniken und Minirollouts kommen an den knöchernen Punkten bevorzugt zum Einsatz. Zunächst werden diese Punkte lokal und einzeln bearbeitet, bevor es mit den verbindenden Rollouts zu großamplitudigen Komplexbewegungen geht, mit denen auch die ventrale mit der dorsalen myofaszialen Kette verbunden werden kann. Klinisch relevante Strukturen sind in ▶ **Tab. 12.1** aufgeführt.

12.1.1 Ventrale Rippen

Indikationen

Störungen der mechanischen Atembewegungen, Mobilitätseinschränkung thorakal und kostovertebral, Tonusregulationsstörungen der interkostalen Muskulatur, rotatorische Bewegungsstörung der thorakalen Wirbelsäule, Irritation der interkostalen neuralen Strukturen (neurale Kompressionsproblematik – gestörte Neurodynamik), Schulterbeschwerden

Ausgangsposition des Patienten

In der Ausgangsposition befindet sich der Patient in einer seitlichen Bauchlage über der Rolle. Die Rolle wird dabei unter den zu bearbeitenden Rippen so vorpositioniert, dass eine Bewegung über die Rolle machbar ist (▶ **Abb. 12.1**). Mit den auf dem Boden aufgestellten Unterarmen und den Ellbogen kann der Patient die bearbeitete Rippenregion durch vermehrten Druck in die Unterlage entlasten. Die Ausgangsposition kann auch alternativ in eine Vierfüßlerposition abgewandelt werden. Je weiter die Hüften dabei angebeugt, die Knie unter dem Oberkörper positioniert werden, desto leichter kann der Druck während der Übung reduziert und kontrolliert werden.

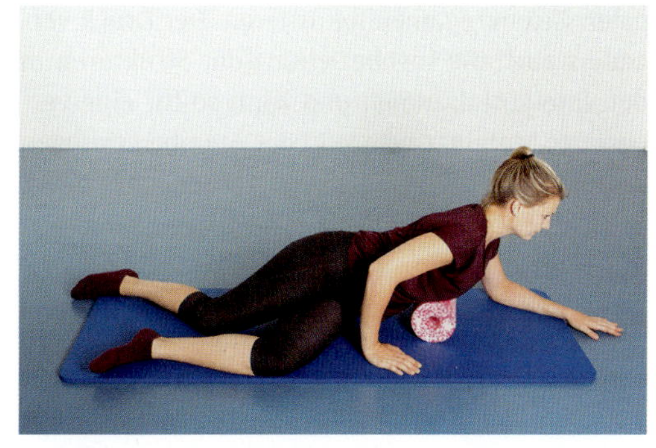

▶ **Abb. 12.1** Lokale Releasetechniken an den ventralen Rippen.

Bewegungsdurchführung

Der Patient bewegt den Oberkörper über die Rolle nach oben und unten. So kann der gesamte Rippenbereich gezielt und effektiv ausgerollt und bearbeitet werden. Durch eine Rotation des Oberkör-

▶ **Tab. 12.1** Myofasziale Strukturen an den knöchernen Befestigungen der vorderen Armlinie mit klinisch relevanten Pathologien.

Anatomische Strukturen entlang der myofaszialen Kette	Häufige Pathologien
• ventrale Rippen • Processus coracoideus • Acromion (klavikulärer bis lateraler Anteil) • ventraler Humerus • Epicondylus medialis humeri • Radius • Karpaltunnel	• gestörte Atemmechanik • Schulterbeschwerden • ulnare/radiale Epicondylitis • Z. n. Frakturen • Kapsel-Band-Verletzungen (Schulter/Ellbogen) • CTS

CTS: Karpaltunnelsyndrom

pers kann der Druck in verschiedene Regionen der Rippen (ventral – intermediär – dorsal) verlagert werden. Die Therapieeffekte der Übung lassen sich damit auf die kostovertebralen oder kostosternalen Gelenkregionen fokussieren. Der Druck verändert auch die Lagebeziehung der Strukturen in den Interkostalräumen und kann so für eine verbesserte Mobilität während der Atembewegungen eingesetzt werden.

Progressionen

Wechselseitiges Anheben der oberen oder unteren Extremitäten (unilateral, bilateral oder diagonal) verändert den therapeutischen Druck auf der Rolle und bringt somit auch andere Anpassungseffekte. Auch durch eine extensorische Bewegungsmodulation des Oberkörpers während der Übung lässt sich der Druck variieren.

Zu beachten

Bei einer Ateminsuffizienz ist die Dosierung des Druckes während der Übung zu kontrollieren. Bestehende Herzinsuffizienzen oder signifikante Kreislaufschwächen sind relative Kontraindikationen für diese Übung, da der Druck auf den Thorax zu Komplikationen führen kann.

12.1.2 Processus coracoideus

Indikationen

Schulter-Arm-Syndrom, Schulteraffektionen, Omarthrose, neurodynamische Störungen mit Irritationen in den Arm, Oberarmbeschwerden

Ausgangsposition des Patienten

In einem tiefen Vierfüßlerstand wird die Rolle unter dem Processus coracoideus, an der Innenseite, platziert. Dazu wird der gleichseitige Arm nach außen abgestreckt (▶ **Abb. 12.2**). So ergeben sich bessere Bewegungsmöglichkeiten am Processus coracoideus.

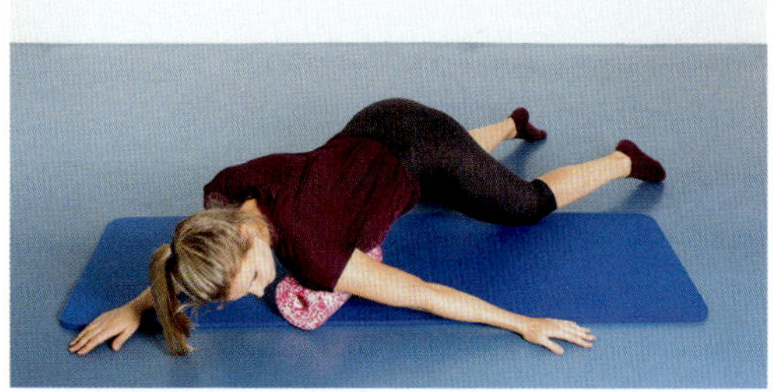

▶ **Abb. 12.2** Lokale Releasetechniken am Processus coracoideus.

Bewegungsdurchführung

Hier laufen 3 wichtige muskuläre Strukturen (M. biceps brachii caput breve, M. pectoralis und M. coracobrachialis) zusammen. Durch eine lokale Drucksteigerung und eine kleine Bewegungsamplitude (Minirollout) der Schulter gegen die Rolle können diese Muskelstrukturen und das lokale Gewebe bearbeitet werden. Durch eine Elevation und Depression der Schulter können der Processus coracoideus und die Muskelansätze für weitere Bewegungsreize vorpositioniert werden. So kann der Bereich von der Innenseite des Processus coracoideus bis zu seiner Außenseite lokal ausgerollt und mit Druckreizen versorgt werden.

Progressionen

Anheben des kontralateralen Armes oder auch der Beine steigert die Druckintensität deutlich.

Zu beachten

Bei zu starker Symptomreproduktion sollte die Intensität nach unten angepasst werden.

12.1.3 Akromion (klavikulärer bis lateraler Anteil)

Indikationen

Schulterbeschwerden, Omarthrose, Sehnenansatzreizungen, Supraspinatussyndrom, neurodynamische Störungen

Ausgangsposition des Patienten

Die Rolle wird vom Patienten im tiefen Vierfüßlerstand unter das Akromion positioniert (▸ **Abb. 12.3**). Für die Beübung des klavikulären Anteils des Akromions wird der Arm in abduzierter Position gehalten. Für den lateralen Anteil des Akromions geht der Arm in eine adduzierte Vorposition.

Bewegungsdurchführung

Der Patient bewegt den Oberkörper über der Rolle nach rechts und links. Die Rolle positioniert sich am medialen (klavikulären) Rand des Akromions und sorgt lokal für verstärkte Druckreize. Der Arm kann in Abduktion auch noch verstärkt rotatorisch positioniert werden, um die Trainingsreize möglichst variabel auf die myofaszialen Fasern zu verteilen. Bei Adduktion als Vorposition wird mit der Rolle der laterale Rand des Akromions getastet. Mit kleinen Bewegungen können auch hier die Reize appliziert werden.

Progressionen

Durch verstärkten Druck mit dem Oberkörper in die Rolle oder das unilaterale Anheben der Beine kann die Intensität gesteigert werden.

Zu beachten

Treten am Akromion starke Schmerzreize auf, sollte die Druckintensität nach unten geregelt werden.

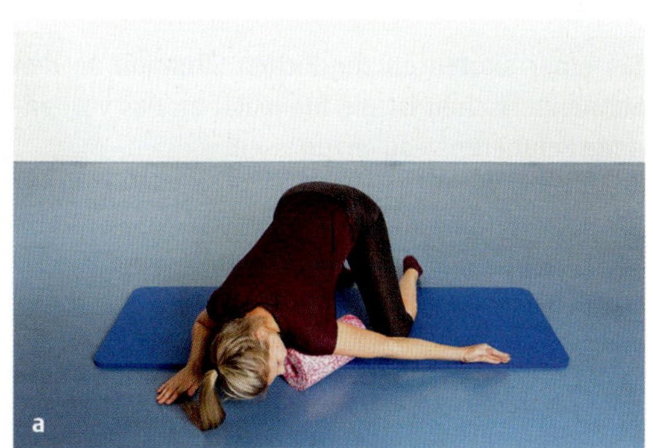

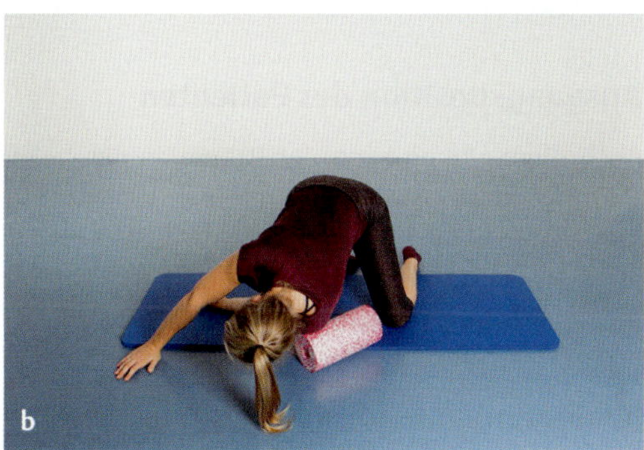

▸ **Abb. 12.3** Lokale Releasetechniken am Akromion.
a Pars clavicularis.
b Lateraler Anteil.

12.1.4 Ventraler Humerus

Indikationen

Schulterbeschwerden, Supraspinatussyndrom, Infraspinatusbeschwerden, Omarthrose, zervikale Wirbelsäulenbeschwerden

Ausgangsposition des Patienten

Wieder ist der tiefe Vierfüßlerstand die Ausgangsposition für die Übung. Die Rolle wird unter dem abduzierten ventralen Humerus positioniert (▸ **Abb. 12.4**). Der gesamte Arm kann während der

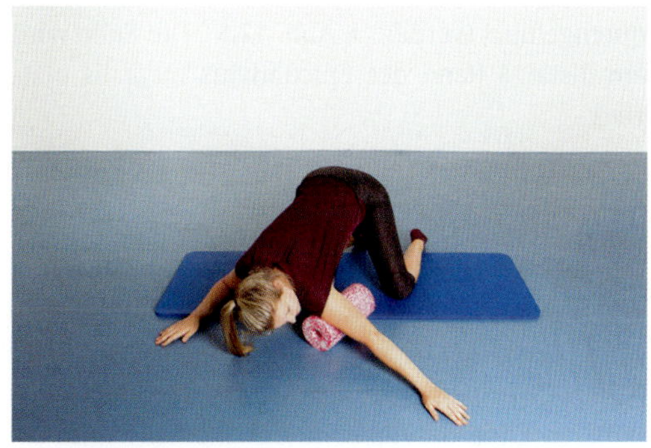

▸ **Abb. 12.4** Lokale Releasetechniken am ventralen Humerus.

Bewegungsdurchführung über Rotation für verschiedene Anteile vorpositioniert werden.

Bewegungsdurchführung

Der Patient erhöht den Druck auf die Rolle und bewegt den Arm auf der Rolle in distaler bis proximaler Richtung. Die kleine Rollbewegung kann in jeder Höhe des Humerus durchgeführt werden.

Progressionen

Entscheidend für die Intensität der Übung ist der aktive Druck gegen die Rolle, das Bewegungstempo und die Position der unteren Extremität (angehoben oder dem Boden abgelegt).

Zu beachten

Der Patient soll mit der Übung v. a. die symptomatischen Bereiche bearbeiten.

12.1.5 Epicondylus medialis humeri

Indikationen

Mediale Epikondylitis, neurodynamische Störungen, arthrotische Veränderungen, Schulterbeschwerden, muskuläre Dysbalancen, Überlastungsstörungen v. a. der Sehnenbereiche proximal und distal des Epicondylus medialis

Ausgangsposition des Patienten

Die Übung kann im Sitzen (dann muss die Rolle erhöht werden), im Stehen mit der Rolle an der Wand oder in einer Vierfüßlerposition am Boden durchgeführt werden (▸ **Abb. 12.5**). Die Rolle wird am distalen Rand des Epicondylus medialis platziert.

Bewegungsdurchführung

Der Patient schiebt und zieht den Arm nach distal und proximal über die Rolle. Beim Start an der distalen Kante des Epicondylus medialis wird der Arm nach proximal gezogen, bis die Rolle am proximalen Ende des Epicondylus medialis (also an der Oberkante) angekommen ist.

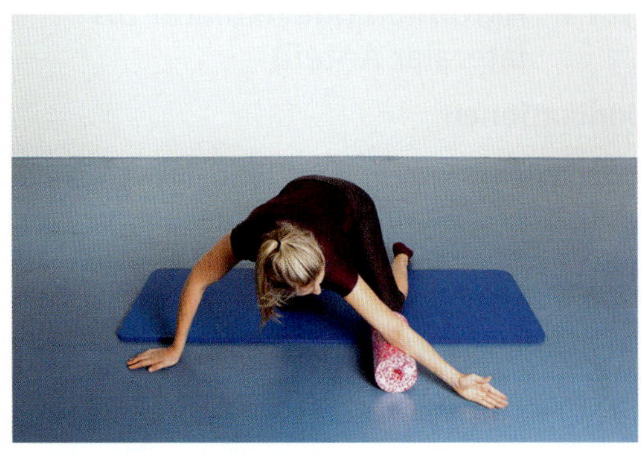

▸ **Abb. 12.5** Lokale Releasetechniken am Epicondylus medialis humeri.

Progressionen

Wieder ist der aktive Druck gegen die Rolle, das Bewegungstempo und die Position der unteren Extremität (angehoben oder dem Boden abgelegt) für die direkte Beeinflussung der Intensität ausschlaggebend.

Zu beachten

Bei einer akuten entzündlichen Situation an den Sehnenbereichen ist die Intensität an das vorhandene Schmerzniveau anzupassen.

12.1.6 Radius

Indikationen

Radiale Epikondylitis, Handgelenkverletzungen, Ellbogenverletzungen, muskuläre Dysbalancen, Kapsel-Band-Verletzungen von Hand- und Ellbogengelenk

Ausgangsposition des Patienten

Auch diese Übung kann der Patient in der tiefen Vierfüßlerposition durchführen. Der Patient hält den Arm in einer Abduktionsstellung (ca. 90°), der Arm wird innenrotiert und so der Radius auf der Rolle positioniert (▸ **Abb. 12.6**).

Bewegungsdurchführung

In der Ausgangsposition finden kleine Bewegungsmodulationen in Rotation statt sowie eine Verschiebebewegung des Armes nach proximal und distal auf der Rolle.

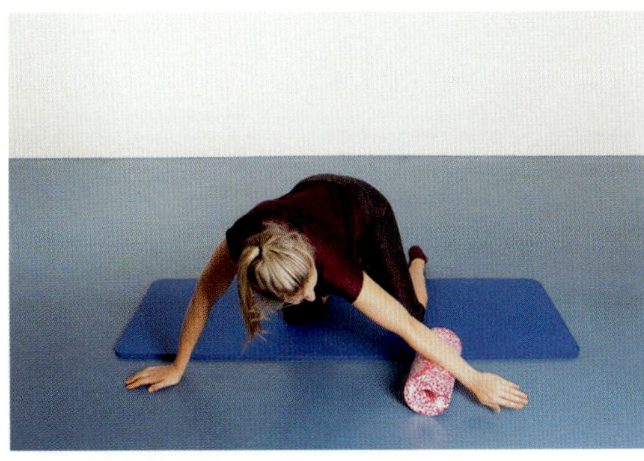

▸ **Abb. 12.6** Lokale Releasetechniken am Radius.

Progressionen

Wieder ist der aktive Druck gegen die Rolle, das Bewegungstempo und die Position der unteren Extremität (angehoben oder dem Boden abgelegt) für die direkte Beeinflussung der Intensität ausschlaggebend.

Zu beachten

Bei entzündlichen Situationen der Extensoren ist eine angemessene Intensität einzuhalten.

12.1.7 Karpaltunnel

Indikationen

Handgelenkverletzungen, Karpaltunnelsyndrom (CTS), muskuläre Dysbalancen, Mobilitätsdefizite

Ausgangsposition des Patienten

Diese Übung kann im Sitzen, im Stehen an einer Tischplatte oder auch im Vierfüßlerstand durchgeführt werden. Im Vierfüßlerstand bringt der Patient die Rolle unter den Karpaltunnel – die Hand wird auf der Rolle abgestützt (▸ **Abb. 12.7**).

Bewegungsdurchführung

Bei zentralem Druck auf den Karpaltunnel können kleine Rollbewegungen nach lateral und medial durchgeführt werden. Zudem können sowohl der Thenar (Daumenballen), als auch der Hypothenar (Kleinfingerballen) mit der Rolle ausgearbeitet werden.

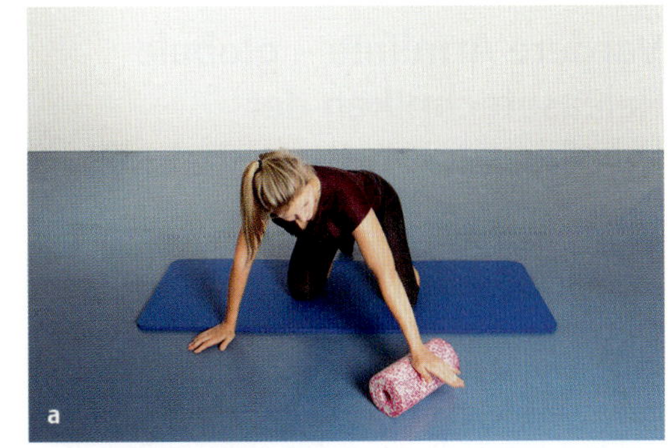

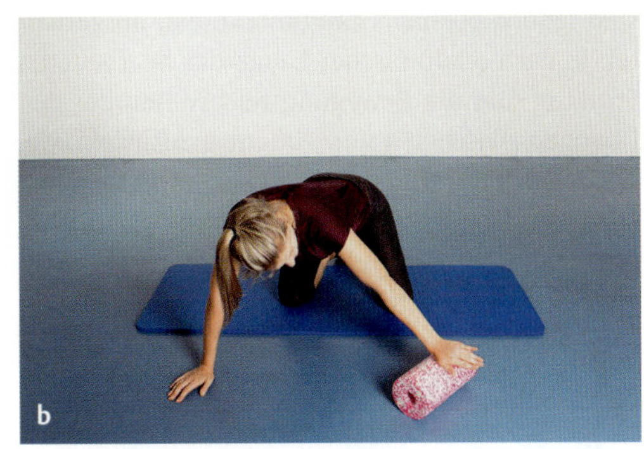

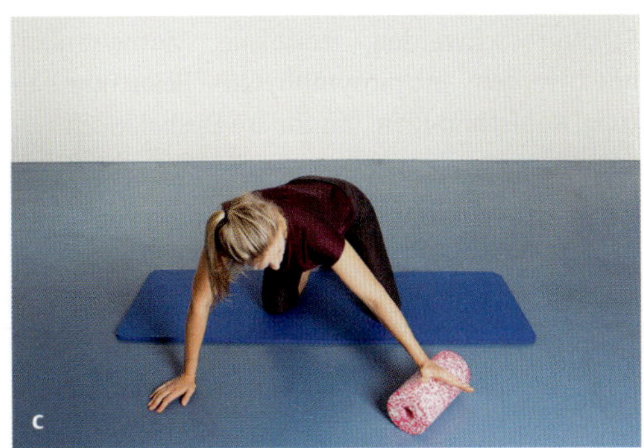

▸ **Abb. 12.7** Lokale Releasetechniken an der Hand.
a Karpaltunnel.
b Thenar.
c Hypothenar.

Progressionen

Der aktive Druck gegen die Rolle ist das Maß für die Intensität der Übung.

Zu beachten

Vor allem ist auf die Reproduktion von neuralen Symptomen zu achten, die durch Anpassung der Bewegungsdurchführung und der Intensität der Rollbewegung reguliert werden muss.

12.2 Vordere Armlinie – globale Releasetechniken der myofaszialen Leitungsbahnen

Bei den globalen Releasetechniken – Rollouts und Triggertechniken – an den myofaszialen Leitungsbahnen als Verbindungslinien zwischen den Befestigungen sind die Bewegungsamplituden deutlich größer angelegt als bei den lokalen Techniken an den knöchernen Punkten. Die globalen Techniken sind jedoch ebenfalls multidirektional ausgerichtet. Je nach anatomischer Länge der bearbeiteten Struktur sind die Bewegungsreichweiten bei den Übungen zwischen 4 und 100 cm anzusiedeln, v. a. wenn auch verbindende Rollouts zwischen den einzelnen myofaszialen Strukturen integriert werden sollen. Klinisch relevante Strukturen sind in ▶ **Tab. 12.2** aufgeführt.

12.2.1 Mm. Pectorales major et minor

Indikationen

Schulterbeschwerden, zervikale Wirbelsäulenbeschwerden, sternosymphysale Belastungshaltung, Kopfschmerzen, muskuläre Dysbalancen

Ausgangsposition des Patienten

Der Patient kann diese Übung im Vierfüßlerstand durchführen. Die Rolle wird dazu so unter dem Brustbein positioniert, dass alle 3 Anteile des M. pectoralis ausgerollt werden können (▶ **Abb. 12.8**).

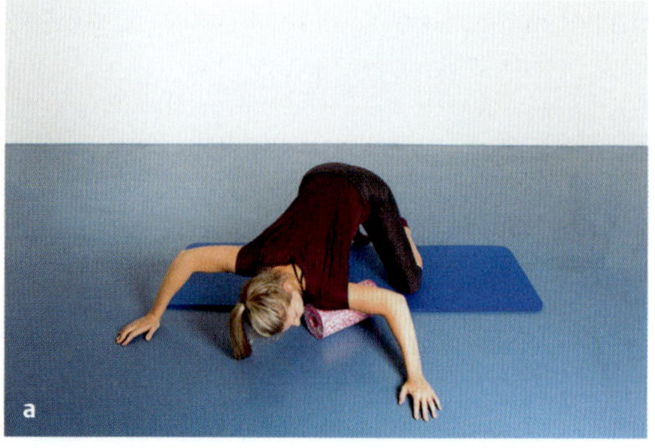

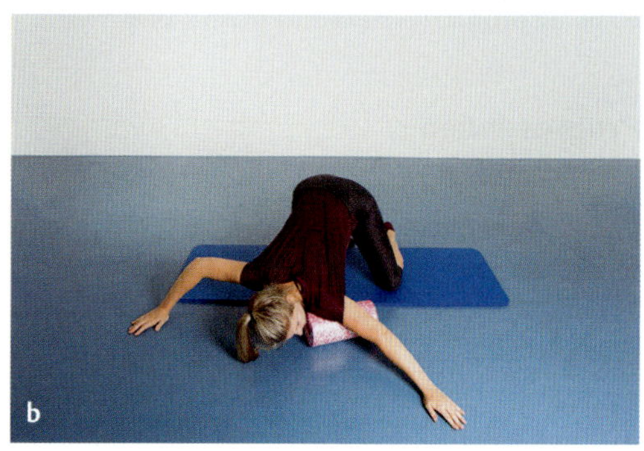

▶ **Abb. 12.8** Globales Rollout Mm. pectorales.
a Startposition.
b Endposition.

Bewegungsdurchführung

Der Patient bewegt den Oberkörper mit Druck über die Rolle. Für den Pars sternalis geht die Rollbewegung vom Sternum aus nach lateral bis zum Oberarm. Für den Pars abdominalis startet das Rollout an der Rektusscheide und dem unteren Rip-

▶ **Tab. 12.2** Myofasziale Strukturen an den myofaszialen Leitungsbahnen der vorderen Armlinie mit klinisch relevanten Pathologien.

Anatomische Strukturen entlang der myofaszialen Kette	Häufige Pathologien
• Mm. Pectoralis major et minor • M. deltoideus pars clavicularis • M. deltoideus pars acromialis • M. biceps brachii • M. coracobrachialis • M. brachialis • M. supinator • Hand- und Fingerflexoren	• Schulterbeschwerden • zervikale Wirbelsäulenbeschwerden • muskuläre Dysbalancen • Ellbogenverletzungen • Kapsel-Band-Verletzung Ellbogen/Schulter • Hand-/Fingerverletzungen

penbogen und ist nach kranial gerichtet. Für den Pars clavicularis entsprechend an der Klavikula nach kaudal gerichtet. Das Rollout kann für alle 3 Anteile bis in den Humerus durchgeführt werden. Für den M. pectoralis minor geht das Rollout direkt in den unteren Rand des Processus coracoideus über.

Progressionen

Der aktive Druck des Oberkörpers gegen die Rolle bestimmt die Intensität des Rollout.

Zu beachten

Der Patient soll lernen, alle 3 Anteile des M. pectoralis zu bearbeiten.

12.2.2 M. deltoideus pars clavicularis

Indikationen

Omarthrose, Impingementsyndrom, zervikale Wirbelsäulenbeschwerden, muskuläre Dysbalance

Ausgangsposition des Patienten

Diese Übung kann stehend an der Wand oder im Vierfüßlerstand am Boden durchgeführt werden. Dabei wird die Rolle unter dem M. deltoideus positioniert (► **Abb. 12.9**). Der Arm ist in Abduktion mit deutlicher Innenrotation voreingestellt, um den Pars clavicularis über der Rolle zu positionieren.

Bewegungsdurchführung

Der Patient bewegt den Arm – mit gleichbleibendem Druck – vom Akromion bis zur Tuberositas deltoidea über die Rolle.

Progressionen

Wieder sind der aktive Druck gegen die Rolle, das Bewegungstempo und die Position der unteren Extremität (angehoben oder auf dem Boden abgelegt) für die direkte Beeinflussung der Intensität ausschlaggebend.

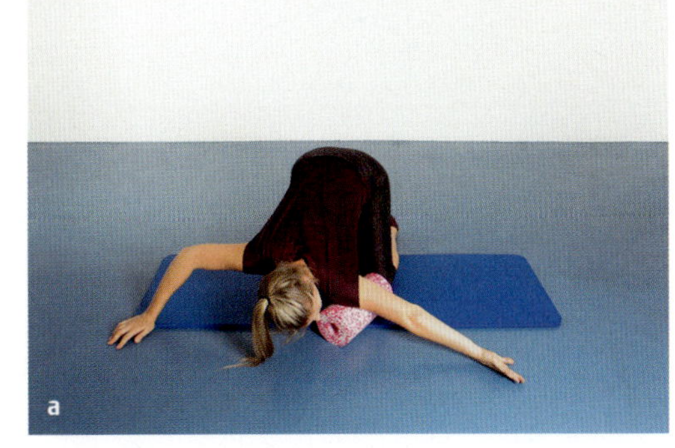

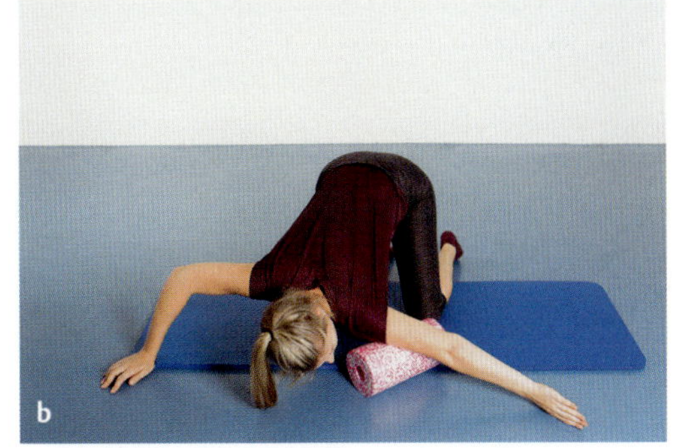

► **Abb. 12.9** Globales Rollout M. deltoideus pars clavicularis.
a Startposition.
b Endposition.

Zu beachten

Bei einer aktiven Bursitis subdeltoidea ist mit erheblichen Symptomreproduktionen bei lokalem Druck zu rechnen.

12.2.3 M. deltoideus pars acromialis

Indikationen

Omarthrose, Impingementsyndrom, zervikale Wirbelsäulenbeschwerden, muskuläre Dysbalance

Ausgangsposition des Patienten

Diese Übung kann stehend an der Wand oder im Vierfüßlerstand am Boden durchgeführt werden. Dabei wird die Rolle unter dem M. deltoideus positioniert (► **Abb. 12.10**). Der Arm ist in rotationsneutraler Adduktion voreingestellt, um den Pars acromialis über der Rolle bestmöglich zu positionieren. Im Vierfüßlerstand streckt der Patient seinen Arm unter dem Körper hindurch zur Körper-

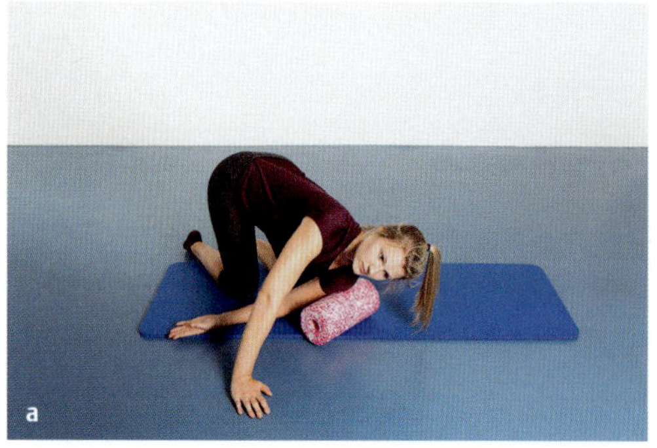

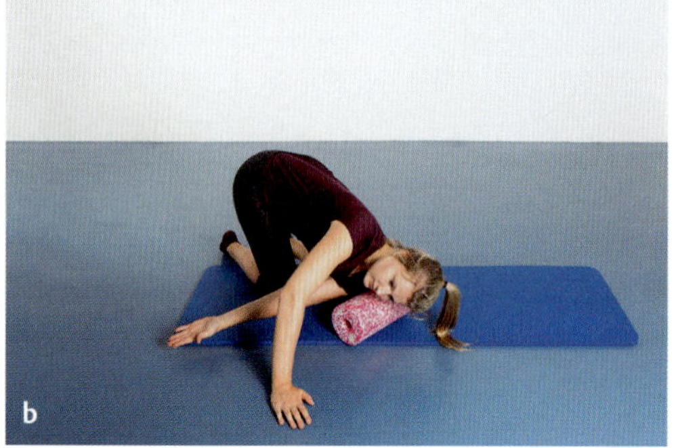

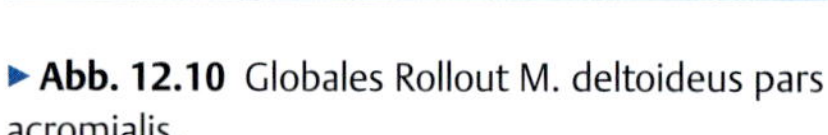

▶ **Abb. 12.10** Globales Rollout M. deltoideus pars acromialis.
a Startposition.
b Endposition.

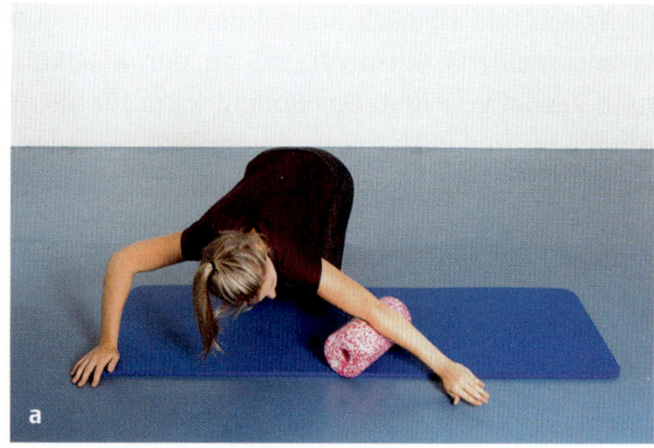

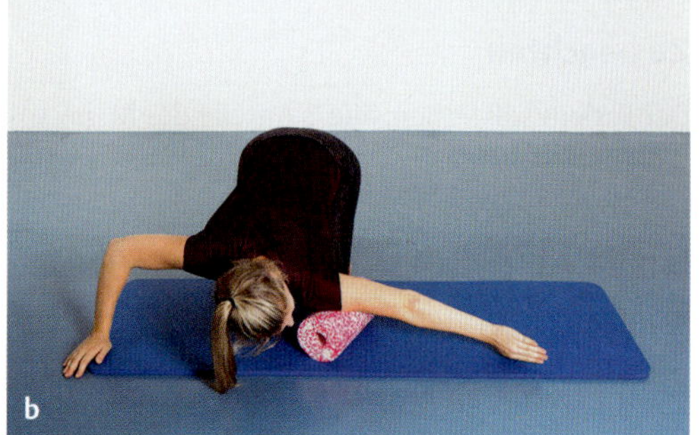

▶ **Abb. 12.11** Globales Rollout M. biceps brachii.
a Startposition.
b Endposition.

gegenseite und legt das Schulterdach auf der Rolle ab.

Bewegungsdurchführung

Der Patient bewegt den Arm, mit gleichbleibendem Druck, vom Akromion bis zur Tuberositas deltoidea über die Rolle. Durch eine kleine Rotation des Humerus können auch die Randbezirke des Muskelbauches mit einbezogen werden.

Progressionen

Aktiver Druck in die Rolle und das Anheben der Beine verstärken die Intensität.

Zu beachten

Bei einer aktiven Bursitis subdeltoidea ist mit erheblichen Symptomreproduktionen bei lokalem Druck zu rechnen.

12.2.4 M. biceps brachii

Indikationen

Bizepssehnenruptur, Schulterbeschwerden, Impingementsyndrom, Omarthrose, Ellbogenaffektionen, radiale Epikondylitis, neurodynamische Störungen

Ausgangsposition des Patienten

Diese Übung kann stehend an der Wand oder im Vierfüßlerstand am Boden durchgeführt werden. Die Rolle wird an der ventralen Seite des Humerus unter dem M. biceps brachii positioniert (▶ **Abb. 12.11**).

Bewegungsdurchführung

Vom Schultergelenk bis zum Caput radii kann hier der M. biceps abgerollt werden. Dazu schiebt der Patient den Arm nach distal über die Rolle und zieht den Arm auch über die Rolle wieder zurück.

Progressionen

Aktiver Druck in die Rolle und das Anheben der Beine verstärken die Intensität.

Zu beachten

Bei zu starker Symptomreproduktion sollte der Patient die Intensität nach unten anpassen und die Bewegung entlasten.

12.2.5 M. coracobrachialis

Indikationen

Schulterbeschwerden, Impingement, Tonusregulationsstörungen, Omarthrose

Ausgangsposition des Patienten

Diese Übung kann stehend an der Wand oder im Vierfüßlerstand am Boden durchgeführt werden. Die Rolle wird an der ventralen Seite des Humerus bei flektiertem Ellbogen unter dem M. coracobrachialis positioniert (▶ **Abb. 12.12**).

Bewegungsdurchführung

Vom Processus coracoideus bis zum mittleren Drittel des Humerus bewegt der Patient den Arm über die Rolle.

Progressionen

Aktiver Druck in die Rolle und das Anheben der Beine verstärken die Intensität.

Zu beachten

Bei zu starker Symptomreproduktion sollte der Patient die Intensität nach unten anpassen und die Bewegung entlasten.

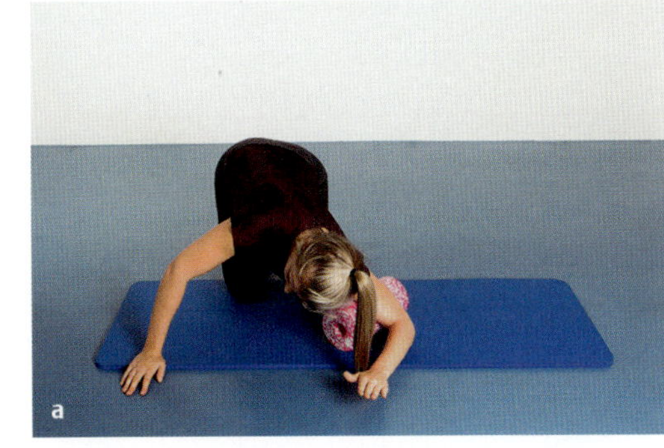

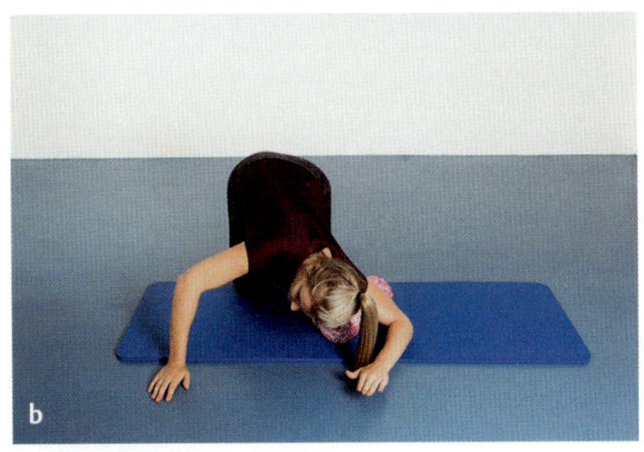

▶ **Abb. 12.12** Globales Rollout M. coracobrachialis.
a Startposition.
b Endposition.

12.2.6 M. brachialis

Indikationen

Radiale bzw. ulnare Epikondylitis, Bizepssehnenreizungen, neurodynamische Störungen, Bursitis bicipitoradialis

Ausgangsposition des Patienten

Diese Übung kann stehend an der Wand oder im Vierfüßlerstand am Boden durchgeführt werden. Die Rolle wird an der ventralen Seite des Ellbogens unter der Bizepssehne und dem M. brachialis positioniert (▶ **Abb. 12.13**).

Bewegungsdurchführung

Der Patient bewegt den Arm über die mediale Seite betont über die Rolle. Die Rolle bewegt sich dabei bis zur Mitte des Humerus nach proximal.

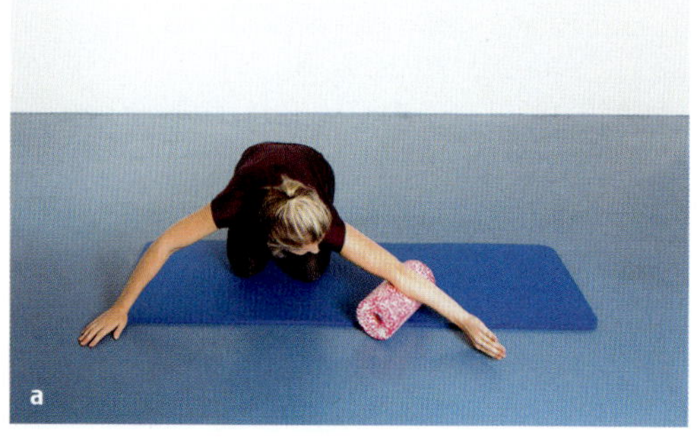

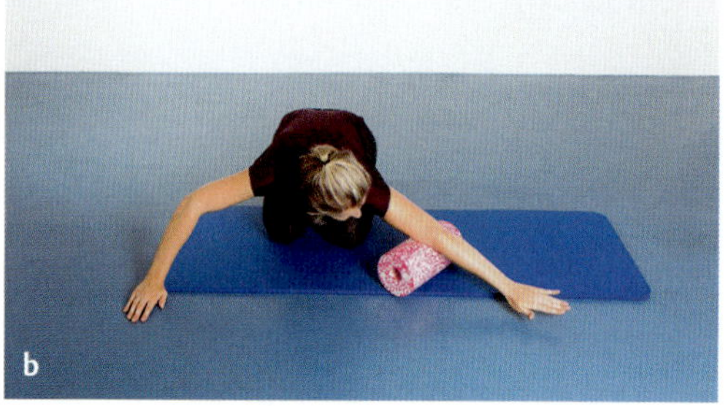

▶ **Abb. 12.13** Globales Rollout M. brachialis.
a Startposition.
b Endposition.

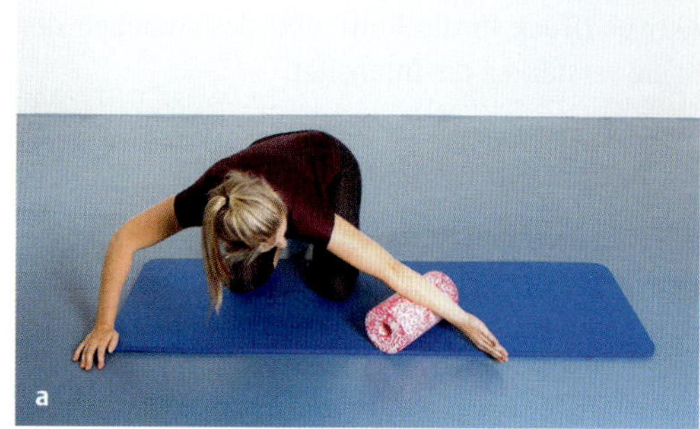

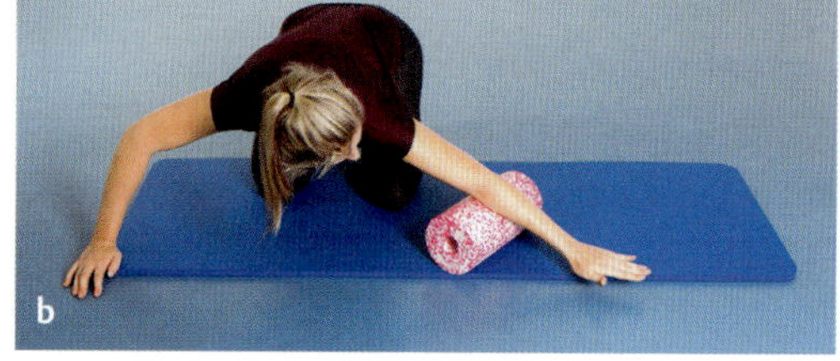

▶ **Abb. 12.14** Globales Rollout M. supinator.
a Startposition.
b Endposition.

Progressionen

Aktiver Druck in die Rolle und das Anheben der Beine verstärken die Intensität.

Zu beachten

Bei zu starker Symptomreproduktion sollte der Patient die Intensität nach unten anpassen und die Bewegung entlasten.

12.2.7 M. supinator (aus vorgedehnter Position)

Indikationen

Neurodynamische Störung, Ellbogendysfunktionen, Kapsel-Band-Verletzungen

Ausgangsposition des Patienten

Im Vierfüßlerstand positioniert der Patient die Rolle unterhalb der Ellbogenbeuge (am proximalen Unterarm) unter dem M. supinator (▶ **Abb. 12.14**).

Bewegungsdurchführung

Der Patient schiebt den Arm über der Rolle nach distal mit einem betonten Druck des Armes in Richtung Supination.

Progressionen

Aktiver Druck in die Rolle und das Anheben der Beine verstärken die Intensität.

Zu beachten

Bei zu starker Symptomreproduktion sollte der Patient die Intensität nach unten anpassen und die Bewegung entlasten.

12.2.8 Hand- und Fingerflexoren

Indikationen

Handgelenkdysfunktionen, CTS, neurodynamische Störungen, muskuläre Dysbalancen, Repetitive Strain Injuries (RSI), Mausarm, Musikerarm (Geige, Gitarre etc.)

Ausgangsposition des Patienten

Im Vierfüßlerstand positioniert der Patient die Rolle unter den Hand- und Fingerflexoren (distal des Handgelenks) des abduzierten und nach innen rotierten Armes (▶ **Abb. 12.15**).

Bewegungsdurchführung

Unter Beibehalten der Innenrotation schiebt der Patient den Arm über der Rolle nach distal, bis die Rolle im oberen Drittel des Unterarmes liegt.

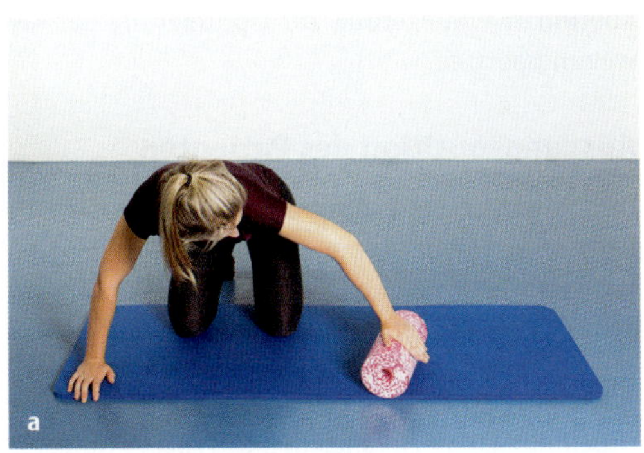

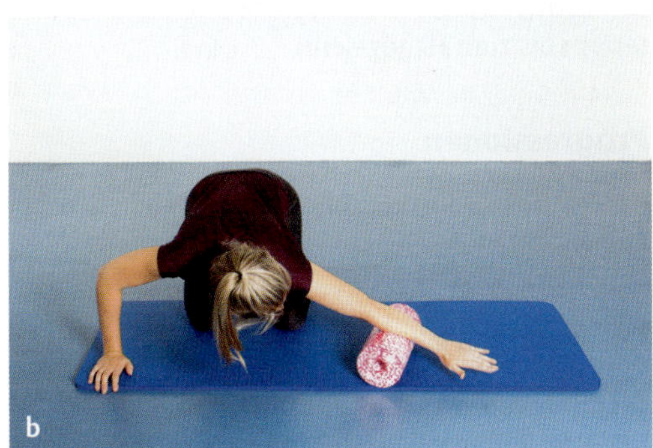

▶ **Abb. 12.15** Globales Rollout Hand-/Fingerflexoren.
a Startposition.
b Endposition.

Progressionen

Aktiver Druck in die Rolle und das Anheben der Beine verstärken die Intensität.

Zu beachten

Bei zu starker Symptomreproduktion sollte der Patient die Intensität nach unten anpassen und die Bewegung entlasten.

12.3 Langkettige verbindende Rollouts in umschriebenen Teilabschnitten oder in der gesamten vorderen Armlinie

In den langkettigen verbindenden Rollouts werden lokale mit globalen Releasetechniken kombiniert, um einen umschriebenen anatomischen Abschnitt der myofaszialen Kette als Gesamtes funktionell zu bearbeiten. Dabei stehen auch höhere koordinative Ansprüche an den Patienten und sein sensomotorisches System im Vordergrund, was das Aufrechterhalten von Gleichgewicht und Bewegungskontrolle (sowohl auf motorischer als auch auf mechanischer Ebene) betrifft. Dabei kann die Bewegung an einem Stück durchgeführt werden oder einzelne Punkte in der myofaszialen Kette können vom Patienten verstärkt bearbeitet werden. Daraus ergeben sich vielfältige variable Übungsausführungen, die dazu beitragen, die Übungen immer wieder neu zu gestalten.

12.3.1 Rollout Schulter – ventraler Humerus – Ellbogen

Indikationen

Koordinative Steigerung zur Optimierung der Bewegungsabläufe

Ausgangsposition des Patienten

Im Vierfüßlerstand positioniert der Patient die Rolle unter dem Schulterdach zwischen dem Processus coracoideus und dem Akromion (▶ **Abb. 12.16**).

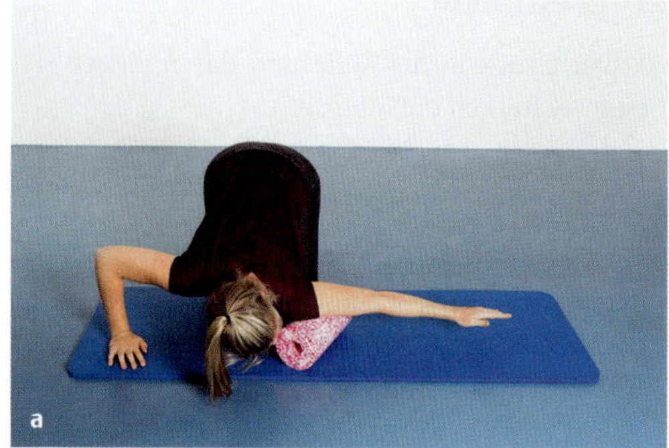

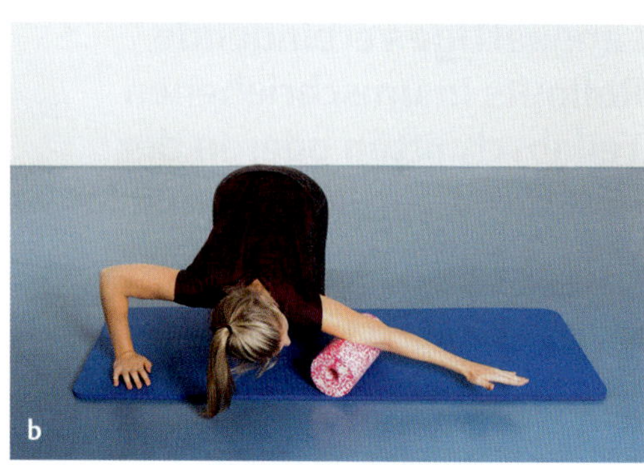

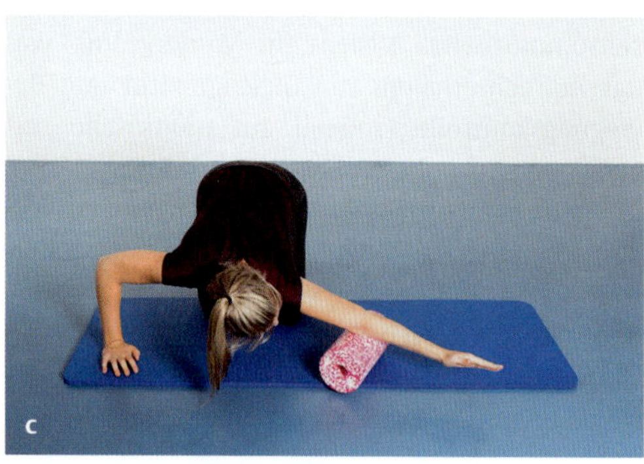

▶ **Abb. 12.16** Langkettiges Rollout vordere Armlinie ab der Schulter.
a Schulter.
b Ventraler Humerus.
c Ellbogen.

Bewegungsdurchführung

Der Patient zieht den Arm so über die Rolle, dass der Rollweg vom Akromion und dem M. deltoideus über den ventralen Humerus bis zum Epicondylus medialis des Ellbogens führt.

Progressionen

Aktiver Druck in die Rolle und das Anheben der Beine verstärken die Intensität.

Zu beachten

Bei zu starker Symptomreproduktion sollte der Patient die Intensität nach unten anpassen und die Bewegung entlasten.

12.3.2 Rollout Ellbogen – Unterarm – Hand

Indikationen

Koordinative Steigerung zur Optimierung der Bewegungsabläufe

Ausgangsposition des Patienten

Im Vierfüßlerstand positioniert der Patient die Rolle unter dem Epicondylus medialis des Ellbogens (▶ **Abb. 12.17**).

Bewegungsdurchführung

Durch das aktive Heranziehen des Armes führt die Rollbewegung über den Epikondylus und den Unterarm bis zum Handgelenk.

Progressionen

Aktiver Druck in die Rolle und das Anheben der Beine verstärken die Intensität.

Zu beachten

Bei zu starker Symptomreproduktion sollte der Patient die Intensität nach unten anpassen und die Bewegung entlasten.

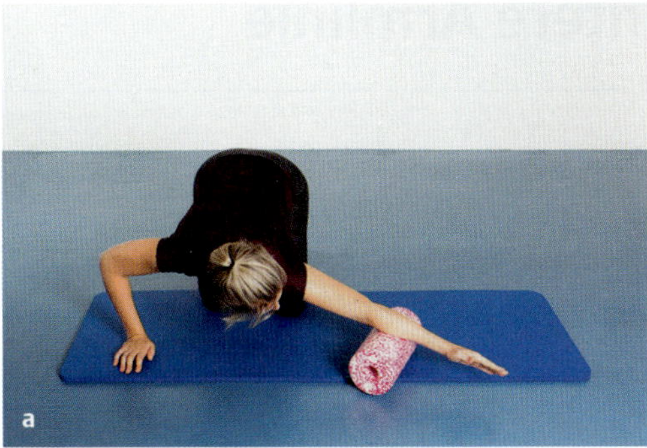

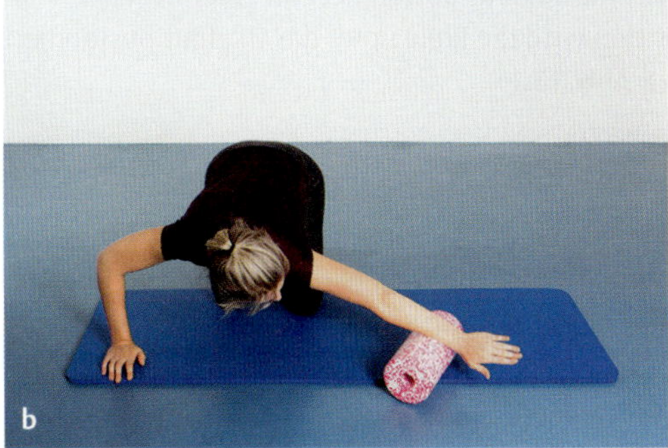

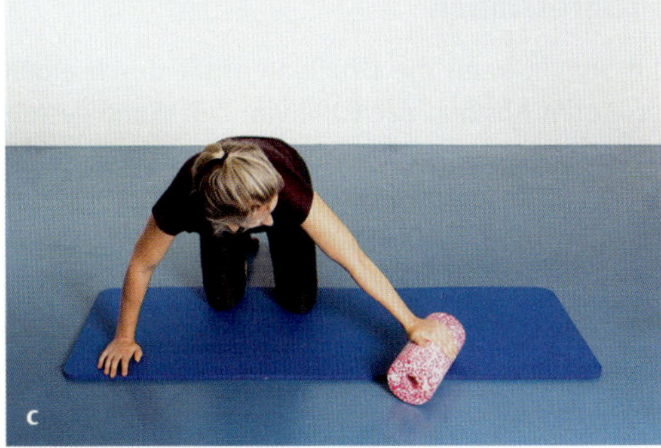

▸ **Abb. 12.17** Langkettiges Rollout vordere Armlinie ab dem Ellbogen.
a Ellbogen.
b Unterarm.
c Hand.

13 Übungssammlung hintere Armlinie

13.1 Hintere Armlinie – lokale Releasetechniken an den knöchernen Befestigungen

An den knöchernen Punkten, also den Befestigungsstellen der myofaszialen Leitungsbahnen und Ketten, wird bevorzugt mit lokalen Releasetechniken (Triggertechniken, Minirollout) gearbeitet. Dabei sollte besonderer Wert auf die multidirektionale Ausführung der Übungsbewegungen gelegt werden. Es gibt für alle Übungen also nicht die eine Bewegungsrichtung, sondern vielmehr viele Varianten in einer Übung. Aber genau dieser Umstand macht dieses fasziale Übungskonzept so vielfältig in der Anwendung, dass unzählige Problemstellungen der Patienten damit behandelt und eine Vielzahl an Übungen daraus generiert werden können. Klinisch relevante Strukturen an den knöchernen Befestigungen sind in ▶ **Tab. 13.1** aufgeführt.

13.1.1 Okziput

Indikationen

Kopfschmerz, Gesichtsschmerz, Kiefergelenkschmerzen, Nackenschmerzen, Tonusregulationsstörungen zervikal und temporomandibulär, Schwindel, Tinnitus, Mobilitätseinschränkungen der zervikalen Wirbelsäule und des temporomandibulären Gelenkkomplexes

Ausgangsposition des Patienten

Die Übung kann sowohl im Stehen als auch in einer liegenden Position durchgeführt werden. Im Stehen wird die Rolle zwischen Wand und Processus mastoideus positioniert. In einer liegenden Position wird die Rolle unter das Okziput positioniert (▶ **Abb. 13.1**).

Bewegungsdurchführung

Eine rotatorische Vorpositionierung des Kopfes kann dabei helfen, den Druckeffekt auf verschiedene Bereiche des Okziputs zu verlagern. Auch Extension oder Flexion der zervikalen Wirbelsäule helfen bei der Modulation der Bewegungsreize.

Progressionen

Im Stehen kann die Druckintensität durch einen größeren Abstand der Füße von der Wand gesteigert werden. Je dichter der Patient an der Wand steht, desto geringer ist die Druckwirkung des Körpers auf die Rolle. Auch durch aktives Andrücken des Kopfes gegen die Rolle kann die Druckintensität gesteigert werden. Im Liegen ist diese Drucksteigerung auch durch Anheben einer Extremität möglich.

▶ **Tab. 13.1** Myofasziale Strukturen an den knöchernen Befestigungen der hinteren Armlinie mit klinisch relevanten Pathologien.

Anatomische Strukturen entlang der myofaszialen Kette	Häufige Pathologien
• Okziput • Processi spinosi der oberen HWS • Spina scapulae • Margo medialis der Skapula • dorsaler Humerus • Epicondylus lateralis humeri • Olekranon • Elle bis Kleinfingerseite • Handrücken (Dorsum manus)	• zervikale Wirbelsäulenbeschwerden • Schulterstörungen (SSP-Syndrom, Impingement) • Z. n. Frakturen (Immobilität) • Kapsel-Band-Läsionen • radiale Epikondylitis • Sehnenscheidenentzündung • CTS • RSI (Mausarm)

CTS: Karpaltunnelsyndrom; RSI: Repetitive Strain Injuries; SSP: Supraspinatus

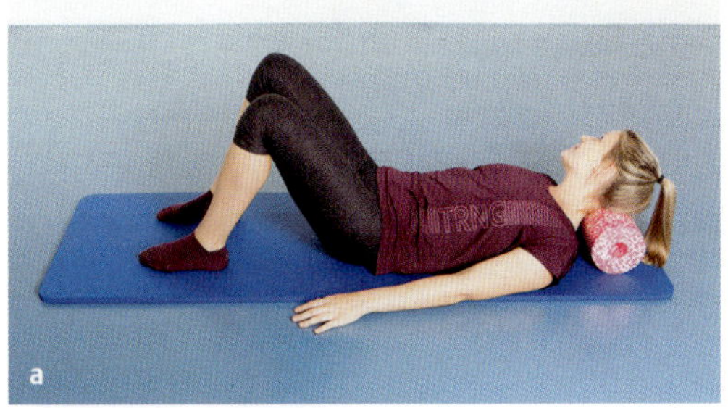

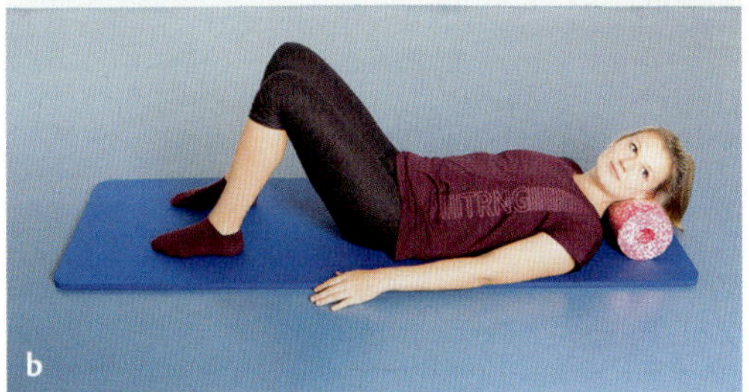

▶ **Abb. 13.1** Lokale Releasetechniken am Okziput, mit rotatorischen Varianten.
a Variante 1.
b Variante 2.

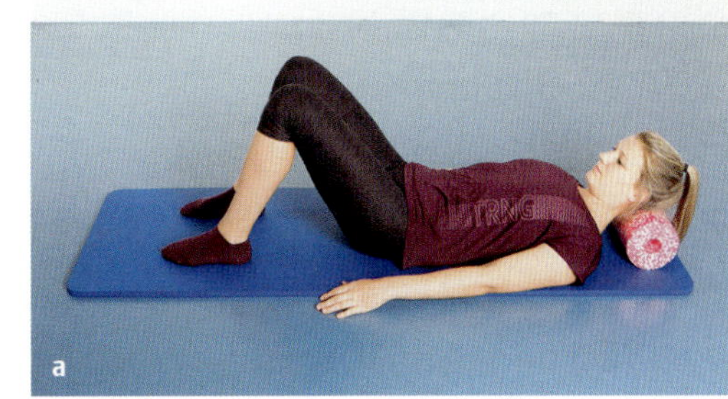

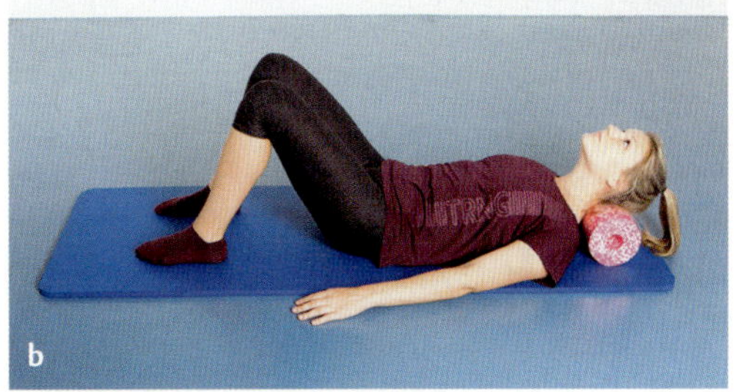

▶ **Abb. 13.2** Lokale Releasetechniken hochzervikal. Processi spinosi der oberen Halswirbelsäule.
a Variante 1.
b Variante 2.

Zu beachten

Die Stabilität der Kopf- und Wirbelgelenke muss vom Patienten während der gesamten Bewegungsdurchführung sichergestellt werden können. Bei entsprechenden Dysfunktionen der zervikalen Wirbelsäulenstabilität muss die Druckintensität ausreichend reduziert werden.

13.1.2 Processi spinosi der oberen Halswirbelsäule

Indikationen

Zervikale Wirbelsäulenbeschwerden (BSV, BSP), zervikale Bewegungseinschränkungen, Schwindel, Tinnitus, CMD, Kopfschmerzen, Gesichtsschmerzen

Ausgangsposition des Patienten

In Rückenlage wird die Rolle unter die zervikalen Wirbelsäulenabschnitte und unter das Okziput positioniert. Der Patient kann die Beine dazu bequem auf dem Boden aufstellen und die Arme seitlich ablegen (▶ **Abb. 13.2**).

Bewegungsdurchführung

Die Übung startet über eine Flexions-/Extensionsbewegung der zervikalen Wirbelsäulenabschnitte. Dazu kann der Patient den Oberkörper über die Rolle nach oben (kranial) bewegen, um die Kopfbewegung zu unterstützen. So kommen immer wieder neue Processi spinosi der zervikalen Wirbelsäule in Kontakt mit der Rolle. Auch rotatorische Bewegungen der HWS sind geeignet, die Mobilisation der myofaszialen Strukturen zu beeinflussen.

Progressionen

Das Anheben von Armen oder Beinen steigert bei dieser Übung die Druckintensität.

Zu beachten

Bei zu intensiver Symptomreproduktion sollte die Intensität angepasst werden.

13.1.3 Spina scapulae

Indikationen

Zervikale Wirbelsäulenbeschwerden (BSV, BSP), zervikale Bewegungseinschränkungen, Schwindel, Tinnitus, CMD, Kopfschmerzen, Gesichtsschmerzen, thorakale Wirbelsäulenbeschwerden, Schulterbeschwerden, in die Arme ausstrahlende Beschwerden

Ausgangsposition des Patienten

Die Rolle wird vom Patienten im Stand an den oberen Rand der Scapula (Spina scapulae) positioniert und an der Wand fixiert (▶ **Abb. 13.3**). So kann der Oberkörper des Patienten noch effektiv auf der Rolle bewegt werden.

Bewegungsdurchführung

Als lokale Releasetechniken kommen v. a. kleine Bewegungen der thorakalen Wirbelsäule in die Richtungen Rotation und Flexion/Extension zum Einsatz. So werden die Mobilisationsimpulse an den Processi spinosi der BWS moduliert und in alle Bereiche lokal verteilt. Um vermehrt die Bereiche oberhalb der Spina scapulae zu erreichen, führt der Patient eine thorakale Extension aus. Für mehr Effekte auf den Bereich unterhalb der Spina scapulae wird eine Flexion der thorakalen WS Abschnitte benötigt.

Progressionen

Der aktive Druck gegen die Rolle und der Standabstand des Patienten zur Wand bestimmen die Intensität.

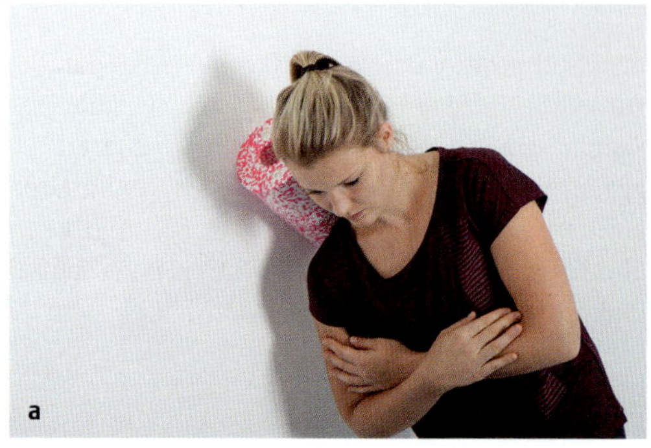

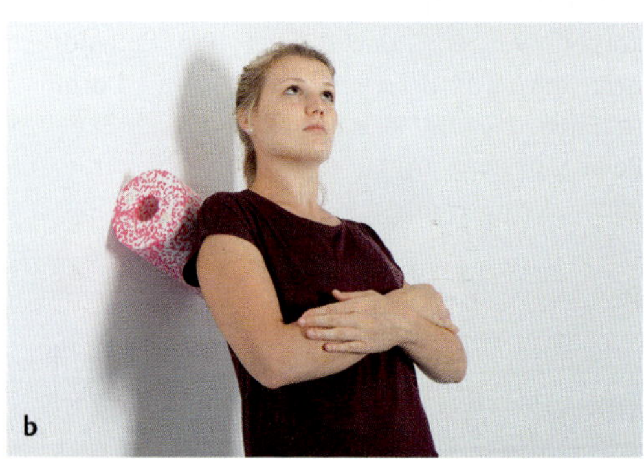

▶ **Abb. 13.3** Lokale Releasetechniken an der Spina scapulae. Modulation Flexion/Extension des Rumpfes für Fossa supra- und infraspinatus.
a Flexion.
b Extension.

Zu beachten

Bei zu intensiver Symptomreproduktion sollte die Intensität angepasst werden. Bei dieser Übung kann es auch spontan zu einem Gelenkknacken kommen.

13.1.4 Margo medialis der Skapula

Indikationen

Schulterbeschwerden, Störungen des skapulohumeralen Rhythmus, muskuläre Dysbalancen, thorakale Wirbelsäulenbeschwerden, T 4-Syndrom, ausstrahlende Beschwerden in die obere Extremität

Ausgangsposition des Patienten

Im Stand positioniert der Patient die Rolle parallel zur Wirbelsäule zwischen der Margo medialis der Skapula und der Dornfortsatzlinie und fixiert diese gegen die Wand (▶ **Abb. 13.4**). So liegt die Rolle auf dem paravertebralen Muskelbauch und kann ohne zu starke knöcherne Irritation nach lateral und medial bewegt und gerollt werden.

Bewegungsdurchführung

Durch eine kontrollierte kleine Rotation des Oberkörpers verlagert der Patient den Rollendruck nach medial und lateral zwischen der Dornfortsatzlinie und der Margo medialis. Vor allem der Bewegungsweg an die Margo medialis heran soll vom Patienten forciert werden.

Progressionen

Über das Anheben der Arme kann die Oberkörperrotation verstärkt und auch kontrolliert werden.

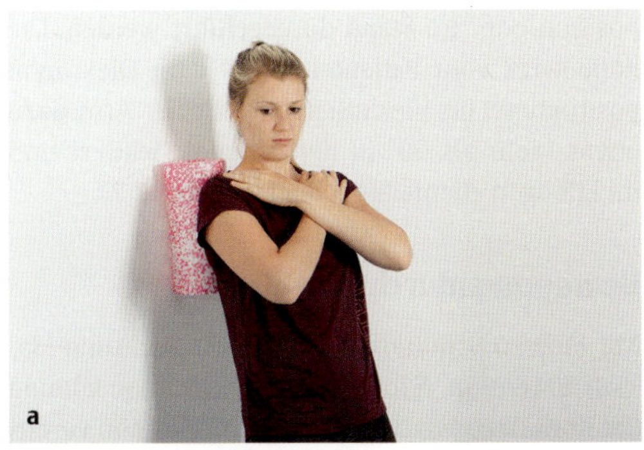

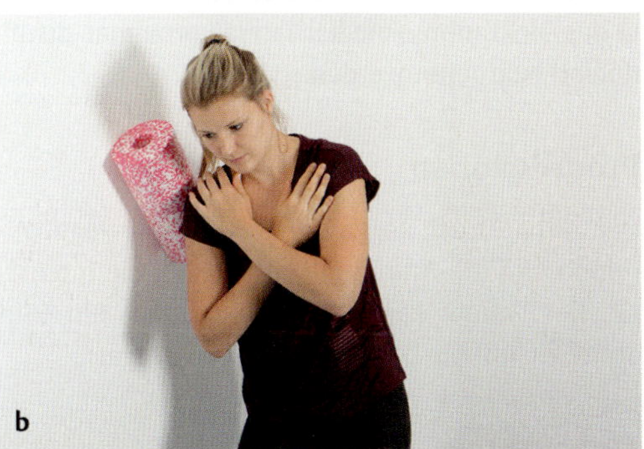

▶ **Abb. 13.4** Lokale Releasetechniken für die Margo medialis der Skapula.
a Rollendruck medial.
b Rollendruck lateral.

Zu beachten

Bei zu intensiver Symptomreproduktion sollte die Intensität angepasst werden. Auch bei dieser Übung kann es spontan zu einem Gelenkknacken – v. a. in den kostovertebralen Gelenken – kommen.

13.1.5 Dorsaler Humerus

Indikationen

Impingement der Schulter, Supraspinatussyndrom, Z. n. Kapsel-Band-Verletzungen der Schulter, Z. n. Frakturen, neurodynamische Störungen

Ausgangsposition des Patienten

Diese Übung kann im Stand (an der Wand) oder auch im Vierfüßlerstand (▶ **Abb. 13.5**) durchgeführt werden. Der Patient positioniert die Rolle unter dem dorsalen Humerus. Dazu ist eine flexorische Vorpositionierung des Armes erforderlich und effektiv.

Bewegungsdurchführung

Kleine Bewegungen des Armes über der Rolle mit zu Beginn konstantem Druck sind sehr effektiv. Zudem kann der Patient den Arm rotieren, um immer wieder eine andere Stelle in Kontakt mit der Rolle zu bringen.

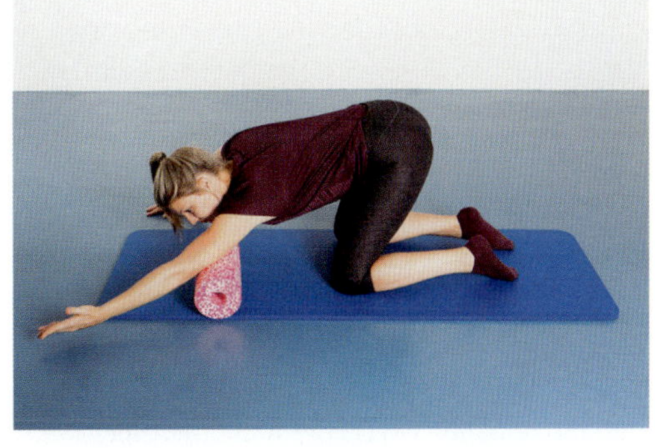

▶ **Abb. 13.5** Lokale Releasetechniken am dorsalen Humerus.

Progressionen

Der aktive Druck gegen die Rolle und der Standabstand des Patienten zur Wand bestimmen die Intensität.

Zu beachten

Bei zu intensiver Symptomreproduktion sollte die Intensität angepasst werden.

13.1.6 Epicondylus lateralis humeri

Indikationen

Radiale Epikondylitis, Kapsel-Band-Läsion, Kraftdefizit der Extensoren, neurodynamische Störung

Ausgangsposition des Patienten

Der Patient positioniert die Rolle im Vierfüßlerstand, bei adduziertem und maximal außenrotiertem Arm (der Arm wird unter dem Oberkörper des Patienten hindurch bewegt), unter den Epicondylus lateralis humeri (▸ **Abb. 13.6**).

Bewegungsdurchführung

Zunächst erhöht der Patient den aktiven Druck gegen die Rolle. Dann führt er kleine Bewegungen des Armes durch – dazu wird der Arm über die Rolle nach distal geschoben und wieder in die Ausgangsposition zurückgezogen.

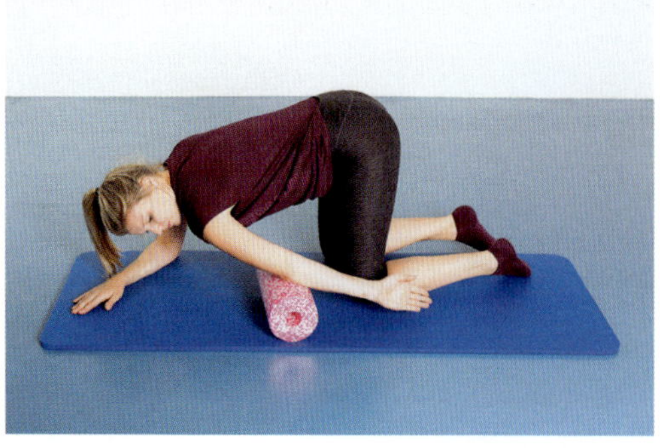

▸ **Abb. 13.6** Lokale Releasetechniken am Epicondylus lateralis humeri.

Progressionen

Der aktive Druck gegen die Rolle und der Standabstand des Patienten zur Wand bestimmen die Intensität. Der Patient kann zudem auch noch ein Bein anheben, um die Druckintensität zu steigern.

Zu beachten

Bei zu intensiver Symptomreproduktion (v. a. bei neurologischen Symptomen) sollte die Intensität angepasst werden.

13.1.7 Olekranon

Indikationen

Bewegungseinschränkung des Ellbogens, Kapsel-Band-Verletzungen, Z. n. Frakturen, Schulterbeschwerden, muskuläre Dysbalancen, RSI (Mausarm)

Ausgangsposition des Patienten

Diese Übung kann wiederum in einer Vierfüßlerposition oder im Stand durchgeführt werden. Die Rolle wird vom Patienten unter dem Olekranon positioniert. Im Vierfüßlerstand ist der Arm dazu etwas mehr als 90° in der Schulter flektiert und im Ellbogen ebenfalls gebeugt (▸ **Abb. 13.7**).

Bewegungsdurchführung

Mit kleinen Schulterbewegungen in Richtung Flexion, Extension, Adduktion und Abduktion können die Kontaktzonen der Rolle zum Olekranon verändert werden. So können die verschiedenen Aspekte des Olekranons (medial, lateral, proximal, distal, dorsal) bearbeitet werden.

Progressionen

Der aktive Druck gegen die Rolle, das Bewegungstempo und die Amplitude bestimmen die Intensität. Der Patient kann zudem auch noch ein Bein anheben, um die Druckintensität zu steigern.

Zu beachten

Bei zu intensiver Symptomreproduktion sollte die Intensität angepasst werden.

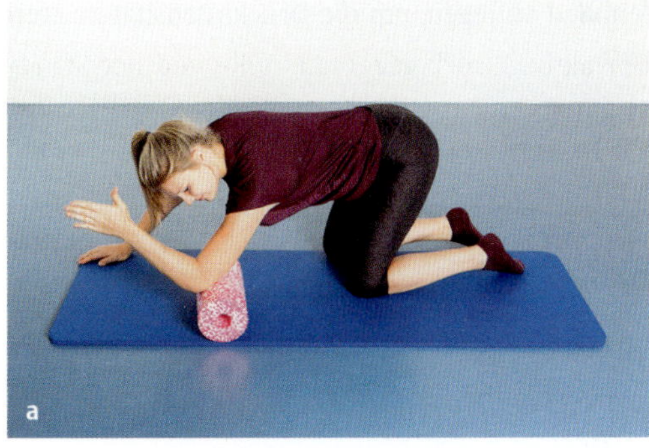

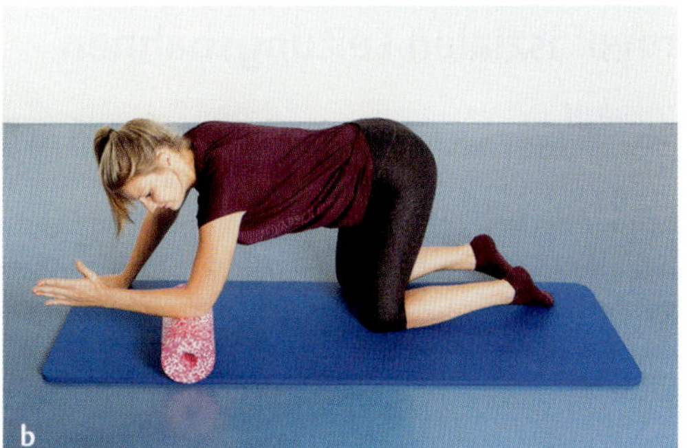

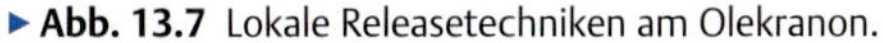

► **Abb. 13.7** Lokale Releasetechniken am Olekranon.
a Proximaler Bereich.
b Distaler Bereich.

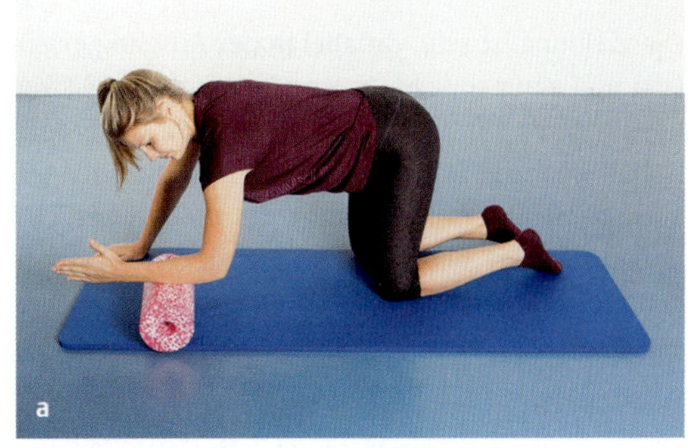

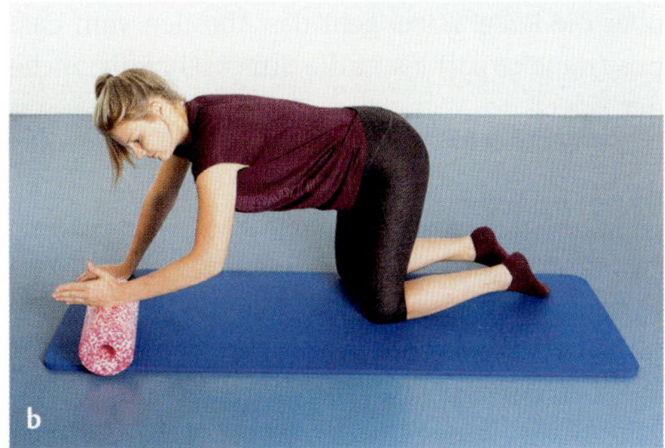

► **Abb. 13.8** Lokale Releasetechniken an der Ulna.
a Proximaler Bereich.
b Distaler Bereich.

13.1.8 Ulna bis Kleinfingerseite

Indikationen

Unterarmfrakturen, neurodynamische Störungen, muskuläre Dysbalancen, RSI (Mausarm), Kapsel-Band-Läsionen, Bewegungseinschränkungen der Handgelenke

Ausgangsposition des Patienten

Diese Übung ist sehr variabel in der Ausgangsposition und kann sowohl im Stand als auch im Sitzen oder im Vierfüßlerstand durchgeführt werden. Dabei wird die Rolle an der ulnaren Unterarmseite positioniert (► **Abb. 13.8**). Dazu wird der Ellbogen flektiert und rotationsneutral gehalten.

Bewegungsdurchführung

Der Patient bewegt den Unterarm (die Ulna) bis zur Kleinfingerkante über die Rolle. Dabei wird der Druck zunächst konstant gehalten.

Progressionen

Der aktive Druck gegen die Rolle, das Bewegungstempo und die Amplitude bestimmen die Intensität. Der Patient kann zudem auch noch ein Bein anheben oder die kontralaterale Hand auf die Rollenhand auflegen, um die Druckintensität zu steigern.

Zu beachten

Bei zu intensiver Symptomreproduktion sollte die Intensität angepasst werden.

13.1.9 Dorsum manus

Indikationen

Handgelenkdysfunktionen (Mobilitätsdefizit, Schmerz), Z. n. Fraktur, Kapsel-Band-Läsionen, Sehnenscheidenentzündung, CTS, RSI (Mausarm)

Ausgangsposition des Patienten

Diese Übung ist sehr variabel in der Ausgangsposition und kann sowohl im Stand als auch im Sitzen oder im Vierfüßlerstand durchgeführt werden. Dabei wird die Rolle unter dem Handgelenk bis zum Handrücken positioniert. Dazu wird der Ellbogen flektiert und in einer supinierten Position gehalten (▶ **Abb. 13.9**).

Bewegungsdurchführung

Der Patient bewegt den Handrücken mit Druck über die Rolle. Dabei geht das Abrollen vom Carpus (radiokarpal) bis in die Strecksehnenbereiche der Finger.

Progressionen

Der aktive Druck gegen die Rolle, das Bewegungstempo und die Amplitude bestimmen die Intensität. Der Patient kann zudem auch noch ein Bein anheben oder die kontralaterale Hand auf die Rollenhand auflegen, um die Druckintensität zu steigern.

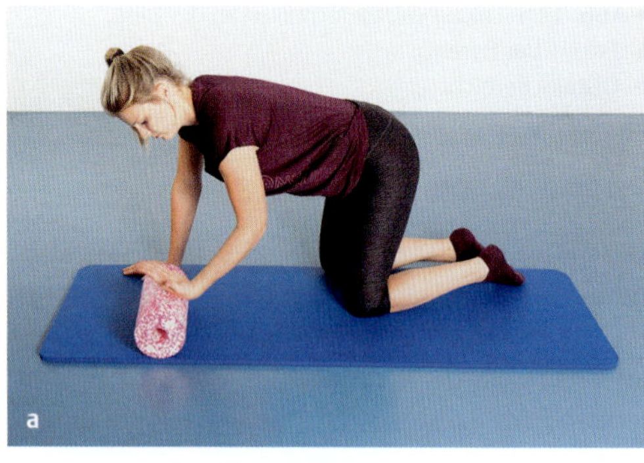

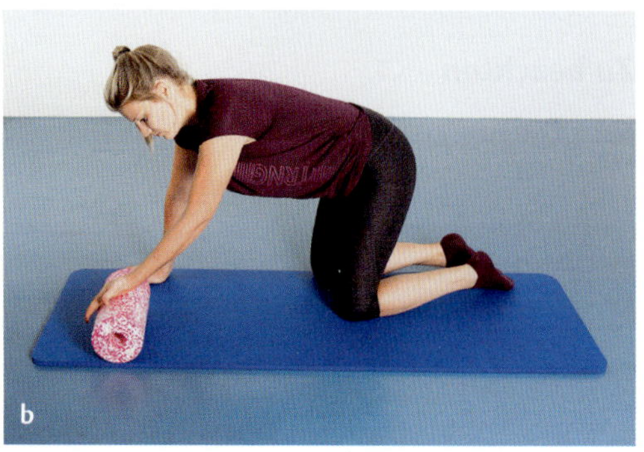

▶ **Abb. 13.9** Lokale Releasetechniken Handrücken.
a Proximaler Bereich.
b Distaler Bereich.

Zu beachten

Bei zu intensiver Symptomreproduktion sollte die Intensität angepasst werden.

13.2 Hintere Armlinie – globale Releasetechniken der myofaszialen Leitungsbahnen

Bei den globalen Releasetechniken – Rollouts und Triggertechniken – an den myofaszialen Leitungsbahnen als Verbindungslinien zwischen den Befestigungen sind die Bewegungsamplituden deutlich größer angelegt als bei den lokalen Techniken an den knöchernen Punkten. Die globalen Techniken sind jedoch ebenfalls multidirektional ausgerichtet. Je nach anatomischer Länge der bearbeiteten Struktur sind die Bewegungsreichweiten bei den Übungen zwischen 4 und 100 cm anzusiedeln, v. a. wenn auch verbindende Rollouts zwischen den einzelnen myofaszialen Strukturen bearbeitet werden sollen. Klinisch relevante Strukturen sind in ▶ **Tab. 13.2** aufgeführt.

13.2.1 M. trapezius pars descendens

Indikationen

Schulter-Nacken-Syndrom, zervikale Wirbelsäulenstörungen (BSV, BSP), muskuläre Dysbalancen, neurodynamische Störungen, Schulterbeschwerden, Kopfschmerzen, Mobilitätsdefizit der HWS

Ausgangsposition des Patienten

Im Stand wird die Rolle zwischen dem Nacken des Patienten und der Wand fixiert (▶ **Abb. 13.10**). Die Rolle startet am oberen Rand des Akromion. Der Patient steht etwa 1 Fußlänge von der Wand entfernt.

Bewegungsdurchführung

Der Patient bewegt den Oberkörper an der Wand entlang nach unten. So rollt der M. trapezius über

► **Tab. 13.2** Myofasziale Strukturen an den myofaszialen Leitungsbahnen der hinteren Armlinie mit klinisch relevanten Pathologien.

Anatomische Strukturen entlang der myofaszialen Kette	Häufige Pathologien
• M. trapezius pars descendens • M. trapezius pars transversa • M. trapezius pars ascendens • M. deltoideus pars spinalis • M. deltoideus pars acromialis • M. latissimus dorsi • M. teres major • Mm. rhomboidei major et minor • M. infraspinatus • M. supraspinatus • M. triceps brachii • Hand- und Fingerextensoren	• oberes gekreuztes Syndrom • neurodynamische Störungen • muskuläre Dysbalancen • Kopfschmerzen • CMD • Schulterstörungen (SSP-Syndrom, Impingement) • Kapsel-Band-Läsionen • CTS • RSI (Mausarm)

CMD: kraniomandibuläre Dysfunktion; CTS: Karpaltunnelsyndrom; RSI: Repetitive Strain Injuries; SSP: Supraspinatus

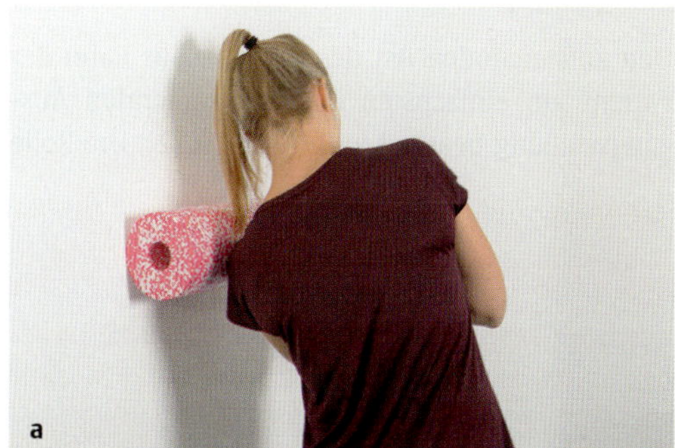

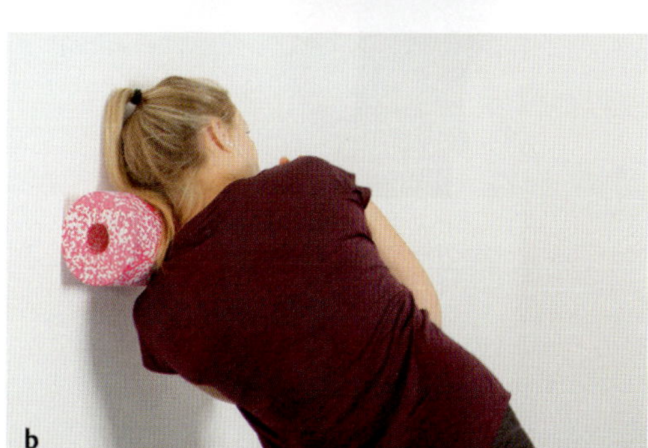

► **Abb. 13.10** Globales Rollout M. trapezius pars descendens.
a Startposition.
b Endposition.

die vorpositionierte Rolle – vom Akromion bis zum Okziput. Durch Kopf-/Nackenrotation kann die Rollbewegung durch den Muskelbauch optimal unterstützt werden.

Progressionen

Der Abstand zur Wand, der aktive Druck des Patienten in die Rolle und natürlich das Bewegungstempo sowie die Amplitude regulieren die Intensität der Übung.

Zu beachten

Bei zu intensiver Symptomreproduktion oder ausstrahlenden Schmerzen sollte die Intensität angepasst werden.

13.2.2 M. trapezius pars transversa

Indikationen

Schulterbeschwerden, Schulter-Arm-Syndrom, zervikale Wirbelsäulenbeschwerden, Kapsel-Band-Verletzungen der Schulter, thorakale Wirbelsäulenbeschwerden

Ausgangsposition des Patienten

Der Pars transversa des M. trapezius kann effektiv in einer stehenden Position bearbeitet werden. Die Rolle wird dazu zwischen dem Rumpf (Processi spinosi und Skapula) und der Wand positioniert (▸ Abb. 13.11). Durch das Abduzieren des Armes kann die Skapula für die Übungsbewegung besser positioniert werden.

Bewegungsdurchführung

Durch eine Rotation des Oberkörpers wird die Rolle entlang des myofaszialen Faserverlaufs nach lateral bewegt. So kann der Verlauf des M. trapezius pars transversa von den Processi spinosi bis zum Akromion ausgerollt werden.

Progressionen

Der Abstand zur Wand, der aktive Druck des Patienten in die Rolle und natürlich das Bewegungstempo sowie die Amplitude regulieren die Intensität der Übung.

Zu beachten

Bei zu intensiver Symptomreproduktion oder ausstrahlenden Schmerzen sollte die Intensität angepasst werden.

13.2.3 M. trapezius pars ascendens

Indikationen

Schulterbeschwerden, Schulter-Arm-Syndrom, zervikale Wirbelsäulenbeschwerden, Kapsel-Band-Verletzungen der Schulter, thorakale und lumbale Wirbelsäulenbeschwerden

Ausgangsposition des Patienten

Den aufsteigenden Ast des M. trapezius kann der Patient am einfachsten in einer stehenden Ausgangsstellung bearbeiten (▸ Abb. 13.12). Die Rolle

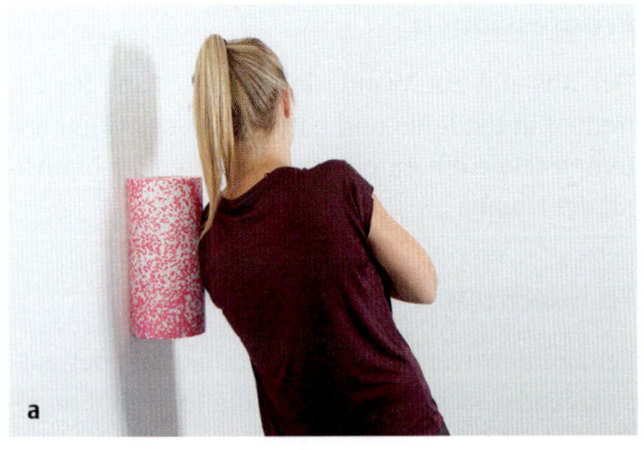

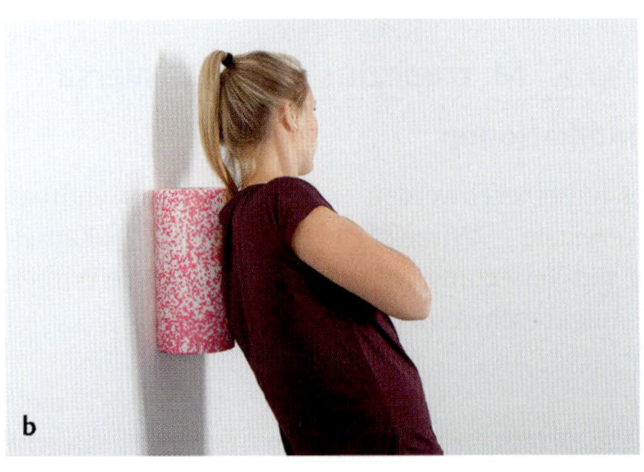

▸ **Abb. 13.11** Globales Rollout M. trapezius pars transversa.
a Startposition.
b Endposition.

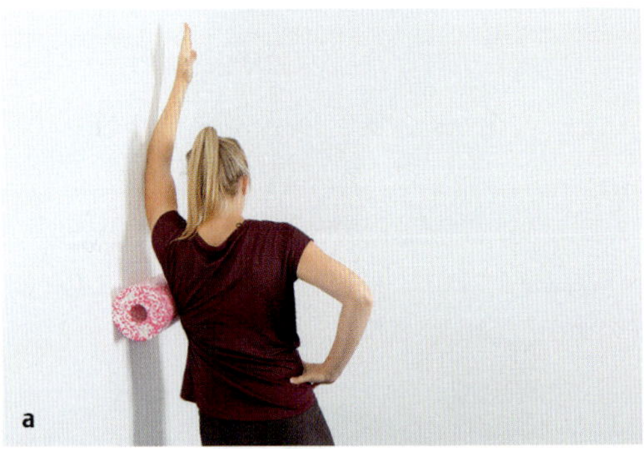

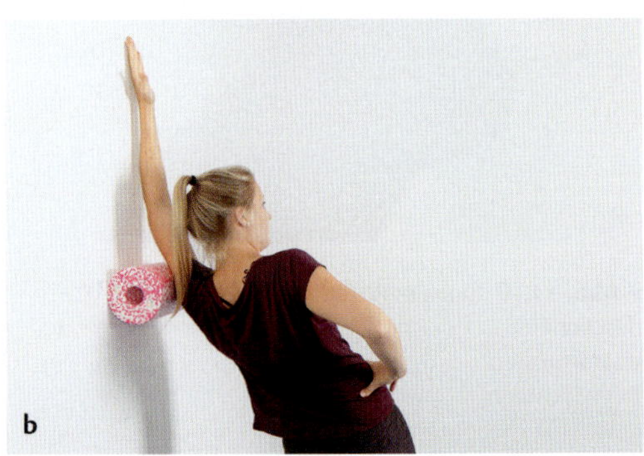

▸ **Abb. 13.12** Globales Rollout M. trapezius pars ascendens.
a Startposition.
b Endposition.

wird dazu zwischen Wand und Rumpf positioniert und die Übung startet mit der Rolle unterhalb des Rippenbogens. So bleibt noch genügend Bewegungsraum für das Rollout bis ans Akromion.

Bewegungsdurchführung

Der Patient bewegt den gesamten Rumpf an der Rolle entlang nach unten – Kniebeugung. So kann die Rolle den Weg der myofaszialen Struktur vom Lumbalbereich bis an das Akromion nachfahren und die Faserstruktur bearbeiten.

Progressionen

Der Abstand zur Wand, der aktive Druck des Patienten in die Rolle und natürlich das Bewegungstempo sowie die Amplitude regulieren die Intensität der Übung.

Zu beachten

Bei zu intensiver Symptomreproduktion oder ausstrahlenden Schmerzen sollte die Intensität angepasst werden.

13.2.4 M. deltoideus pars spinalis

Indikationen

Schulterbeschwerden, Schulter-Arm-Syndrom, zervikale Wirbelsäulenbeschwerden, Kapsel-Band-Verletzungen der Schulter

Ausgangsposition des Patienten

Der Patient steht mit dem Rücken, leicht seitlich gedreht, zur Wand. Im Stand wird die Rolle zwischen Akromion und Wand positioniert (► **Abb. 13.13**).

Bewegungsdurchführung

Mit kleinen Bewegungsausschlägen zwischen Akromion und Tuberositas deltoidea kann die myofasziale Struktur ausgearbeitet werden. Dabei ist der Druck zunächst konstant, später durchaus zunehmend. Durch dosierte Rotationen des Armes kann der M. deltoideus pars spinalis in seiner gesamten Breite ausgerollt werden.

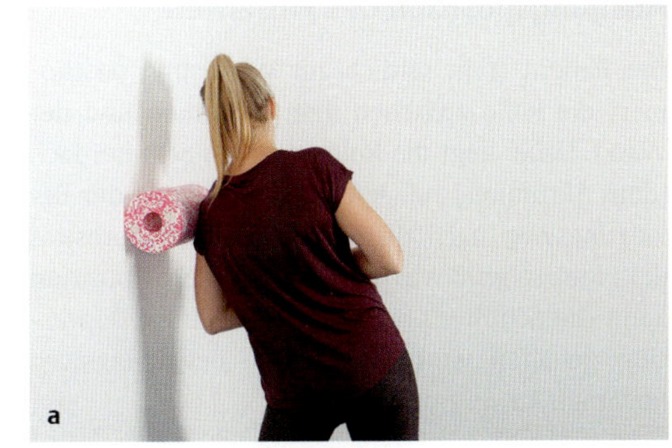

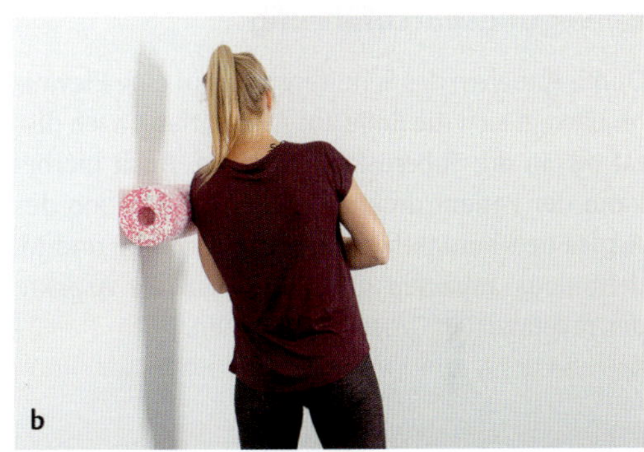

► **Abb. 13.13** Globales Rollout M. deltoideus pars spinalis.
a Startposition.
b Endposition.

Progressionen

Der Abstand zur Wand, der aktive Druck des Patienten in die Rolle und natürlich das Bewegungstempo sowie die Amplitude regulieren die Intensität der Übung.

Zu beachten

Bei zu intensiver Symptomreproduktion oder ausstrahlenden Schmerzen sollte die Intensität angepasst werden.

13.2.5 M. deltoideus pars acromialis

Indikationen

Schulterbeschwerden, Schulter-Arm-Syndrom, zervikale Wirbelsäulenbeschwerden, Kapsel-Band-Verletzungen der Schulter

Ausgangsposition des Patienten

Der Patient steht seitlich zur Wand und positioniert die Rolle zwischen dem Akromion und der Wand. Dabei liegt die Rolle auf dem Schulterdach (dem Akromion) auf (▸ **Abb. 13.14**). So ist der Bewegungsweg nach distal bis an die Tuberositas deltoidea so groß wie möglich. In der Startposition kann die Schulter auch in einer leichten Depression gehalten werden, um den Bewegungsweg nochmals zu vergrößern.

Bewegungsdurchführung

Durch Anheben des Schultergürtels in eine Elevation bewegt sich die Rolle am Arm entlang nach distal bis an die Tuberositas deltoidea. Auch hierbei kann der Patient durch eine geringe Rotation des Armes den Kontaktbereich zwischen Rolle und M. deltoideus anpassen und möglichst alle Aspekte des myofaszialen Gewebes erreichen.

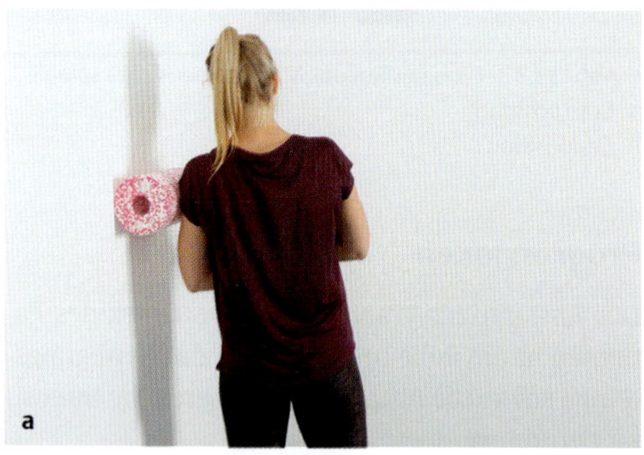

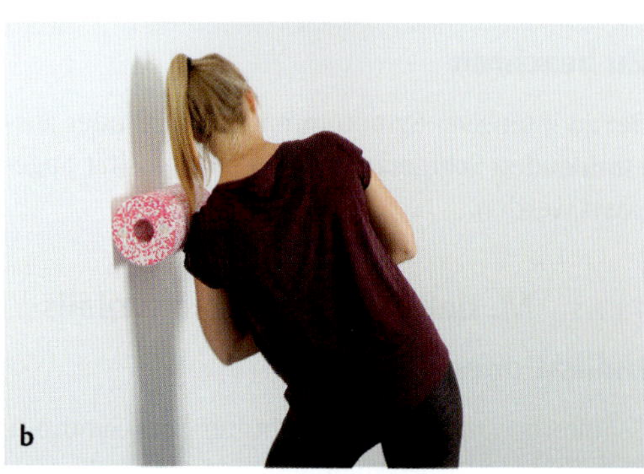

▸ **Abb. 13.14** Globales Rollout M. deltoideus pars acromialis.
a Startposition.
b Endposition.

Progressionen

Der Abstand zur Wand, der aktive Druck des Patienten in die Rolle und natürlich das Bewegungstempo sowie die Amplitude regulieren die Intensität der Übung.

Zu beachten

Bei zu intensiver Symptomreproduktion oder ausstrahlenden Schmerzen, sollte die Intensität angepasst werden.

13.2.6 M. latissimus dorsi

Indikationen

Schulterbeschwerden, Schulter-Arm-Syndrom, zervikale Wirbelsäulenbeschwerden, Kapsel-Band-Verletzungen der Schulter, thorakale und lumbale Wirbelsäulenbeschwerden

Ausgangsposition des Patienten

Im Stand wird die Rolle zwischen Rumpf und Wand positioniert (▸ **Abb. 13.15**). Dabei muss zuerst entschieden werden, welchen Anteil (oberen oder unteren Teil) des M. latissimus dorsi der Patient bearbeiten soll. Aufgrund der Muskellänge kann der Muskel im Stehen nicht mit einer Bewegung bearbeitet werden. So wird die Übungsbewegung in 2 Teilen durchgeführt.

Bewegungsdurchführung

Der 1. Schritt der Übung startet an der Crista iliaca sowie den lumbalen Abschnitten des Muskelursprungs und verläuft bis in die Rippenregion (Costa 5/6).

Der 2. Anteil der Bewegung verläuft dann von den Rippen 5/6 bis an das Schultergelenk (dorsale Fläche des Akromions).

Progressionen

Der Abstand zur Wand, der aktive Druck des Patienten in die Rolle und natürlich das Bewegungstempo sowie die Amplitude regulieren die Intensität der Übung.

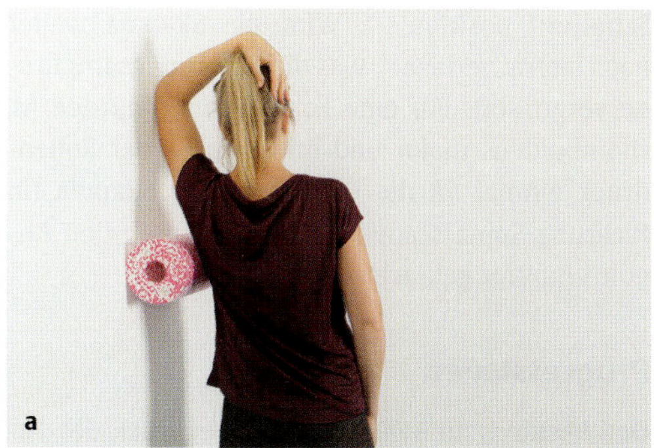

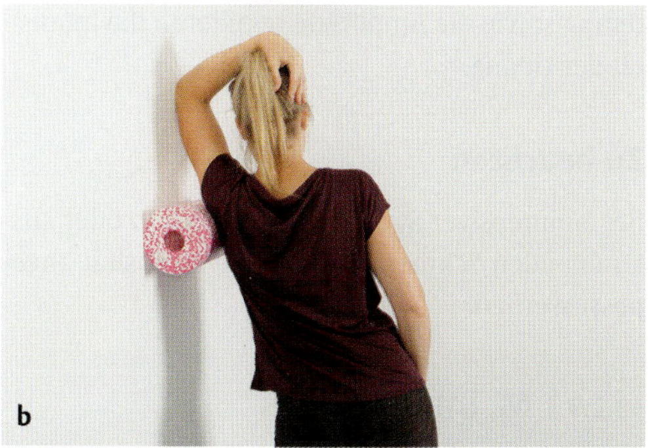

▶ **Abb. 13.15** Globales Rollout M. latissimus dorsi.
a Startposition.
b Endposition.

Zu beachten

Bei zu intensiver Symptomreproduktion oder ausstrahlenden Schmerzen sollte die Intensität angepasst werden.

13.2.7 M. teres major

Indikationen

Schulterbeschwerden, Schulter-Arm-Syndrom, zervikale Wirbelsäulenbeschwerden, Kapsel-Band-Verletzungen der Schulter, thorakale Wirbelsäulenbeschwerden

Ausgangsposition des Patienten

Im Stand wird die Rolle zwischen der Margo lateralis der Skapula und der Wand positioniert und gehalten. Der Arm kann in Flexion gehalten werden und mit der Hand auf dem Kopf abgelegt werden (▶ **Abb. 13.16**).

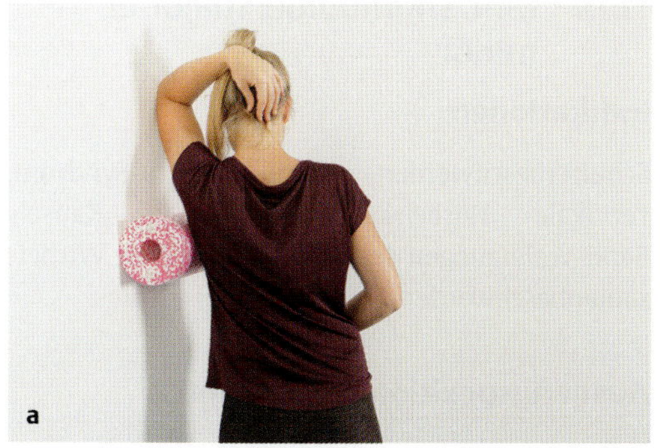

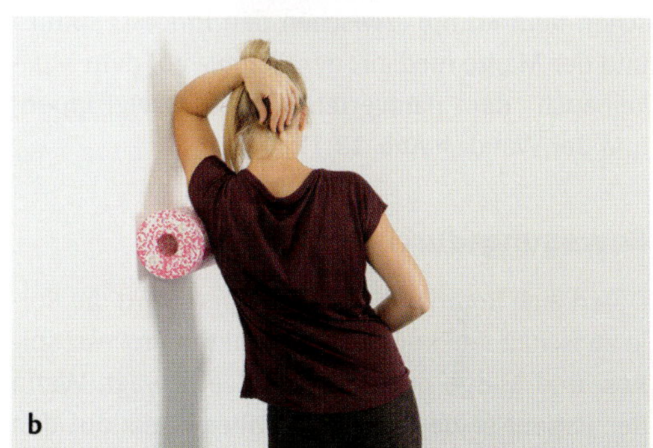

▶ **Abb. 13.16** Globales Rollout M. teres major.
a Startposition.
b Endposition.

Bewegungsdurchführung

Durch eine Kniebeuge kann der Patient die Margo lateralis gegen die Rolle nach unten bewegen und so den myofaszialen Faserverlauf des M. teres major bearbeiten.

Progressionen

Der Abstand zur Wand, der aktive Druck des Patienten in die Rolle und natürlich das Bewegungstempo sowie die Amplitude regulieren die Intensität der Übung.

Zu beachten

Bei zu intensiver Symptomreproduktion oder ausstrahlenden Schmerzen sollte die Intensität angepasst werden.

13.2.8 Mm. rhomboidei major et minor

Indikationen

Schulterbeschwerden, Schulter-Arm-Syndrom, zervikale Wirbelsäulenbeschwerden, Kapsel-Band-Verletzungen der Schulter, thorakale Wirbelsäulenbeschwerden

Ausgangsposition des Patienten

Stehend positioniert der Patient die Rolle zwischen dem Rumpf (zwischen den Processi spinosi und der Margo medialis der Skapula auf dem Muskelbauch der paravertebralen Muskelgruppen) und der Wand (▶ **Abb. 13.17**).

Bewegungsdurchführung

Durch eine Rotation des Oberkörpers wird die Rolle zwischen den knöchernen Punkten Processi spinosi und Margo medialis scapulae bewegt. Wenn der Patient seine Arme noch über Kreuz auf den Schultern positioniert, wird die Skapula weiter nach lateral verlagert, was die Bewegungsamplitude vergrößert. Für eine Fokussierung auf den M. rhomboideus major und minor muss der Rollendruck einmal an die Oberkante der Skapula (in Richtung Spina scapulae) und einmal an den Angulus inferior gebracht werden.

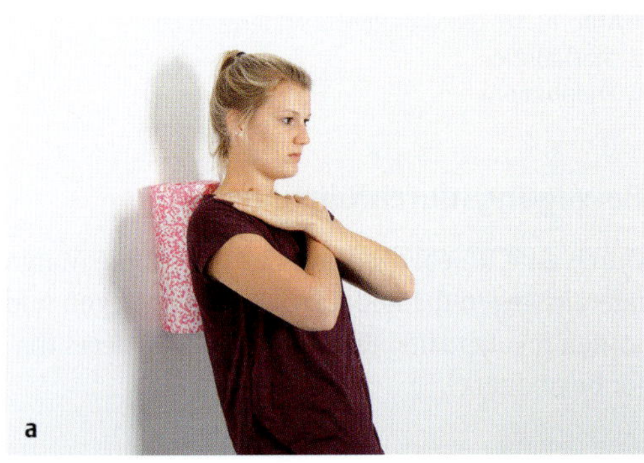

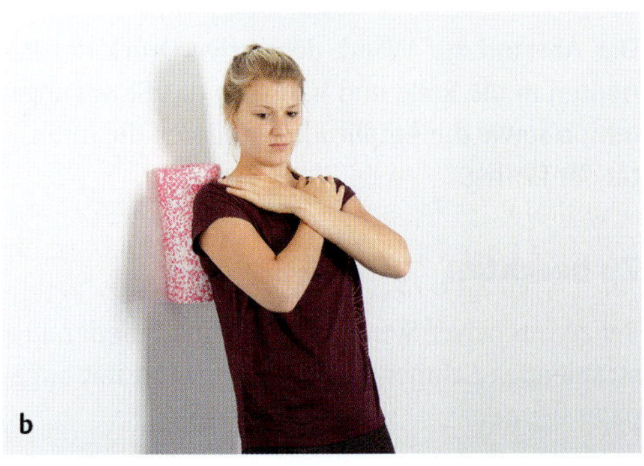

▶ **Abb. 13.17** Globales Rollout Mm. rhomboidei.
a Startposition.
b Endposition.

Progressionen

Der Abstand zur Wand, der aktive Druck des Patienten in die Rolle und natürlich das Bewegungstempo sowie die Amplitude regulieren die Intensität der Übung.

Zu beachten

Bei zu intensiver Symptomreproduktion oder ausstrahlenden Schmerzen sollte die Intensität angepasst werden.

13.2.9 M. infraspinatus

Indikationen

Schulterbeschwerden, Schulter-Arm-Syndrom, zervikale Wirbelsäulenbeschwerden, Kapsel-Band-Verletzungen der Schulter, thorakale Wirbelsäulenbeschwerden

Ausgangsposition des Patienten

Die Rolle wird zwischen der Skapula (Spina scapulae) und der Wand positioniert und gehalten. Um fokussiert den M. infraspinatus unter die Rolle zu bekommen, führt der Patient eine thorakale Flexion durch und behält diese während der Bewegung bei (▶ **Abb. 13.18**).

Bewegungsdurchführung

Mit gehaltener thorakaler Flexion führt der Patient repetitive Rotationen des Oberkörpers durch. Die thorakale Flexion muss so groß sein, dass die Rolle an die Unterkante der Spina scapulae drückt. So ergibt sich ein effektiver Druck auf den M. infraspinatus.

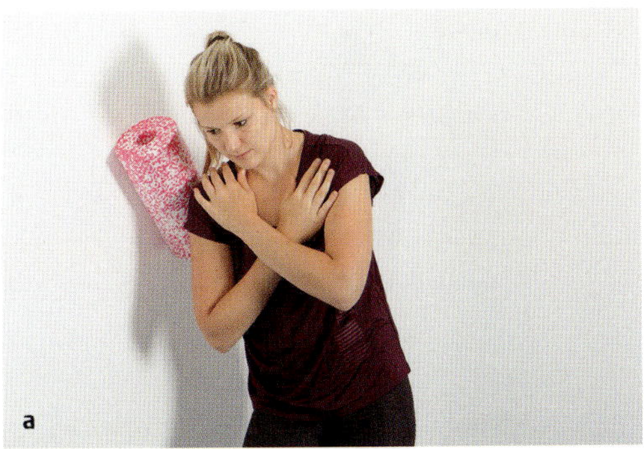
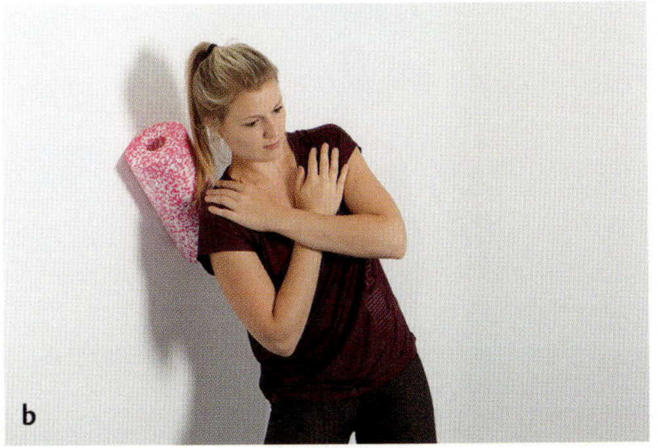

► **Abb. 13.18** Globales Rollout M. infraspinatus.
a Startposition.
b Endposition mit Rumpfflexion.

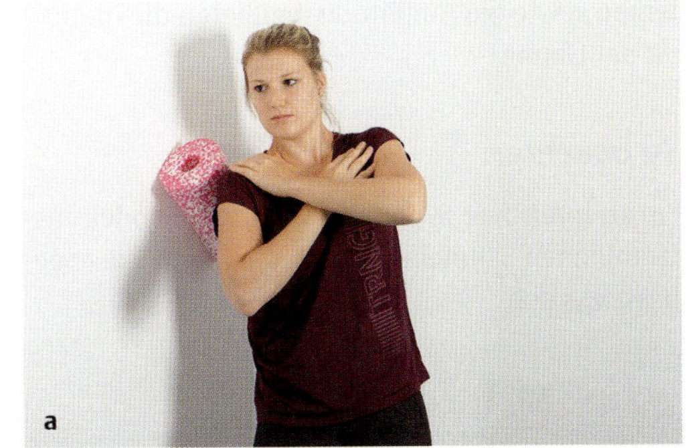
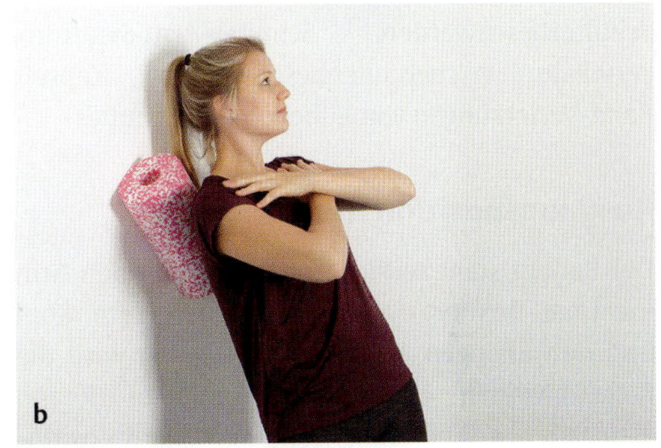

► **Abb. 13.19** Globales Rollout M. supraspinatus.
a Startposition.
b Endposition mit Rumpfextension.

Progressionen

Der Abstand zur Wand, der aktive Druck des Patienten in die Rolle und natürlich das Bewegungstempo sowie die Amplitude regulieren die Intensität der Übung.

Zu beachten

Bei zu intensiver Symptomreproduktion oder ausstrahlenden Schmerzen sollte die Intensität angepasst werden.

13.2.10 M. supraspinatus

Indikationen

Schulterbeschwerden, Schulter-Arm-Syndrom, zervikale Wirbelsäulenbeschwerden, Kapsel-Band-Verletzungen der Schulter, thorakale Wirbelsäulenbeschwerden

Ausgangsposition des Patienten

Die Rolle wird zwischen der Skapula (Spina scapulae) und der Wand positioniert und gehalten (► **Abb. 13.19**). Um fokussiert den M. supraspinatus unter die Rolle zu bekommen, führt der Patient eine thorakale Extension durch und behält diese während der Bewegung bei.

Bewegungsdurchführung

Mit gehaltener thorakaler Extension führt der Patient repetitive Rotationen des Oberkörpers durch. Die thorakale Extension muss dabei so groß sein, dass die Rolle an die Oberkante der Spina scapulae drückt. So ergibt sich ein effektiver Druck auf den M. supraspinatus.

Progressionen

Der Abstand zur Wand, der aktive Druck des Patienten in die Rolle und natürlich das Bewegungstempo sowie die Amplitude regulieren die Intensität der Übung.

Zu beachten

Bei zu intensiver Symptomreproduktion oder ausstrahlenden Schmerzen sollte die Intensität angepasst werden.

13.2.11 M. triceps brachii

Indikationen

Schulterbeschwerden, Schulter-Arm-Syndrom, zervikale Wirbelsäulenbeschwerden, Kapsel-Band-Verletzungen von Ellbogen und Schulter

Ausgangsposition des Patienten

Der Patient steht seitlich zur Wand, hält den Arm maximal flektiert (abduziert) neben dem Kopf und den Ellbogen ebenfalls gebeugt. So wird die Rolle zwischen der Humerusrückseite (knapp oberhalb des Olekranons) und der Wand positioniert (► **Abb. 13.20**).

Bewegungsdurchführung

Der Patient bewegt den Arm auf der Rolle nach oben und schiebt damit die Rolle vom Olekranon auf den glenohumeralen Gelenkspalt zu. Damit kann der myofasziale Faserverlauf des M. triceps brachii effektiv ausgerollt werden.

Progressionen

Der Abstand zur Wand, der aktive Druck des Patienten in die Rolle und natürlich das Bewegungstempo sowie die Amplitude regulieren die Intensität der Übung.

Zu beachten

Bei zu intensiver Symptomreproduktion oder ausstrahlenden Schmerzen sollte die Intensität angepasst werden.

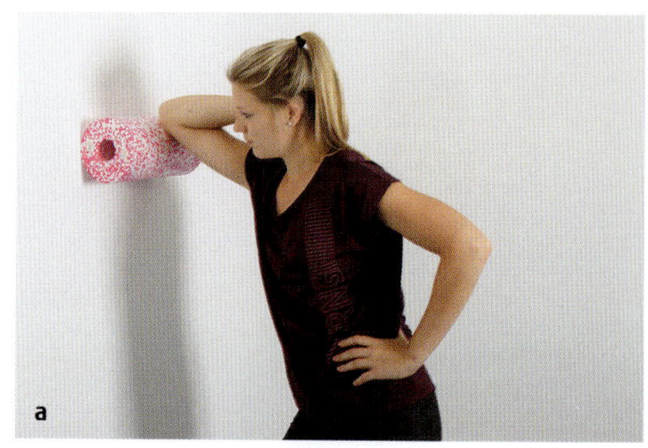

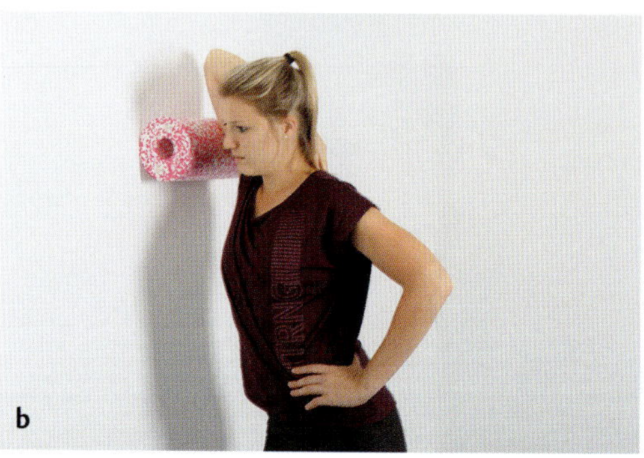

► **Abb. 13.20** Globales Rollout M. triceps brachii.
a Startposition.
b Startposition mit viel Körperstreckung nach oben.

13.2.12 Hand- und Fingerextensoren

Indikationen

Mechanische Handgelenksstörungen, muskuläre Dysbalancen, Ellbogenbeschwerden, Sehnenreizungen, CTS, RSI (Mausarm)

Ausgangsposition des Patienten

Diese Übung kann im Sitzen, Stehen oder auch im Vierfüßlerstand durchgeführt werden. Die Rolle wird unter dem Handgelenk auf der Streckseite positioniert (► **Abb. 13.21**).

Bewegungsdurchführung

Mit gleichbleibendem Druck des Armes auf die Rolle bewegt der Patient den Handrücken über die Rolle.

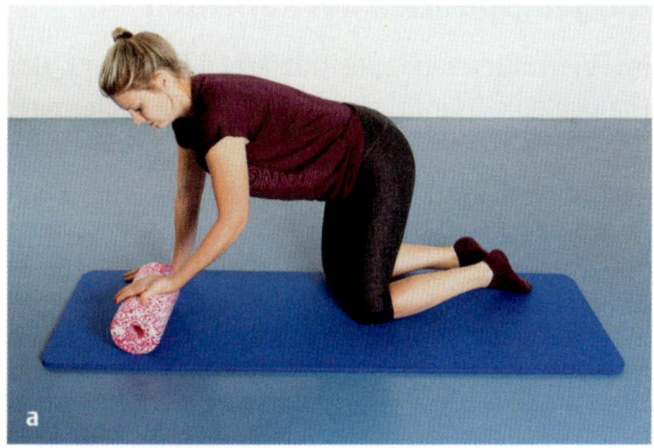

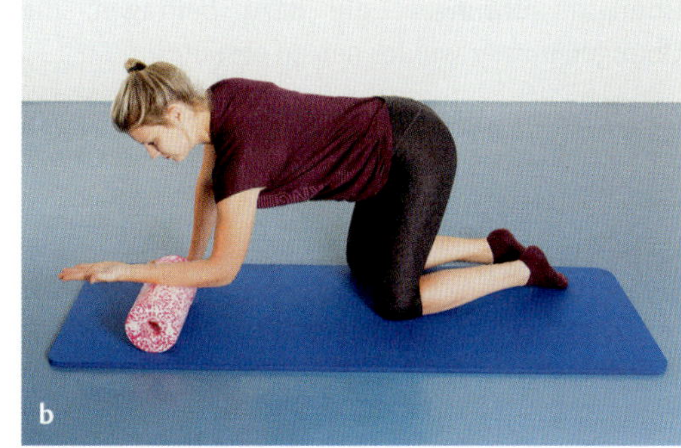

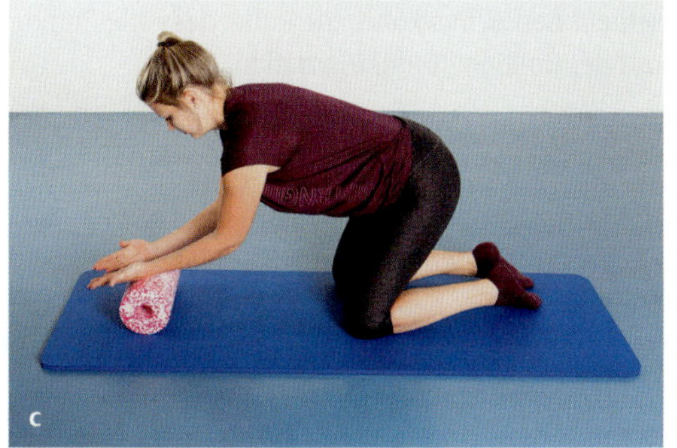

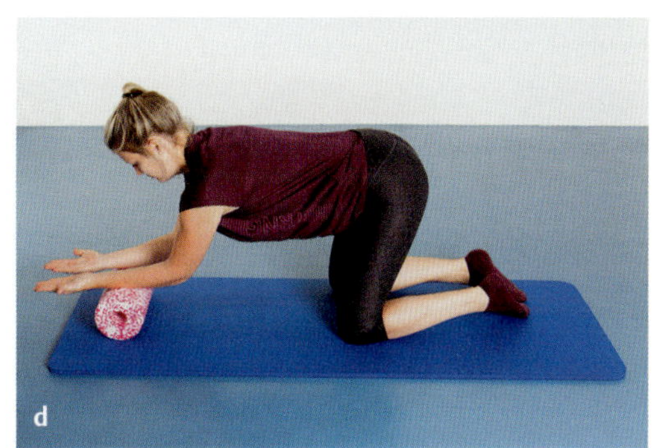

▶ **Abb. 13.21** Globales Rollout Hand- und Fingerextensoren.
a Startposition.
b Endposition.
c bilaterale Durchführung Startposition.
d bilaterale Durchführung Endposition.

Progressionen

Der aktive Druck gegen die Rolle, das Bewegungstempo und die Amplitude bestimmen die Intensität. Der Patient kann zudem auch noch ein Bein anheben oder die kontralaterale Hand auf die Rollenhand auflegen, um die Druckintensität zu steigern.

Zu beachten

Bei zu intensiver Symptomreproduktion sollte die Intensität angepasst werden.

13.3 Langkettige verbindende Rollouts in umschriebenen Teilabschnitten oder in der gesamten hinteren Armlinie

In den langkettigen verbindenden Rollouts werden lokale mit globalen Releasetechniken kombiniert, um einen umschriebenen anatomischen Abschnitt der myofaszialen Kette als Gesamtes funktionell zu bearbeiten. Dabei stehen auch höhere koordinative Ansprüche an den Patienten und sein sensomotorisches System im Vordergrund, was das Aufrechterhalten von Gleichgewicht und Bewegungskontrolle (sowohl auf motorischer als auch auf mechanischer Ebene) betrifft. Dabei kann die Bewegung an einem Stück durchgeführt werden oder einzelne Punkte in der myofaszialen Kette können von den Patienten verstärkt bearbeitet werden. Daraus ergeben sich vielfältige variable

Übungsausführungen, die dazu beitragen, die Übungen immer wieder neu zu gestalten.

13.3.1 Ellbogen – ulnarer Unterarm bis Handrücken

Indikationen

Koordinative Steigerung und Kombination mehrerer Übungen zu einer effektiven Bewegungsfolge.

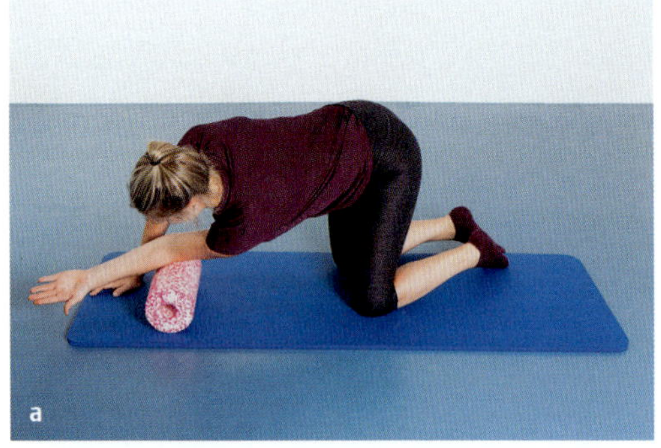

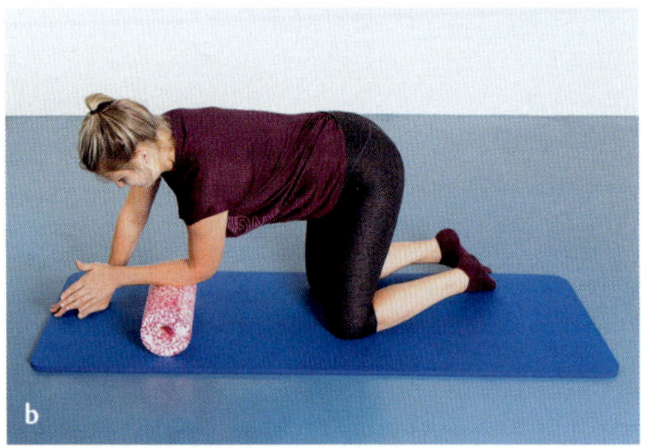

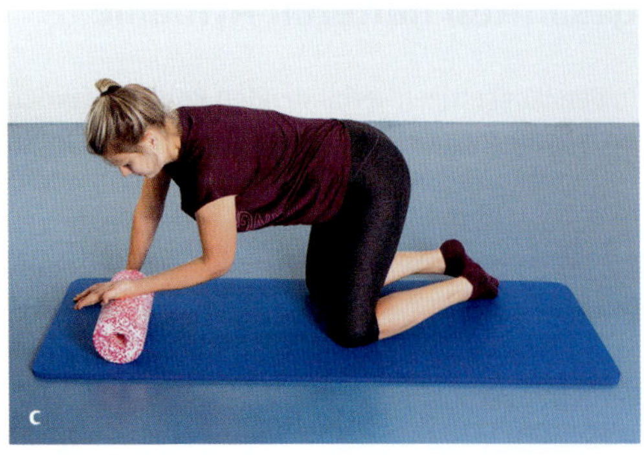

▸ **Abb. 13.22** Verbindendes Rollout vom Ellbogen bis zum Handrücken.
a Epicondylus lateralis humeri.
b Ulnarer Unterarm.
c Handrücken.

Ausgangsposition des Patienten

Im Vierfüßlerstand positioniert der Patient das Handgelenk (Handrücken) so auf der Rolle, dass der Arm in Adduktionsrichtung unter dem Oberkörper hindurch gerollt werden kann (▸ **Abb. 13.22**).

Bewegungsdurchführung

Das gesamte Bewegungsausmaß erstreckt sich vom Handrücken über den ulnaren Unterarm bis hin zum Epicondylus lateralis humeri. Der Patient schiebt den Arm so über die Rolle, dass alle Punkte mit der Rolle in Kontakt kommen.

Progressionen

Der aktive Druck gegen die Rolle, das Bewegungstempo und die Amplitude bestimmen die Intensität. Der Patient kann zudem auch noch ein Bein anheben oder die kontralaterale Hand auf die Rollenhand auflegen, um die Druckintensität zu steigern.

Zu beachten

Bei zu intensiver Symptomreproduktion sollte die Intensität angepasst werden.

13.3.2 Verbindendes Rollout: von hinterer Armlinie direkt in die vordere Armlinie

Indikationen

Koordinative Steigerung und Kombination mehrerer Übungen zu einer effektiven Bewegungsfolge

Ausgangsposition des Patienten

Vierfüßlerstand: die Rolle ist unter der Hand positioniert (Handrücken oder Handinnenfläche – je nachdem, mit welchem Teil der Bewegung begonnen wird; ▸ **Abb. 13.23**).

Bewegungsdurchführung

In dieser komplexen und langkettigen Bewegungsübung wird eine funktionelle Bewegungsverbindung zwischen der hinteren und der vorderen

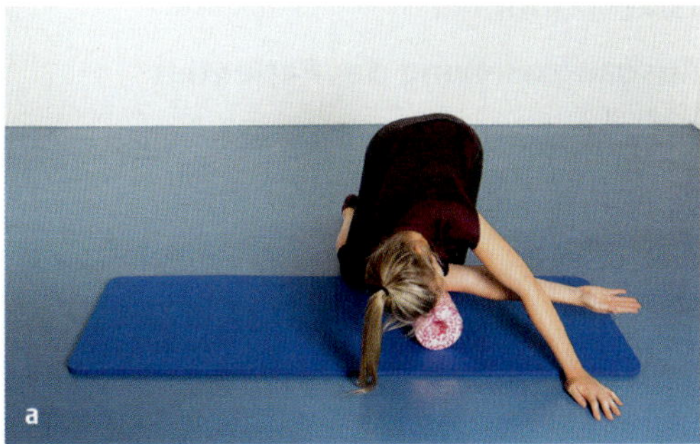

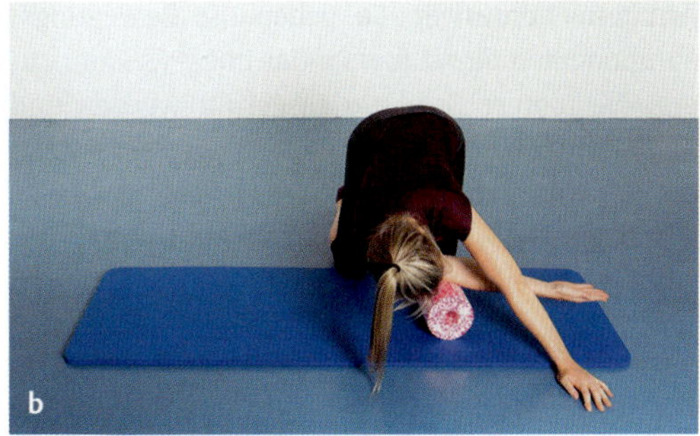

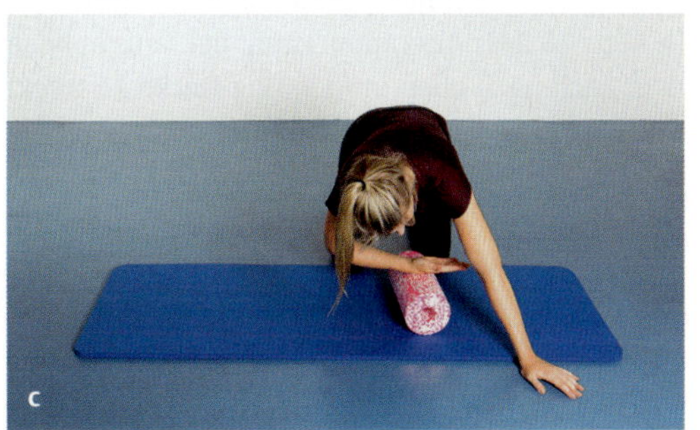

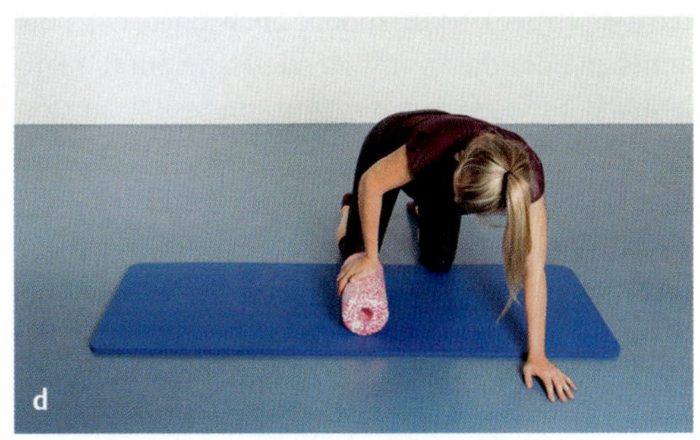

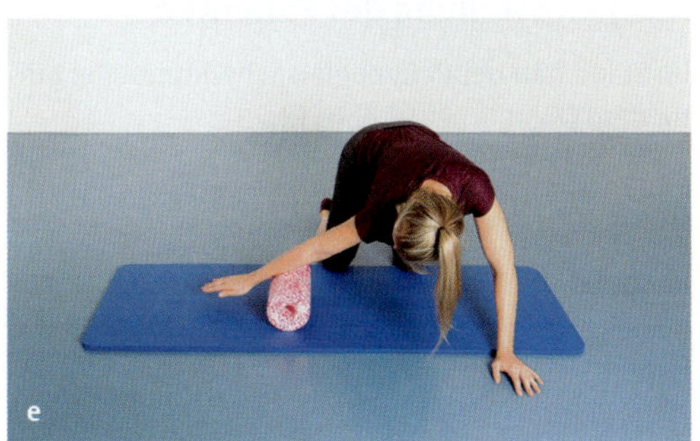

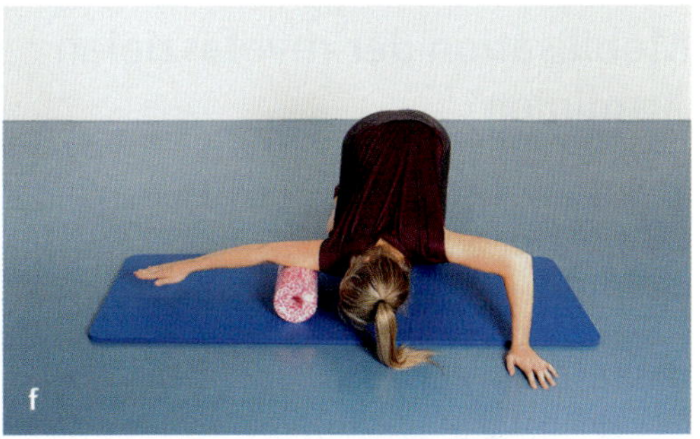

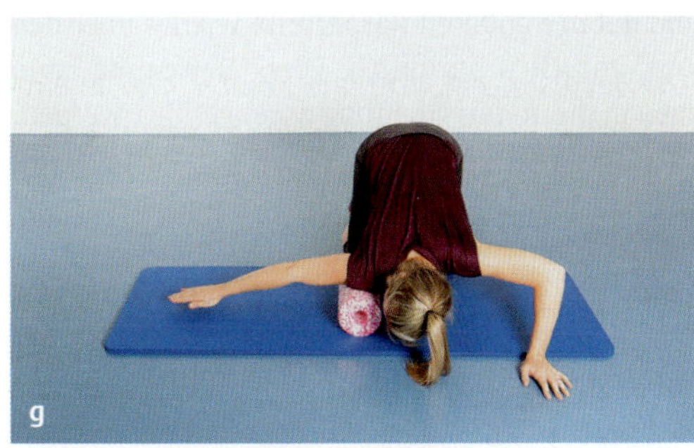

▶ **Abb. 13.23** Verbindendes Rollout von der hinteren Armlinie bis zur vorderen Armlinie.

a Hintere Armlinie 1.
b Hintere Armlinie 2.
c Hintere Armlinie 3.
d Vordere Armlinie 1.
e Vordere Armlinie 2.
f Vordere Armlinie 3.
g Vordere Armlinie 4.

Armkette hergestellt. So gehen die Bewegungskomponenten direkt ineinander über. Es kann zuerst die hintere Armlinie ausgerollt werden und im Rückweg geht dieses Rollout direkt in das Rollout der vorderen Armlinie über (▶ **Abb. 13.23a** bis ▶ **Abb. 13.23c**; ▶ **Abb. 13.23d** bis ▶ **Abb. 13.23g**).

Progressionen

Der aktive Druck gegen die Rolle, das Bewegungstempo und die Amplitude bestimmen die Intensität. Der Patient kann zudem auch noch ein Bein anheben oder die kontralaterale Hand auf die Rollenhand auflegen, um die Druckintensität zu steigern.

Zu beachten

Bei zu intensiver Symptomreproduktion sollte die Intensität angepasst werden.

13.4 Mobilisation der myofaszialen Armlinien

Bei den myofaszialen Mobilisationsübungen liegt der Fokus zunächst auf einer angenehmen und sanften Bewegungsdurchführung. Der Patient sollte die Übung zunächst kennenlernen, bevor die Intensität über mehr Tempo oder mehr Wiederholungen/Sätze gesteigert wird. Es sollte sich ein angenehmes Bewegungsgefühl einstellen, bei dem der Patient das Gefühl bekommt: „Es wird immer beweglicher – das Gewebe wird weicher und elastischer“.

Der Patient beginnt stets mit kleinen, langsamen Bewegungen, die bei guter motorischer Kontrolle auch größer und beschleunigt durchgeführt werden können.

Die Wiederholungszahl ist bei Mobilisationsübungen eher größer anzusetzen. Die Übungen werden zu Beginn 30- bis 40-mal in 2–4 Sätzen wiederholt. Die Übungen können auch auf eine gewisse Zeit (z. B. 1–3 Minuten) oder bis sich ein bestimmter Effekt (z. B. weicheres Bewegungsgefühl, Entspannung eines Muskels, vergrößerte Bewegungsreichweite, mehr Elastizität etc.) eingestellt hat, durchgeführt werden.

13.4.1 Übung 1

Ausgangsstellung des Patienten

Der Patient befindet sich in einer umgekehrten Vierfüßlerposition. Die Hände stützen sich knapp oberhalb der Schulter auf dem Boden ab und die Füße sind beckenbreit aufgestellt.

Bewegungsdurchführung

Wechselseitig wird ein Arm angehoben und neben dem Kopf, parallel zum Boden, gestreckt (▶ **Abb. 13.24**). Alternativ kann der angehobene Arm auch nach oben in Richtung Decke gestreckt werden. Diese Übung sollte immer mit beiden Armen im Wechsel durchgeführt werden.

Variante: Auch die Beine können wechselseitig angehoben und gestreckt werden, um die Stützfunktion der Arme zu forcieren.

13.4.2 Übung 2

Ausgangsstellung des Patienten

Im Stand hält der Patient eine Schwimmnudel hinter dem Oberkörper (▶ **Abb. 13.25**).

Bewegungsdurchführung

Variante 1: Der Patient bewegt die Schwimmnudel – bei gleichbleibendem Griffabstand der Hände – nach rechts und links.

Variante 2: Der Patient bewegt die Schwimmnudel auf einer Seite über den Kopf nach vorne und auf der anderen Körperseite wieder über den Kopf zurück nach hinten. Diese Bewegung kann auch in die andere Richtung durchgeführt werden.

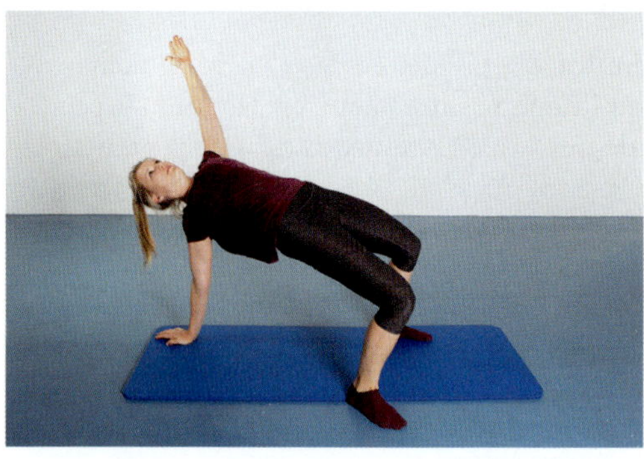

▶ **Abb. 13.24** Langkettige Bewegungen der Arme.

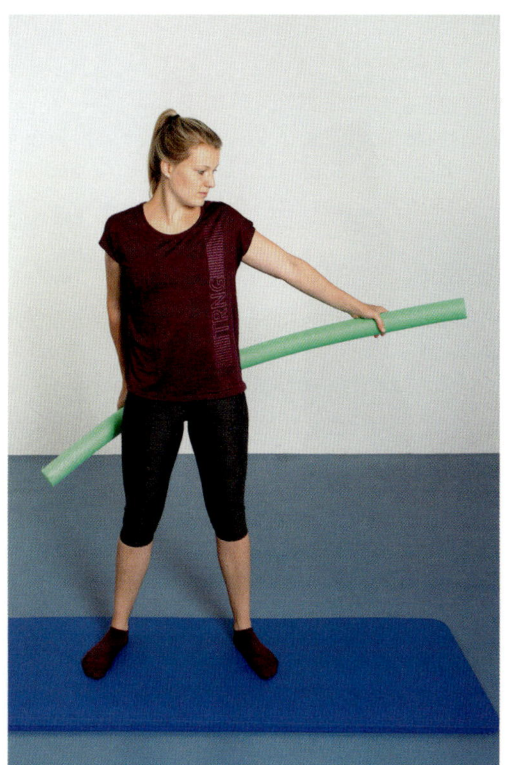

▶ **Abb. 13.25** Schwimmnudelvariante 1 – Arme rechts, links, hinten.

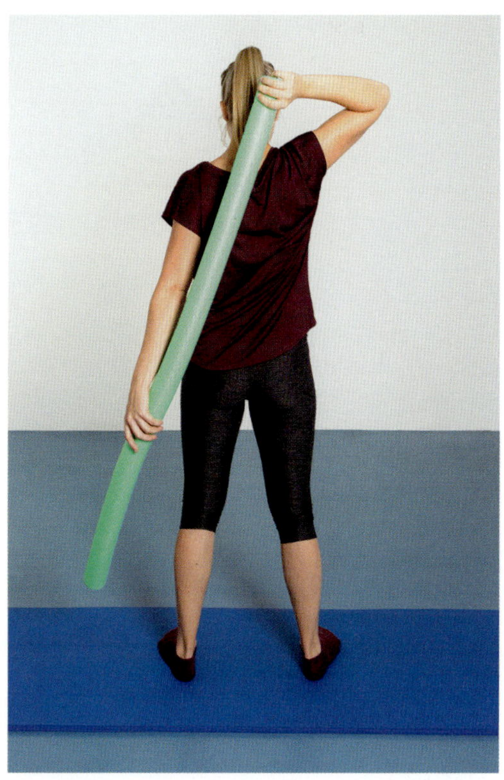

▶ **Abb. 13.26** Schwimmnudelvariante 2 – Schürzen- und Nackengriff.

Variante 3: Der Patient streckt beide Arme mit der gehaltenen Schwimmnudel nach hinten. Dabei bleiben die Arme im Ellbogen weitgehend gestreckt. Diese Bewegung kann bei motorischer Kontrolle auch schneller durchgeführt werden.

13.4.3 Übung 3

Ausgangsstellung des Patienten

Im Stand greift der Patient eine longitudinal ausgerichtete Schwimmnudel hinter dem Körper. Dazu greift eine Hand neben dem Kopf nach hinten (Nackengriff) und die 2. Hand auf Beckenhöhe (Schürzengriff) an die Schwimmnudel (▶ **Abb. 13.26**).

Bewegungsdurchführung

So kann die Schwimmnudel nach oben und unten bewegt werden, wie beim Rückenabtrocknen mit einem Handtuch. Dabei ist es sinnvoll, die Hände und die Griffe an der Schwimmnudel auch einmal zu wechseln (rechter Arm einmal oben und einmal unten).

13.4.4 Übung 4

Ausgangsstellung des Patienten

Im Stand hält der Patient eine Kurzhantel oder eine Kettlebell in einer Hand (▶ **Abb. 13.27**).

Bewegungsdurchführung

Der Patient schwingt den Arm nach hinten, um die Elastizität in die Schulterextension und die Längenbeanspruchung der ventralen Armkette zu verbessern. Diese Übung sollte der Patient mit beiden Armen durchführen.

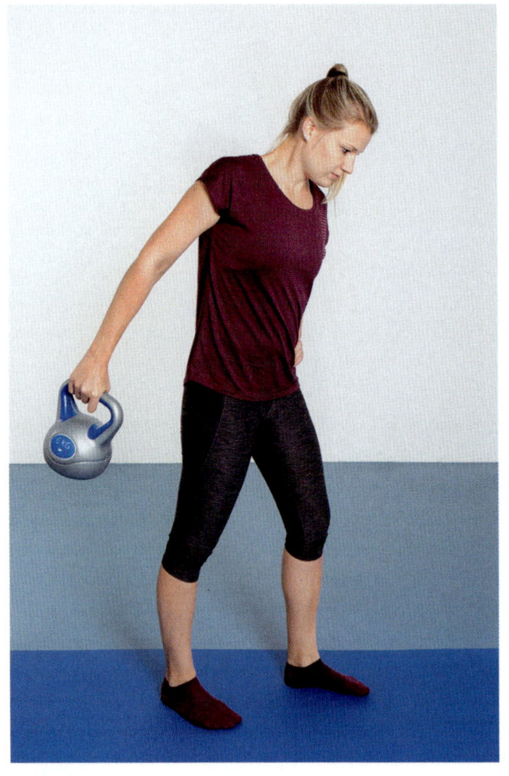

▶ **Abb. 13.27** Vergessene Bewegungsrichtung – Schulterextension.

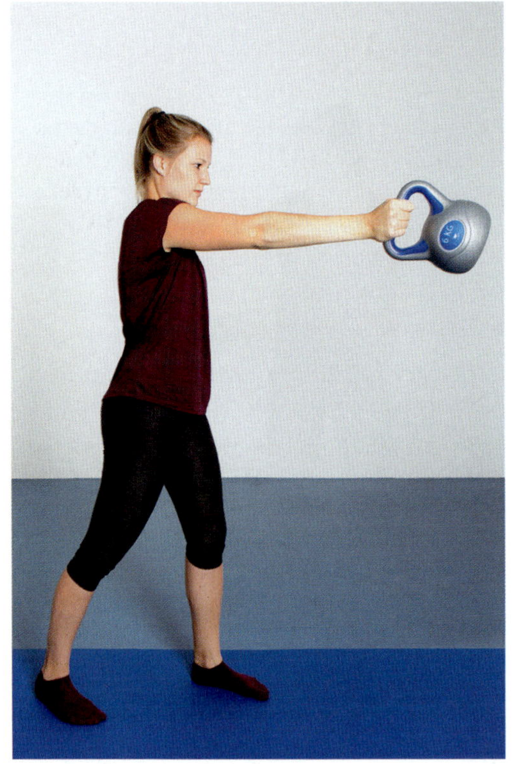

▶ **Abb. 13.28** Längenanforderung der Armlinien.

13.4.5 Übung 5

Ausgangsstellung des Patienten

Im Stand hält der Patient eine Kurzhantel oder eine Kettlebell in einer Hand (▶ **Abb. 13.28**).

Bewegungsdurchführung

Der Patient schwingt den Arm nach vorne, um die Elastizität in die Schulterflexion und die Längenbeanspruchung der dorsalen Armkette zu verbessern. Diese Übung sollte der Patient mit beiden Armen durchführen.

13.5 Tonisierung der myofaszialen Armlinien

Tonisierende Übungen haben stets neurophysiologisch ausgerichtete Ziele. Das heißt, es sollen mehr motorische Einheiten für eine Bewegung oder eine komplexe Aktivität rekrutiert werden **(Rekrutierung)**. Zudem sollen Synapsen die efferenten Aktionspotenziale gebündelt und schneller an das Zielorgan transportieren (**Frequenzierung**). Und nicht zuletzt soll der Bewegungsapparat lernen, die benötigten motorischen Einheiten möglichst zum selben Zeitpunkt zu aktivieren **(Synchronisation)**. So kommt für Bewegungen das qualitativ beste Ergebnis zustande und der Organismus kann die Bewegungen motorisch besser und sicherer steuern. Tonisierende Übungen verfolgen also nicht nur kraftsteigernde Zielsetzungen, sondern haben v. a. die qualitative Verbesserung von Bewegungen und die Bewegungskoordination im Fokus.

13.5.1 Übung 1

Ausgangsstellung des Patienten

Im Vierfüßlerstand schiebt der Patient den linken Arm unter dem Oberkörper hindurch auf die rechte Seite. Die linke Schulter kann auf einer Rolle abgelegt werden. In der rechten Hand hält der Patient eine Hantel. Der rechte Arm wird vor dem Körper ausgestreckt gehalten.

Bewegungsdurchführung

Der Patient hebt den rechten Arm mit der Hantel nach oben an, sodass der Arm in Richtung Decke zeigt – wieder nach unten ablassen und in die Ausgangsstellung zurück (▸ **Abb. 13.29**). Diese Übung sollte in beide Richtungen durchgeführt werden.

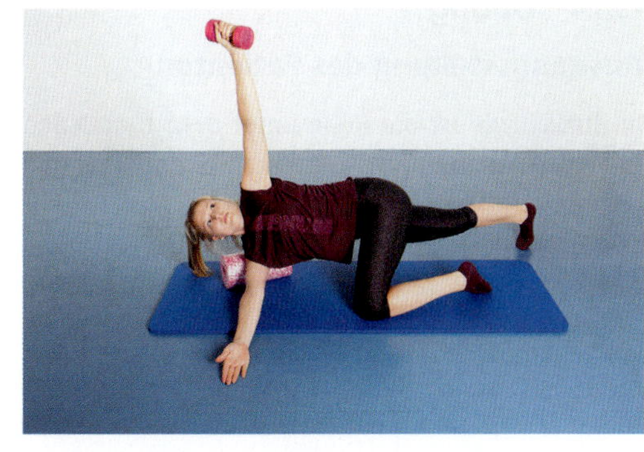

▸ **Abb. 13.29** Seitliches Heben, dorsale Kette.

13.5.2 Übung 2

Ausgangsstellung des Patienten

In Seitlage, mit gebeugten Beinen, stützt sich der Patient mit dem oberen Arm auf einer Rolle ab. Den unteren Arm hängt er an der Skapula oder dem Thorax an. Oberschenkel und Oberkörper stehen in einer geraden Linie.

Bewegungsdurchführung

Der Patient drückt den Oberkörper über den auf der Rolle abgestützten Arm nach oben (weg vom Boden; ▸ **Abb. 13.30**), dann lässt der Patient den Oberkörper wieder langsam und kontrolliert absinken bis zur Ausgangsposition.

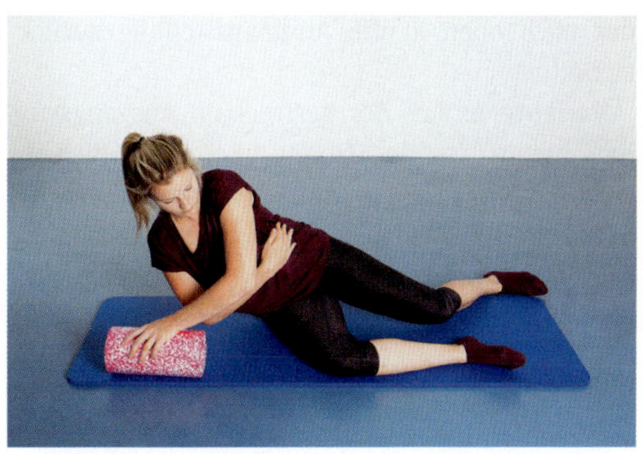

▸ **Abb. 13.30** Tonisierung der dorsalen Kette.

13.5.3 Übung 3

Ausgangsstellung des Patienten

In Rückenlage unter einem Tisch oder einer Trainingsstange positioniert der Patient die Rolle unter dem Gesäß/Sakrum und hält die Beine frei in der Luft. Mit den Händen greift der Patient die Tischplatte oder die Trainingsstange (▸ **Abb. 13.31**).

Bewegungsdurchführung

Der Patient führt Klimmzüge an der Tischplatte oder an der Trainingsstange durch.

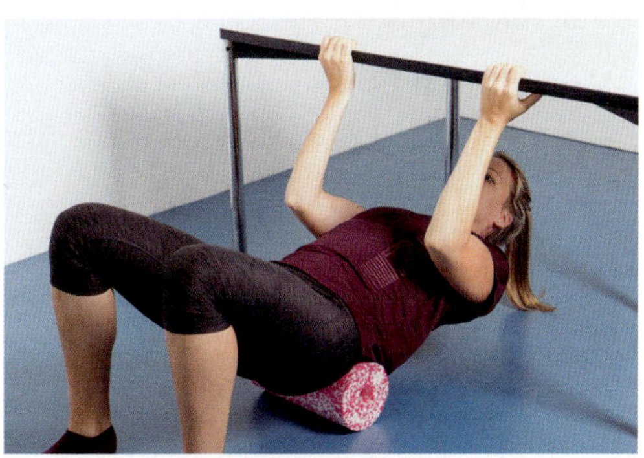

▸ **Abb. 13.31** Tonisierung ventrale Kette.

13.5.4 Übung 4

Ausgangsstellung des Patienten

In Rückenlage ist die Rolle unter dem thorakalen Wirbelsäulenabschnitt (Unterkante der Skapula) positioniert. In den Händen hält der Patient Kurzhanteln. Dabei können die Arme für die Ausgangsposition gestreckt oder gebeugt sein (► Abb. 13.32).

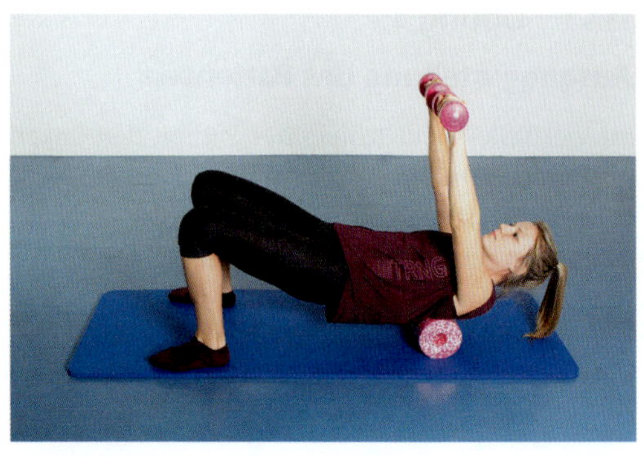

► **Abb. 13.32** Tonisierung der ventralen Kette + M. pectoralis.

Bewegungsdurchführung

Variante 1: Bei einer gestreckten Ausgangsstellung lässt der Patient die Hanteln langsam und kontrolliert auf Brustniveau absinken, bevor er diese wieder nach oben in die Ausgangsstellung zurückstreckt.

Variante 2: Aus der gestreckten Ausgangsstellung heraus lässt der Patient die Arme seitlich absinken, bis die Hanteln auf Schulterhöhe sind. Die Ellbogen sind beidseits etwas tiefer positioniert. Dieser Beugewinkel in den Ellbogengelenken bleibt während der gesamten Bewegung konstant. Dann drückt der Patient die Hanteln wieder in die Ausgangsposition zurück. So entsteht eine „fliegende" Bewegung der Arme.

Variante 3: Der Patient lässt die Arme mit den Hanteln nach oben über den Kopf absinken und führt sie über denselben Weg wieder in die Ausgangsstellung zurück.

13.5.5 Übung 5

Ausgangsstellung des Patienten

Im Stand hält der Patient eine Kettlebell oder eine Kurzhantel dicht neben dem Kopf (► **Abb. 13.33**).

Bewegungsdurchführung

Nun führt der Patient die Hantel/Kettlebell eng um den Kopf herum. Diese Bewegung kann in beide Richtungen durchgeführt werden. Dabei kann das Gewicht in unterschiedlichen Abständen zum Kopf bewegt werden.

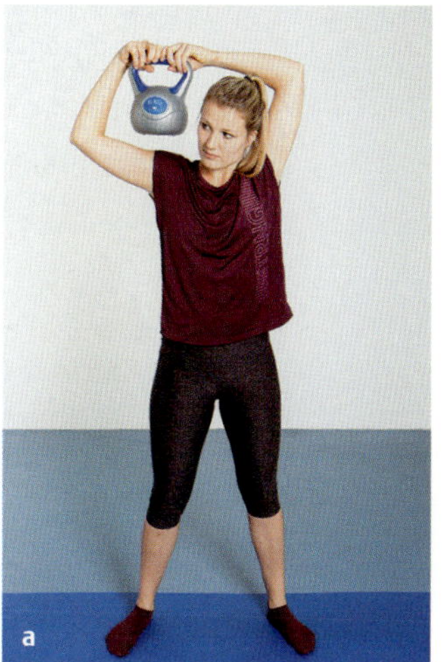

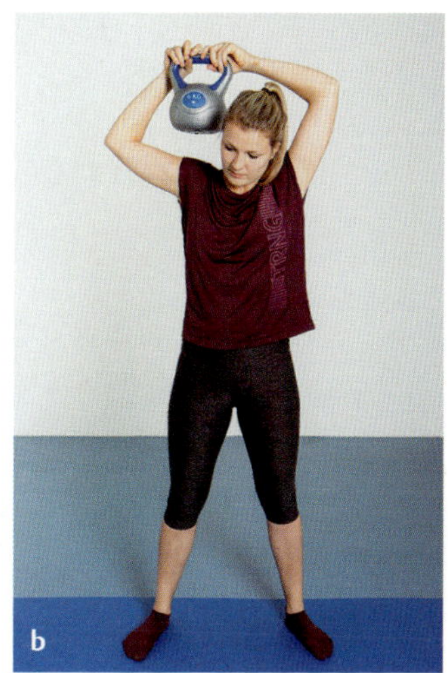

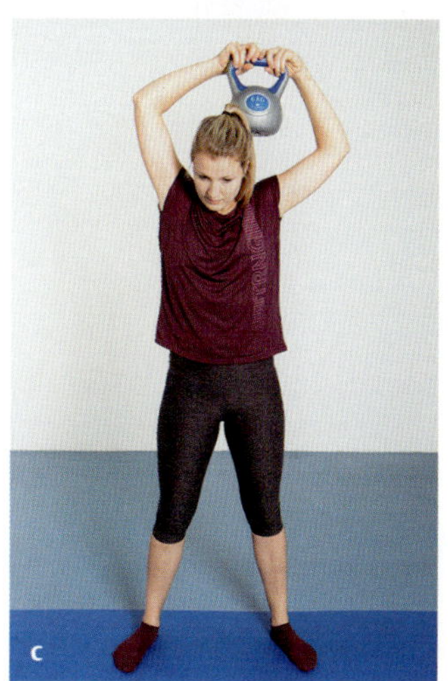

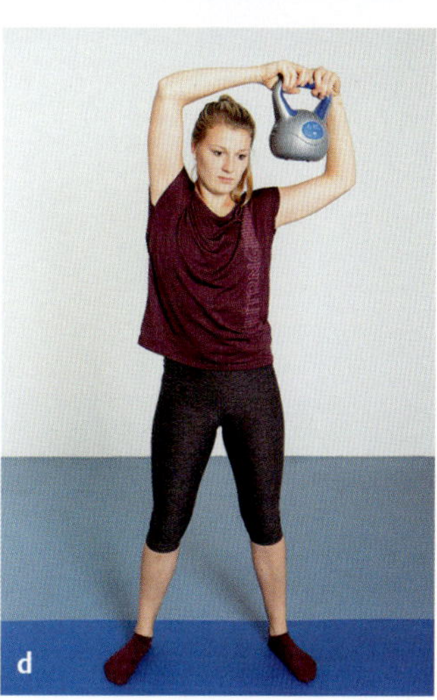

► **Abb. 13.33** Tonisierung global.
a Kettlebell startet rechts neben dem Kopf.
b Bewegung geht hinter den Kopf auf die Gegenseite.
c Kettlebell hinter den Kopf führen.
d links neben dem Kopf halten – Bewegung auch in die andere Richtung durchführen.

Teil 3
Anhang

Literatur

[1] Abe M, Takahashi M, Horiuchi K et al. The changes in crosslink contents in tissues after formalin fixation. Anal Biochem 2003; 318(1): 118–123

[2] Ajimsha M. Effectiveness of direct vs indirect technique myofascial release in the management of tension-type headache. J Bodyw Mov Ther 2011; 15(4): 431–435

[3] Ajimsha M, Daniel B, Chithr S. Effectiveness of myofascial release in the management of chronic low back pain in nursing professionals. J Bodyw Mov Ther 2014; 18(2): 273–281

[4] Akeson WH, Amiel D, Abel MF et al. Effects of immobilization on joints. Clin Orthop Rel Res 1987; 219: 28–37

[5] Alfredson H, Thorson K, Lorentzon R. In situ microdialysis in tendon tissue: high levels of glutamate, but not prostaglandin E2 in chronic Achilles tendon pain. Knee Surg Sports Traumatol Arthrosc 1999; 7 (6): 378–381

[6] Anderson K, Strickland SM, Warren R. Hip and groin injuries in athletes. Am J Sports Med 2001; 29(4): 521–533

[7] Andrade RJ, Lacourpaille L, Freitas SR et al. Effects of hip and head position on ankle range of motion, ankle passive torque, and passive gastrocnemius tension. Scand J Med Sci Sports 2015; n/a. doi:10.1111/sms.12406

[8] Aparicio EQ, Quirante LB, Blanco CR et al. Immediate effects of the suboccipital muscle inhibition technique in subjects with short hamstring syndrome. J Manipulative Physiol Ther 2009; 32(4): 262–269

[9] Azevedo DC, Melo RM, Alves Corrêa RV et al. Uninvolved versus target muscle contraction during contract-relax proprioceptive neuromuscular facilitation stretching. Phys Ther Sport 2011; 12(3): 117–121

[10] Barker PJ, Briggs CA, Bogeski G. Tensile transmission across the lumbar fasciae in unembalmed cadavers: effects of tension to various muscular attachments. Spine 2004; 29(2): 129–138

[11] Barker PJ, Hapuarachchi KS, Ross JA et al. Anatomy and biomechanics of gluteus maximus and the thoracolumbar fascia at the sacroiliac joint. Clin Anat 2014; 27: 234–240

[12] Barnes HA. Thixotropy – a review. J Non-Newt Fluid Mech 1997; 70(1–2): 1–33

[13] Bartrow K. Blackroll – schmerzfrei und beweglich. Stuttgart: TRIAS; 2014

[14] Bartrow K. Untersuchen und Befunden in der Physiotherapie – Untersuchungstechniken und Diagnoseinstrumente. 1. Aufl. Berlin: Springer; 2011; 2. Aufl. 2015

[15] Bartrow K. Blackroll Rücken. Stuttgart: TRIAS; 2016

[16] Bartrow K. Faszientraining für Sportler. Stuttgart: TRIAS; 2016

[17] Bartrow K. Blackroll – Shape your Body. Stuttgart: TRIAS; 2017

[18] Bartrow K. Flossing. Stuttgart: TRIAS; 2017

[19] Bartrow K. Faszientraining. Stuttgart: TRIAS; 2018

[20] Barry CM, Kestell G, Gillan M et al. Sensory nerve fibers containing calcitonin gene-related peptide in gastrocnemius, latissimus dorsi and erector spinae muscles and thoracolumbar fascia in mice. Neuroscience 2015; 291: 106–117

[21] Beardsley Ch. Foam rolling and self-myofascial release. Strength & Conditioning Research 2015. Guter Studienüberblick zum Rollentraining und zur SMT. 2015; im Internet: www.strengthandconditioningresearch.com/foam-rolling-self-myofascial-release/; Stand: 20.11.2018

[22] Beardsley Ch, Skarabot J. Effects of self-myofascial release: a systematic review (= hohes Evidenzniveau). International Journal of Sports and Physio Therapy 2015; 10(2): 203–212

[23] Becker I, Woodley SJ, Stringer MD. The adult human pubic symphysis: a systematic review. J Anat 2010; 217(5): 475–487

[24] Bednar DA, Orr FW, Simon GT. Observations on the pathomorphology of the thoracolumbar fascia in chronic mechanical back pain. A microscopic study. Spine 1995; 20: 1161–1164

[25] Benetazzo L, Bizzego A, Caro R de et al. 3D reconstruction of the crural and thoracolumbar fasciae. Surg Radiol Anat 2011; 33(10): 855–862

[26] Bentley G, Biant LC, Carrington RW et al. A prospective randomised comparison of autologous chondrocyte implantation versus mosaicplasty for osteochondral defects in the knee. The Journal of Joint and Bone Surgery 2003; 85: 223–2301

[27] Berg F van den. Angewandte Physiologie. Bd. 1–4, Stuttgart: Thieme; 2003

[28] Berg F van den. Angewandte Physiologie. Bd. 1–4. Stuttgart: Thieme; 2011

[29] Bhattacharya V, Barooah P, Nag T. et al. Detail microscopic analysis of deep fascia of lower limb and its surgical implication. Ind J Plast Surg 2010; 43(2): 135

[30] Bogduk N, Mercer S. Biomechanics of the cervical spine. I: Normal kinematics. Clin Biom 2000; 15(9): 633–648

[31] Bojsen-Møller J, Schwartz S, Kalliokoski K. et al. Intermuscular force transmission between human plantarflexor muscles in vivo. J Appl Phys 2010; 109 (6): 1608–1618

[32] Bolívar YA, Munuera PV, Padillo JP. Relationship between tightness of the posterior muscles of the lower limb and plantar fasciitis. Foot Ankle Int 2013; 34(1): 42–48

[33] Bordoni B, Zanie, E. Clinical and symptomatological reflections: the fascial system. J Multidis Healthcare 2014; 401–411

[34] Boyd BS, Wanek L, Gray AT et al. Mechanosensitivity of the lower extremity nervous system during straight-leg raise neurodynamic testing in healthy individuals. J Orthop Sports Phys Ther 2009; 39(11): 780–790

[35] Bradbury-Squires DJ, Noftall JC, Sullivan KM et al. Roller-massager application to the quadriceps and knee-joint range of motion and neuromuscular efficiency during a lunge. Journal of Athletic Training 2015; 50: 133–140

[36] Breinan HA, Minas T, Barone L et al. Histological evaluation of the course of healing of canine articular cartilage defects treated with cultured autologous chondrocytes: Tissue engineering 1998; 4: 101; im Internet: https://doi.org/10.1089/ten.1998.4.101; Stand: 20.11.2018

[37] Brittberg M, Tallheden T, Sjögren-Jansson B et al. Autologous chondrocytes used for cartilage repair – update: Clinical Orthopaedics and Related Research 2001; (391 Suppl): S 337–S 348

[38] Bruin M de, Smeulders MJC, Kreulen M. Flexor carpi ulnaris tenotomy alone does not eliminate its contribution to wrist torque. Clin Biom 2011; 26(7): 725–728

[39] Bugbee WD, Convery FR. Osteochondral allograft transplantation: Clinics in Sports Medicine 1999; 18: 67–75

[40] Bushell JE, Dawson SM, Webster MM. Clinical relevance of foam rolling on hip extension angle in a functional lunge position. J Strength Cond Res 2015; 29: 2397–2403 (Publish ahead of Print)

[41] Busquet L. Les chaînes musculaires du tronc et de la colonne cervicale. 2. Aufl. Paris: Maloine; 1985

[42] Butler DL, Grood ES, Noyes FR et al. Effects of structure and strain measurement technique on the material properties of young human tendons and fascia. J Biom 1984; 17(8): 579–596

[43] Chaitow L. Research in water and fascia. Microtornadoes, hydrogenated diamonds and nonocrystals. Massage Today 2009; 6: 1–3

[44] Chan YC, Wang TJ, Chang CC et al. Short-term effects of self-massage combined with home exercise on pain, daily activity, and autonomic function in patients with myofascial pain dysfunction syndrome. Journal of Physical Therapy Science 2015; 27: 217–221

[45] Chaouachi A, Padulo J, Kasmi S et al. Unilateral static and dynamic hamstrings stretching increases contralateral hip flexion range of motion. Clin Physiol Funct Imaging 2017; 37: 23–29

[46] Cheatham SW, Kolber MJ, Cain M et al. The effect of self-myofascial release using a foam roll or roller massager on joint range of motion, muscle recovery, and performance: a systematic review. International Journal of Sports and Physio Therapy 2015; 10 (6): 827–838

[47] Corts M, Harmsel I ter. Sportosteopathie: Myofasziale Ketten bei Überlastungssyndromen. Stuttgart: Haug; 2013

[48] Ebrahim AW, Elghanyet AWA. The effect of foam roller exercise and nanoparticle in speeding healing of sport injuries. Journal of American Science 2013; 9: 450–458

[49] Findley T, Chaudhry H, Dhar S. Transmission of muscle force to fascia during exercise. J Bodyw Mov Ther 2015; 19(1): 119–123

[50] Fleckenstein J, Zaps D, Rüger LJ et al. Discrepancy between prevalence and perceived effectiveness of treatment methods in myofascial pain syndrome: results of a cross-sectional, nationwide survey. BMC Musculoskelet Disord 2010; 11: 32

[51] Follonier L, Schaub S, Meister J-J et al. Myofibroblast communication is controlled by intercellular mechanical coupling. J Cell Sci 2008; 121(20): 3305–3316

[52] Follonier Castella L, Gabbiani G, McCulloch CA et al. Regulation of myofibroblast activities: Calcium pulls some strings behind the scene. Exp Cell Res 2010; 316(15): 2390–2401

[53] Grieve R, Goodwin F, Alfaki M et al. The immediate effect of bilateral self-myofascial release on the plantar surface of the feet on hamstring and lumbar spine flexibility: A pilot randomised controlled trial. J Body Mov Ther 2015; 19(3): 544–552

[54] Halperin I, Aboodara SJ, Button DC et al. Roller Massager improves range of motion of plantar flexor muscles without subsequent decrease in force parameters. Int J Sports Physical Therapy 2014; 9 (1): 92–102

[55] Healey KC, Hatfield DL, Blanpied P et al. The effects of myofascial release with foam rolling on performance. J Strength Cond Res 2014; 28(1): 69–73

[56] Hüter-Becker A, Dölken M. Behandeln in der Physiotherapie. Stuttgart: Thieme; 2005

[57] Huijing PA, Baan GC. Extramuscular myofascial force transmission within the rat anterior tibial compartment: proximo-distal differences in muscle force. Acta Physiol Scand 2001; 173(3): 297–311

[58] Huijing PA. Epimuscular myofascial force transmission between antagonistic and synergistic muscles can explain movement limitation in spastic paresis. Journal of Biomechanics 2007; 17 (6), 708–724

[59] Huijing PA, van de Langenberg RW, Meesters JJ et al. Extramuscular myofascial force transmission also occurs between synergistic muscles and antagonistic muscles. J Electromyogr Kinesiol 2007; 17(6): 680–689

[60] Huijing PA, Yaman A, Ozturk C et al. Effects of knee joint angle on global and local strains within human triceps surae muscle: MRI analysis indicating in vivo myofascial force transmission between synergistic muscles. Surg Radiol Anat 2011; 33(10): 869–879

[61] Jay K, Sundstrup E, Sendergraad SD et al. Specific and cross over effects of massage for muscle soreness: Randomized controlled trail. Int J Sport Physic Therapy 2014; 9(1): 82–91

[62] Joseph LH, Hussain RI, Naicker AS et al. Myofascial force transmission in sacroiliac joint dysfunction increases anterior translation of humeral head in contralateral glenohumeral joint. Pol Ann Med 2014; 21 (2): 103–108

[63] Kahkeshani K, Ward PJ. Connection between the spinal dura mater and suboccipital musculature: evidence for the myodural bridge and a route for its dissection. A review. Clin Anat 2011; 25(4): 415–422

[64] Karlsson MK, Dahan R, Magnusson H et al. Groin pain and soccer players: male versus female occurrence. J Sports Med Phys Fit 2014; 54(4): 487–493

[65] Kempf HD. Funktionelles Training mit Hand- und Kleingeräten. Heidelberg: Springer; 2014

[66] Kim JW, Kang MH, Oh JS. Patients with low back pain demonstrate increased activity of the posterior oblique sling muscle during prone hip extension. PM R 2014; 6(5): 400–405

[67] Kim PJ, Martin E, Ballehr L et al. Variability of insertion of the achilles tendon on the calcaneus: An MRI study of younger subjects. J Foot Ankle Surg 2011; 50(1): 41–43

[68] Kim K, Park S, Goo BO et al. Effect of self-myofascial release on reduction of physical stress: a pilot study. Journal of Physical Therapy Science 2014; 26: 1779–1781

[69] Kirilova M, Stoytchev S, Pashkouleva D et al. Experimental study of the mechanical properties of human abdominal fascia. Med Eng Phys 2011; 33(1): 1–6

[70] Krause F, Wilke J, Vogt L et al. Intermuskulärer Spannungsübertrag im Verlauf myofaszialer Meridiane: Eine systematische Übersichtsarbeit. D Ztsch Spomed 2015; 66(7–8): 209

[71] Kumka M, Bonar J. Fascia: a morphological description and classification system based on a literature review. J Can Chiropr Assoc 2012; 56(3): 179–191

[72] Labovitz JM, Yu J, Kim C. The role of hamstring tightness in plantar fasciitis. Foot Ankle Spec 2011; 4(3): 141–144

[73] Lambiris E, Stobay H. Thermographie bei Sportverletzungen des Kniegelenks. Deutsche Zeitschrift für Sportmedizin. 1985; 5: 144

[74] Langevin HM, Huijing PA. Communicating about fascia: history, pitfalls, and recommendations. Int J Ther Massage Bodywork 2009; 2(4): 3–8

[75] Langevin HM, Stevens-Tuttle D, Fox JR et al. Ultrasound evidence of altered lumbar connective tissue structure in human subjects with chronic low back pain. BMC Musculoskelet Disord 2009; 10(1): 151

[76] Langevin HM, Fox JR, Koptiuch C et al. Reduced thoracolumbar fascia shear strain in human chronic low back pain. BMC Musculoskelet Disord 2011; 12(1): 203

[77] Lau WY, Blazevich AJ, Newton MJ et al. Changes in electrical pain threshold of fascia and muscle after initial and secondary bouts of elbow flexor eccentric exercise. Europ J Appl Physiol 2015; 115(5): 959–968

[78] Leadbetter WB. Cell-matrix response in tendon injury. Clinics in Sports Medicine 1992; 11: 533–587

[79] Le Huec JC, Saddiki R, Franke J et al. Equilibrium of the human body and the gravity line: the basics. Europ Spine J 2011; 20(S 5): 558–563

[80] Lin W, Shuster S, Maibach HI et al. Patterns of hyaluronan staining are modified by fixation techniques. J Histochem Cytochem 1997; 45(8): 1157–1163

[81] Liptan GL. Fascia: A missing link in our understanding of the pathology of fibromyalgia. J Bodyw Mov Ther 2010; 14(1): 3–12

[82] Maas H, Meijer HJM, Huijing PA. Intermuscular interaction between synergists in rat originates from both intermuscular and extramuscular myofascial force transmission. Cells Tissues Organs 2005; 181 (1): 38–50

[83] Maas H, Sandercock TG. Force transmission between synergistic skeletal muscles through connective tissue linkages. J Biomed Biotechnol 2010; Article ID 575672. doi:10.1155/2010/575672

[84] MacDonald GZ, Penney MD, Mullaley ME et al. An acute bout of self-myofascial release increases range of motion without a subsequent decrease in muscle activation or force. J Strength Cond Res 2013; 27(3): 812–821

[85] Macdonald GZ, Button DC, Drinkwater EJ et al. Foam rolling as a recovery tool after an intense bout of physical activity. Medical Science Sports Exercises 2014; 46: 131–142

[86] Mandelbaum BR, Browne JE, Fu F. Articular cartilage lesions of the knee. The American Journal of Sports Medicine 1998; 26: 853–861

[87] Mankin HJ. The response of articular cartilage to mechanical injury. The Journal of Bone and Joint Surgery 1982; 64: 460–466

[88] Marshall PW, Mannion J, Murphy BA. Extensibility of the hamstrings is best explained by mechanical components of muscle contraction, not behavioral measures in individuals with chronic low back pain. PM R 2009; 1(8): 709–718

[89] Martinek V, Imhoff AB. Therapie von Knorpelschäden. Deutsche Zeitschrift für Sportmedizin 2003; 54: 70–76

[90] Martinek V. Anatomie und Pathophysiologie des hyalinen Knorpels. Deutsche Zeitschrift für Sportmedizin 2003; 54: 166–170

[91] Meert GH. Das Becken aus osteopathischer Sicht: funktionelle Zusammenhänge nach dem Tensegrity-Modell. 3. Aufl. München: Urban & Fischer; 2009

[92] Meijer HJ, Rijkelijkhuizen JM, Huijing PA. Myofascial force transmission between antagonistic rat lower limb muscles: Effects of single muscle or muscle group lengthening. J Electromyogr Kinesiol 2007; 17(6): 698–707

[93] Mitchell B, Bressel E, McNair PJ et al. Effect of pelvic, hip, and knee position on ankle joint range of motion. Phys Ther Sport 2008; 9(4): 202–208

[94] Miyaguchi M, Kobayashi A, Kadoya Y et al. Biochemical change in joint fluid after isometric quadriceps exercise for patients with osteoarthritis of the knee. Osteoarthritis and Cartilage 2003; 11(4): 252–259

[95] Moher D. Preferred reporting items for systematic reviews and meta-analyses: The PRISMA Statement. Ann Intern Med 2009; 151(4): 264

[96] Mohr AR, Long BC, Goad CL. Effect of foam rolling and static stretching on passive hip-flexion range of motion. Journal of Sport and Rehabilitation 2014; 23: 296–299

[97] Mooney V, Pozos R, Vleeming A et al. Exercise treatment for sacroiliac pain. Orthopedics 2001; 24(1): 29–32

[98] Morales-Conde S, Socas M, Barranco A. Sportsmen hernia: what do we know? Hernia 2010; 14(1): 5–15

[99] Müller-Wohlfahrt HW. Muskelverletzungen im Sport. 2. Aufl. Stuttgart: Thieme; 2014

[100] Myers TW. The 'anatomy trains'. J Bodyw Mov Ther 1997a; 1(2): 91–101

[101] Myers TW. The 'anatomy trains': Part 2. J Bodyw Mov Ther 1997b; 1(3): 135–145

[102] Myers TW. Anatomy trains: Myofascial meridians for manual movement therapists. 2nd ed. Edinburgh: Elsevier; 2009

[103] Myers TW. Anatomy trains and force transmission. In: Schleip R, Findley TW, Chaitow L & Huijing PA. Fascia. The tensional network of the human body. London: Churchill Livingstone; 2012: 131–142

[104] Nazarian S, Tisserand P, Brunet C et al. Anatomic basis of the transgluteal approach to the hip. Surg Radiol Anat 1987; 9(1): 27–35

[105] Nekouzadeh A, Pryse KM, Elson EL et al. Stretch-activated force shedding, force recovery, and cytoskeletal remodeling in contractile fibroblasts. J Biomech 2008; 41(14): 2964–2971

[106] Newman AP. Articular cartilage repair: The American Journal of Sports Medicine 1998; 26: 309–324

[107] Ng CP, Hinz B, Swartz MA. (). Interstitial fluid flow induces myofibroblast differentiation and collagen alignment in vitro. J Cell Sci 2005; 118: 4731–4739

[108] Norton-Old K J, Schache AG, Barker PJ et al. Anatomical and mechanical relationship between the proximal attachment of adductor longus and the distal rectus sheath. Clin Anat 2013; 26(4): 522–530

[109] Okamoto T, Masuhara M, Ikuta K. Acute effects of self-myofascial release using a foam roller on arterial function. J Strength Cond Re 2014; 28 (1): 69–73

[110] Palmer TB, Akehi K, Thiele RM et al. Dorsiflexion, plantar-flexion, and neutral ankle positions during passive resistance assessments of the posterior hip and thigh muscles. J Athl Train 2015; 50(5): 467–474

[111] Panjabi MM. A hypothesis of chronic back pain: ligament subfailure injuries lead to muscle control dysfunction. Eur Spine J 2006; 15: 668–676

[112] Patel A, DiGiovanni B. Association between plantar fasciitis and isolated contracture of the gastrocnemius. Foot Ankle Int 2011; 32(01): 5–8

[113] Pavan PG, Stecco A, Stern R et al. Painful connections: densification versus fibrosis of fascia. Cur Pain Head Rep 2014; 18(8): 441

[114] Pearcey GE, Bradbury-Squires DJ, Kawamoto JE et al. Foam rolling for delayed-onset muscle soreness and recovery of dynamic performance measures. Journal of Athletic Training 2014; 50: 5–13

[115] Piehl-Aulin K, Laurent C, Engstrom-Laurent A et al. Hyaluronan in human skeletal muscle of lower extremity: concentration, distribution, and effect of exercise. J App Physiol 1991; 71(6): 2493–2498

[116] Pipelzadeh MH, Naylor IL. The in vitro enhancement of rat myofibroblast contractility by alterations to the pH of the physiological solution. Europ J Pharmacol 1998; 357(2–3): 257–259

[117] Plopper G. Principles of cell biology. 2nd ed. Burlington: Jones & Bartlett Learning; 2014

[118] Pouliart N, Gagey O. Significance of the latissimus dorsi for shoulder instability. II. Its influence on dislocation behavior in a sequential cutting protocol of the glenohumeral capsule. Clin Anat 2005; 18(7): 500–509

[119] Radlinger L und Bachmann W. Rehabilitative Trainingslehre. Stuttgart: Thieme; 1998

[120] Radlinger L und Bachmann W. Rehabilitatives Krafttraining. Stuttgart: Thieme; 1998

[121] Richter P. Myofascial chains. A review of different models. In: Schleip R, Findley TW, Chaitow L, Huijing PA. Fascia. The tensional network of the human body. London: Churchill Livingstone; 2012: 123–130

[122] Richter P, Hebgen E. Triggerpunkte und Muskelfunktionsketten in der Osteopathie und Manuellen Medizin. 4. Aufl. Stuttgart: Haug; 2015

[123] Rivet JJ, Pronko M. Biomechanical Study Reports Significant Improvements in Athletic Performance Following Use of HYPERICE's VYPER. 2016. Im Internet: www.hyperice.com/media/wysiwyg/tech/VYPERbio.pdf; Stand: 20.11.2018

[124] Salter RB, Simmonds DF, Malcolm BW et al. The biological effects of continuous passive motion on healing of full thickness defects in articular cartilage. An experimental investigation in the rabbit: The Journal of Bone and Joint Surgery 1980; 62: 1232–1251

[125] Scali F, Marsili ES, Pontell ME. Anatomical connection between the rectus capitis posterior major and the dura mater. Spine 2011; 36(25): E1612–E1614

[126] Schleip R, Klingler W, Lehmann-Horn F. Active fascial contractility: Fascia may be able to contract in a smooth muscle-like manner and thereby influence musculoskeletal dynamics. Med Hypoth 2005; 65 (2): 273–277

[127] Schleip R. Active fascial contractiliy. Implications for musculoskeletal mechanics [Dissertation]. Ulm: Universität; 2006

[128] Schleip R, Klingler W. Fascial strain hardening correlates with matrix hydration changes. In: Findley TW, Schleip R, Hrsg. Fascia Research – basic science and implications to conventional and complementary health care. München: Elsevier; 2007: 51

[129] Schleip R, Klingler W, Lehmann-Horn F. Faszien besitzen eine der glatten Muskulatur vergleichbare Kontraktionsfähigkeit und können so die muskuloskelettale Mechanik beeinflussen. Osteopathische Medizin 2008; 9(4): 19–21

[130] Schleip R, Duerselen L, Vleeming A et al. Strain hardening of fascia: static stretching of dense fibrous connective tissues can induce a temporary stiffness increase accompanied by enhanced matrix hydration. J Bodyw Mov Ther 2012a; 16(1): 94–100

[131] Schleip R, Duerselen L, Vleeming A et al. Strain hardening of fascia: static stretching of dense fibrous connective tissues can induce a temporary stiffness increase accompanied by enhaced matrix hydration. Journal of Bodywork and Movement Therapy 2012; 16(1): 94–100

[132] Schleip R. Lehrbuch Faszien. München: Elsevier; 2014

[133] Schroeder AN, Best TM. Is self-myofascial release an effective preexercise and recovery strategy? A literature review. Current Sports Medicine Reports 2015; 14(3): 200–208

[134] Seidenspinner D. Training in der Physiotherapie. Heidelberg: Springer; 2005

[135] Škarabot J, Beardsley Ch, Hons MA et al. Comparing the effects of self-myofascial release with static stretching on ankle range-of-motion in adolescent athletes. International Journal of Sports and Physio Therapy 2015; 1: 203–221

[136] Sommer AP, Zhu D. From microtornadoes to facial rejuvenation: implication of interfacial water layers. Crystal Growth and Design 2008; 8: 3889–3892

[137] Stecco C, Porzionato A, Macchi V et al. Histological characteristics of the deep fascia of the upper limb. Ital J Anat Embryol 2006; 111: 105–110

[138] Stecco C, Porzionato A, Lancerotto L et al. Histological study of the deep fasciae of the limbs. J Bodyw Mov Ther 2008; 12: 225–230

[139] Stecco A, Macchi V, Stecco C et al. Anatomical study of myofascial continuity in the anterior region of the upper limb. J Bodyw Mov Ther 2009; 13: 53–62

[140] Stecco C, Stern R, Porzionato A et al. Hyaluronan within fascia in the etiology of myofascial pain. Surgical and radiologic anatomy 2011; 33: 891–896

[141] Stecco A, Gesi M, Stecco C et al. Fascial components of the myofascial pain syndrome. Curr Pain Headache Rep 2013; 17: 352

[142] Stecco C. Atlas des menschlichen Fasziensystems. München: Elsevier; 2016

[143] Vleeming A, Stoeckart R, Snijders CJ. The posterior layer of the thoracolumbar fascia. Its function in load transfer from spine to legs. Spine 1995; 20(7): 753–758

[144] Wingerden BAM van. Bindegewebe in der Rehabilitation. Schaan/Lichtenstein: Scripo; 1998

[145] Woo SLY. Anatomy, biology and biomechanics of tendon and ligament: Orthopaedic basic science. American Academy of Orthopaedic Surgeons, 2000

[146] Yahia L, Rhalmi S, Newman N et al. Sensory innervation of human thoracolumbar fascia. An immunohistochemical study. Acta Orthop Scand 1992; 63: 195–197

Sachverzeichnis

A

B

C

D

E

F

L

M

N

O

P

S

T

U